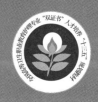

全国高等卫生职业教育护理专业
"双证书"人才培养"十三五"规划教材

供护理、助产等专业使用

用药基础

（第2版）

主　编　王志亮　胡鹏飞
副主编　林春英　蒋宝安　张　冲　毕英谦
编　者　(以姓氏笔画为序)

丁玉华　枣庄市中医医院
王志亮　枣庄科技职业学院
王雅君　上海健康医学院
毕英谦　铁岭卫生职业学院
闫丽珍　新疆巴州卫生学校
李学灵　山东省定陶县卫生局
吴　樱　上海市中医医院
张　冲　内蒙古医科大学
林春英　广州医科大学卫生职业技术学院
依巴代提·买提肉孜　新疆维吾尔医学专科学校
郑　辉　枣庄科技职业学院
胡鹏飞　上海健康医学院
郭琦丽　江西卫生职业学院
黄燕娟　上海健康医学院
蒋宝安　枣庄科技职业学院
鲁福德　广州医科大学卫生职业技术学院

华中科技大学出版社
http://www.hustp.com
中国·武汉

内容简介

本书是全国高等卫生职业教育护理专业"双证书"人才培养"十三五"规划教材。

本书的编写以"双证书"人才培养为指导思想,以尽量满足高职高专护理专业的教学需求和临床护理工作对护理人才知识、能力、素质的要求为宗旨,以实现高技能性护理人才培养为目标。本书在内容的选取上,对代表性药物的不良反应及用药监护进行了较为详尽的叙述,增设了知识链接以拓展学生的视野,每章后还设置了能力检测以增强学生对所学知识的巩固、理解和综合分析能力的培养。本书还适当增加了临床已广泛应用且安全有效的新药,删除了药物的构效关系、制剂和用法、部分药物的药物代谢动力学知识及维生素类药物等内容,使教材更加精简,便于学生使用。

本书适合高职高专护理、助产等专业使用。

图书在版编目(CIP)数据

用药基础/王志亮,胡鹏飞主编. —2版. —武汉:华中科技大学出版社,2016.2
全国高等卫生职业教育护理专业"双证书"人才培养"十三五"规划教材
ISBN 978-7-5609-9689-9

Ⅰ.①用… Ⅱ.①王… ②胡… Ⅲ.①用药法-高等职业教育-教材 Ⅳ.①R452

中国版本图书馆 CIP 数据核字(2016)第 007364 号

用药基础(第 2 版)
Yongyao Jichu

王志亮　胡鹏飞　主编

策划编辑:居　颖
责任编辑:居　颖　叶丽萍
封面设计:原色设计
责任校对:刘　竣
责任监印:周治超
出版发行:华中科技大学出版社(中国·武汉)
　　　　　武昌喻家山　　邮编:430074　　电话:(027)81321913
录　　排:华中科技大学惠友文印中心
印　　刷:荆州市今印务有限公司
开　　本:787mm×1092mm　1/16
印　　张:23
字　　数:569 千字
版　　次:2012 年 6 月第 1 版　2016 年 1 月第 2 版第 1 次印刷
定　　价:49.00 元

全国高等卫生职业教育护理专业"双证书"人才培养"十三五"规划教材编委会

丛书学术顾问　文历阳　沈　彬

委　员（按姓氏笔画排序）

于洪宇　辽宁医学院护理学院
王志亮　枣庄科技职业学院
艾力·孜瓦　新疆维吾尔医学专科学校
付　莉　郑州铁路职业技术学院
白梦清　湖北职业技术学院
任海燕　内蒙古医科大学
杨美玲　宁夏医科大学高等卫生职业技术学院
沈小平　上海思博职业技术学院
陈荣凤　上海健康医学院
姚文山　盘锦职业技术学院
夏金华　广州医科大学卫生职业技术学院
倪洪波　荆州职业技术学院
徐国华　江西卫生职业学院
黄庶亮　漳州卫生职业学院
隋玲娟　铁岭卫生职业学院

总 序

　　世界职业教育发展的经验和我国职业教育发展的历程都表明,职业教育是提高国家核心竞争力的要素之一。近年来,我国高等职业教育发展迅猛,成为我国高等教育的重要组成部分,与此同时,作为高等职业教育重要组成部分的高等卫生职业教育的发展也取得了巨大成就,为国家输送了大批高素质技能型、应用型医疗卫生人才。截至 2010 年底,我国各类医药卫生类高职高专院校已达 343 所,年招生规模超过 24 万人,在校生 78 万余人。

　　医药卫生体制的改革要求高等卫生职业教育也应顺应形势调整目标,根据医学发展整体化的趋势,医疗卫生系统需要全方位、多层次、各种专业的医学专门人才。护理专业与临床医学专业互为羽翼,在维护人民群众身体健康、提高生存质量等方面起到了不可替代的作用。当前,我国正处于经济社会发展的关键阶段,护理专业已列入国家紧缺人才专业,根据国家卫生与计划生育委员会的统计,到 2016 年我国对护士的需求将增加到 240 万余人,平均每年净增加 11.5 万人,这为护理专业的毕业生提供了广阔的就业空间,也对高等卫生职业教育如何进行高素质技能型护理人才的培养提出了新的要求。

　　教育部《关于全面提高高等职业教育教学质量的若干意见》中明确指出,高等职业教育必须"以服务为宗旨,以就业为导向,走产学结合的发展道路"。《中共中央国务院关于深化教育改革全面推进素质教育的决定》中再次强调"在全社会实行学业证书、执业资格证书并重的制度"。上述文件均为新时期我国职业教育的发展提供了具有战略意义的指导意见。高等卫生职业教育既具有职业教育的普遍特性,又具有医学教育的特殊性,护理专业的专科人才培养应以职业技能的培养为根本,与护士执业资格考试紧密结合,力求满足学科、教学和社会三方面的需求,把握专科起点,突出职业教育特色。高等卫生职业教育发展的形势使得目前使用的教材与新形势下的教学要求不相适应的矛盾日益突出,加强高等卫生职业教育教材建设成为各院校的迫切要求,新一轮教材建设迫在眉睫。

　　为了顺应高等卫生职业教育教学改革的新形势和新要求,在认真、细致调研的基础上,在教育部高职高专医学类及相关医学类专业教学指导委员会专家和部分高职高专示范院校领导的指导下,我们组织了全国 30 所高职高专医药院校的 200 多位老师编写了这套秉承"学业证书和执业资格证书并重"理念的全国高等卫生职业教育护理专业"双证书"人才培养"十三五"规划教材。本套教材由国家示范性院校引领,多所学校广泛参与,其中副教授及以上职称的老师占 70%,每门课程的主编、副主编均由来自高职高专医药院校教学一线的教研室主任或学科带头人组成。教材编写过程中,全体主编和参编人员进行了认真的研讨和细致的分工,在教材编写体例和内容上均有所创新,各主编单位高度重视并有力配合教材编写工作,责任编辑和主审专家严谨和忘我地工作,确保了本套教材的编写质量。

本套教材充分体现新一轮教学计划的特色,强调以就业为导向、以能力为本位、贴近学生的原则,体现教材的"三基"(基本知识、基本理论、基本实践技能)及"五性"(思想性、科学性、先进性、启发性和适用性)要求,着重突出以下编写特点。

(1)紧跟教改,接轨"双证书"制度。紧跟教育部教学改革步伐,引领职业教育教材发展趋势,注重学业证书和执业资格证书相结合,提升学生的就业竞争力。

(2)创新模式,理念先进。创新教材编写体例和内容编写模式,迎合高职高专学生思维活跃的特点,体现"工学结合"特色。教材的编写以纵向深入和横向宽广为原则,突出课程的综合性,淡化学科界限,对课程采取精简、融合、重组、增设等方式进行优化,同时结合各学科特点,适当增加人文社会科学相关知识,提升专业课的文化层次。

(3)突出技能,引导就业。注重实用性,以就业为导向,专业课围绕高素质技能型护理人才的培养目标,强调突出护理、注重整体、体现社区、加强人文的原则,构建以护理技术应用能力为主线、相对独立的实践教学体系。充分体现理论与实践的结合,知识传授与能力、素质培养的结合。

(4)紧扣大纲,直通护考。紧扣教育部制定的高等卫生职业教育教学大纲和最新护士执业资格考试大纲,随章节配套习题,全面覆盖知识点与考点,有效提高护士执业资格考试通过率。

这套规划教材作为秉承"双证书"人才培养编写理念的护理专业教材,得到了各学校的大力支持与高度关注,它将为高等卫生职业教育护理专业的课程体系改革作出应有的贡献。我们衷心希望这套教材能在相关课程的教学中发挥积极作用,并得到读者的青睐。我们也相信这套教材在使用过程中,通过教学实践的检验和实际问题的解决,不断得到改进、完善和提高。

全国高等卫生职业教育护理专业"双证书"人才培养"十三五"规划教材

编写委员会

前 言 *foreword*

按照《国务院关于加快发展现代职业教育的决定》（国发〔2014〕19号）和教育部关于印发《高等职业教育创新发展行动计划(2015—2018年)》的通知精神，为更好更快地推动高等护理职业教育发展，根据华中科技大学出版社在武汉召开的全国高等卫生职业教育护理专业"双证书"人才培养"十三五"规划教材研讨会的会议精神，我们组织了30余所职业院校的一线教师，在充分调研的基础上对《用药基础》教材内容进行了改革创新，以适应护理工作岗位对人才的需求。

在编写过程中，本教材注重体现以下特点：①紧扣护士执业资格考试大纲，全面覆盖知识点与考点，有效提高护考通过率。②创新模式，理念先进，体现工学结合特色，突出课程的综合性，淡化学科界限。③突出技能，引导就业，充分体现理论与实践的结合，知识传授与能力、素质培养的结合。④紧跟教改，接轨"双证书"制度，注重学业证书和执业资格证书相结合，提升学生的就业竞争力。

《用药基础》是护理、助产专业的一门重要的专业基础课，既要在基本理论和基础知识方面做到"必须、够用"，为后续课程学习奠定基础，为上岗前的护士执业资格考试及各类考证奠定基础，为临床合理用药、做好用药护理工作提供理论指导，又要体现出现代职业教育的特点，创新人才培养模式，做到"工学结合"，"教、学、练、赛"一体，提高学生的实际工作能力。在内容的选取上，对代表性药物的不良反应及用药监护进行了较为详尽的叙述。增设了知识链接以拓展学生的视野，每章后增设了能力检测以增强学生对所学知识的理解、巩固和综合分析能力的培养。本书还适当增加了临床已广泛应用且安全有效的新药，删除了药物的构效关系、制剂和用法等内容，使教材更加精简，便于学生使用。《用药基础》按72学时编写，其中理论54学时，实训教程18学时。各学校可根据本校的实际情况灵活安排课时。

本教材在编写过程中，得到了各编者所在学校领导的大力支持，各位编者尽心尽职，付出了辛勤的劳动，华中科技大学出版社对本书的编写和出版做了大量的工作，在此一并表示感谢。

由于编者的水平和能力所限，书中难免有疏漏和不当之处，恳请各位专家及广大师生批评指正。

编　者
2016年1月

目录 contents

第一章

总　论

第一节　概　述

一、药理学的性质及任务

药物（drug）是指能对机体原有生理功能及生化过程产生影响，用于预防、治疗、诊断疾病或计划生育的化学物质。

药理学（pharmacology）是研究药物与机体（包括病原体）相互作用的规律及其机制的一门学科。药理学的内容包括：①研究药物对机体的作用规律和作用机制的科学，称为药物效应动力学（pharmacodynamics），简称药效学；②研究机体对药物的影响，即研究药物在体内的过程，包括吸收、分布、生物转化和排泄，称为药物代谢动力学（pharmacokinetics），简称药动学。药效学和药动学在体内是同时进行并相互联系的。药理学是在生理学、病理学、生物化学等基础医学知识和药物化学等药学知识的基础上研究药物的作用，并为临床合理用药提供理论依据，所以，药理学既是基础医学与临床医学之间的桥梁学科，又是医学与药学之间的桥梁学科。

学习药理学的任务如下：①阐明药物与机体相互作用的基本规律和原理，作为药物治疗学的基础，指导临床合理用药；②药效学和药动学是新药研究、开发工作中的重要组成部分；③药理学的理论和研究进展为阐明生物机体的生物化学及生物物理学现象提供了重要的科学资料，是推动生命科学发展的重要学科之一。

学习药理学的目的在于掌握或熟悉药物的药理作用、临床应用、不良反应及用药监护等，以便在防治疾病过程中做到药物选择得当、给药方案设计合理，并尽可能避免或减少不良反应的发生,使预防或治疗用药安全有效。

二、药物与药理学的发展简史

远古时代,人们治病多采用天然的植物、动物和矿物。公元 1 世纪前后问世的《神农本草经》是我国最早的一部药物学著作,收载药物 365 种,其中大黄导泻、麻黄治喘等药物及其理论沿用至今,此后历代对该书有所增补、修订。唐代的《新修本草》收载药物 884 种,于公元 659 年由政府正式颁布,这是我国最早的一部药典,也是世界上第一部由政府颁布的药典。明代杰出的医药学家李时珍于 1596 年所著的《本草纲目》,全书共 52 卷,收载药物 1 892 种,药方 11 000 余条,插图 1 160 幅,内容丰富,在药物发展史上有巨大贡献,此书是研究中医药的必读书。《本草纲目》已被译成英、日、法、俄、德、朝等 7 种文本流传,成为全世界公认的重要药物学文献。

药理学作为一门现代科学始于 19 世纪初。随着化学和实验生理学的发展,1804 年德国人 F. W. Sertürner 首先从鸦片中提取了吗啡,并通过对狗的实验证明了其镇痛作用,1819 年法国人 F. Magendie 用青蛙实验证明了士的宁的作用部位在脊髓,18 世纪后期有机化学的发展为药理学提供了物质基础,从植物药中不断提取其活性成分,得到纯度较高的药物如奎宁、依米丁等。我国于 20 世纪初开设了实验药理学课程,并着重在中药方面进行研究,近些年来,我国在新药开发和新药理论研究方面均取得了长足的发展,如抗高血压药、抗心绞痛药、抗恶性肿瘤药等方面的研究均卓有建树,使药物品种增多、产量提高、质量优化。有的药物不仅可以满足国内需求,还可供应出口,为我国和世界医药事业的发展作出了贡献。

随着自然科学,特别是现代医学迅速发展,许多新药物相继问世。药理学的发展,在横向上出现了许多分支,如神经药理学、免疫药理学、分子药理学、遗传药理学和临床药理学等;在纵向上由宏观向微观发展,即从整体水平→器官水平→细胞水平→亚细胞水平→分子水平,现在又进入到基因组学、蛋白质组学的水平,其中分子药理学是现代药理学的前沿。药理学与其他学科的紧密结合,尤其是与生物化学、分子生物学的结合,大大提高了药理学的基础理论水平,同时也促进了其他基础医学和药学理论的发展。

三、药理学的研究方法

药理学是一门实验性科学,其研究可在整体水平、器官水平、组织水平、细胞水平、亚细胞水平和分子水平上进行。随着各学科之间的相互渗透,形态学、电生理学、生物化学、分子生物学、数学和计算机等多学科的研究方法越来越多地应用于药理学研究,所以药理学的实验方法及种类繁多,并各具特色。根据实验对象的性质,大致可归纳为以下三个方面。

1. 实验药理学方法 实验药理学方法是以健康动物为研究对象,研究药物与动物之间相互作用的规律。

其内容包括:①以健康、清醒、动物为研究对象进行整体实验,研究药物的药效学和药动学,如观察催眠药的中枢抑制作用;②以麻醉动物为研究对象进行活体解剖,研究药物对于某些器官或系统的影响,如观察药物对动脉血压的影响;③进行离体实验或试管实验,研究药物对离体动物器官、组织、细胞、亚细胞和受体分子的影响。

2. 实验治疗学方法 实验治疗学方法是预先采用实验病理学的方法制作疾病的病理模型,以观察药物的治疗作用。实验治疗学方法既可在体内进行,也可用培养细菌、肿瘤细胞等各种方法在体外进行。许多药物都可以利用病理模型进行研究。

3. 临床药理学方法 许多药物的动物实验研究资料必须采用临床药理学方法在人体上进行观察,阐明药物的临床疗效、不良反应、体内过程等,才能对药物做出最后的临床评价。除整体实验研究外,还可以收集正常人和患者的血液、骨髓等样本以及手术切除的人体组织或器官,进行体外实验研究。新药的临床研究一般分为以下四期临床试验。① Ⅰ 期临床试验:对已通过临床前安全性和有效性评价的新药,在正常成年志愿者身上进行初步的临床药理学及人体安全性评价试验,是新药人体试验的起始阶段,为后续研究提供科学依据,参与人数为 20～30 例。② Ⅱ 期临床试验:此期为随机双盲对照临床试验,是在选定有适应证的患者身上开展,目的是选定最佳临床应用方案,参与人数不少于 300 例。③ Ⅲ期临床试验:新药批准上市前,在试生产期间扩大的多中心临床试验,目的在于对新药的有效性、安全性进行社会性考察,新药通过该期后,才能被批准生产、上市,参与人数大于 300 例。④ Ⅳ 期临床试验:上市后在社会人群大范围内继续进行受试新药安全性和有效性评价,在广泛长期使用的条件下考察新药疗效和不良反应,也称售后调研,参与人数不少于 2 000 例。该期对最终确立新药的临床价值有重要意义。

(王志亮)

第二节 药物效应动力学

一、药物的基本作用

药物引起的初始反应称为药物作用。药理效应是指药物作用引起的机体功能或形态变化。药物作用是动因,药理效应是结果,但由于两者意义接近,习惯上可以互相通用。

药物的基本作用是指药物对机体原有功能活动的调节作用。药物使原有功能活动增强的作用称为兴奋作用,如使腺体分泌增多、脉搏加快、酶活性增强等。药物使原有功能活动减弱的作用称为抑制作用,如肌肉松弛、腺体分泌减少、酶活性降低等。在一定条件下,药物的兴奋作用和抑制作用可以相互转化,如中枢神经兴奋过度时,可出现惊厥,长时间的惊厥又会转为衰竭性抑制,甚至死亡。有些药物的兴奋和抑制作用并不是单一出现的,在同一机体内药物对不同的组织、器官可以产生不同的作用,如肾上腺素对心脏有兴奋作用,而对支气管平滑肌则有舒张作用。

二、药物作用的主要类型

为了加深对药物作用的认识和理解,人们从不同的角度对药物作用进行分析,从而将药物作用分为以下类型。

1. 局部作用和吸收作用 局部作用是指药物被吸收入血之前,在用药局部所产生的作用,如碘酊、酒精的皮肤消毒作用,口服抗酸药的中和胃酸作用,局部麻醉药(简称局麻药)的局部麻醉作用等。吸收作用是指药物进入血液循环后所呈现的作用,如卡托普利的降血压作用、阿司匹林的解热、镇痛作用等。

2. 选择作用和普遍细胞作用 多数药物在一定剂量(治疗量)下,可对某些组织或器官产生明显的作用,而对其他组织或器官的作用不明显或无作用,这称为药物的选择作用,如地高辛加强心肌收缩力的作用等。其产生的原因主要有：①药物与不同组织或器官的亲和力不同；②药物在机体内的分布不均匀；③机体不同组织或器官结构的差异；④机体不同组织或器官生化机能不同；⑤受体在不同组织或器官上分布的种类和数量的不同。药物选择作用的特点是：随着药物剂量的增加，其影响范围扩大，选择性逐渐降低。如尼可刹米在治疗剂量时可选择性地兴奋延髓呼吸中枢，应用过量也可广泛兴奋中枢神经系统，甚至导致惊厥，所以，临床用药时应注意掌握药物的剂量。由于大多数药物都具有各自的选择作用，所以各有其适应证和毒性反应。选择作用的意义是：①在理论上可作为药物分类的基础；②在应用上可作为临床选药和确定药物治疗剂量的依据；③在制药上可作为研究的方向。

与选择作用相反，有的药物对机体的各种组织细胞均产生类似的作用，如影响组织细胞的代谢，甚至引起细胞原生质变性，这种作用称为普遍细胞作用，又称为原生质毒。例如，酚、甲醛等可使蛋白质变性，因而不能用于体内，仅作为消毒防腐药用于体外杀菌。

3. 防治作用和不良反应　药物的作用具有两重性，既可产生对机体有利的防治作用，又可产生对机体不利的不良反应。

（1）防治作用　凡符合用药目的或能达到防治疾病效果的作用，均称为防治作用。防治作用可分为：①预防作用，是指在疾病或症状发生之前用药所产生的作用，如接种疫苗预防疾病的发生、使用维生素D预防佝偻病等。预防重于治疗，在社区医药卫生保健服务中，预防用药显得尤为重要。②治疗作用，是指药物针对治疗疾病需要所呈现的作用。根据用药目的不同，治疗作用又分为对因治疗和对症治疗。针对致病原因的治疗称为对因治疗，如肺结核患者应用异烟肼和利福平以杀灭致病菌——结核分枝杆菌。针对缓解疾病症状的治疗称为对症治疗，如发热患者给予阿司匹林退热等。对症治疗虽不能消除病因，但有时其重要性不亚于对因治疗，如在休克、惊厥等情况下，应立即给予对症治疗，以防止病情恶化，为对因治疗争取时间，故此时的对症治疗更为重要。

（2）不良反应　凡不符合用药目的并对机体不利的反应称为不良反应。根据性质、程度的不同，常见的不良反应有以下几个方面。

① 副作用：药物在治疗剂量时所出现的与用药目的无关的作用。副作用一般危害不大，其原因是药物的选择性低，某一作用为治疗作用时，其他作用常以副作用的形式表现出来。其特点是副作用与治疗作用可随用药目的的不同而相互转化。例如，阿托品用于麻醉前给药时，其抑制腺体分泌的作用为治疗作用，松弛胃肠平滑肌引起腹胀则为副作用；而治疗腹痛时松弛胃肠平滑肌为治疗作用，抑制腺体的分泌则为副作用。另外副作用是药物固有的作用，是可以预知的，临床给药时应将药物可能发生的副作用预先告诉患者，以免引起患者惊恐。

② 毒性反应：由于用药剂量过大或用药时间过长或机体敏感性过高引起的对机体有明显损害的反应，有时也可由于患者的遗传缺陷、病理状态等而在治疗剂量时发生。毒性反应一般比较严重，危害较大，如长期注射链霉素引起耳鸣、眩晕等。若毒性反应在用药后立即发生称为急性毒性；由于长期用药，药物在体内逐渐蓄积后产生称为亚急性或慢性毒性。常见的毒性反应有胃肠道反应、中枢神经系统反应、心血管系统反应、造血系统反应及肝、肾损害等。此外，有的药物可致癌（导致恶性肿瘤）、致畸胎（导致胎儿畸形）、致突变（导致基因突变），称为三致反应，也属于慢性毒性反应。

③ 变态反应：药物作为抗原或半抗原，刺激机体后所产生的病理性免疫反应。其特点

如下:变态反应的发生与药物剂量无关,不可预知,但过敏体质者易发生;过敏原可以是药物本身、药物的代谢产物、药物制剂中的杂质或辅剂等;首次用药很少发生变态反应,常在第二次用药后出现;结构相似的药物可发生交叉过敏。变态反应常见的表现有药物热、皮疹、血管神经性水肿、哮喘等,严重者可发生过敏性休克,如不及时抢救,可导致死亡。对易致变态反应的药物或过敏体质者,用药前应详细询问患者有无用药过敏史,并进行皮肤过敏试验,对该药有过敏史或皮肤过敏试验阳性者应禁用。

④ 后遗效应:停药后血药浓度降至最低有效浓度以下时残存的药理效应。此效应持续时间可长可短。例如,睡前服用某些催眠药,次晨表现为嗜睡、萎靡不振等短暂的宿醉现象;长期应用糖皮质激素后,突然停药可出现肾上腺皮质功能不全的症状,常常数月内难以恢复。

⑤ 继发反应:药物发挥治疗作用后所产生的不良后果。例如,长期应用广谱抗生素后,体内敏感菌被抑制或杀灭,不敏感菌则大量繁殖生长,导致菌群失调引起新的感染,称为二重感染,属于继发反应。

⑥ 特异质反应:少数特异体质患者对某些药物反应特别敏感,这是由于遗传异常并在药物的影响下所产生的反应。反应的性质与药物固有药理作用基本一致,反应严重程度与药物剂量相关。例如,葡萄糖-6-磷酸脱氢酶缺乏的患者,在应用伯氨喹等药物治疗时所发生的溶血现象。

⑦ 药物依赖性:长期使用某些药物后,患者对药物产生的主观和客观上需要连续用药的现象。药物依赖性可分为精神依赖性和躯体依赖性。精神依赖性(psychic dependence),又称心理依赖性,是指药物使人产生一种心满意足的愉快感觉,并且在精神上驱使用药者需要定期的或连续的用药欲望,产生强烈的心理渴求和强迫性用药行为,以保持那种舒适感或者为了避免不舒服。易产生精神依赖性的药物被称为精神药品,如镇静催眠药等。躯体依赖性(physical dependence),又称生理依赖性,是指反复用药后,用药者对药物产生适应状态,一旦停药就会出现戒断症状,表现为烦躁不安、流泪、出汗、疼痛、恶心、呕吐、惊厥等,甚至危及生命。易产生躯体依赖性的药物有吗啡、哌替啶等,被称为麻醉药品。一旦产生躯体依赖的患者为求得继续用药,可不择手段,甚至丧失道德人格。对此我国于1978年颁布实施《麻醉药品管理条例》,该条例对麻醉药品的保管和使用等均有严格的规定,凡接触麻醉药品的医、护、药工作者,均须严格遵守。药物依赖性产生后,不但影响用药者的身体健康,还可带来社会危害,临床应用时需特别慎重,以防滥用造成严重后果。

⑧ 停药反应:突然停药后原有疾病加剧,又称反跳现象。例如长期服用可乐定降血压,停药次日血压将快速回升。

三、药物的作用机制

药物与机体生物大分子之间相互作用常称为药物作用机制(即药物作用原理)。明确药物作用机制,有助于理解药物的作用和不良反应的本质,从而为提高药物疗效、避免或减少不良反应、合理用药、安全用药提供了理论依据。由于药物种类繁多,机体的生理、生化功能又十分复杂,药物作用机制也具有多样性,但基本可以归纳如下几个方面。

(一)药物通过受体发挥作用

1. 受体 受体是指存在于细胞膜或细胞内,能选择性地与某些化学物质相结合,产生生理或药理效应的蛋白质。依据受体存在的部位,可分为:①细胞膜受体,如乙酰胆碱、肾上腺素、多巴胺等物质的受体;②细胞质受体,如肾上腺皮质激素、性激素等物质的受体。各种受体在体内有特定的分布部位和功能,有些组织细胞可同时存在多种受体,如心肌细胞同时存在乙酰胆碱受体、肾上腺素受体和组胺受体等。

2. 配体　能与受体特异性结合的物质称为配体。配体可分为内源性、外源性两类,前者包括神经递质、激素、自体活性物质,后者包括一些外源性药物、毒物等。配体与受体结合形成复合物后,引起细胞内生理、生化代谢的改变,从而引起生物效应。

3. 受点　受体可由一个和数个亚基组成,其分子结构上只有某些立体构形或活性基团能识别、结合其配体,这些结合点称为受点,即配体的结合点。

4. 受体的特性　①特异性:受体对其配体具有相对特异性识别能力,能与其结构相适应的配体特异性结合。②敏感性:受体只需与很低浓度的配体结合就能产生显著的效应。③饱和性:因受体的数量是一定的,当配体达到一定浓度时,其最大结合值不再随配体浓度增加而增大,因此,受体与配体的结合具有饱和性,作用于同一受体的配体之间存在竞争结合现象。④可逆性:受体与配体的结合是可逆的,配体-受体复合物可以解离,且配体与受体的结合可被其他配体置换。⑤多样性:同一类型受体可广泛分布在不同的组织、细胞而产生不同的效应。受体的多样性是受体亚型分类的基础。

5. 药物通过受体发挥作用的条件　药物与受体结合引起生物效应,尚需具备两个条件,即亲和力(药物与受体结合的能力)和内在活性(药物兴奋受体的能力)。据此可将与受体结合呈现作用的药物分为以下三类。

(1) 受体激动药:对受体既有亲和力,也有内在活性的药物,如肾上腺素,可激动 β 受体,呈现兴奋心脏和扩张支气管的作用。

(2) 受体拮抗药:对受体只有亲和力,而没有内在活性的药物。该药与受体结合后,阻碍激动药(或内源性配体)与受体的结合。例如,普萘洛尔为 β 受体拮抗药,可与肾上腺素竞争与 β 受体的结合,呈现对抗肾上腺素的作用。

(3) 受体部分激动药:与受体虽具有亲和力,但仅有较弱的内在活性,故单独应用时可产生较弱的激动受体的效应,与激动药合用时,则呈现对抗受体激动药作用的药物,所以受体部分激动药具有受体激动药与受体拮抗药的双重特性,如喷他佐辛(镇痛新)即属此类。

6. 受体类型　根据受体的结构、信号转导过程、效应性质及位置等特点,受体可分为以下四类。

(1) 离子通道耦联受体:该类受体直接操纵离子通道的开关,调控细胞内、外离子的流动。药物与之结合可激动受体,影响膜离子通道,改变离子的跨膜转运,导致膜电位或细胞内离子浓度的变化而产生效应,如 N 胆碱受体、谷氨酸受体等。

(2) G-蛋白受体耦联受体:该类受体细胞内部分结合着鸟苷酸结合调节蛋白(G-蛋白),G-蛋白有多种亚型,形成 G-蛋白家族,具有信号转导功能。受体激动药与受体结合通过激活 G-蛋白,可将信息传递至细胞内,如肾上腺素受体、多巴胺受体及阿片受体等。

(3) 酶耦联受体:该类受体具有酪氨酸激酶活性,能促使其本身酪氨酸残基自我磷酸化而增强此酶活性,再催化细胞内各种底物蛋白磷酸化,从而将细胞外的信息传递到细胞内,如胰岛素受体等。

(4) 细胞内受体:该类受体被激动后可通过转录而促进一些活性蛋白质的合成,如细胞质内的甾体激素受体、细胞核内的甲状腺素受体等。

7. 受体激动后信号的转导 受体在识别相应配体并与之结合后,细胞内第二信使如环磷酸腺苷(cAMP)、环磷酸鸟苷(cGMP)、钙离子(Ca^{2+})、肌醇磷脂等物质增加,参与细胞的各种生物调控过程,将获得的信息增强、分化、整合并传递给效应器细胞,才能发挥特定的生理功能或药理效应。

8. 受体的调节 受体的数量、亲和力、内在活性等可受生理、病理、药理等因素的影响而发生改变。若长期应用受体激动药,可使相应受体数目减少,称为向下调节,从而使药物作用减弱,成为某些药物产生耐受性的原因。若长期应用受体拮抗药,可使相应受体数目增多,称为向上调节,这是造成某些药物突然停药后出现反跳现象的原因,临床用药时应予以注意。

(二)药物的其他作用机制

药物还可通过以下机制发挥作用:①改变某些酶的活性,如阿司匹林抑制前列腺素合成酶的活性等;②参与或干扰机体的代谢过程,如铁制剂、激素类药物等;③影响生物膜的通透性或离子通道,如硝苯地平阻滞 Ca^{2+} 通道等;④改变理化环境,如甘露醇提高血浆渗透压、碳酸氢钠中和胃酸等;⑤影响递质释放或激素分泌,如麻黄碱促进去甲肾上腺素递质的释放等。

(王志亮)

第三节　药物代谢动力学

药物代谢动力学(pharmacokinetics)简称药代动力学或药动学,是研究药物的体内过程及体内药物浓度随时间变化规律的一门科学。它研究体内药物浓度的变化过程,从而阐明药物吸收、分布、生物转化和排泄的特点,为临床制订合理的用药方案提供依据。

一、药物的跨膜转运

药物通过细胞膜的过程称为药物的跨膜转运。药物在体内的转运如吸收、分布、排泄均须通过细胞的细胞膜,药物通过细胞膜的过程,主要有被动转运和主动转运两种方式。

(一)被动转运

药物由高浓度一侧向低浓度一侧转运,为不消耗化学能的顺浓度差转运,其转运的速度与细胞膜两侧浓度差成正比,浓度梯度越大,药物转运的速度越快。被动转运有以下几种类型。

1. 简单扩散 简单扩张又称脂溶性扩散,是指药物因其脂溶性溶解于细胞膜脂质层,以细胞膜两侧的药物浓度差透过细胞膜,扩散至低浓度侧。其特点为:不需要载体,不消耗化学能,转运无饱和现象,不同药物之间无竞争抑制现象,当细胞膜两侧浓度达平衡时净转运停止。影响简单扩散的因素主要有:药物的溶解度、解离度、极性大小和脂溶性高低等。因大多数药物呈弱酸性或弱碱性,在溶液中一定的 pH 值环境下可发生解离,故药物在体液中常以解离型和非解离型两种形式存在。非解离型药物极性小,脂溶性较高,易于跨膜转运;而解离型药物极性高,脂溶性较低,不易跨膜转运。因此当溶液中 pH 值发生改变时可影响药物的跨膜转运。多数药物以此种方式转运。

2. 膜孔扩散 膜孔扩散又称滤过、水溶性扩散,小分子水溶性药物可通过细胞膜的膜孔扩散。其受流体静压和渗透压的影响。毛细血管壁的膜孔较大,药物易通过;细胞膜的膜孔较小,只有小分子药物可以通过。

3. 易化扩散 易化扩散包括不耗能的载体转运和离子通道转运。不耗能的载体转运受细胞膜两侧浓度差影响,如不溶于脂质的药物如葡萄糖、氨基酸、核苷酸等,依赖细胞膜上的特定载体进行不耗能的顺浓度差转运。其特点是:①载体具有高度特异性;②有饱和现象和竞争性抑制现象。离子通道转运受细胞膜两侧电位差的影响。例如,Na^+、K^+、Ca^{2+} 等的电位差,可经细胞膜上特定通道,由高浓度侧向低浓度侧转运,也属于易化扩散。

(二)主动转运

主动转运为耗能的逆浓度差转运。其特点是:①需要载体协助,药物与载体结合后,将药物由低浓度侧转向高浓度侧;②消耗能量;③载体对药物有高度特异性;④有饱和现象和竞争性抑制现象。如甲状腺细胞膜上的碘泵,可将碘主动转运至细胞内;肾小管上皮细胞主动转运系统可将青霉素转运至肾小管管腔,并由尿排出。

二、药物的吸收

药物从给药部位进入血液循环的过程称为吸收。药物只有经吸收后才能发挥全身作用。吸收的快慢、多少,直接影响血药浓度的高低、作用呈现的快慢及强弱。吸收快而完全的药物显效快、作用强,反之则显效慢,作用弱。

(一)吸收部位及特点

1. 消化道的吸收 ①口服给药:这是最常用的给药方法。由于胃的吸收面积较小,排空较快,所以药物在胃的吸收较少,除少部分弱酸性药物如阿司匹林等,可在胃内部分吸收外,绝大多数弱酸性和弱碱性药物主要在肠道吸收,小肠具有吸收面积大、血流丰富、小肠液是弱碱性的液体(pH值约为7.6)等特点,适合于大多数药物的溶解和吸收。由胃肠道吸收的药物,经门静脉进入肝脏,有些药物在首次通过肠黏膜及肝脏时部分被代谢,使进入体循环的药量减少、药效降低,这种现象被称为首关消除(first pass elimination)。首关消除较多的药物不宜口服给药,如硝酸甘油若口服后约90%被首关消除。②舌下给药:舌下黏膜血流丰富,但吸收面积较小,适用于脂溶性较高、用量较小的药物。此法吸收迅速,给药方便,且可避免首关消除。③直肠给药:药物经肛门灌肠或使用栓剂置入直肠,由直肠黏膜吸收,起效快,也可避开首关消除。

2. 皮下或肌肉组织的吸收 皮下注射或肌内注射后,药物通过毛细血管进入血液循环,其吸收速度主要与局部组织血流量及药物制剂有关。由于肌肉组织血流量较皮下组织丰富,故肌内注射比皮下注射吸收快。休克时,因血液循环不畅,皮下注射和肌内注射吸收速度均明显减慢,需静脉注射才能达到急救的目的。

3. 皮肤、黏膜和肺泡的吸收 完整的皮肤吸收能力很差,外用药物时因皮脂腺的分泌物覆盖在皮肤表面,可阻止水溶性药物的吸收,外用药物主要发挥局部作用,皮肤角质层可使部分脂溶性高的药物通过。黏膜给药除前述的舌下和直肠给药外,还有鼻腔黏膜给药,如安乃近滴鼻用于小儿高热等。肺泡表面积较大且血流丰富,气体、挥发性液体和气雾剂等均可通过肺泡壁而被迅速吸收。

（二）影响药物吸收的因素

影响药物吸收的因素较多,除上述给药途径外,还与以下因素有关。

1. 药物的理化性质 一般来说药物分子小、脂溶性高、溶解度大,易被吸收;反之,则难以吸收。

2. 药物的剂型 不同的药物剂型其吸收速度是不同的。口服给药时,液体制剂较片剂或胶囊剂等固体制剂吸收快。皮下注射或肌内注射时,药物的水溶液吸收迅速,而混悬剂和油制剂在注射部位吸收较慢,故显效慢,作用维持时间长。同一种药物的不同剂型、不同的赋型剂、不同批号、不同厂家生产的药物,其生物利用度不同,吸收率不同,因此在使用药物时应考虑药物的生物利用度。

3. 吸收环境 口服给药时,胃的排空速度、肠蠕动的快慢、pH 值的变化、肠内容物的多少和性质均可影响药物的吸收。如胃排空延缓、肠蠕动过快或肠内容物过多等均不利于药物的吸收。

三、药物的分布

药物被吸收后,随血液到达各组织、器官的过程称为分布。药物在体内的分布是不均匀的,有些组织、器官分布浓度较高,有些组织、器官分布浓度较低,所以药物的分布与药物的作用是相关的。因此,影响药物分布的因素可影响药物的作用。影响药物分布的因素主要有以下几个方面。

1. 体液的 pH 值与药物的理化性质 在生理情况下,细胞内液 pH 值约为 7.0,细胞外液 pH 值约为 7.4。弱碱性药物在细胞外解离少,易扩散进入细胞内液;弱酸性药物则相反,在细胞外液浓度高。如果改变体液 pH 值,则可影响药物的分布。例如,用碳酸氢钠碱化血液及尿液,可促使苯巴比妥等酸性药物从组织向血浆转移、减少在肾小管的吸收,从而加速酸性药物从尿中排出,用于解救酸性药物中毒。此外,脂溶性或水溶性小分子药物易通过毛细血管壁,由血液分布到组织;水溶性大分子药物难以透过血管壁进入组织,如甘露醇由于分子较大,不易透过血管壁,故静脉注射后,可提高血浆渗透压,使组织脱水。

2. 药物与血浆蛋白结合 在治疗量时药物与血浆蛋白的结合率,表示该药与血浆蛋白结合的程度。多数药物进入血液循环后,可不同程度地与血浆蛋白结合,药物与血浆蛋白结合率是决定药物在体内分布的重要因素,药物与血浆蛋白结合具有以下特点:①结合是可逆的;②药物暂时失去药理活性;③由于分子体积增大,不易透过血管壁,限制了其转运;④药物之间具有竞争蛋白结合的置换现象。血浆蛋白结合率高的药物显效慢,作用持续时间长;反之,药物显效快,维持时间短。血浆蛋白结合率高的药物可影响结合率低的药物的作用,使后者游离浓度增高,其作用、毒性增加。

3. 药物与组织的亲和力 有些药物对某些组织有特殊的亲和力,因而在该组织中的浓度较高,因此导致了药物在不同组织中呈现不均匀的分布。例如,抗疟药氯喹在肝中的浓度比在血浆中的浓度高约 700 倍,碘在甲状腺中的浓度比在血浆中的浓度高约 25 倍。

4. 血脑屏障与胎盘屏障 血脑屏障是指血液与脑细胞、血液与脑脊液、脑脊液与脑细胞之间三种屏障的总称。脑毛细血管内皮细胞间紧密连接,基底膜外还有一层星状细胞包围,使许多分子较大、极性高的药物不能穿过血脑屏障,所以不易进入脑组织,故脑脊液中药物浓度总是低于血浆浓度,这是大脑的自我保护机制。但当脑膜发生炎症时,血脑屏障的通透性增加,使某些药物进入脑脊液中的量增多,如青霉素在脑膜炎患者的脑脊液中可达有效浓度。胎盘屏障是指胎盘绒毛与子宫血窦之间的屏障,由于母亲与胎儿间交换营养成分与代谢废物的需要,其通透性与一般毛细血管的无显著差别,几乎所有药物都能通过胎盘进入胎儿体内。胎儿血液和组织内的药物浓度通常和母亲的血浆药物浓度相似。某些药物对胎儿发育有损害,故妊娠期间禁用或慎用。

四、药物的生物转化

药物在体内发生的化学变化称为生物转化或代谢。大多数药物经生物转化后失去药理活性,故称为灭活;有的药物如地西泮、水合氯醛等,其代谢产物仍具有药理活性;少数药物如环磷酰胺等,只有经过生物转化才具有药理活性;也有的药物如青霉素等,不经生物转化,而是以原形由肾排泄。肝脏是药物代谢的主要器官,其次是肠、肾、肺和血浆等。药物在肝脏代谢时受肝功能影响,肝功能不全时可使经肝代谢的药物在体内蓄积。药物的代谢与排泄统称为药物的消除过程。

1. 药物代谢方式 药物在体内的代谢可分为两个时相反应,包括四种方式。Ⅰ相反应,包括氧化、还原、水解,可使多数药物被灭活,也可使少数药物被活化。Ⅱ相反应为结合反应,使药物或Ⅰ相反应后的产物与体内的葡萄糖醛酸、硫酸、甘氨酸、乙酰基、甲基等结合,使药物的药理活性减弱或消失、水溶性和极性增加,易于排出。

2. 药酶 药物进行生物转化依赖于酶的催化,促进药物代谢的酶,可分为两大类:一类为特异性酶,其催化特定的底物,如胆碱酯酶选择性代谢乙酰胆碱;另一类为非特异性酶,一般指肝脏微粒体混合功能酶系统,此酶系统可代谢数百种化合物,由于存在于肝细胞的内质网,故又称为肝药酶或药酶。肝药酶的活性和数量的个体差异性较大,受遗传因素、年龄、营养、病理状态及药物作用的影响。

3. 药酶的诱导剂与抑制剂 能使肝药酶活性增强或合成增多的药物称为药酶诱导剂(如苯妥英钠、利福平等),此类药物能使在肝脏代谢的药物消除加快,药效减弱;能使肝药酶活性减弱或合成减少的药物称为药酶抑制剂(如异烟肼、氯霉素等),此类药物能使在肝脏代谢的药物消除减慢,药效增强。

五、药物的排泄

药物从体内以原形或代谢产物被排出体外的过程,称为药物的排泄。排泄是药物从机体内消除的重要方式,肾是主要的排泄器官,胆道、肠道、肺、乳腺、唾液腺、汗腺、泪腺及胃等也可排泄某些药物。

1. 肾排泄 药物及其代谢产物经肾排泄的方式主要是肾小球滤过,其次是肾小管的分泌。当肾功能不全时,药物排泄速度减慢。有些药物经肾小球滤过后,又有部分被肾小管重吸收,重吸收量的多少,与药物的脂溶性、尿量和尿液 pH 值有关。脂溶性高的药物重吸收较多,水溶性药物重吸收较少;尿量增多,尿液中的药物浓度降低,重吸收减少;尿液 pH 值能影响药物的解离度,因而也影响药物在远曲小管的重吸收,弱酸性药物在碱性尿液中解离增多,重吸收减少;在酸性尿液中解离减少,重吸收增多。弱碱性药物则与之相反。利用这一规律可改变药物的排泄速度,例如,弱酸性药物巴比妥类中毒时,静脉滴注碳酸氢钠可碱化尿液,促进巴比妥类药物的解离,加快药物排泄,达到解救中毒的目的。

药物在肾小管内随尿液的浓缩其浓度逐渐升高,有的药物如链霉素,在肾小管内的浓度可比血中的浓度高几十倍,有利于泌尿道感染的治疗,但也增加了对肾的毒性作用;有的药物可在肾小管内析出结晶,引起肾损害。故肾功能不全时,应禁用或慎用对肾脏有损害的药物。

有些药物由肾小管主动分泌排泄,相互之间有竞争性抑制现象,如青霉素和丙磺舒等。

2. 胆汁排泄　有的药物及其代谢产物可经胆汁排泄进入肠道,随粪便排出。药物经胆汁排泄时在肠道内再次被吸收经肝进入血液循环,这种肝、胆汁、小肠间的循环称为肝肠循环。进入肝肠循环药物的量越多,其排泄越慢,作用维持时间越长。不同的药物肝肠循环的比例不同,当阻断肝肠循环时可加速药物的排泄。如考来烯胺可阻断洋地黄类药物的肝肠循环,是洋地黄类药物中毒解救的措施之一。当经胆汁排泄的药物浓度较高时,可有利于胆道疾病的治疗,如多西环素、红霉素、四环素等,因在胆汁中的浓度较高,有利于胆道感染的治疗。

3. 其他排泄途径　有的药物经乳汁排泄,可对乳儿产生影响,故哺乳期妇女用药应予以注意。少数药物也可经唾液腺和汗腺排泄。

六、药物代谢动力学的基本参数及概念

1. 时量曲线　药物效应的强度与作用部位的药物浓度成比例,作用部位的药物浓度虽然不易测定,但大多数药物在血浆中的浓度,常可反映作用部位的药物浓度变化,为了观察给药后血药浓度的改变,常以血药浓度为纵坐标,时间为横坐标作图,即时量曲线。从单次非静脉给药的时量曲线(图 1-1),可以看出药物的体内过程对血浆浓度变化的影响。时量曲线升段反映药物吸收与分布过程,其坡度反映该过程的速度,坡度陡时,则药物吸收快、分布慢。时量曲线的峰值反映给药后所达到的最高血药浓度。时量曲线降段反映药物的消除速度,坡度陡跌,药物消除快;坡度平,则药物消除慢。当然,药物吸收时消除过程已经开始,同样,血浓度达高峰时吸收也未完全停止,只是在时量曲线升段时,药物吸收速度超过消除速度;在时量曲线降段时,药物消除速度超过吸收速度;在峰值浓度时表示药物的吸收速度与消除速度相等。若将时量曲线纵坐标的血药浓度改为药物效应时,可得到时效曲线(图 1-2)。由于血药浓度与药物效应呈正相关,时效曲线的形态和意义也与时量曲线的相似。曲线下面积(area under curve,AUC)是坐标轴与时量曲线围成的面积。AUC 反映进入体循环药物的相对量,与吸收进入血液循环的药物相对累积量成比例。

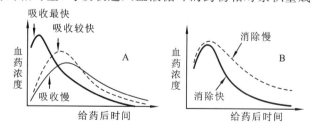

图 1-1　单次非静脉给药的时量曲线

注:A 表示吸收速度不同;B 表示消除速度不同。

2. 生物利用度(bioavailability)　生物利用度是指当非血管给药时,药物实际被吸收进入血液循环的药量占所给总药量的百分率,常用 F 表示:

$$F = A/D \times 100\%$$

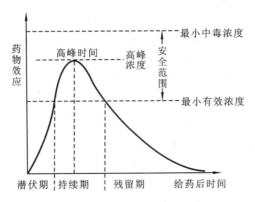

图 1-2 单次非静脉给药的时效曲线

A 为进入血液循环的药量;D 为实际给药总量,通常用血管内给药所得时量曲线的曲线下面积(AUC)表示。药物静脉注射全部进入血液循环,F 为 100%。以口服药物为例,其绝对生物利用度和相对生物利用度计算公式为:

$$绝对生物利用度(\%) = \frac{口服定量药物后\ AUC}{静脉注射定量药物后\ AUC} \times 100\%$$

$$相对生物利用度(\%) = \frac{待测制剂\ AUC}{标准制剂\ AUC} \times 100\%$$

生物利用度是评价药物吸收率、药物制剂质量或生物等效性的一个重要指标;绝对生物利用度可用于评价同一药物不同途径给药的吸收程度;相对生物利用度可用于评价药物剂型对药物吸收率的影响,可以反映不同厂家的同一种制剂或同一厂家的不同批号药品的吸收情况。

3. 表观分布容积(V_d) 表观分布容积是指假设药物在血浆和组织内分布达平衡时,体内药物总量与血药浓度的比值,它是理论上药物均匀分布应占有的体液容积,不是指药物在体内占有的真实体液容积,所以称为表观分布容积。通过它可以了解药物在体内分布情况,如分布的范围大小、与组织的结合程度的高低等。V_d 的大小取决于药物脂溶性和药物与组织的亲和力。例如,一个 70 kg 体重的正常人,V_d 在 5 L 左右时表示药物大部分分布于血浆;V_d 为 10~20 L 时则表示药物分布于全身体液中;V_d>40 L 时表示药物分布到组织器官中;V_d>100 L 时表示药物集中分布到某器官和组织内。一般来说 V_d 越小药物排泄越快,在体内存留时间越短;V_d 越大药物排泄越慢,在体内存留时间越长。

4. 药物半衰期($t_{1/2}$) 药物半衰期是指血浆药物浓度下降一半所需要的时间,反映了药物在体内的消除速度,由于多数药物是按恒比方式消除的,所以其半衰期是固定的。一次给药后,经过 5 个半衰期,血中药物浓度消除约 97%,可以认为药物已基本消除。临床上采用口服或肌内注射多次给药时,常以半衰期为给药间隔时间,以维持体内相对稳定的有效浓度,如每隔一个半衰期重复恒量给药一次,体内药量将逐渐累积,给药 5 次后(即经 5 个半衰期),基本达到稳态血药浓度,称为稳态血药浓度。此时药物的吸收量与消除量几乎相等。由于达到稳态血药浓度越早,药物的疗效出现越快,所以当病情需要药物迅速显效时,可采用首次剂量加倍的方法,即可在第一个半衰期内达到稳态血药浓度的水平,以后每次给常用量,予以维持,首次加倍的剂量称为负荷剂量。例如,磺胺甲噁唑的半衰期约为 12 h,每日 2 次给药,首次加倍,以使在第一个半衰期内达到稳态血药浓度。肝、肾功能不全时,药物的半衰期可明显延长,易发生蓄积中毒,应予以注意。

5. 药物的消除 药物经生物转化和排泄,使药理活性逐渐消失的过程称为消除。药物在体内的消除主要有两种类型。

(1)恒比消除 恒比消除又称一级动力学消除,是指药物在单位时间内按恒定比例进行消除,使血药浓度逐渐降低,大多数药物的消除属于这一类型。血中药物的消除速率与血浓度成正比,即血浓度越高单位时间内消除的药量越多;当血浓度降低后,药物的消除速率也成比例下降。恒比消除说明机体消除功能正常,体内药量没有超过机体的最大消除能力,大多数药物在治疗量时的消除属于恒比消除。其特点是 $t_{1/2}$ 不变。

(2)恒量消除 恒量消除又称零级动力学消除,是指药物在单位时间内按恒定数量进行消除,即每单位时间内消除的药量相等。当用药量过大时,血液药物浓度超过机体消除能力的极限时,机体只能以恒定的最大速率使药物自体内消除,待血药浓度下降到低于机体的最大消除能力时,又可转化为恒比消除。其特点是 $t_{1/2}$ 可随血药浓度的不同而发生变化。

(王志亮)

第四节 影响药物作用的因素

药物作用的性质和强弱受多种因素的影响,除前述的影响因素外,还与以下几个方面的因素有关。

一、机体方面的因素

1. 年龄与体重 一般所说的剂量是指 18～60 岁成年人用药的平均剂量。老年人由于各器官功能逐渐减退,特别是肝、肾功能逐渐减退,对药物的生物转化和排泄能力降低,对药物的耐受性较差,用药剂量一般为成年人的 3/4。在敏感性方面,老年人与成年人也有所不同。

小儿用药首先要考虑体重的差异,通常可按体重比例折算剂量,除体重差异外,小儿正处在生长发育时期,各器官的功能发育尚未完善,对药物的代谢及排泄能力较差,对药物的反应性与成年人的也不完全相同。

2. 性别 性别对药物反应无明显差别,但妇女有月经、妊娠、哺乳等不同时期的生理特点,用药时应予注意。月经期应避免使用作用强烈的泻药和抗血凝药,以免月经过多。在妊娠期特别是妊娠早期,避免使用可能引起胎儿畸形或流产的药物。哺乳期妇女应注意药物能否进入乳汁,是否对乳儿产生影响。

3. 个体差异 大多数人对药物的反应是相似的,但少部分人在年龄、性别、体重相同的情况下,使用相同剂量的同一种药物,在两个以上的个体中所产生的不同反应,称为个体差异。个体差异既有量的差异也有质的差异,前者如高敏性和耐受性,后者如变态反应和特异质反应。患者对某些药物特别敏感,应用较小剂量既可产生较强的作用,称为高敏性。与此相反,对药物的敏感性较低,必须应用较大剂量方可呈现应有的治疗作用,称为耐受性(耐受性又可分为先天耐受性和后天耐受性)。量的差异通过调整剂量可以继续使用该药物,但有质的差异的人不能再使用该药物。个体差异产生的原因,除后天耐受性外,多与遗传因素有关。

4. 病理状态 机体不同的病理状态对药物的反应性是不同的。如阿司匹林的解热作用,只能使发热患者体温降低,而对正常体温无影响;有机磷农药中毒患者对阿托品的耐受性增强,阿托品的用量可大于极量规定的范围;对于肝肾功能不全者,药物的作用和药物的半衰期将发生改变等。

5. 心理精神因素 患者的精神因素和思想情绪往往会影响药物的疗效。如情绪激动可使血压升高,也可引起失眠;暗示对癔症和心理障碍性疾病有较明显的治疗作用;由于心理作用,患者服用无药理活性的安慰剂对许多疾病均可产生一定的效果。医护人员在接诊患者时应态度和蔼,关爱、尊重患者,与患者建立起良好的互信关系。应鼓励患者正确对待疾病,树立战胜疾病的信心,这有利于疾病的痊愈和康复,并可减轻患者的痛苦,以便药物更好地发挥疗效。

二、药物方面的因素

1. 药物的化学结构 药物的化学结构与药物的效应之间的关系称为构效关系。构效关系有四个特点:①化学结构相似的药物,其作用相似,如苯二氮䓬类药物均具有镇静、催眠作用;②化学结构相似的药物,其作用相反,如维生素 K 与华法林化学结构相似,却分别具有促凝血和抗凝血作用;③药物的旋光性不同,其作用也不同,如左旋体奎宁为抗疟疾药,其右旋体奎尼丁则为抗心律失常药;④结构中含有卤族元素时,其作用、毒性都增加,如氟氢可的松的抗炎作用及对水、代谢的影响比氢化可的松的强。

2. 量效关系 剂量与效应(作用强度)之间的关系称为量效关系。其特点为:在一定范围内,药物剂量越大,血药浓度越高,药物作用也越强,但超过一定范围,则会引起中毒,甚至死亡(图 1-3)。因此,临床用药时应严格掌握用药的剂量。在学习药物剂量对药物作用的影响时,了解有关量的概念是必要的。① 无效量:由于用药剂量过小,不出现防治作用的量。②最小有效量:开始出现疗效的最小剂量。③最大治疗量(极量):出现最大治疗作用,但尚未引起毒性反应的量。极量由国家药典规定,是安全用药的极限。④最小中毒量:超过极量后,血药浓度继续升高,引起毒性反应的最小剂量。⑤治疗量和常用量:治疗量是指最小有效量与极量之间的量;临床为使药物疗效可靠而安全,常采用比最小有效量大,比极量小的量,称为常用量。⑥安全范围:最小有效量和最小中毒量之间的范围,此范围越大,药物毒性越小。⑦治疗指数:在评价药物毒性、疗效及安全性的动物实验中,常需测定半数致死量(LD_{50})和半数有效量(ED_{50}),半数致死量与半数有效量的比值(LD_{50}/ED_{50})称为治疗指数。治疗指数越大,药物的安全性越大;治疗指数越小,说明药物的治疗

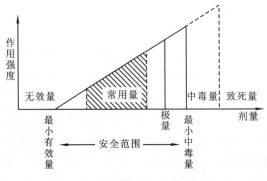

图 1-3 量效关系示意图

量与中毒量接近,药物毒性越大。

三、给药方法方面的因素

1. 给药途径 给药途径不同,药物出现作用的快慢和强弱不同,有时甚至作用性质也不同。例如,硫酸镁口服呈现导泻和利胆作用,肌内注射则呈现抗惊厥、降血压作用,外用则可消肿止痛。不同给药途径出现作用的快慢顺序依次为:静脉注射>吸入给药>舌下给药>肌内注射>皮下注射>直肠给药>口服给药>皮肤和黏膜给药。掌握各种给药途径对药物作用的影响,以便根据病情需要,正确选择。常用的给药途径如下。①口服给药:为最常用的给药途径,简便安全,适用于大多数药物和患者。口服给药的缺点是:药物吸收较慢且不规则,易受胃肠功能、消化酶和胃肠内容物的影响,不适用于急救、昏迷和呕吐等患者。②注射给药:此法用量准确,显效较快,适用于危急的患者和不能口服的药物,但技术性操作要求较高。常用的注射方法有皮下注射、肌内注射(肌注)、静脉注射(静注)、静脉滴注(静滴),此外还有皮内注射、穴位注射、动脉注射、胸膜腔注射和鞘内注射等。注射用的药物制剂质量要求较高,且必须严格灭菌,用药前须仔细进行外观检查等。由于药物作用或制剂等原因,有的药物如链霉素等,只能肌注而不能静注或静滴。相反,有的药物如去甲肾上腺素等,只能静注或静滴而不能肌注,临床注射给药时应予注意。③吸入给药:气体或易挥发的药物可经呼吸道吸入,药物吸入后迅速产生作用。不易挥发的药物可制成气雾剂吸入或制成细粉吸入。④舌下给药:脂溶性较高用量较小的药物,可用舌下给药的方法由口腔黏膜吸收,此法具有吸收迅速和可避开首关消除的特点,但吸收面积小。⑤直肠给药:药物经肛门灌肠或使用栓剂进入直肠或结肠,虽然吸收面积不大,吸收量较口服给药的少,但可避开首关消除。⑥皮肤和黏膜给药:外用药物时由于皮肤角质层仅可使脂溶性高的药物通过,皮脂腺的分泌物覆盖在皮肤表面,可阻止水溶性药物通过,所以完整皮肤的吸收能力很差,但脂溶性很高的药物可经皮肤吸收,如硝酸甘油。黏膜吸收能力虽比皮肤的强,但除口腔黏膜外,其他部位的黏膜给药其吸收作用的治疗意义不大。

2. 给药时间和次数 给药的时间可影响药物疗效,临床用药时须视具体药物和病情而定,如催眠药应在睡前服;助消化药应在饭前或饭时服用;驱肠虫药宜空腹或半空腹服用;有的药物如利福平等,因食物影响其吸收,应特别注明空腹服用;对胃肠道有刺激性的药物宜饭后服等。

人体的生理功能活动表现为昼夜节律性变化,机体在昼夜 24 h 内的不同时间,对某些药物的敏感性不同。按照生物周期节律性变化,设计临床给药方案以顺应人体生物节律变化,能更好地发挥药物疗效,减少不良反应。例如,糖皮质激素的分泌高峰在上午八时左右,然后逐渐降低,晚上零时达低谷,临床上需长期应用糖皮质激素治疗时,可依据此节律在上午八时一次顿服,既能达到治疗效果,又可减轻对肾上腺皮质的负反馈抑制作用。

每日用药的次数,除根据病情需要外,药物半衰期是给药间隔的基本参考依据,一般来说半衰期在 6~8 h 的药物,每日可给药 3~4 次;半衰期在 12~24 h 的药物,每日给药 1~2 次,这样可较好地维持有效血药浓度,且不会导致蓄积中毒。

3. 联合用药 两种或两种以上的药物同时或先后应用称为联合用药或配伍用药。临床上联合用药的目的是为了呈现协同作用,从而提高疗效,减少不良反应或延缓病原体耐药性产生。例如,治疗结核病时,将利福平、异烟肼联合应用。但联合用药不当,也可发生拮抗作用(对抗作用),使药物疗效降低或不良反应增多。例如,硫酸亚铁与碱性药物复方氢氧化铝同服,可减少铁的吸收。因此,临床上联合用药时,应根据药物的理化性质、体内过程、作用、不良反应及药物之间的相互作用,结合病情需要综合考虑,以确保联合用药安全、有效。

(王志亮)

第五节　药物的一般知识

一、药典及药品管理

(一)药典

药典是指一个国家记载药品标准、规格的法典,多由国家卫生行政部门主持编纂、颁布和实施,是国家监督管理药品质量的法定技术标准,也是药品生产、经营、使用和监督管理所必须遵循的法定依据。

新中国成立后,已编订了《中华人民共和国药典》1953、1963、1977、1985、1990、1995、2000、2005、2010、2015 年版共 10 个版次。

2015 年版的《中华人民共和国药典》分为四部,第一部为中药,第二部为化学药,第三部为生物制品,第四部为总则。2015 年版的药典在 2010 年版的基础上做了大幅度的修订和新增品种工作,共收载品种 5 608 种,其中新增 1 082 种。

(二)药品管理

1. 处方药和非处方药管理　为保障公众用药安全有效,使用方便,我国于 1999 年制定了处方药与非处方药分类管理办法,自 2000 年 1 月 1 日起执行。

处方药必须凭执业医师或执业助理医师处方才可调配、购买和使用;非处方药不需要凭执业医师或执业助理医师处方,即可自行判断、购买和使用。非处方药的包装必须印有国家指定的非处方药专有标识(OTC),必须符合质量要求,方便储存、运输和使用。

根据药品的安全性,非处方药又分为甲、乙两类。

甲类非处方药(标有红色 OTC):只能在具有《药品经营许可证》、配备执业药师或药师以上技术人员的社会药店及医疗机构药房零售的非处方药。甲类非处方药应在药店由执业药师或药师指导下购买和使用。

乙类非处方药(标有绿色 OTC):除社会药店和医疗机构药房外,可以在经过批准的零售商业企业零售的非处方药。乙类非处方药安全性较高,不需执业医师或执业药师的指导就可以购买和使用。

2. 国家基本药物管理　国家基本药物是指由国家政府制定的《国家基本药物目录》中的药物。我国国家基本药物的遴选原则为:临床必需、安全有效、价格合理、使用方便、中西药并重。随着药物的发展和防病治病的需要,每两年调整一次。实施国家基本药物制度,是国家为维护人民健康、保障公众基本用药权益实施的一项惠民工程,它能有效地杜绝药物滥用和浪费,指导临床合理用药,为我国早日实现全民医疗保障制度奠定基础。

3. 特殊药品管理　根据《药品管理法》第三十五条的规定,国家对麻醉药品、精神药品、毒性药品、放射性药品实行特殊管理,所以,麻醉药品、精神药品、毒性药品、放射性药品为法律规定的特殊药品,国家分别制定了相应的管理法规。

(1) 麻醉药品:连续使用后容易产生躯体依赖性,一旦停药,会出现戒断症状,易成瘾的药品,包括阿片类、可卡因类、大麻类、合成麻醉品类(如哌替啶、美沙酮、芬太尼等)。

(2) 精神药品:作用于中枢神经系统,使之兴奋或抑制,连续使用可以产生依赖性的药品。根据其产生依赖性的强弱及对人体的危害程度,又分为一类精神药品和二类精神药品。一类精神药品的管理与麻醉药品的相同。

(3) 毒性药品:毒性剧烈、治疗剂量与中毒剂量接近,使用不当易导致人中毒或死亡的药品,分为毒性中药(如砒霜、水银、蟾酥、洋金花等)和毒性西药(如阿托品、洋地黄毒苷、毛果芸香碱、士的宁等)。

(4) 放射性药品:用于临床诊断或者治疗的放射性核素制剂或者其标记化合物。从事放射性药品使用工作的人员必须是经过医学培训的专业技术人员。放射性药品使用细则参照说明书及国家相关规定。

4. 药物批号、有效期、失效期的规定 药物的批号是药厂按照各批药品生产的日期而编排的号码。一般采用 6 位数字表示,前两位表示年份,中间两位表示月份,后两位表示日期,如某药的生产日期是 2010 年 5 月 23 日,则该药的批号是 100523。

有效期是指在一定储存条件下能够保持药品质量的期限。如某药品标明有效期为 2010 年 5 月,即表示该药可以使用至 2010 年 5 月 31 日。有的药物只标明有效期为 2 年,则可根据该药品的批号推算出其有效期,如某药品的批号为 100523,则说明该药品可使用至 2012 年 5 月 22 日。

失效期是指药品在规定的储存条件下其质量开始下降,达不到原质量标准要求的时间期限。如某药品已标明其失效期为 2010 年 5 月,即表示该药只能用到 2010 年 4 月 30 日,5 月 1 日起开始失效。

二、药品说明书简介

药品说明书是对药品情况的重要介绍,是保护公众健康,指导医护人员及患者正确合理用药的依据。

我国对药品说明书的规定包括如下内容:药品名称、结构式及分子式、作用与用途、用法与用量、不良反应、禁忌与慎用、注意事项、储藏、生产日期、产品批号、有效期、批准文号、注册商标、生产企业等。

1. 药品名称 药品名称主要为通用名、商品名、英文名、汉语拼音名、化学名等。通用名是国家药典或药品标准采用的法定名称;商品名则是不同厂家给自己产品添加的注册商标,具有专有性质,通过注册受到法律保护。在药品标签中药品通用名应当显著、突出,字体、字号、颜色必须一致,对于横版标签,必须在上三分之一范围内标出;竖版标签,必须在右三分之一范围内标出,不得对字体进行修饰,必须用黑色或者白色。商品名与通用名不能同行书写,字体和颜色不能比通用名的显著,其字体以单字面积计不得大于通用名称所用字体的二分之一。

2. 生产日期 生产日期是指某种药品完成所有生产工序的最后日期,用数字表示,如这批产品是 2010 年 12 月 5 日,记载为"2010.12.05"。

3. 用法与用量 用法是指给药的途径及次数等;用量是指正常成年人的用药剂量。

4. 禁忌与慎用 禁忌是指绝对不能使用;慎用是指可以用,但必须谨慎,并密切观察是否有不良反应出现,以便及时采取措施。

5. 批准文号 批准文号是指药品生产企业在生产药品前报请国家食品药品监督管理局批准后获得的身份证明,是药品投入生产的合法标志。国家规定统一格式为"国药准字＋1位汉语拼音字母＋8位阿拉伯数字"。拼音字母代表药品类别,"H"代表化学药品,"B"代表保健药品,"Z"代表中药,"S"代表生物制品,"J"代表进口分包装药品等。8位数字中第1、2位代表批准文号的来源,第3、4位是各省、自治区、直辖市的数字代码,后4位为顺序号。

三、常用药物剂型

药物剂型是指将药物制成适用于临床使用的形式,简称剂型。药物剂型直接影响药物作用的性质、作用的速度以及不良反应等。临床医生根据临床需要选用不同剂型的药物,以更好地发挥疗效。

1. 固体及半固体剂型

(1)片剂:片剂是指将原料药与适宜的辅料均匀混合,通过一定的制剂技术压制成片状的固体制剂。其形状多样,可供内服和外用,使用方便,质量稳定,是目前临床应用最广泛的剂型之一。

(2)胶囊剂:胶囊剂是指将药物或相关辅料填充于空心胶囊或软胶囊囊材中制成的制剂,分为硬胶囊剂、软胶囊剂和肠溶胶囊剂。硬胶囊剂是将一定量的药物加辅料制成均匀的粉末或颗粒,充填于空胶囊中,可以掩盖药物的异味和减小药物的刺激性;软胶囊剂又称胶丸,是将一定量的药液密封于球形或椭圆形的软质囊材中;肠溶胶囊剂是经高分子材料处理或采用其他适宜方法,使胶囊壳不溶于胃液,但能在肠液中溶化而释放出药物。胶囊剂一般仅口服应用,但也可用于其他部位如直肠、阴道植入等使用。

(3)软膏剂:软膏剂是指药物与适宜基质混合制成的半固体外用制剂。软膏剂主要起保护、润滑和局部治疗作用,多用于皮肤、黏膜。将药物与基质制成的供眼用的膏状制剂称为眼膏剂,将用乳剂基质制成的软膏剂又称为乳膏剂,将药物粉末含量一般在25%以上的软膏剂又称为糊剂。

(4)栓剂:栓剂是指药物与适宜基质制或供腔道给药的制剂。栓剂通常用于通过肛管塞入进行全身治疗或局部治疗时,也有用于阴道中的,但阴道栓大多数是产生局部抗菌、消炎、灭滴虫等作用,一般不作为全身治疗给药。

(5)散剂:散剂是指药物与适宜辅料经粉碎、均匀混合而制成的干燥粉末状制剂,分内服散剂和局部用散剂。

(6)颗粒剂:颗粒剂是指药物或药材提取物与适宜的辅料或药材细粉制成的干燥颗粒状制剂,分为可溶性颗粒剂、混悬性颗粒剂、泡腾颗粒剂,还有近年发展起来的肠溶颗粒剂、控释颗粒剂、无糖颗粒剂等。

(7)膜剂:膜剂是指药物与适宜的成膜材料经加工制成的膜状制剂,供口服或经黏膜外用。

2. 液体剂型

(1)注射剂:注射剂是指药物制成的供注入体内的灭菌溶液、乳浊液或混悬液,以及供临用前配成溶液或混悬液的无菌粉末或浓溶液。注射剂是临床应用最广泛的剂型之一,作用迅速,适宜于不宜口服的药物及不能口服药物的患者。

(2)溶液剂:溶液剂是指将药物溶于适宜的溶剂中制成的澄明的液体,可供内服或外用。

（3）糖浆剂：糖浆剂是指含有药物、药材提取物或芳香物质的浓蔗糖水溶液，供口服应用。

（4）混悬剂：混悬剂是指难溶性固体药物以微粒状态分散于液体分散介质中形成的非均相液体药剂，用前摇匀。

（5）合剂：合剂是指主要以水作为分散介质，含两种或两种以上药物的内服液体药剂，用前需摇匀。

（6）酊剂：酊剂是指药物用规定浓度的乙醇浸出或溶解而制成的溶液。

此外，还有洗剂、搽剂、滴鼻剂、滴耳剂、滴眼剂、浸剂等。

3. 气雾剂 气雾剂是指药物与适宜的抛射剂封装于具有特制阀门系统的耐压密闭容器中制成的剂型，使用时，阀门打开，药物呈雾状喷出。

4. 缓释与控释制剂

（1）缓释制剂：缓释制剂是指用药后能在较长时间内持续释放药物的剂型，可使药物治疗作用持久，但药物呈非恒速释放。

（2）控释制剂：控释制剂是指药物在设定的时间内能按要求缓慢地恒速或接近恒速释放的剂型，它能使血药浓度长时间恒定地维持在有效浓度范围内。

此外，临床上还应用一些新型制剂，如微囊剂、长效剂、定向制剂、脂质体、经皮吸收制剂等。

四、处方的一般知识

（一）处方的概念及意义

处方是指医师根据患者病情的需要，写给药师及相关人员的有关药物调配和使用方法的书面文件，也是取药的凭证。

处方是重要的医疗文件之一，它具有法律性和技术性。因开具处方或调配处方造成医疗事故，医师和药师将分别负有相应的法律责任。一旦出现医疗差错时处方可作为法律凭证。技术性体验在开具或调配处方者都必须经过医药院校系统的专业学习，只有取得医师或药师资格的卫生技术人员才有权开写或调配处方。处方直接关系到治疗效果及患者的生命健康，所以，医师和药师人员必须具备高度的责任感、严肃认真的工作态度，力求准确，避免差错，以保证患者用药安全有效，使患者早日恢复健康。

（二）处方的分类

处方按其性质分为三类，分别为法定处方、医疗处方和协定处方。

1. 法定处方 法定处方是由《中华人民共和国药典》和国家食品药品监督管理局颁布标准收载的处方，具有法律效力。

2. 医疗处方 医疗处方是医师根据患者的诊断，为患者治疗或预防用药所开具的处方。在临床应用中，多用此类处方。

3. 协定处方 协定处方是由医师和药师人员根据日常用药的需要，共同协商制订的处方。它适用于大量配制或做成预制剂，可提高工作效率。每个医院的协定处方仅限于在本医院内使用。

（三）处方结构

处方结构包括前记、正文和后记三部分。

1. 前记　记载医院名称,处方编号,患者姓名、性别、年龄,问诊或住院病历号,科别及开写处方日期等。

2. 正文　正文以拉丁文缩写词 Rp 或 R(请取)标示,然后分别写药品名称、剂型、规格、数量、用法与用量。药品名称必须使用通用名。

3. 后记　后记应有医师签名或加盖专用章、药品金额以及审核、调配、发药相关人员的签名或加盖专用章。

目前,大部分医疗单位都已经使用电子处方,但医师使用计算机打印的电子处方的格式应与手写处方的格式一致,并且医疗机构应设置严格的管理程序,处方正式开具后不得随意更改。

(四)处方书写要求

(1)处方必须在专用的处方笺或病历本上书写,字迹清晰,内容完整,不得任意涂改。若有涂改,医师必须在涂改处盖章并标示日期,以示负责。

(2)每一药品名称各占一行,后面书写规格及数量,用药方法写在药名下一行,若开两种以上药物时,应按主药和辅药的顺序书写。

(3)处方一律用规范的中文或英文书写,医师或药师不得自行编制药品缩写名或使用代号。药品用法可用规范的中文、英文、拉丁语或者缩写词书写。

(4)处方中药品的剂量按说明书中的常用剂量使用,不得超过《中华人民共和国药典》规定的极量,若情况特殊,需注明临床诊断,医生在所用剂量旁打"!"并盖章,以示对患者的用药安全负责。

(5)药品剂量与数量一律用阿拉伯数字书写。剂量使用法定剂量单位,重量以克(g)或毫克(mg)等为单位。容量以升(L)或毫升(mL)等为单位。克(g)或毫升(mL)可省略不写,其他的计量单位如毫克(mg)、国际单位(IU)等不能省略。

(6)每张处方开写的药物总量一般不得超过七日量;急诊方一般不得超过三日量;对于一些慢性病或特殊情况,处方用量可适当延长。

(7)急诊处方应在处方笺左上角注明"急"或"cito!"字样,医师盖章可优先发药。

(8)麻醉药品、精神药品、毒性药品、放射性药品的用量,国家有其相应的规定,医师或药师必须严格执行国家有关规定。

(五)处方示例

示例1:

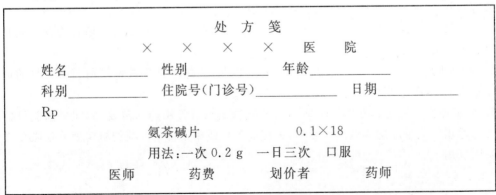

示例 2：

```
                        处 方 笺
              ×    ×    ×    ×    医    院
    姓名_____    性别_____    年龄_____
    科别_____    住院号(门诊号)_____        日期_____
    Rp

              红霉素注射液          1.2   ⎫
              10％葡萄糖注射液    500.0  ⎬ ×3
              用法：一日一次    静脉滴注
```

（六）处方中常用外文缩写词

处方中常用外文缩写词见表 1-1。

表 1-1　处方中常用外文缩写词

外文缩写词	中　　文	外文缩写词	中　　文
q. d.	每日	aa	各（各等量）
q. h.	每小时	M. D. S.	混合，给予标记
q. 6h.	每 6 小时	Rp. 或 R.	取
q. m.	每晨	Sig. 或 S.	标记（用法）
q. n.	每晚	※　　※　　※	※　　※　　※
h. s.	睡时	g	克
s. i. d.	每日 1 次	kg	千克
b. i. d.	每日 2 次	L	升
t. i. d.	每日 3 次	μg	微克
a. c.	饭前	mg	毫克
p. c.	饭后	mL	毫升
a. m.	上午	IU	国际单位
p. m.	下午	U	单位
p. r. n.	必要时	※　　※　　※	※　　※　　※
s. o. s.	需要时	Amp.	安瓿剂
st!	立即	Aq.	水，水剂
cito!	急速地	Caps.	胶囊剂
lent.	慢慢地	Inj.	注射液
※　　※　　※	※　　※　　※	Liq.	溶液剂

续表

外文缩写词	中　文	外文缩写词	中　文
i. h.	皮下注射	Mist.	合剂
i. m.	肌内注射	Ocul.	眼剂
i. v.	静脉注射	Pil.	丸剂
i. v. gtt.	静脉滴注	Pulv.	散剂
p. o.	口服	Syr.	糖浆剂
us. ext.	外用	Tab.	片剂
p. r.	灌肠	Tinct.	酊剂
※　※　※	※　※　※	Ung.	软膏

知识链接

药品名称的种类

一种药物通常有不同的名称,这些名称有不同的属性,不了解和掌握不同属性药名的含义,就会直接影响药品的经济和社会效益,甚至影响新药的开发、研究及文献的查阅。药品名称的种类有以下三类。

1. 通用名(generic names)　通用名是中国国家药典委员会按照"中国药品通用名称命名原则"制定的药品名称,为中国药品通用名称。国家药典或药品标准采用的通用名为法定名称。通用名不可用做商标注册。

2. 商品名(trade names)　商品名又称商标名,不同厂家生产的同一药物制剂可以起不同的名称,具有专有性质,不得仿用。商品名通过注册即为注册药名。它是药品质量的标志和品牌效应的体现,也是保护专利的一项重要措施。广告宣传需使用商品名时,必须同时使用通用名。某些厂家为吸引消费者的注意力,精心设计,使商品名色彩鲜艳、视觉清晰、图案奇特,而通用名则不在明显位置,难以引起人们的注意。这也是导致不合理用药的潜在因素。

3. 国际非专有名(international nonproprietary names,INN)　国际非专有名是世界卫生组织(WHO)制定的药物(原料药)的国际通用名。国际非专有名的使用可使世界药物名称得到统一,便于交流和协作,促进世界各国对药品名称管理,实现标准化、规范化、统一化,有利于加强对药品的监督管理。

麻醉药品、精神药品处方管理主要内容

(1) 使用专用处方。

(2) 麻醉药品注射剂仅限于医疗机构内使用。

(3) 麻醉药品和一类精神药品的处方右上角应标注"麻"、"精一",二类精神药品的处方右上角应标注"精二"。

(4) 麻醉药品、一类精神药品注射剂处方为一日量,其他剂型为三日量,控释制剂为七日量,二类不得超过七日量。

各类特殊药品符号如图1-4所示。

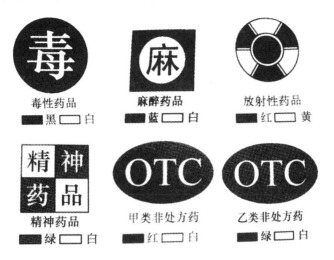

图1-4 特殊药品符号

小 结

药理学是研究药物的学科之一，是一门为临床合理用药和防治疾病提供基本理论的医学基础学科，是研究药物与机体（包括病原体）相互作用的规律及其机制的一门学科。它包括研究药物对机体的作用规律和作用机制的药物效应动力学以及研究机体对药物的影响的药物代谢动力学。

药理学是以生理学、病理学、生物化学等学科为基础，为指导临床各科合理用药提供理论基础的桥梁学科，是一门重要的医学基础课程。学习时应了解和掌握药理学的基本规律（药物效应动力学和药物代谢动力学），各类药物中的代表药物及常用药物的药理作用、临床应用、不良反应及用药监护等，以指导临床合理用药。

药典是指一个国家记载药品标准、规格的法典。药品管理包括处方药和非处方药管理、国家基本药物管理和特殊药品（包括麻醉药品、精神药品、毒性药品和放射性药品等）管理以及药物批号、有效期、失效期的规定。药物剂型根据临床需要制成固体剂型、液体剂型、气雾剂、缓释与控释制剂等多种多剂型。处方的概念、意义、分类及书写要求以及常用外文缩写词作为护理人员应熟悉。

能力检测

一、选择题

A_1型题

1. 能引起最大效应而不至于中毒的剂量称为（   ）。

A. 治疗量　　B. 常用量　　C. 剂量　　　D. 极量　　　E. 安全范围

2. 容易受首关消除影响的药物应避免哪种给药方法？（   ）

A. 口服　　　B. 肌内注射　　C. 静脉注射　　D. 舌下给药　　E. 直肠给药

3. 用于预防、治疗、诊断疾病或计划生育的化学物质称为(　　　)。

A. 药物　　　B. 药物学　　　C. 药理学　　　D. 生物制药　　E. 合成药物

4. 药物在治疗量时出现的与治疗目的无关的作用称为(　　　)。

A. 不良反应　B. 副作用　　　C. 毒性反应　　D. 变态反应　　E. 后遗效应

5. 阿托品治疗胃肠绞痛时引起的口干属于(　　　)。

A. 副作用　　B. 毒性反应　　C. 过敏反应　　D. 后遗效应　　E. 依赖性

6. 机体血浆蛋白结合率的高低影响药物的(　　　)。

A. 吸收　　　B. 分布　　　C. 转化　　　D. 排泄　　　E. 消除

7. 半衰期的意义不包括(　　　)。

A. 药物分类依据　　　　　　B. 确定给药时间　　　　　　C. 判断吸收程度

D. 反映消除速度　　　　　　E. 预测稳态血药浓度

8. 药物的半衰期是 12 h,按半衰期给药达到坪值时间应为(　　　)。

A. 1 天　　　B. 1.5 天　　C. 2.5 天　　D. 3 天　　　E. 5 天

9. 镇静催眠药用于治疗失眠的服药时间宜在(　　　)。

A. 空腹　　　B. 饭前　　　C. 饭后　　　D. 晚上　　　E. 睡前

A₂ 型题

10. 患者刘某,因流脑住院,医生建议磺胺嘧啶＋甲氧苄啶治疗,医嘱服用磺胺嘧啶时首剂加倍。其目的是(　　　)。

A. 减少副作用　　　　　　B. 防止过敏反应　　　　　　C. 降低毒性

D. 缩短半衰期　　　　　　E. 通过一个半衰期达到坪值

11. 患者王某,因病服用某种药物后,出现以下问题,请问哪项不是变态反应?(　　　)

A. 皮疹　　　　　　　　　B. 哮喘　　　　　　　　　C. 药物热

D. 血管神经性水肿　　　　E. 胃疼

A₃/A₄ 型题

(12～13 题共用题干)

患者李某,受外伤后出现全身肌肉阵发性痉挛、抽搐但意识清醒,医生诊断为破伤风。给予青霉素＋抗毒素治疗。

12. 此用药的目的是(　　　)。

A. 局部作用　　　　　　　B. 对因治疗　　　　　　　C. 对症治疗

D. 对因治疗＋对症治疗　　E. 预防作用

13. 患者在应用青霉素前必须要(　　　)。

A. 测血压　　B. 做皮试　　C. 安慰患者　　D. 记录尿量　　E. 制订给药计划

(14～15 题共用题干)

患者王某,晚餐后不久感觉胸闷、气短、大汗,心前区压迫性疼痛,来院就诊。诊断为急性心肌梗死,给予硝酸甘油治疗。

14. 接诊护士给患者应用硝酸甘油片的最佳方法(　　　)。

A. 口服　　　B. 舌下　　　C. 嚼碎吞服　　D. 直接吞服　　E. 用饮料吞服

15. 护士采用的给药方法的依据是(　　　)。

A. 减少副作用　　　　　　B. 避免毒性反应　　　　　　C. 避免首关消除

D. 避免胃肠刺激　　　　E. 预防过敏反应

二、思考题

1. 简述药理学、副作用、受体激动药、生物利用度、安全范围、治疗指数的概念。

2. 简述药物常见的不良反应。

3. "药物剂量只影响作用强度而不影响作用性质"对吗？试举例说明。

4. 简述血浆半衰期的概念及临床意义。

5. 简述我国特殊管理药品种类。

（王志亮）

第二章
传出神经系统药物的药理概论

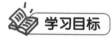 学习目标

掌握：传出神经系统的递质和受体的类型、分布及兴奋时的效应。

熟悉：传出神经系统药物的作用方式及分类。

了解：传出神经系统的递质的合成、储存、释放和消除。

传出神经是指将中枢神经系统的冲动传至效应器，以支配效应器活动的一类外周神经。传出神经系统药物是指通过直接作用于受体或间接影响传出神经递质代谢过程，从而改变效应器官功能活动的药物。这类药物的效应与相应的传出神经功能相似或相反，因此充分了解传出神经的解剖学和生理学知识，对学习和掌握传出神经系统药物的作用是非常必要的。

第一节　传出神经系统的分类与递质

一、传出神经系统的解剖学分类

传出神经系统（图 2-1）包括自主神经系统和运动神经系统，自主神经系统又称为植物神经系统。

（一）自主神经

自主神经系统的神经通路和神经网络构成了对心脏、血管、腺体等内脏器官和平滑肌的神经支配，它们的分布遍及全身。它们自中枢发出后，一般先经神经节更换神经元（支配肾上腺髓质的交感神经不更换神经元），再到达所支配的效应器。因此，自主神经有节前纤维和节后纤维之分。根据发出部位的不同又分为交感神经和副交感神经。

1. 交感神经　交感神经从脊髓的胸椎第 1～12 段、腰椎第 1～3 段发出，经交感神经节更换神经元后，再到达效应器，它们的节前纤维短而节后纤维较长。

2. 副交感神经　副交感神经从脑干第 3、7、9、10 对脑神经核和骶髓第 2～4 节发出，在效应器附近更换神经元后，再支配效应器，因此它们的节前纤维长而节后纤维较短。

（二）运动神经

运动神经自中枢发出后，中途不更换神经元，直达所支配的骨骼肌，因此没有节前纤维及节后纤维之分。

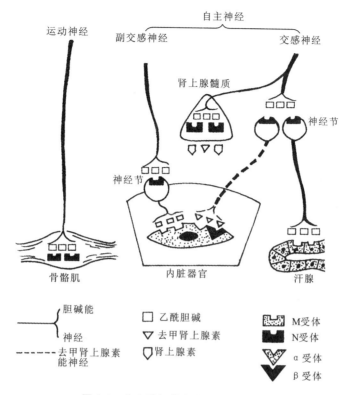

图 2-1 传出神经的化学传递及分类

二、传出神经系统的递质

由化学物质传递神经信息的过程称为化学传递。化学传递首先是由德国科学家 Loewi 于 1921 年通过双蛙心灌流实验观察到的。神经系统的功能活动是由多个神经元共同完成的。神经元之间的接触处或神经元与效应器细胞之间的接触处称为突触。突触包括突触前膜、突触间隙、突触后膜三个部分。在正常情况下,当神经冲动到达神经末梢时,突触前膜可释放出传递信息的化学物质——递质,递质通过激动突触后膜上相应的受体 (receptor)而影响次一级神经元或效应器的活动,递质也可通过激动突触前膜上相应的受体调节递质的释放。传出神经系统的递质主要有乙酰胆碱(acetylcholine,ACh)和去甲肾上腺素(noradrenaline,NA)。

三、传出神经系统按递质分类

传出神经系统根据其所释放递质的不同可分为如下两类。

(一)胆碱能神经

胆碱能神经是合成并释放乙酰胆碱的神经,包括运动神经、植物神经的节前纤维、副交感神经的节后纤维和极少数交感神经的节后纤维(如支配汗腺的神经)。

(二)去甲肾上腺素能神经

去甲肾上腺素能神经是合成并释放去甲肾上腺素的神经,大部分交感神经节后纤维属于此类神经。

第二节　传出神经系统的受体与作用

一、受体的分型

传出神经系统的受体是根据能与之选择性相结合的递质或药物而命名的,并根据其对特异性激动剂、拮抗剂及其亲和力和内在活性来分类及分型。

(一)胆碱受体

胆碱受体能选择性地与乙酰胆碱结合。根据胆碱受体与某些物质结合的选择性不同,又可分为以下两类。

1. 毒蕈碱型胆碱受体(M 胆碱受体或 M 受体)　由于在早期的研究中,发现位于副交感神经节后纤维所支配的效应器细胞膜的胆碱受体对以毒蕈碱(muscarine)为代表的拟胆碱药较为敏感,故将这部分受体称为毒蕈碱型胆碱受体(M 受体)。近年来发现 M 受体也有 M_1 受体、M_2 受体和 M_3 受体之分。

2. 烟碱型胆碱受体(N 胆碱受体或 N 受体)　位于神经节细胞膜、肾上腺髓质和骨骼肌细胞膜的胆碱受体对烟碱(nicotine)比较敏感,故将这些部位的受体称为烟碱型胆碱受体(N 胆碱受体)。其中,位于神经节细胞膜、肾上腺髓质的称为 N_1 受体,位于骨骼肌的称为 N_2 受体。

(二)肾上腺素受体

能选择性地与肾上腺素或去甲肾上腺素结合的受体称为肾上腺素受体。根据这些受体对某些激动剂和拮抗剂的反应不同又将肾上腺素受体分为以下两类。

1. α 肾上腺素受体(α 受体)　该类受体分为两个亚型:α_1 受体和 α_2 受体。

2. β 肾上腺素受体(β 受体)　该类受体分为两个亚型:β_1 受体和 β_2 受体。

二、受体的分布与效应

(一)胆碱受体

1. 毒蕈碱型胆碱受体(M 受体)　M 受体主要分布于副交感神经节后纤维所支配的效应器官如心肌、血管、胃肠平滑肌、支气管平滑肌、腺体、虹膜括约肌、睫状肌等处。M 受体兴奋时,表现为心脏抑制、血管扩张、胃肠及支气管平滑肌收缩、腺体分泌、瞳孔缩小、导致近视等。

2. 烟碱型胆碱受体(N 受体)　N_1 受体主要分布于植物神经节和肾上腺髓质,N_2 受体主要分布于骨骼肌。N 受体兴奋时,表现为植物神经节兴奋、肾上腺髓质分泌、骨骼肌收缩。

(二)肾上腺素受体

1. α 肾上腺素受体(α 受体)　α_1 受体主要分布于皮肤、黏膜、内脏的血管、虹膜辐射肌、腺体等处,兴奋时表现为皮肤、黏膜、内脏的血管收缩,瞳孔散大,手、脚心腺体分泌等。突触前膜的 α 受体为 α_2 受体,兴奋时可使去甲肾上腺素释放减少,这是一种负反馈的调节作用。

2. β肾上腺素受体(β受体) β$_1$受体主要分布于心脏、脂肪组织、肾小球旁细胞等处，兴奋时表现为心脏兴奋、脂肪分解、肾素分泌增加；β$_2$受体主要分布于支气管、骨骼肌血管、冠状血管、肝细胞、肌细胞及突触前膜等处，兴奋时表现为支气管平滑肌松弛，骨骼肌血管及冠状血管扩张，肝糖原、肌糖原分解。突触前膜的β$_2$受体兴奋时可使去甲肾上腺素释放增加，起到正反馈的调节作用。

（三）两类神经递质与受体对立统一的关系

大多数器官都接受胆碱能神经和去甲肾上腺素能神经的双重支配。在同一器官上，胆碱能神经和去甲肾上腺素能神经的作用大多是相互拮抗的，但在中枢神经系统的调节下，它们的功能既是对立的，又是统一的。这种对立统一的关系保证了内脏器官活动的协调性。一般来说，心血管系统以去甲肾上腺素能神经支配为主（占优势）；胃肠道平滑肌、膀胱逼尿肌、腺体等以胆碱能神经支配为主（占优势）。当两类神经同时兴奋或抑制时，一般表现为优势支配增强或减弱效应。近年来，在受体水平的研究中，也发现胆碱能神经和去甲肾上腺素能神经的功能并非截然分割，而是互相调节和互相制约的。例如，有些去甲肾上腺素能神经和胆碱能神经突触前膜可能兼具抑制性的α受体和M受体，既受其本身所释放递质的反馈性调节，也受其生理拮抗性神经元所释放的递质的控制。

三、受体激动后的信息传递机制

不同类型受体激动后的信息传递机制是不同的，传出神经系统的受体激动后的信息传递机制主要有以下两种方式。

1. 与G蛋白耦联 M受体、α受体、β受体属于G蛋白耦联受体，这些受体激动后，通过改变某些酶的活性，继而影响第二信使——环磷酸腺苷(cAMP)、三磷酸肌醇(IP$_3$)、二酰基甘油(DAG)、Ca^{2+}等的形成，产生相应的生物效应。

2. 与离子通道耦联 N受体属于配体门控通道受体。ACh与N受体结合后，促使配体门控离子通道开放，细胞外Na$^+$、Ca^{2+}进入细胞内，产生局部除极化，当电位达到一定阈值后即可打开电压门控离子通道，致使大量Na$^+$、Ca^{2+}进入细胞内，形成动作电位。N$_1$受体激动后产生兴奋性突触后电位，当达到一定阈值后形成动作电位，并沿轴突向下传导，完成神经节的信息传递过程。N$_2$受体激动后可产生终板电位，并激发肌细胞兴奋收缩耦联过程，引起骨骼肌收缩。

传出神经系统主要受体的分布及其效应见表2-1。

表2-1 传出神经系统主要受体的分布及其效应

效 应 器		去甲肾上腺素能神经兴奋		胆碱能神经兴奋	
		受体	效应	受体	效应
心脏	窦房结	β$_1$	心率加快	M	心率减慢*
	房室结	β$_1$	传导加快	M	传导减慢*
心脏	传导系统	β$_1$	传导加快	M	传导减慢*
	心肌	α$_1$、β$_1$	收缩增强*	M	收缩减弱

续表

效 应 器		去甲肾上腺素能神经兴奋		胆碱能神经兴奋	
		受体	效应	受体	效应
血管	皮肤,黏膜	α_1、α_2	收缩*	—	—
	腹腔内脏	α_1、β_2	收缩*,舒张	—	—
	冠状动脉	α_1、α_2、β_2	收缩,舒张*	—	—
	骨骼肌	α、β_2	收缩*,舒张*	M	舒张
	肺	α_1、β_2	收缩*,舒张	—	—
	肾	α_1、β_1、β_2	收缩*,舒张	—	—
	静脉	α_1、α_2、β_1、β_2	收缩,舒张	—	—
平滑肌	支气管	β_2	舒张	M	收缩*
	胃壁	α_1、α_2、β_2	舒张	M	收缩*
	肠壁	α_1、α_2、β_1、β_2	舒张	M	收缩*
	括约肌	α_1	收缩	M	舒张
	胆囊、胆道	β_2	舒张	M	收缩
	膀胱逼尿肌	β_2	舒张	M	收缩
	膀胱括约肌	α_1	收缩	M	舒张
	子宫	α_1	收缩	—	不定
		β_2	舒张*	—	
眼睛	瞳孔开大肌	α_1	收缩(散瞳)*	—	—
	瞳孔括约肌	—	—	M	收缩(缩瞳)*
	睫状肌	β_2	舒张(远视)	M	收缩(近视)*
腺体	汗腺	α_1	分泌	M	分泌*
	唾液腺	α_1	分泌 K^+ 和 H_2O	M	分泌 K^+ 和 H_2O*
		β	分泌淀粉酶	—	—
	支气管腺体	α_1	—	M	—
		β_2	—	—	分泌*
代谢	肝脏糖代谢	α_1、β_2	肝糖原分解和异生*	—	—
	骨骼肌糖代谢	β_2	肌糖原分解*	—	—
	脂肪代谢	α_2、β_1、β_2	脂肪分解*	—	—
肾上腺髓质		—	—	N_1	分泌
植物神经节		—	—	N_1	兴奋
骨骼肌		β_2	收缩	N_2	收缩*

注：* 表示支配占优势者。

第三节 传出神经递质的体内过程

传出神经递质的体内过程,包括生物合成、储存、释放和生物转化等环节。这些过程可能不同程度地成为药物作用的靶点,当不同的环节被不同的药物影响时可产生不同的药物效应。

一、乙酰胆碱的体内过程

乙酰胆碱主要在胆碱能神经末梢的细胞质内合成,它是以胆碱与乙酰辅酶 A 为原料,在胆碱乙酰化酶的催化下合成乙酰胆碱,然后进入到囊泡内与三磷腺苷(ATP)、囊泡蛋白结合并储存于囊泡中,少部分则以游离形式存在于细胞质中(图2-2)。囊泡为神经末梢释放乙酰胆碱的基本单位,每一个囊泡所含的乙酰胆碱的量就称为一个量子,以囊泡为单位的乙酰胆碱的释放被称为量子释放。当神经冲动使突触前膜通透性发生改变时,Ca^{2+} 内流,使一定数量的囊泡与突触前膜融合,并产生裂孔,将乙酰胆碱排至突触间隙,这种方式称为胞裂外排。释放出的乙酰胆碱可作用于突触前、后膜的受体引起生理效应,然后迅速地被突触间隙的胆碱酯酶(ChE)水解为乙酸和胆碱。部分胆碱又可被胆碱能神经末梢摄取,再参与乙酰胆碱合成。

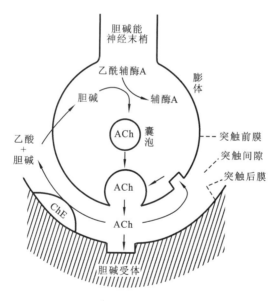

图 2-2 乙酰胆碱的代谢过程

注:ChE 表示胆碱酯酶;ACh 表示乙酰胆碱。

二、去甲肾上腺素的体内过程

去甲肾上腺素主要在去甲肾上腺素能神经末梢内合成,以酪氨酸为原料,经酪氨酸羟化酶的催化生成多巴,多巴在多巴脱羧酶的催化下生成多巴胺(DA),多巴胺经囊泡膜上的胺泵被泵入囊泡后,在多巴胺 β-羟化酶的催化下转变为去甲肾上腺素,并与三磷腺苷和嗜铬颗粒蛋白等结合储存于囊泡中(图 2-3)。当神经冲动使突触前膜通透性发生改变时,

Ca²⁺内流,也通过胞裂外排方式将去甲肾上腺素释放至突触间隙,作用于突触前、后膜上的受体,引起生理效应。在去甲肾上腺素生物合成过程中,酪氨酸羟化酶是限速酶。当细胞质中多巴胺或去甲肾上腺素浓度增高时,对该酶有反馈性抑制作用;反之,当细胞质中多巴胺或去甲肾上腺素浓度降低时,对该酶抑制作用减弱,加速去甲肾上腺素的合成。

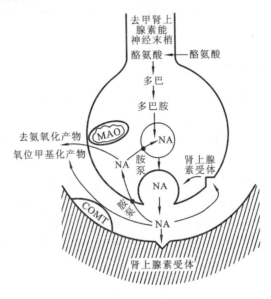

图 2-3 去甲肾上腺素的代谢过程

注:NA 表示去甲肾上腺素;MAO 表示单胺氧化酶;COMT 表示儿茶酚氧位甲基转移酶。

突触间隙内的去甲肾上腺素消除很快,故作用时间很短。去甲肾上腺素消除的方式:小部分被突触间隙内的儿茶酚氧位甲基转移酶(COMT)破坏,大部分(75%~95%)被突触前膜的胺泵摄取进入神经末梢细胞质内,这是该递质在突触间隙消除的主要方式。被摄入神经末梢细胞质内的去甲肾上腺素,大部分再通过囊泡膜胺泵的作用被摄取进入囊泡内储存备用,小部分被细胞质内的单胺氧化酶(MAO)破坏。有些组织(如心肌、平滑肌等)也能摄取去甲肾上腺素,然后被组织中的儿茶酚氧位甲基转移酶破坏。此外,还有小部分去甲肾上腺素释放后从突触间隙扩散到血液中,最后被肝、肾等的 COMT 和 MAO 所破坏。

第四节　传出神经系统药物的作用及分类

一、作用机制

传出神经系统药物的作用广泛,它们主要通过影响传出神经在传导冲动过程中不同的环节(受体或递质)而发挥作用。近年来,随着分子生物学技术的广泛应用,已克隆出多种不同的肾上腺素受体和胆碱受体亚型,可以预言,随着这一技术的深入发展,新的受体亚型会不断被发现和研究,这些都将成为今后新型药物作用的靶点。传出神经系统药物的作用机制可分为以下两个方面。

(一)直接作用受体

许多传出神经系统药物能直接与胆碱受体或肾上腺素受体结合,结合后产生与递质相似的作用,称为激动药。结合后不产生或较少产生拟似递质的作用,并能妨碍递质与受体的结合,从而阻断了冲动的传导,产生与递质相反的作用,称为阻断药(拮抗药)。

由于胆碱受体分为 M 受体和 N 受体两型,肾上腺素受体也有 α 受体和 β 受体两型。因此,选择性地作用于不同类型受体的激动药和阻断药也具有相应的分类。

(二)影响递质的代谢

1. 影响递质的释放 有些药物通过促进神经末梢释放递质而发挥作用。例如,麻黄碱和间羟胺不但能直接激动受体,还可通过促进去甲肾上腺素能神经末梢释放去甲肾上腺素而发挥拟似肾上腺素的作用。

2. 影响递质的转运和储存 有些药物通过影响递质的摄取和储存而发挥作用。例如,利血平就是通过耗竭递质影响储存而发挥作用的。

3. 影响递质的再摄取 三环类抗抑郁药为非选择性单胺类物质摄取抑制药,能阻断去甲肾上腺素及 5-羟色胺(5-HT)递质的再摄取,使突触间隙递质浓度增加。

4. 影响递质的代谢 ACh 的灭活主要是被胆碱酯酶水解,因此,抗胆碱酯酶药能妨碍 ACh 的水解,提高 ACh 在突触间隙内的浓度,产生拟似 ACh 的效应。

二、传出神经系统药物的分类

传出神经系统药物的分类,根据传出神经系统药物的作用方式和对受体作用的选择性,将其分为拟胆碱药、抗胆碱药、拟肾上腺素药、抗肾上腺素药四大类。按其作用性质(激动或阻断受体)、作用部位和对递质代谢影响的不同,又可分为以下几类:胆碱受体激动药、胆碱受体阻断药、抗胆碱酯酶药、胆碱酯酶复活药、肾上腺素受体激动药及肾上腺素受体阻断药(表 2-2)。

表 2-2 常用传出神经系统药物的分类

拟 似 药	拮 抗 药
(一)胆碱受体激动药	(一)胆碱受体阻断药
1. M、N 受体激动药(乙酰胆碱)	1. M 受体阻断药
2. M 受体激动药(毛果芸香碱)	2. 非选择性 M 受体阻断药(阿托品)
3. N 受体激动药(烟碱)	
(二)抗胆碱酯酶药(新斯的明)	(二)胆碱酯酶复活药(碘解磷定)
(三)肾上腺素受体激动药	(三)肾上腺素受体阻断药
1. α、β 受体激动药(肾上腺素)	1. α 受体阻断药
2. α 受体激动药	(1)α_1、α_2 受体阻断药
(1)α_1、α_2 受体激动药(去甲肾上腺素)	① 短效类(酚妥拉明)
(2)α_1 受体激动药(去氧肾上腺素)	② 长效类(酚苄明)
(3)α_2 受体激动药(可乐定)	(2)α_1 受体阻断药(哌唑嗪)
3.β 受体激动药	(3)α_2 受体阻断药(育亨宾)
(1)β_1、β_2 受体激动药(异丙肾上腺素)	2.β 受体阻断药

续表

拟 似 药	拮 抗 药
(2) β_1受体激动药(多巴酚丁胺)	(1) β_1、β_2受体阻断药(普萘洛尔)
(3) β_2受体激动药(沙丁胺醇)	(2) β_1受体阻断药(阿替洛尔)
	(3) β_2受体阻断药(布他沙明)
	3. α_1、α_2、β_1、β_2受体阻断药(拉贝洛尔)

知识链接

反 射 弧

在中枢神经系统的参与下机体对内、外环境的刺激所作出的规律性的反应称为反射。反射的结构基础称为反射弧。反射弧包括五个部分：感受器、传入神经、中枢、传出神经和效应器。传出神经系统药物主要作用于传出神经和效应器。

传出神经系统的药物种类繁多，但它们药理作用的共性都是影响传出神经系统的功能，或是拟似作用，或是拮抗作用。熟悉两大类神经(胆碱能神经、去甲肾上腺素能神经)的生理功能，再结合各药的特性，就能很容易地掌握每个药物的药理作用。

小 结

传出神经系统包括自主神经系统和运动神经系统两大类。前者可分为交感神经和副交感神经，主要支配心脏、血管、腺体和平滑肌等效应器，后者支配骨骼肌。传出神经系统的递质主要有乙酰胆碱和去甲肾上腺素，传出神经系统根据其所释放的递质不同，又可分为胆碱能神经和去甲肾上腺素能神经。传出神经系统的受体分为胆碱受体和肾上腺素受体，其中胆碱受体又分为M胆碱受体(M受体)和N胆碱受体(N受体)，肾上腺素受体又分为α肾上腺素受体(α受体)和β肾上腺素受体(β受体)，M、N、α、β受体又可以进一步分为相应的受体亚型。传出神经系统的递质与受体结合后，通过受体效应器耦联机制，使靶细胞产生一系列生物化学过程的改变，进而产生生理效应。机体的多数器官都接受胆碱能神经和去甲肾上腺素能神经的双重支配，这两类神经同时兴奋时所产生的效应比较复杂。

传出神经系统药物可直接或间接作用于受体。药物与受体结合后，激动受体产生与递质相似作用的药物，称为激动药；妨碍递质与受体的结合，从而产生与递质相反作用的药物，称为阻断药。有的药物通过影响传出神经系统递质的生物合成、释放、转运、储存和生物转化等环节来发挥作用。根据传出神经系统药物的作用性质、作用部位和对递质代谢影响的不同，将其分为胆碱受体激动药、胆碱受体阻断药、抗胆碱酯酶药、胆碱酯酶复活药、肾上腺素受体激动药及肾上腺素受体阻断药。

能力检测

一、选择题

A_1型题

1. 心脏 β_1 受体激动时不引起（　　）。
   A. 心跳加快　　　　　　　　B. 传导加速　　　　　　　　C. 心收缩力增强
   D. 心率减慢　　　　　　　　E. 心输出量增加

2. M 受体激动时不引起（　　）。
   A. 心跳加快　　　　　　　　B. 瞳孔缩小　　　　　　　　C. 腺体分泌增加
   D. 平滑肌收缩　　　　　　　E. 血管扩张

3. 合成去甲肾上腺素的初始原料是（　　）。
   A. 谷氨酸　　B. 酪氨酸　　C. 蛋氨酸　　D. 赖氨酸　　E. 丝氨酸

4. 外周多巴胺受体主要分布于（　　）。
   A. 眼虹膜括约肌　　　　　　B. 汗腺和唾液腺　　　　　　C. 皮肤和骨骼肌血管
   D. 肾脏、肠系膜和冠状血管　E. 窦房结、房室结、传导系统和心肌

5. 乙酰胆碱消除的主要方式是（　　）。
   A. 被 AChE 破坏　　　　　　B. 被 COMT 破坏　　　　　　C. 被 MAO 破坏
   D. 被神经末梢再摄取　　　　E. 被 β-羟化酶破坏

6. 去甲肾上腺素消除的主要方式是（　　）。
   A. 被神经末梢再摄取　　　　B. 被 MAO 破坏　　　　　　C. 被 COMT 破坏
   D. 被 AChE 破坏　　　　　　E. 被 β-羟化酶破坏

7. 胆碱酯酶抑制药是（　　）。
   A. 新斯的明　　B. 哌唑嗪　　C. 普萘洛尔　　D. 间羟胺　　E. 毛果芸香碱

8. 胆碱乙酰化酶是（　　）。
   A. 去甲肾上腺素合成限速酶　　　　　　B. 乙酰胆碱合成酶
   C. 毒扁豆碱易逆性抑制酶　　　　　　　D. 有机磷酸酯类难逆性抑制酶
   E. 线粒体内儿茶酚胺代谢酶

A_2型题

9. 患者王某，因青光眼，医生给予毛果芸香碱，通过缩瞳促进房水循环而降低眼压。此治疗是利用毛果芸香碱的（　　）。
   A. M 样作用　　B. N 样作用　　C. α 型效应　　D. β 型效应　　E. 多巴胺样作用

二、思考题

1. 简述传出神经的分类。
2. 简述 ACh、NA 在突触间隙内消除的方式。
3. 简述传出神经系统中激动 M 受体、N 受体、α 受体及 β 受体时的效应。
4. 简述传出神经系统药物的基本作用。

（王志亮）

第三章

拟胆碱药和抗胆碱药

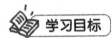 学习目标

　　掌握：毛果芸香碱、新斯的明、阿托品、碘解磷定的药理作用、临床应用、不良反应及用药监护。

　　熟悉：毒扁豆碱、东莨菪碱、山莨菪碱的作用特点、临床应用、不良反应及用药监护。

　　了解：合成解痉药及 N_2 受体阻断药的作用特点、不良反应及用药监护。

第一节　拟 胆 碱 药

　　拟胆碱药是一类与胆碱能神经递质（ACh）作用相似的药物。按其作用机制可分为胆碱受体激动药和抗胆碱酯酶药两类（表 3-1），前者直接作用于胆碱受体，后者间接作用于胆碱受体。

表 3-1　拟胆碱药的分类表

类　　别	药　　物
胆碱受体激动药	
（1）M、N 受体激动药	乙酰胆碱、醋甲胆碱
（2）M 受体激动药	毛果芸香碱
（3）N 受体激动药	烟碱
抗胆碱酯酶药	
（1）易复性胆碱酯酶抑制药	新斯的明、毒扁豆碱等
（2）难复性胆碱酯酶抑制药	有机磷酸酯类（如敌敌畏、敌百虫、对硫磷等） 神经毒剂（如沙林、梭曼、塔崩等）

一、胆碱受体激动药

　　胆碱受体激动药与胆碱受体结合后激动受体，产生与乙酰胆碱相似的作用。按其对胆碱受体亚型的选择性，可分为：①M、N 受体激动药；②M 受体激动药；③N 受体激动药。

（一）M、N 受体激动药

乙 酰 胆 碱

乙酰胆碱（acetylcholine，ACh）是胆碱能神经递质，化学性质不稳定。由于作用十分广泛，且在体内易被胆碱酯酶迅速破坏，故除作为药理学研究的工具药外，无临床实用价值。了解其生理、药理作用，对于学习和掌握本章的相关知识非常必要。

【药理作用】

1. M 样作用　静脉注射小剂量 ACh 即能激动 M 受体，产生与兴奋胆碱能神经节后纤维相似的作用，引起心率减慢、血管扩张、血压下降、支气管和胃肠道平滑肌兴奋，瞳孔括约肌和睫状肌收缩以及腺体分泌增加等。

2. N 样作用　剂量稍大时，ACh 也能激动 N 胆碱受体，产生与兴奋全部植物神经节和运动神经相似的作用，还能兴奋肾上腺髓质（此组织受交感神经节前纤维支配），使之释放肾上腺素。许多器官是由胆碱能和去甲肾上腺素能神经双重支配的，通常是其中一种占优势。例如，在胃肠道、膀胱平滑肌和腺体是胆碱能神经支配占优势；而对于心肌和血管而言则是去甲肾上腺素能神经支配占优势。故在大剂量 ACh 作用下，全部神经节（N_1胆碱受体）兴奋的结果是胃肠道、膀胱等器官的平滑肌兴奋，腺体分泌增加，心肌收缩力加强，血管收缩，血压升高。ACh 还激动运动神经终板上的 N_2胆碱受体，表现为骨骼肌收缩。大剂量的 ACh 可使神经节由过度兴奋而转入抑制。

醋 甲 胆 碱

醋甲胆碱（methacholine）虽然也可被胆碱酯酶水解，但速度比 ACh 的慢，因此作用时间比 ACh 的长，对 M 受体选择性高，而对 N 受体作用弱。小剂量即可产生较明显的心血管作用，使血压下降，心率减慢。本药在临床上仅用于治疗口腔黏膜干燥症，禁用于支气管哮喘、甲状腺功能亢进、冠状动脉缺血和消化性溃疡患者。

（二）M 受体激动药

毛 果 芸 香 碱

毛果芸香碱（pilocarpine，匹罗卡品）是从毛果芸香属植物中提取的生物碱，现已能人工合成，水溶液稳定。

【药理作用】　本药能直接作用于副交感神经（包括支配汗腺交感神经）节后纤维支配的效应器官的 M 受体，产生 M 样作用，对眼和腺体的作用较明显。

1. 眼　M 受体应用于眼部后可引起以下三方面的作用。

（1）缩瞳：虹膜有两种平滑肌。一种是瞳孔括约肌，受动眼神经的副交感神经纤维（胆碱能神经）支配，兴奋时瞳孔括约肌向瞳孔中心收缩，瞳孔缩小；另一种是瞳孔开大肌，受去甲肾上腺素能神经支配，兴奋时瞳孔开大肌向瞳孔外周收缩，瞳孔扩大。使用毛果芸香碱后，可激动瞳孔括约肌的 M 胆碱受体，表现为瞳孔缩小。

（2）降低眼内压：房水是由睫状肌上皮细胞分泌及血管渗出产生的，经瞳孔流入前房，到达前房角间隙，经过滤帘流入巩膜静脉窦，然后进入血液循环。毛果芸香碱可通过缩瞳作用使虹膜向中心收缩，虹膜根部变薄，从而使前房角间隙扩大，房水易于通过滤帘进入巩膜静脉窦，使眼内压下降。

（3）调节痉挛：眼睛视力的调节主要取决于晶状体的曲度变化。晶状体囊富有弹性，使晶状体有略呈球形的倾向,但由于睫状小带(悬韧带)向外缘的牵拉,通常使晶状体维持于比较扁平的状态。睫状小带同时受睫状肌控制,睫状肌由环状和辐射状两种平滑肌纤维组成,其中以胆碱能神经(动眼神经)支配的环状肌纤维为主。动眼神经兴奋时或用拟胆碱药(如毛果芸香碱)兴奋其上 M 受体时,可使环状肌向瞳孔中心方向收缩,导致睫状小带放松,晶状体变凸,屈光度增加,使远距离的物像不能成像在视网膜上,而成像在视网膜之前,此时看近物清楚,看远物模糊,这种现象称为调节痉挛(图 3-1)。

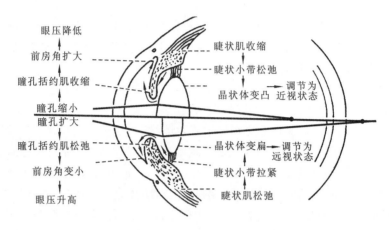

图 3-1 拟胆碱药(上)和抗胆碱药(下)对眼的影响示意图

2. 腺体 本药吸收后能激动腺体的 M 受体,其中汗腺和唾液腺分泌增加最明显,其他腺体如泪腺、胃腺、胰腺、小肠腺体和呼吸道腺体分泌也增加。

【临床应用】

1. 青光眼 眼内压增高是青光眼的主要特征,可引起头痛、视力减退等症状,严重时可致失明。青光眼可分为闭角型与开角型两型。闭角型青光眼患者前房角狭窄,眼压增高。毛果芸香碱能使瞳孔缩小、前房角间隙扩大,房水回流通畅,眼内压迅速降低,从而缓解或消除青光眼症状。毛果芸香碱也适用于开角型青光眼的治疗,其作用可能是通过扩张巩膜静脉窦周围的小血管以及收缩睫状肌后,小梁网结构发生改变而使眼内压下降。

常用 1%～2% 溶液滴眼,用后 30～40 min 缩瞳作用达高峰,降低眼内压作用可维持4～8 h,调节痉挛作用在 2 h 左右消失。

2. 虹膜炎 本药与扩瞳药交替应用,可防止虹膜与晶状体粘连。

3. M 胆碱受体阻断药中毒 本药可用于阿托品等 M 胆碱受体阻断药中毒的解救。

【不良反应及用药监护】 全身给药或滴眼吸收过多可引起汗腺分泌、流涎、恶心、呕吐、腹泻、呼吸困难、眼痛、视力模糊、头痛。可用阿托品解救及支持疗法,如维持血压和人工呼吸等。故滴眼时应注意用手指压迫内眦,以防药液经鼻泪管入鼻腔吸收。

(三) N 受体激动药

N 受体激动药包括烟碱、洛贝林等。它们都是天然生物碱,洛贝林的作用比烟碱的弱(洛贝林见中枢兴奋药)。烟碱作用广泛,可兴奋 N_1、N_2 受体,能作用于多种效应器和化学感受器,既可激动 N 受体,又可使受体脱敏,最终的生物效应是烟碱的兴奋和抑制作用的总和。随着作用时间的延长,烟碱对 N 受体还有阻断作用。因烟碱的作用复杂,无临床应用价值,仅有毒理学意义,故不作详述。

二、抗胆碱酯酶药

胆碱酯酶以多种同工酶形式存在于体内,一般可分为真性胆碱酯酶和假性胆碱酯酶。真性胆碱酯酶也称乙酰胆碱酯酶(AChE),主要存在于胆碱能神经末梢突触间隙(特别是运动神经终板突触后膜的皱褶中聚集较多),也存在于胆碱能神经元内和红细胞中。AChE一般常简称为胆碱酯酶。假性胆碱酯酶广泛存在于神经胶质细胞、血浆、肝、肾及肠中。对ACh的特异性较低,假性胆碱酯酶可水解其他胆碱酯类,如琥珀胆碱等。

抗胆碱酯酶药和ACh一样,也能与AChE结合,抑制AChE活性,使胆碱能神经末梢释放的ACh破坏的量减少,从而引起ACh大量堆积,激动M受体和N受体,表现出M样作用和N样作用。根据抗胆碱酯酶药与AChE结合后,AChE活性恢复的快慢,将抗胆碱酯酶药分两类:①易复性胆碱酯酶抑制药;②难复性胆碱酯酶抑制药。

新 斯 的 明

新斯的明(neostigmine)是人工合成品。其化学结构中具有季铵基团,故口服吸收少而不规则。一般口服剂量为皮下注射量的10倍以上,不易透过血脑屏障,无明显的中枢作用。溶液滴眼时,不易透过角膜进入前房,故对眼的作用也较弱。

【药理作用】 新斯的明能可逆地抑制胆碱酯酶,使胆碱酯酶暂时失去活性,导致胆碱能神经突触间隙内的ACh浓度增加,从而表现M样作用和N样作用。新斯的明对不同的组织、器官有一定的选择性,对心血管、腺体、眼和支气管平滑肌作用较弱,对胃肠道和膀胱平滑肌作用较强,对骨骼肌的兴奋作用最强。因为它除通过抑制胆碱酯酶而发挥作用外,还能直接激动骨骼肌运动终板上的N_2受体以及促进运动神经末梢释放乙酰胆碱。

【临床应用】

1. 重症肌无力 其主要特征是肌肉经过短暂重复的活动后,出现肌无力症状。这是一种自身免疫性疾病,多数患者血清中有抗胆碱受体的抗体。皮下或肌内注射新斯的明后,经15 min左右症状减轻,维持2~4 h。新斯的明兴奋骨骼肌的作用途径如图3-2所示。除严重和紧急情况外,一般采用口服给药,因需长期、反复用药,故应掌握好剂量,以免因过量转入抑制,引起"胆碱能危象"使肌无力症状加重。

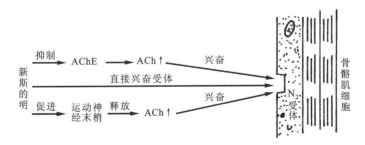

图3-2 新斯的明兴奋骨骼肌的作用途径

2. 腹气胀和尿潴留 新斯的明能兴奋胃肠道平滑肌及膀胱逼尿肌,促进排气和排尿,适用于手术后平滑肌收缩力减弱引起的腹气胀和尿潴留。

3. 阵发性室上性心动过速 新斯的明通过拟胆碱作用使心率减慢。

4. 非去极化型骨骼肌松弛药中毒 新斯的明可用于筒箭毒碱过量时中毒的解毒。

【不良反应及用药监护】 本药在治疗量时不良反应较小,过量时可产生恶心、呕吐、腹痛、心动过缓、肌束颤动等,中毒量时可致"胆碱能危象",表现为大汗淋漓、大小便失禁,还可见肌痉挛,由于肌细胞膜过度除极化,可阻断神经肌肉传导,加重肌无力症状。

本药口服过量时,应洗胃,维持呼吸。为迅速控制 M 样症状应立即静脉注射阿托品 1～2 mg,必要时可重复肌内注射阿托品,直至症状缓解。本药禁用于机械性肠梗阻、尿路梗阻和支气管哮喘患者。氨基糖苷类抗生素等能抑制神经肌肉接头部位,可减弱新斯的明的作用。

毒扁豆碱

毒扁豆碱(physostigmine,依色林),是从非洲出产的毒扁豆种子中提取的生物碱,现已能人工合成。毒扁豆碱为叔胺类化合物,脂溶性较高,口服及注射都易吸收,易于透过血脑屏障。

【药理作用】 毒扁豆碱具有与新斯的明相似的可逆性抑制胆碱酯酶的作用,吸收后在外周可出现拟胆碱作用。毒扁豆碱对中枢神经系统,小剂量时兴奋,大剂量时抑制,中毒时可引起呼吸麻痹。

【临床应用】

1. 青光眼 本药作用较毛果芸香碱的强而持久,但刺激性较大,又由于其收缩睫状肌的作用较强,可引起头痛。滴眼后 5 min 即出现缩瞳,眼内压下降作用可维持1～2 天,调节痉挛现象消失较快。滴眼时应压迫内眦,避免药液流入鼻腔后吸收,引起中毒。

2. 抗胆碱药中毒 毒扁豆碱可用于阿托品等抗胆碱药中毒的解救。

【不良反应及用药监护】 毒扁豆碱进入中枢后,全身反应较新斯的明的严重。由于其选择性低、毒性大,故毒扁豆碱除用于治疗阿托品类中毒外,一般不作全身用药。

吡斯的明

吡斯的明(pyridostigmine)的作用较新斯的明的稍弱,主要用于治疗重症肌无力,因肌力改善作用维持较久,故适于晚上用药,也可用于治疗手术后腹气胀和尿潴留。过量中毒的危险较少。其禁忌证同新斯的明的。

安贝氯铵

安贝氯铵(ambenonium)的抗胆碱酯酶作用和兴奋骨骼肌作用类似于新斯的明的,作用持续时间也较长,可口服给药,主要用于治疗重症肌无力,不良反应和应用时注意事项与新斯的明的相似。

加兰他敏

加兰他敏(galanthamine)也是可逆性抗胆碱酯酶药,体外抗胆碱酯酶效价约为毒扁豆碱的 1/10,可用于重症肌无力,但疗效较差,也用于脊髓灰质炎(小儿麻痹症)后遗症的治疗。

三、拟胆碱药的用药监护

拟胆碱药的用药监护见表 3-2。

表 3-2　拟胆碱药的用药监护

用药步骤	用药监护要点
用药前	1.熟悉常用拟胆碱药的适应证和禁忌证,了解各种剂型和用法
	2.告知患者用药过量的解救知识
用药中	1.应用拟胆碱药期间应严密观察血压、脉搏和呼吸,呼吸道分泌物增多或气道阻塞的情况,注意观察患者用药后的排便及排尿情况
	2.指导重症肌无力患者和家属鉴别疾病与药物引起的肌无力症状
用药后	1.密切观察用药后的疗效和不良反应
	2.指导患者注意用药剂量及合用药物,以避免不良反应

第二节　抗胆碱药

抗胆碱药能与胆碱受体结合,阻断 ACh 或胆碱受体激动药与胆碱受体结合,从而产生抗胆碱作用。根据抗胆碱药对 M 受体和 N 受体选择性的不同,可分为 M 受体阻断药及 N 受体阻断药。

一、M 受体阻断药

（一）阿托品类生物碱

阿 托 品

阿托品(atropine)可与 ACh 竞争性拮抗 M 受体,表现为 M 受体阻断作用。因各脏器对阿托品的敏感性不同,随着剂量增加可依次出现腺体分泌减少,瞳孔扩大和调节麻痹,胃肠和膀胱平滑肌松弛,心率加快,血管扩张,大剂量可兴奋中枢等作用。

【药理作用】

1. 抑制腺体分泌　阿托品通过 M 受体的阻断作用抑制腺体的分泌。其对不同腺体的抑制作用强度不同,唾液腺与汗腺对其最敏感,其次为泪腺及呼吸道腺体。较大剂量也减少胃液分泌,但对胃酸的分泌影响较小,因胃酸分泌还受其他因素影响。

2. 眼

(1)扩瞳:由于阿托品可阻断虹膜括约肌的 M 胆碱受体,故使去甲肾上腺素能神经支配的瞳孔开大肌功能占优势,使瞳孔扩大。

(2)眼内压升高:由于瞳孔扩大,使虹膜退向外缘,因而前房角间隙变的狭窄,阻碍房水回流入巩膜静脉窦,造成眼内压升高,故青光眼患者禁用此药。

(3)调节麻痹:阿托品能使睫状肌松弛而退向外缘,使悬韧带拉紧,晶状体变为扁平,其屈光度降低,视力处于远视状态,看近物模糊不清,即为调节麻痹。此作用可持续 2～3 d。

3. 松弛内脏平滑肌　阿托品对多种内脏平滑肌有松弛作用,此作用与内脏平滑肌的功能状态有关,对正常状态平滑肌影响较小。阿托品可抑制胃肠平滑肌,降低蠕动的幅度和频率,从而缓解胃肠绞痛,尤其对过度活动或痉挛的平滑肌作用更为显著。阿托品可降低尿道和膀胱逼尿肌的张力和收缩幅度,但对胆管、输尿管、支气管和子宫平滑肌作用较弱。

4. 心脏

(1)心率:小剂量的阿托品(0.4～0.6 mg)在部分患者中常可见心率短暂性轻度减慢,可能是由于它阻断了副交感神经节后纤维上的 M 受体(即突触前膜 M 受体),从而减弱突触中 ACh 对递质释放的负反馈抑制作用,使 ACh 的释放增加所致。较大剂量阿托品(1～2 mg),由于窦房结 M_2 受体被阻断,解除了迷走神经对心脏抑制作用,可引起心率加快,心率加快的程度取决于迷走神经对心脏抑制的程度。

(2)血管与血压:治疗量阿托品对血管与血压无明显影响。大剂量的阿托品可引起皮肤血管扩张,出现潮红、温热等症状。其扩张血管作用机制未明,但与其抗 M 受体作用无关,可能是机体对阿托品引起的体温升高后的代偿性散热反应,也可能是阿托品的直接舒血管作用所致。

5. 中枢神经系统　较大剂量阿托品可轻度兴奋中枢,随着剂量增大中枢兴奋作用增强,严重中毒时,中枢由兴奋转为抑制。

【临床应用】

1. 解除平滑肌痉挛　阿托品适用于治疗各种内脏绞痛,对胃肠绞痛、膀胱刺激症状(如尿频、尿急等)的疗效也较好,但对胆绞痛或肾绞痛疗效较差,常需与阿片类镇痛药合用;本药还可治疗遗尿症;对支气管解痉作用较弱,可使痰液变黏稠,不宜做平喘药。

2. 抑制腺体分泌　阿托品用于全身麻醉前给药,可抑制支气管内腺体分泌,防止分泌物阻塞呼吸道及吸入性肺炎的发生,也可用于治疗严重的盗汗及流涎症。

3. 眼科

(1)虹膜睫状体炎:可用 0.5%～1%阿托品溶液滴眼,使虹膜括约肌和睫状肌松弛,活动减少,有利于炎症的消退;阿托品与毛果芸香碱交替使用,可防止虹膜与晶状体粘连。

(2)验光配眼镜:阿托品滴眼使睫状肌松弛,此时由于晶状体固定,可准确测定晶状体的屈光度,但由于阿托品作用持续时间较长,故现已少用。只有儿童验光时用,因儿童的睫状肌调节机能较强,验光时仍可用阿托品。

4. 过缓型心律失常　阿托品可用于治疗迷走神经过度兴奋所致房室传导阻滞等过缓型心律失常。

5. 抗休克　大剂量阿托品能解除血管痉挛,改善微循环,可用于感染性休克的治疗,因其是通过扩张血管抗休克的,所以应注意补充血容量,以免血压下降,但对休克伴有高热或心率过快者,不宜用阿托品。

6. 解救有机磷脂类中毒　详见本章第三节。

【不良反应及用药监护】　治疗量时常见不良反应有口干、视近物模糊、心率加快、瞳孔扩大及皮肤潮红等。中毒剂量时可产生幻觉、定向障碍、共济失调、抽搐或惊厥。严重中毒时,中枢由兴奋转为抑制,出现昏迷及延髓麻痹而死亡。阿托品的最低致死量成人为 80～130 mg,儿童约为 10 mg。阿托品中毒的解救主要以对症治疗为主,可用毛果芸香碱、新斯的明等进行解救。青光眼、前列腺肥大及幽门梗阻者禁用。

东莨菪碱

东莨菪碱(scopolamine)的外周作用与阿托品的相似,仅在作用强度上略有差异,其抑制腺体分泌、扩瞳及调节麻痹作用均较阿托品的强,对胃肠平滑肌及心血管系统的作用较阿托品的弱。本药在治疗剂量时即可引起中枢神经系统抑制,表现为困倦、遗忘、疲乏、少梦、快波睡眠缩短等。东莨菪碱主要用于麻醉前给药,还可用于晕动病、帕金森病的治疗,其禁忌证同阿托品的。

山莨菪碱

山莨菪碱(anisodamine,654)的天然品称为654-1,人工合成品称为654-2,具有与阿托品类似的药理作用,但其对血管平滑肌的解痉作用选择性较高,对内脏平滑肌、心脏的作用较阿托品的稍弱。山莨菪碱主要用于治疗感染性休克,也可用于治疗内脏绞痛,如胃肠平滑肌痉挛、胆道疼痛等。其不良反应和禁忌证与阿托品的相似,但毒性较低。

(二)阿托品的合成代用品

1. 合成扩瞳药

后马托品(homatropine)的扩瞳与调节麻痹作用的维持时间比阿托品的短,调节麻痹作用在用药后24~36 h消退,适用于一般眼科检查,但其扩瞳作用不如阿托品的完全,特别是对于儿童。青光眼患者禁用。

托吡卡胺(tropicamide)的特点是起效快而持续时间最短,用药后扩瞳和睫状肌麻痹恢复正常约需6 h。托吡卡胺是目前散瞳查眼底和屈光检查的常用药。青光眼患者禁用。

2. 合成解痉药

溴丙胺太林(propantheline,普鲁本辛)口服吸收较差,不易透过血脑屏障,对胃肠道平滑肌 M 受体选择性较高,解痉作用较强而持久,并可减少胃液分泌,用于治疗溃疡病、胃肠痉挛和妊娠呕吐。

贝那替秦(benactyzine,胃复康)口服易吸收,具有解痉和抑制胃液分泌作用,此外尚有安定作用,适用于伴有焦虑症的溃疡病、胃酸过多、肠蠕动亢进或膀胱刺激症状的患者。其主要副作用为口干、恶心、视力模糊等。

二、N 受体阻断药

(一)N_1 受体阻断药

N_1 受体阻断药又称神经节阻断药,能选择性地与神经节突触后膜的 N_1 受体结合,阻断 ACh 与受体结合,使 ACh 不能引起节后神经细胞的去极化,从而阻断了神经冲动在神经节中的传导,对交感神经节和副交感神经节都有阻断作用。神经节阻断药在过去曾用于治疗高血压,但由于其作用过于广泛,副作用多,且其降压作用过强、过快,故现已很少用于治疗高血压。目前还有美卡拉明(mecamylamine)和樟磺咪芬(trimetaphan camsilate),主要用于外科手术控制性降压,使患者血压不致明显升高,以减少手术中出血并有利于止血。

(二)N_2 受体阻断药

N_2 受体阻断药又称骨骼肌松弛药,能选择性地与骨骼肌上的 N_2 受体结合,阻断 ACh 与 N_2 受体结合,使骨骼肌松弛,主要用作外科手术麻醉辅助用药。根据其作用机制不同,分为两类:①去极化型,本类药物与运动终板上的 N_2 受体结合,激动受体而产生与 ACh 相似而更为持久的去极化作用,使终板膜失去对 ACh 的反应性,因而骨骼肌松弛,如琥珀胆碱,该类药对喉肌的松弛作用较强,适用于气管内插管、气管镜、食道镜检查等短时间操作,静滴适用于较长时间的手术;②非去极化型,又称竞争型肌松药,能与运动终板上的 N_2 受体结合,但不能激动受体,仅竞争性阻断 ACh 对 N_2 受体的作用,使骨骼肌松弛,如筒箭毒碱,由于该类药副作用较多,现已少用。

三、抗胆碱药的用药监护

抗胆碱药的用药监护见表3-3。

表 3-3 抗胆碱药的用药监护

用药步骤	用药监护要点
用药前	1.熟悉常用抗胆碱药的适应证和禁忌证,了解各种剂型和用法
	2.告知患者阿托品类生物碱有加速心率作用,静脉给药时应注意滴速
用药中	1.使用阿托品类生物碱前应嘱咐患者先排尿、排便,以减少尿潴留及便秘发生;用药时密切注意心率、体温变化及有无过量的相关症状,尤其夏季更要注意体温是否升高,如出现呼吸加快,瞳孔扩大,中枢神经兴奋症状及猩红热样皮疹,多提示为阿托品样中毒,应立即报告医生
	2.用药时要密切观察患者的血压、呼吸、心电图等
用药后	1.要注意患者抗胆碱药过量的早期症状,如有心率超过100次/分、体温升高或视物持续模糊等现象,应立即通知医生
	2.指导患者使用阿托品等抗胆碱药后,可多饮水以免口腔、皮肤干燥,多食用富含纤维素的食物;对液体出入量有限制的患者,可嘱其用冷开水含漱以消除口腔干燥感
	3.用药过程中有视觉模糊症状时,不要做精细工作等

第三节 有机磷酸酯类的毒理和胆碱酯酶复活药

一、有机磷酸酯类的毒理

有机磷酸酯类(organophosphates)与胆碱酯酶结合后,时间稍久,胆碱酯酶即难以恢复活性,故称难复性抗胆碱酯酶药,毒性很强。有机磷酸酯类主要用做农业杀虫剂,如敌百虫(dipterex)、乐果(rogor)、马拉硫磷(malathion)、敌敌畏(DDVP)、内吸磷(systox E1059)和对硫磷(parathion)等;有些用做战争毒剂,如沙林(sarin)、梭曼(soman)、塔崩(tabun)等。

【毒性作用机制】 有机磷酸酯类的作用机制与易复性胆碱酯酶抑制药的相似,只是与胆碱酯酶的结合更为牢固,生成难以水解的磷酰化胆碱酯酶,结果使胆碱酯酶失去水解乙酰胆碱的能力,造成乙酰胆碱在体内大量积聚,引起一系列中毒症状。若不及时抢救,酶在几分钟或几小时内就"老化"。"老化"过程可能是使磷酰化胆碱酯酶的磷酰化基团上的一个烷氧基断裂,生成更稳定的单烷氧基磷酰化胆碱酯酶。此时即使应用胆碱酯酶复活药,也不能恢复酶的活性,必须等待新生的胆碱酯酶出现,才有水解乙酰胆碱的能力,此过程需15~30 d,因此一旦中毒,必须迅速抢救。

【体内过程及中毒途径】 有机磷酸酯类在胃肠道、呼吸道、皮肤和黏膜都可被吸收。经胃肠道吸收中毒的多由误食农药而引起。许多有机磷酸酯类容易挥发,因此也易吸入中毒。皮肤沾染了一定量的有机磷酸酯类时,也可引起全身性中毒。有机磷酸酯类吸收后可分布于全身,以肝中的浓度最高,大部分经肾排泄,一般不易蓄积。

【中毒表现】

1. 急性毒性 本类毒物可使乙酰胆碱蓄积,而乙酰胆碱的作用又极其广泛,故有机磷酸酯类的中毒症状表现为多样化。轻者以 M 样症状为主,中度者可同时有 M 样症状和 N 样症状,严重中毒者除外周 M 样症状和 N 样症状外,还出现中枢神经系统症状。

(1)M 样症状:①眼瞳孔缩小,严重中毒者几乎全部出现,但中毒早期可能并不出现。因此,缩瞳不宜作为早期诊断的依据,此外,可出现视力模糊或因睫状肌痉挛而感觉眼痛者。②腺体分泌增多,引起流涎和出汗,重者可口吐白沫,大汗淋漓。③呼吸困难,支气管平滑肌收缩和腺体分泌增加,引起呼吸困难甚至肺水肿。④胃肠道症状,由于胃肠道平滑肌的兴奋和有机磷酸酯类对胃肠道黏膜的刺激作用,可引起恶心、呕吐、腹痛和腹泻等。⑤泌尿系统症状,由于膀胱逼尿肌收缩而引起小便失禁。⑥心血管系统症状,M 样症状可表现为心率减慢和血压下降,但由于同时有 N 样症状,故有时也可引起血压升高。

(2)N 样症状:交感和副交感神经节的 N_1 受体和骨骼肌运动终板的 N_2 受体都被激动,其中神经节兴奋症状在胃肠道、腺体、眼等方面,表现为胆碱能神经占优势,因此结果和 M 样症状一致;在心血管系统,则为去甲肾上腺素能神经占优势,故常表现为心收缩力加强、血压上升。N_2 受体激动则表现为肌束颤动,常先自小肌群(如眼睑、颜面和舌肌)开始,逐渐发展至全身,严重者可因呼吸肌麻痹而死亡。

(3)中枢症状:有机磷酸酯类可使脑内乙酰胆碱含量升高,从而影响神经冲动在中枢突触的传递,表现为先兴奋、不安、谵语以及全身肌肉抽搐,进而由过度兴奋转入抑制,出现昏迷,并因血管运动中枢抑制导致血压下降及呼吸中枢麻痹而使呼吸停止。

2. 慢性毒性 慢性毒性多发生在生产农药的工人或长期接触农药的人员中。其突出表现为血中胆碱酯酶活性显著而持久地下降,但与临床症状并不平行。其主要症状有神经衰弱症候群和腹胀、多汗、偶有肌束颤动及瞳孔缩小。在慢性中毒的基础上,一次稍大剂量的吸收,也可能引起急性毒性发作。

【中毒防治】

1. 消除毒物 对于毒物由皮肤吸收者,应用温水和肥皂水清洗皮肤。经口中毒者,应首先洗胃,并用微温的 2% 碳酸氢钠溶液(若为敌百虫口服中毒时不能用碱性溶液洗胃,以免转变为敌敌畏而使毒性增加)或 1% 盐水反复洗胃直至洗出液无农药味,然后给硫酸镁导泻。眼部染毒,可用 2% 碳酸氢钠溶液或 0.9% 盐水反复冲洗数分钟。

2. 对症治疗 采取吸氧、人工呼吸、补液等处理。

3. 解毒药物

(1)阿托品:阿托品是通过阻断 M 受体,治疗急性有机磷酸酯类中毒特异性的、高效的解毒药物。早期、足量、反复地注射阿托品能迅速解除有机磷酸酯类中毒时的 M 样症状,用药后表现为松弛多种平滑肌、抑制多种腺体分泌、加快心率和扩大瞳孔等,从而有效地减轻或消除有机磷酸酯类中毒所引起的恶心、呕吐、腹痛、大小便失禁、流涎、支气管分泌增多、呼吸困难、出汗、瞳孔缩小、心率减慢和血压下降等症状。由于阿托品不能阻断 N 受体,所以对中、重度中毒的 N 样症状无效,且对相应的中枢症状效果较差。

(2)胆碱酯酶复活药:应及时、足量使用胆碱酯酶复活药以恢复胆碱酯酶的活性。

二、胆碱酯酶复活药

胆碱酯酶复活药是一类能使被有机磷酸酯类抑制的胆碱酯酶恢复活性的药物。它不但能消除 M 样症状,也能消除 N 样症状和中枢症状,使单用阿托品所不能控制的严重中毒得到有效的治疗,而且显著地缩短了中毒的病程。常用药物有碘解磷定、氯解磷定和双复磷。

碘 解 磷 定

碘解磷定(pralidoxime iodide)简称派姆(PAM),为最早应用的胆碱酯酶复活药,其水溶性较低,水溶液不稳定,久置可释放出碘。在碱性溶液中易水解生成剧毒的氰化物,因此忌与碱性药物合用。因其半衰期短(不到 1 h),所以应反复给药。

【药理作用】 碘解磷定与磷酰化胆碱酯酶中的磷酰基结合,形成磷酰化胆碱酯酶-碘解磷定复合物,后者进一步裂解成为磷酰化碘解磷定和胆碱酯酶,恢复胆碱酯酶水解 ACh 的能力。此外,碘解磷定也能与体内游离的有机磷酸酯类直接结合,生成无毒的磷酰化碘解磷定,由尿排出,从而阻止游离的有机磷酸酯类对胆碱酯酶的抑制作用。

【临床应用】 碘解磷定主要用于解救中度和重度有机磷酸酯类中毒。碘解磷定使胆碱酯酶复活的效果因不同的有机磷酸酯的种类而异,例如,对内吸磷、马拉硫磷和对硫磷中毒的疗效较好,对敌百虫、敌敌畏中毒的疗效稍差,而对乐果中毒则无效。因乐果中毒时所形成的磷酰化胆碱酯酶比较稳定,几乎是不可逆的,加之乐果乳剂含有苯,所以可能同时有苯中毒。

碘解磷定恢复酶活性的作用对骨骼肌最为明显,能迅速制止肌束颤动,对植物神经系统功能的恢复较差,对中枢神经系统的中毒症状(如昏迷)有一定改善。对轻度中毒者可用 0.5～1 g 缓慢静脉注射;中度中毒者可用 1～2 g 缓慢静脉注射,可根据情况反复给药;重度中毒者可用 2～3 g 缓慢静脉注射,0.5～1 h 后可根据情况反复给药。

由于碘解磷定不能直接对抗体内积聚的乙酰胆碱的作用,故应与阿托品合用,以便及时、有效控制 M 样症状。

【不良反应】 本药在治疗量时,毒性不大,若剂量超过 2 g 或静脉注射过快(每分钟超过 500 mg)时,可产生轻度乏力、视力模糊、眩晕,有时出现恶心、呕吐和心动过速等症状,偶有咽痛和其他碘反应。剂量过大时,碘解磷定本身也可抑制胆碱酯酶,加重有机磷酸酯类的中毒程度。因其不良反应较多、溶解度低,只能静脉给药,故目前已较少使用。

氯 解 磷 定

氯解磷定(pralidoxime chloride,PAM-Cl)的药理作用和用途与碘解磷定的相似,但其水溶性高,溶液较稳定,可肌内注射或静脉给药,特别适用于农村基层使用和初步急救。氯解磷定经肾排泄也较快,半衰期约为 1.5 h。其副作用较碘解磷定的小,偶见轻度头痛、头晕、恶心、呕吐等。由于氯解磷定溶解度高,既可静脉给药,也可肌内注射,给药方便,不良反应较小,现已逐渐取代了碘解磷定。

双 复 磷

双复磷(obidoxime,DMO₄)的药理作用和用途与碘解磷定的相似,但其作用较强而持久,较易透过血脑屏障,还兼有阿托品样作用,对有机磷酸酯类中毒所致 M 样、N 样症状和中枢症状都有一定的疗效。其主要不良反应有口周围、四肢及全身发麻,恶心,呕吐,颜面潮红,血压波动等,一般不需处理,数小时后即可消失,但剂量过大时可出现神经肌肉传导阻滞,还可引起室性期前收缩和传导阻滞,甚至心室纤颤,偶可引起中毒性黄疸,应予重视。

三、胆碱酯酶复活药的用药监护

胆碱酯酶复活药的用药监护见表3-4。

表 3-4　胆碱酯酶复活药的用药监护

用药步骤	用药监护要点
用药前	1. 熟悉胆碱酯酶复活药的适应证和禁忌证,熟悉各种剂型和用量、用法
	2. 告知患者及家属药物常见的不良反应及处理方法。询问患者是否有碘过敏史
用药中	1. 药物应现配现用,禁与碱性药物同用。宜早期、足量、反复给药
	2. 使用过程中应注意体温、脉搏、呼吸、血压的变化,注射过速可引起眩晕、视力模糊、恶心、呕吐、心动过缓,严重时可发生抽搐,甚至发生呼吸中枢抑制
用药后	1. 观察用药效果
	2. 监测心率、皮肤黏膜等,及时发现心律失常、中毒性黄疸等并发症

知识链接

神经递质的发现

作用于传出神经系统的药物,从其表现来看,或拟似传出神经的功能,或拮抗传出神经的功能;从机体解剖来看,或作用于交感神经系统,或作用于副交感神经系统,或作用于运动神经系统;从细微结构来看,它们或作用于神经节的突触前膜及后膜,或作用于神经末梢与效应器之间的前膜及后膜;从作用机理来看,它们都影响传出神经系统突触前后某些生理、生化过程。

神经冲动并不是以生物电通过突触间隙直接传达到次一级细胞,而是当神经冲动达到神经末梢时,从末梢的突触前膜释放出一种化学物质(后称为介质或递质)。1921年,洛伊(Loewi)通过著名的双蛙心灌流实验,证明了神经递质的存在。1910年到1919年期间,戴尔在研究一种称为麦角菌的真菌过程中,分离出了一种称为乙酰胆碱的化合物。戴尔的研究表明,这种化合物对器官所产生的作用与副交感神经系统的神经所起的作用是相似的。当他获悉洛伊发现的神经物质(神经递质)时,他立即指出这种物质就是乙酰胆碱。因此1936年洛伊(Loewi)与戴尔(Dale)共同荣获诺贝尔医学奖。

小　结

拟胆碱药主要包括胆碱受体激动药和抗胆碱酯酶药两大类。胆碱受体激动药根据对胆碱受体的选择性不同,又分为 M、N 受体激动药和 M 受体激动药以及 N 受体激动药。毛果芸香碱是 M 受体激动药的代表药,能直接激动 M 受体,由于对眼和腺体有较高的选择性,可引起缩瞳、降低眼内压和调节痉挛等作用,主要用于青光眼和虹膜炎的治疗。乙酰胆碱对 M、N 受体都能激动,烟碱能激动 N 受体,但是由于它们作用广泛、复杂,实际临床意义不大,常作为药理学研究的工具药,用于其他药物及生理、生化方面的研究。

抗胆碱酯酶药可以与胆碱酯酶结合,抑制该酶的活性,使乙酰胆碱在体内蓄积,产生拟胆碱作用。

阿托品类生物碱是非选择性的 M 受体阻断药,代表药物是阿托品。该药对各种 M 胆碱受体亚型的选择性较低,作用、应用广泛,但不良反应和禁忌证也较多。本类的其他药物有山莨菪碱、东莨菪碱等,它们的作用与阿托品的相似,但不良反应较少。

胆碱酯酶复活药是一类能使被有机磷酸酯类抑制的胆碱酯酶恢复活性的药物,主要用于中、重度有机磷酸酯类药物中毒的解救。常用的药物有碘解磷定、氯解磷定和双复磷。

能力检测

一、选择题

A_1 型题

1. 毛果芸香碱缩瞳是( )。

A. 激动瞳孔扩大肌的 α 受体,使其收缩

B. 激动瞳孔括约肌的 M 受体,使其收缩

C. 阻断瞳孔扩大肌的 α 受体,使其收缩

D. 阻断瞳孔括约肌的 M 受体,使其收缩

E. 阻断瞳孔括约肌的 M 受体,使其松弛

2. 新斯的明最强的作用是( )。

A. 膀胱逼尿肌兴奋　　　　B. 心脏抑制　　　　C. 腺体分泌增加

D. 骨骼肌兴奋　　　　　　E. 胃肠平滑肌兴奋

3. 治疗重症肌无力,应首选( )。

A. 毛果芸香碱　　　　　　B. 阿托品　　　　　C. 琥珀胆碱

D. 毒扁豆碱　　　　　　　E. 新斯的明

4. 碘解磷定解救有机磷酸酯类中毒的主要机制是( )。

A. 直接激活胆碱酯酶　　　B. 促进胆碱酯酶的生成　　C. 生成磷酰化碘解磷定

D. 阻断 M 受体　　　　　　E. 生成磷酰化胆碱酯酶

5. 有机磷酸酯类中毒机制是( )。

A. 直接激动 M 受体　　　　B. 直接激动 N 受体　　　　C. 持久抑制单胺氧化酶

D. 持久抑制磷酸二酯酶　　E. 持久抑制胆碱酯酶

6. 阿托品治疗有机磷酸酯类中毒不能缓解的症状是( )。

A. 支气管痉挛　　　　　　B. 胃肠平滑肌痉挛　　　　C. 支气管及唾液分泌

D. 骨骼肌震颤　　　　　　E. 呼吸困难

7. 下列与阿托品阻断 M 受体无关的作用是( )。

A. 抑制腺体分泌　　　　　B. 升高眼内压　　　　　　C. 松弛胃肠平滑肌

D. 加快心率　　　　　　　E. 解除小血管痉挛,改善微循环

8. 阿托品对眼的作用是( )。

A. 扩瞳,升高眼压,调节麻痹　　　　　B. 扩瞳,降低眼压,调节麻痹

C. 扩瞳,升高眼压,调节痉挛　　　　　D. 缩瞳,降低眼压,调节麻痹

E. 缩瞳,升高眼压,调节麻痹

9. 阿托品禁用于( )。

A. 胃肠痉挛   B. 心动过缓   C. 感染性休克

D. 全身麻醉前给药   E. 前列腺肥大

10. 治疗阿托品中毒的药物是( )。

A. 山莨菪碱   B. 东莨菪碱   C. 后马托品   D. 琥珀胆碱   E. 毛果芸香碱

11. 山莨菪碱适用于治疗( )。

A. 创伤性休克   B. 失血性休克   C. 过敏性休克

D. 心源性休克   E. 感染性休克

A_2型题

12. 李某因喷洒农药中毒,反复大剂量注射阿托品后,原中毒症状缓解或消失,但又出现兴奋、心悸、瞳孔扩大、视近物模糊、排尿困难等症状,此时应采用( )。

A. 山莨菪碱对抗新出现的症状   B. 毛果芸香碱对抗新出现的症状

C. 东莨菪碱可缓解新出现的症状   D. 继续应用阿托品可缓解新出现症状

E. 溴丙胺太林可缓解新出现的症状

A_3/A_4型题

(13～15 题共用题干)

某患者,女,误服"对硫磷"后,被家属送来急诊,经洗胃处理后转入病房。

13. 下列洗胃液错误的是( )。

A. 2%碳酸氢钠   B. 温水   C. 肥皂水

D. 生理盐水   E. 1:5000 高锰酸钾

14. 中毒引起的烟碱样症状表现为( )。

A. 肌束颤动   B. 瞳孔缩小   C. 意识丧失   D. 肺水肿   E. 大小便失禁

15. 其毒理作用是( )。

A. 增加了胆碱酯酶的活性   B. 抑制了胆碱酯酶的活性   C. 直接激动了 M 受体

D. 直接激动了 N 受体   E. 抑制了呼吸中枢

二、思考题

1. 简述新斯的明的药理作用、临床应用、不良反应及用药监护。

2. 简述阿托品的药理作用、临床应用、不良反应及用药监护。

3. 简述有机磷酸酯类中毒的机制、临床表现及防治措施。

(李学灵)

第四章

拟肾上腺素药和抗肾上腺素药

📖 **学习目标**

掌握：肾上腺素、去甲肾上腺素、异丙肾上腺素、多巴胺的药理作用、临床应用、不良反应及用药监护。

熟悉：麻黄碱、间羟胺、酚妥拉明的作用特点、临床应用、不良反应及用药监护。

了解：β受体阻断药的药理作用、临床应用、不良反应及用药监护。

第一节　拟肾上腺素药

拟肾上腺素药通过直接或间接激动肾上腺素受体，产生与交感神经兴奋相似的效应。根据药物对肾上腺素受体的选择性的不同，可分为α、β受体激动药，α受体激动药和β受体激动药三大类。

一、α、β受体激动药

肾 上 腺 素

肾上腺素（adrenaline，AD）是肾上腺髓质分泌的主要激素，药用肾上腺素可从家畜肾上腺提取或人工合成。本药口服后在碱性肠液及肠黏膜和肝内被破坏，吸收很少，不能达到有效血药浓度；皮下注射因能收缩血管，故吸收缓慢；肌内注射的吸收远较皮下注射的快。

【药理作用】　肾上腺素能激动α和β两类受体，产生较强的α型和β型作用。

1. 兴奋心脏　肾上腺素作用于心肌、传导系统和窦房结的β1受体，加强心肌收缩力，加快传导，使心率加快，提高心肌的兴奋性。由于心肌收缩力增加、心率加快，故心输出量增加。但因使心肌氧耗量增加，加上心肌兴奋性提高，并对正位、异位起搏点有同样的兴奋作用，例如，剂量大或静脉注射过快，可导致心律失常，甚至引起心室纤颤。

2. 舒缩血管　通过激动α受体，使α受体分布占优势的皮肤、黏膜血管和部分内脏血管（如肾血管等）收缩。而通过激动β2受体，使β2受体分布占优势的冠状血管和骨骼肌血管舒张。冠状血管的扩张与心肌代谢产物腺苷（可直接扩张血管）增加有关。本药对大脑、肺血管影响较小。

3. 影响血压 肾上腺素对血压的影响与给药剂量和途径有关。皮下注射治疗量(0.5 ～1 mg)或低浓度静脉滴注时,由于心脏兴奋,心输出量增加,故收缩压升高,而收缩皮肤、黏膜及内脏血管的作用被舒张骨骼肌血管的作用所抵消,故舒张压不变或稍下降,因β受体对小剂量的肾上腺素较为敏感。大剂量静脉注射时,激动血管α受体作用强,皮肤、黏膜及内脏血管的收缩占优势,使收缩压和舒张压均升高,因α受体对大剂量的肾上腺素较为敏感。静脉注射肾上腺素后血压很快升高,继而下降至原水平之下,再恢复至原水平,这是因为α受体激动作用强而短,β受体激动作用弱而长。此外,肾上腺素尚能作用于邻肾小球细胞的β₁受体,促进肾素的分泌。例如,先给予α受体阻断药(如酚妥拉明等),后再给予肾上腺素,则使肾上腺素的缩血管作用减弱或取消,而保留其激动β₂受体的舒血管效应,使肾上腺素的升压作用翻转为降压,这一现象称为肾上腺素升压作用的翻转,详见图 4-1。

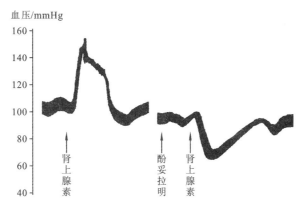

图 4-1 静脉注射肾上腺素和应用酚妥拉明后再注射肾上腺素对血压的影响

4. 支气管 肾上腺素能激动支气管平滑肌的β₂受体,使支气管平滑肌舒张,改善通气,特别是支气管平滑肌处于痉挛状态时,此作用更为明显,此外,肾上腺素能抑制肥大细胞释放过敏性物质如组胺等,还可使支气管黏膜血管收缩,降低毛细血管的通透性,有利于消除支气管黏膜充血、水肿。

5. 代谢 肾上腺素能促进机体物质代谢,在治疗量下可使耗氧量升高 20%～30%,由于α受体和β₂受体的激动都可促进肝糖原分解,而肾上腺素兼具α、β作用,故其升高血糖作用显著。此外,肾上腺素尚具有降低外周组织对葡萄糖摄取的作用。通过激动脂肪细胞上β受体,促进脂肪分解,使血液中游离脂肪酸升高。

【临床应用】

1. 心跳骤停 肾上腺素可用于溺水、麻醉和手术过程中的意外,以及药物中毒、传染病和心脏传导阻滞等所致的心跳骤停,在配合人工呼吸、心脏按压和纠正酸中毒等措施的情况下,可用本药 0.5～1 mg 稀释后静脉注射或心室内注射,恢复心跳,也可用含肾上腺素、阿托品各 1 mg 及利多卡因 50～100 mg 的混合注射液(心脏复苏三联针)静脉注射或心室内注射。其中阿托品能阻断 M 受体而解除迷走神经对心脏的抑制,利多卡因可抗心室颤动,它们与肾上腺素合用可取长补短而获得良好的疗效。

2. 过敏性休克 过敏性休克主要表现为:小动脉扩张,毛细血管通透性增加,全身血容量降低,血压下降;心肌收缩力减弱,心率加快;支气管平滑肌痉挛引起呼吸困难等。肾上腺素能兴奋心脏,收缩血管,松弛支气管平滑肌,抑制过敏物质释放,可迅速缓解休克的心脏抑制、血压下降、支气管平滑肌痉挛、呼吸困难等症状,为治疗过敏性休克的首选药物。

3. 支气管哮喘　肾上腺素通过抑制过敏物质释放、松弛支气管平滑肌、收缩支气管黏膜血管,减轻支气管黏膜充血、水肿,可有效控制支气管哮喘的急性发作,作用快而强。皮下或肌内注射能于数分钟内见效。

4. 与局部麻醉药配伍及局部止血　将肾上腺素加入局部麻醉药注射液中,可延缓局部麻醉药的吸收,减少吸收中毒的可能性,同时又可延长局部麻醉药的麻醉时间。一般局部麻醉药中肾上腺素的浓度为 1:250 000,一次用量不要超过 0.3 mg,但在手指、足趾、耳、阴茎等部位,禁止使用肾上腺素,以免影响局部血液循环,甚至造成局部组织坏死。当鼻黏膜和齿龈出血可将浸有 0.1% 盐酸肾上腺素的纱布或棉花球填塞出血处,以起到局部止血作用。

【不良反应及用药监护】

(1) 肾上腺素的主要不良反应为心悸、烦躁不安、头痛和血压升高等,剂量过大可使血压骤然升高,有发生脑出血的危险,故老年人慎用;肾上腺素也能引起心律失常,甚至心室纤颤,故应严格掌握剂量。

(2) 肾上腺素遇光、热、氧化物及碱类可分解变色失效。

(3) 肾上腺素与全麻药、洋地黄、三环类抗抑郁药合用,易产生心律失常。

(4) 肾上腺素禁用于治疗高血压、器质性心脏病、脑动脉硬化、糖尿病和甲状腺功能亢进症(甲亢)等。

多 巴 胺

多巴胺(dopamine,DA)是合成去甲肾上腺素的前体物,药用的是人工合成品。

【药理作用】　多巴胺可直接激动 α、β_1 受体和外周的多巴胺受体,并能促进神经释放 NA。

1. 心脏　由于激动心脏 β_1 受体及促进去甲肾上腺素能神经释放 NA,使心肌收缩力加强,心输出量增加。一般剂量的多巴胺对心率影响不明显,大剂量可加快心率。与异丙肾上腺素比较,多巴胺增加心输出量的作用较弱,对心率影响较少,并发心律失常者也较少。

2. 血管和血压　激动多巴胺受体,使肾和肠系膜血管扩张;激动 α 受体,使皮肤、黏膜血管收缩,故应用小剂量多巴胺时收缩压升高而舒张压不变或稍升高,应用大剂量多巴胺时激动 α 受体使血管收缩的作用占优势,收缩压、舒张压均升高。

3. 肾脏　激动肾脏多巴胺受体,可使肾血管扩张,肾血流量增加,肾小球的滤过率也增加;多巴胺有排钠、利尿作用,是因为其直接抑制肾小管对钠的重吸收;大剂量应用多巴胺时,也可使肾血管明显收缩。

【临床应用】　多巴胺可用于治疗各种休克,如感染中毒性休克、心源性休克、出血性休克等,对于伴有心收缩力减弱及尿量减少而血容量已补足的休克患者疗效较好。多巴胺作用时间短,需静脉滴注。用药时应注意补充血容量、纠正酸中毒。此外,本药尚可与利尿药合用,用于治疗急性肾功能衰竭。因其具有改善血流动力学的作用,也可用于治疗急性心功能不全。

【不良反应及用药监护】　多巴胺治疗量不良反应较轻,偶见恶心、呕吐。若剂量过大或静脉滴注太快可出现心动过速、心律失常和肾血管收缩引致肾功能下降等,一旦发生,应减慢滴注速度或停药。本药慎用于室性心律失常、闭塞性血管病、心肌梗死、动脉硬化和高血压的患者,禁用于嗜铬细胞瘤的患者。

麻 黄 碱

麻黄碱(ephedrine,麻黄素)是从中药麻黄中提取的生物碱,也可人工合成,口服,皮下和肌内注射均易吸收。少部分在体内经脱胺氧化代谢,大部分以原形由肾排出,排泄较慢,故作用时间较长。因麻黄碱易透过血脑屏障,故兴奋中枢作用较明显。

【药理作用和临床应用】 本药能直接激动 α、β 受体,又可促进去甲肾上腺素能神经末梢释放去甲肾上腺素。其作用与肾上腺素的相似,但起效慢,作用维持时间较长。外周作用比肾上腺素的弱,中枢作用比肾上腺素的强。

1. 收缩血管 麻黄碱可使皮肤黏膜血管收缩,故可用于治疗荨麻疹及鼻黏膜肿胀(用 0.5%~1% 溶液滴鼻)等。

2. 升高血压 因麻黄碱可增加心肌收缩力,增加心输出量,并收缩血管,故可升高血压,且作用缓慢而持久,临床上常用于防治腰椎麻醉及硬膜外麻醉引起的低血压,也可治疗慢性低血压。

3. 扩张支气管 麻黄碱扩张支气管的作用较肾上腺素的弱,起效慢,但作用持久,可用于预防和治疗轻症支气管哮喘,对重症急性发作的支气管哮喘效果较差。

【不良反应及用药监护】

(1) 外周反应:大剂量麻黄碱可引起心率加快、血压升高等,故器质性心脏病、甲亢及高血压患者禁用。

(2) 中枢反应:因麻黄碱兴奋中枢可引起烦躁不安、失眠。

(3) 麻黄碱易产生快速耐受性。

(4) 禁忌证同肾上腺素。

二、α 受体激动药

去甲肾上腺素

药用去甲肾上腺素(noradrenaline,NA)是人工合成品。口服易被碱性肠液破坏,皮下、肌内注射因其强烈收缩局部血管而极少吸收,且易致局部组织缺血坏死。静脉注射因迅速被消除而作用短暂,故常用静脉滴注法给药以维持有效血药浓度。去甲肾上腺素进入体内后迅速被去甲肾上腺能神经末梢摄取和被 COMT 及 MAO 破坏而导致作用消失。

【药理作用】 去甲肾上腺素主要激动 α 受体,对 β_1 受体的作用较弱,对 β_2 受体几乎无作用。

1. 收缩血管 通过激动血管的 α 受体使血管收缩。皮肤黏膜血管收缩最明显,其次是对肾脏血管的收缩。此外脑、肝、肠系膜甚至骨骼肌的血管也都呈收缩反应,但去甲肾上腺素能使冠状血管扩张,这主要因为兴奋心脏使心肌代谢产物腺苷增加所致。

2. 兴奋心脏 去甲肾上腺素通过激动 β_1 受体使心脏兴奋,但因血压升高反射性地兴奋迷走神经而减慢心率的效应超过其直接加快心率的作用,故可使心率减慢。剂量过大时,也可出现过速型心律失常,但较肾上腺素的少见。

3. 升高血压 去甲肾上腺素可兴奋心脏而增加心输出量,并收缩血管而加大外周阻力,故可使收缩压及舒张压都升高。其升压作用较强,因其对 β_2 受体无作用,其升压作用不被 α 受体阻断药所翻转,因此对 α 受体阻断药引起的低血压可用本药治疗。

【临床应用】

1. 治疗休克 去甲肾上腺素能加强心肌收缩力、增加心输出量,收缩周围血管、升高血压、增加重要组织如脑和冠状血管血流量,故可用于治疗过敏性休克、神经性休克、心源性休克和应用血管扩张药无效时的感染性休克,对于出血性休克,在止血和补足血容量之后如周围循环仍未改善,也可酌情选用本药治疗。去甲肾上腺素也可用于治疗药物中毒引起的急性低血压。

2. 上消化道出血 用本药 1～3 mg 适当稀释后口服,可使食管或胃黏膜血管收缩而止血。

【不良反应及用药监护】

1. 局部反应 若静脉滴注时间过久、浓度过高或药液漏出血管,可因剧烈收缩局部血管而致局部缺血,甚至组织坏死,故静脉滴注时应防止药液外漏,并注意观察局部反应,一旦药液外漏或发现滴注部位发白,应立即调换滴注部位,并对原滴注部位进行热敷,或应用普鲁卡因封闭,或应用 α 受体阻断药(如酚妥拉明)做局部浸润注射,以对抗去甲肾上腺素的缩血管作用,防止组织坏死。

2. 心血管反应 静脉滴注浓度过高或滴速过快时,可致血压过度升高,偶致心律失常。因此,用药过程中应随时测量血压,根据血压情况酌情调整滴速或浓度。本药禁用于高血压、动脉硬化、器质性心脏病及甲亢患者。

3. 肾脏反应 用药过久或用量过大时,可使肾血管剧烈收缩导致肾脏严重缺血,而引起急性肾功能衰竭,使尿量减少,甚至尿闭,因此,用药期间应注意保持尿量至少每小时在25 mL 以上。对尿少及肾功能不全者慎用或禁用。

间 羟 胺

间羟胺(metaraminol)又名阿拉明,为人工合成品。

【药理作用和临床应用】 本药既可直接激动肾上腺素受体,又可促进去甲肾上腺素能神经末梢释放去甲肾上腺素,主要作用于 α 受体,对 β 受体作用较弱。其作用与去甲肾上腺素的相似,但比去甲肾上腺素温和而持久,对肾血管收缩较弱,较少发生尿少、尿闭等肾功能减退的现象,对心率影响不明显,很少引起心律失常。此药既可静脉滴注,又可肌内注射,应用方便。因此间羟胺是去甲肾上腺素的良好代用品,可用于治疗心源性休克、感染性休克及出血性休克等,也可用于防治低血压,但连续应用可因囊泡内去甲肾上腺素减少而使效应逐渐减弱,产生耐受性。

【不良反应及用药监护】 本药大剂量应用可引起头痛、头晕、神经过敏、震颤等,静脉用药外漏时偶可引起局部组织坏死,甲亢及高血压患者禁用或慎用。

去氧肾上腺素

去氧肾上腺素(phenylephrine,苯肾上腺素)是人工合成品。本药可选择性激动 α_1 受体,呈现 α_1 型作用,因此,本药可收缩血管,使外周阻力增大而升高血压。升压作用较去甲肾上腺素的弱,但持久,可用于防治低血压、感染性休克、过敏性休克。由于血压升高能反射性地减慢心率,故本药可用于治疗阵发性室上性心动过速。通过激动 α_1 受体,能使瞳孔开大肌收缩而散大瞳孔,故本药还用于眼底检查。与阿托品相比,本药具有对眼的作用弱、维持时间短、不升高眼压、不产生调节麻痹等优点。器质性心脏病、甲状腺功能亢进(甲亢)、动脉硬化及高血压患者禁用。前房角狭窄者用药后可引起眼压升高,故闭角型青光眼患者禁用。

甲 氧 明

甲氧明（methoxamine，甲氧胺）是人工合成品。本药主要激动 α_1 受体，能收缩血管，升高血压，故可防治低血压；由于甲氧明使血压升高能反射性地引起心率减慢，故也可用于治疗阵发性室上性心动过速。动脉硬化、器质性心脏病、甲状腺功能亢进患者禁用。

三、β受体激动药

异丙肾上腺素

异丙肾上腺素（isoprenaline，喘息定）是人工合成品，口服无效，静脉、舌下给药及气雾剂吸入可迅速生效。本药在体内主要被 COMT 破坏，代谢速度较慢，故作用时间比肾上腺素及去甲肾上腺素的略长。其在体内的氧化甲基化产物 3-甲氧异丙肾上腺素能阻断 β 受体，这可能是反复用药后作用减弱的原因之一。它不易透过血脑屏障，故治疗量对中枢无明显影响。

【药理作用】 本药对 β 受体有很强的激动作用，对 β_1 受体和 β_2 受体选择性很低。

1. 兴奋心脏 本药因激动 β_1 受体，可使心肌收缩力加强、传导加速、心率增快、耗氧量明显增加。大剂量应用本药也可引起心律失常，但比肾上腺素少见（因异丙肾上腺素对心脏正位起搏点窦房结兴奋作用较强，而肾上腺素对正位及异位起搏点都有较强的兴奋作用）。

2. 对血管和血压的影响 本药对血管有舒张作用，主要是使骨骼肌血管舒张（激动 β_2 受体），对肾血管和肠系膜血管舒张作用较弱，对冠状血管也有舒张作用。当静脉滴注每分钟 $2 \sim 10\ \mu g$ 时，由于心脏兴奋和外周血管舒张，使收缩压升高而舒张压略下降，此时冠脉流量增加，但如果静脉注射给药，则可引起舒张压明显下降，降低了冠状血管的灌注压，冠脉有效血管流量不增加。

3. 扩张支气管平滑肌 异丙肾上腺素激动支气管平滑肌上的 β_2 受体，使支气管平滑肌松弛，特别是对痉挛状态的支气管平滑肌的松弛作用更明显，此外尚有抑制过敏介质释放的作用，也有利于支气管的扩张。

4. 促进代谢 本药激动 β 受体，可促进糖原及脂肪分解，使血糖及血中游离脂肪酸含量升高，组织耗氧量增加。

【临床应用】

1. 支气管哮喘 本药与肾上腺素相似，适用于支气管哮喘急性发作者，常以气雾剂吸入给药。

2. 心跳骤停 对于溺水、手术意外等引起的心跳骤停，可用本品 $0.5 \sim 1\ mg$ 心室内注射。

3. 房室传导阻滞 本品能兴奋窦房结、房室结及加速房室传导，可静脉滴注或舌下给药以治疗房室传导阻滞。

4. 抗休克 本药能增强心肌收缩力并舒张血管，在补足血容量的基础上，可用于治疗感染性休克及伴有房室传导阻滞或心率减慢的心源性休克。

【不良反应及用药监护】 本药可引起心悸、头晕等，对于缺氧患者易导致心律失常和诱发或加剧心绞痛，故冠心病、心肌炎及甲状腺功能亢进患者禁用。哮喘患者长期大量应用本药有引起猝死的可能,应予以注意。

多巴酚丁胺

多巴酚丁胺(dobutamine)为人工合成品,其化学结构和体内反应过程与多巴胺的相似,口服无效,仅供静脉注射给药。

本药是含有右旋多巴酚丁胺和左旋多巴酚丁胺的消旋体。前者阻断 α_1 受体,后者激动 α_1 受体,对 α_1 受体的作用因此而抵消。两者都激动 β 受体,但前者激动 β 受体作用为后者的 10 倍。由于其对 β_1 受体的激动作用强于对 β_2 受体的,故此药属于 β_1 受体激动药。与异丙肾上腺素比较,本药的正性肌力作用比正性频率作用显著,较少引起心动过速。

静脉滴注本药可短期治疗心脏手术后心输出量低的休克或心肌梗死并发心力衰竭,治疗休克的疗效优于异丙肾上腺素的疗效,且较安全,连续应用本药可产生快速耐受性。梗阻型肥厚性心肌病患者禁用。

四、拟肾上腺素药的用药监护

拟肾上腺素药的用药监护见表 4-1。

表 4-1　拟肾上腺素药的用药监护

用药步骤	用药监护要点
用药前	熟悉拟肾上腺素药适应证和禁忌证,了解各种剂型和用法
用药中	1.用肾上腺受体激动药过程中,应监测患者的血压、脉搏、心率及尿量
	2.吸入给药治疗哮喘时,应注意测量血压和脉搏,是否有药物吸收情况及耐药反应
	3.在同一部位静脉滴注时间不宜过长,如有苍白等异常现象需及时更换注射部位。可酌情对局部热敷或用 α 受体阻断药对抗
	4.治疗哮喘时,用药后 30 min 内症状不见缓解,甚至出现气道堵塞、呼吸困难等,应考虑耐药性的可能,及时报告医生更换药物
用药后	1.在使用肾上腺受体激动药期间,应避免合用含同类药物的制剂
	2.嘱咐哮喘患者使用异丙肾上腺素气雾剂或舌下含片时,不要超过医嘱用药次数及用量,以免诱发对心脏的不良反应

第二节　抗肾上腺素药

抗肾上腺素药能妨碍去甲肾上腺素或肾上腺素受体激动药与受体结合,从而产生阻断肾上腺素受体的作用,根据对 α 肾上腺素受体和 β 肾上腺素受体选择性的不同,可分为 α 受体阻断药和 β 受体阻断药两大类。

一、α 受体阻断药

目前临床上使用的 α 受体阻断药可分为两类。①短效类:以氢键、离子键或范德华力与 α 受体结合,结合比较疏松,易于解离,故作用维持时间短,属于竞争性 α 受体阻断药,如酚妥拉明和妥拉唑啉。②长效类:以共价键与 α 受体牢固结合,作用维持时间持久,属于非竞争性 α 受体阻断药,如酚苄明。

酚 妥 拉 明

酚妥拉明(phentolamine,立其丁)口服吸收效果差,生物利用度低,口服效果仅为注射给药的 20%。

【药理作用】 本药为非选择性 α 受体阻断药,对 $α_1$ 受体和 $α_2$ 受体均有阻断作用,但 $α_2$ 受体作用较弱。

1. 血管 本药通过阻断血管平滑肌 α 受体及直接扩张血管,使血管扩张、外周血管阻力降低、血压下降。

2. 心脏 应用本药后,因血管舒张、血压下降,反射性引起心脏兴奋,可使心收缩力加强、心率加快、输出量增加,另外阻断去甲肾上腺素能神经末梢突触前膜 $α_2$ 受体,促进去甲肾上腺素的释放也是引起心脏兴奋的因素。

3. 拟胆碱、组胺样作用 本药的拟胆碱、组胺样作用表现为使胃肠平滑肌兴奋、胃酸分泌增加、皮肤潮红等。

【临床应用】

1. 外周血管痉挛性疾病 本药可用于治疗外周血管痉挛性疾病,如肢端动脉痉挛、血栓闭塞性脉管炎等,也可局部浸润注射,治疗时由于大剂量静脉滴注去甲肾上腺素或去甲肾上腺素漏出血管可造成血管痉挛。

2. 休克 应用本药后,因心输出量增加,血管舒张,外周阻力降低,从而可改善微循环,增加了组织血液供应等,故本药可用于治疗感染性、心源性及神经性休克,但给药前必须补足血容量。

3. 嗜铬细胞瘤 本药因能翻转肾上腺素的升压作用,故可用于诊断和此病引起的高血压危象以及此病手术前的准备,能使嗜铬细胞瘤所致的高血压下降(对于主要作用于血管 α 受体的去甲肾上腺素,它只能取消或减弱其升压效应而无翻转作用)。

4. 急性心肌梗死及充血性心力衰竭 本药通过扩张小动脉,降低外周阻力,使心脏后负荷明显降低;通过扩张小静脉,使回心血量减少,减轻心脏的前负荷;同时因肺毛细血管压降低,减轻肺水肿,使心力衰竭得以减轻。

【不良反应及用药监护】 常见的不良反应有低血压,胃肠道平滑肌兴奋所致的腹痛、腹泻、呕吐等,静脉给药有时可引起严重的心动过速、心绞痛,剂量过大时可引起体位性低血压,因此静脉给药时须缓慢注射或滴注。胃炎,胃、十二指肠溃疡病,冠心病患者慎用。

妥 拉 唑 啉

妥拉唑啉(tolazoline)对 α 受体的阻断作用与酚妥拉明的相似但较弱,而组胺样作用和拟胆碱作用较强。本药口服吸收较慢,排泄较快,效果远不及注射给药,主要用于血管痉挛性疾病的治疗,局部浸润注射本药可用于处理去甲肾上腺素静脉滴注时药液外漏。其不良反应与酚妥拉明的相同。

酚 苄 明

酚苄明(phenoxybenzamine,酚苄胺)是人工合成品。

酚苄明以共价键与 α 受体结合,属于长效、非竞争性 α 受体阻断药。本药能扩张血管,降低外周阻力,改善血液循环。由于血压下降,本药可反射性引起心脏兴奋,加上阻断突触前 $α_2$ 受体使去甲肾上腺素释放增加,可使心率加快。其特点为作用强、缓慢、持久。本药主要用于外周血管痉挛性疾病,也可用于休克及嗜铬细胞瘤所引起的高血压。

本药常见的不良反应有:体位性低血压、心动过速、鼻塞;口服可致恶心、呕吐、嗜睡及疲乏等;静脉注射或用于休克时必须缓慢给药,以免引起血压下降,并注意补充血容量和密切监护。

二、β 受体阻断药

β 受体阻断药能选择性地与 β 受体结合,竞争性阻断交感神经递质或 β 受体激动药的 β 型效应。β 受体阻断药种类较多,但基本药理作用相似。根据对 β 受体的选择性不同,可分为 $β_1$、$β_2$ 受体阻断药(普萘洛尔、噻吗洛尔)、$β_1$ 受体阻断药(美托洛尔、阿替洛尔)和 α、β 受体阻断药(拉贝洛尔)三类。

【药理作用】

1. β 受体阻断作用 ① 阻断心脏 $β_1$ 受体,抑制心脏功能,表现为心率减慢、心收缩力减弱、心输出量减少、心肌耗氧量下降;②阻断血管 $β_2$ 受体,使血管收缩;③阻断支气管平滑肌 $β_2$ 受体收缩支气管,可诱发或加重哮喘发作;④阻断肾小球旁细胞的 $β_1$ 受体而抑制肾素的释放,使血压下降;⑤抑制脂肪代谢、糖原分解,普萘洛尔对正常人血糖无影响,但可抑制肾上腺素引起的高血糖反应,并能延缓用胰岛素后血糖水平的恢复。

2. 内在拟交感活性 有些 β 受体阻断药(如吲哚洛尔、醋丁洛尔)与 β 受体结合后,在阻断受体的同时,还具有微弱的 β 受体激动作用,称为内在拟交感活性。由于这种作用较弱,一般被其 β 受体阻断作用所掩盖。

3. 膜稳定作用 有些 β 受体阻断药在高浓度时能降低细胞膜对 Na^+ 的通透性,称为膜稳定作用。由于所需浓度高于 β 受体阻断有效血药浓度的 50~100 倍,因此临床意义不大。

【临床应用】 该类药主要用于治疗心律失常、心绞痛、心肌梗死、高血压、慢性心功能不全、甲状腺功能亢进及甲状腺中毒危象等,也用于治疗偏头痛、肌震颤等。

【不良反应及用药监护】 一般的不良反应如恶心、呕吐、轻度腹泻等,停药后迅速消失。若用药不当,可引起急性心功能不全、诱发或加重支气管哮喘等严重不良反应,偶见过敏反应如皮疹、血小板减少等。长期用药突然停药时,可产生反跳现象,致病情明显恶化,这可能是由于长期应用 β 受体阻断药后,受体向上调节,β 受体数量增多,对递质的敏感性增高所致,故停药时应逐渐减量。该类药禁用于急性心功能不全、窦性心动过缓、重度房室传导阻滞和支气管哮喘等患者。即使是 $β_1$ 受体阻断药,仍应慎用于支气管哮喘患者。

三、抗肾上腺素药的用药监护

抗肾上腺素药的用药监护见表 4-2。

表 4-2　抗肾上腺素药的用药监护

用药步骤	用药监护要点
用药前	熟悉抗肾上腺素药的适应证和禁忌证,了解各种剂型和用法
用药中	1.应用抗肾上腺素药时要密切观察、定时检测心血管功能,休息时心率每分钟不能低于 60 次
	2.用 α 受体阻断药后,让患者卧床休息 30 min,以防体位性低血压
	3.对糖尿病患者,使用 β 受体阻断药可掩盖胰岛素所产生的心动过速、出汗等症状,应予关注

续表

用药步骤	用药监护要点
用药后	1.患者在用药期间应避免驾驶或操作重机械
	2.酚苄明胶囊剂餐后服用,可减轻胃肠道刺激症状
	3.患者不能随意和突然停药,应按医嘱逐渐减少药量

知识链接

肾上腺素受体功能的生理学基础

细胞上的 α 受体和 β 受体的密度和比例是决定它们对拟交感胺类发生何种效应的一种重要因素。例如:去甲肾上腺素对增加支气管通气的作用很弱,因为支气管平滑肌中主要是 $β_2$ 受体;相反,异丙肾上腺素和肾上腺素都是强大的支气管扩张药。皮肤血管中几乎无例外地存在 α 受体,所以,去甲肾上腺素和肾上腺素使这些血管产生明显的收缩作用,而异丙肾上腺素几乎无作用。骨骼肌血管平滑肌上存在 $β_2$ 受体和 α 受体两类受体,$β_2$ 受体兴奋使血管扩张,α 受体兴奋引起这些血管收缩。在这些血管中肾上腺素激动 $β_2$ 受体的阈浓度低于激动 α 受体的阈浓度,所以生理剂量的肾上腺素主要表现为骨骼肌血管扩张效应,但在高浓度肾上腺素激动两种受体时,α 受体的兴奋效应占优势。

小 结

肾上腺素是 α、β 受体激动药的代表药,能激动 α 和 β 两类受体,产生较强的 α 型和 β 型作用,可表现为兴奋心脏、舒缩血管、影响血压、舒张支气管平滑肌、促进机体物质代谢等,主要用于治疗心跳骤停、过敏性休克、支气管哮喘急性发作等。去甲肾上腺素是 α 受体激动药的代表药,可激动 α 受体,对 $β_1$ 受体的作用较弱,对 $β_2$ 受体几乎无作用,主要用于治疗休克、药物中毒引起的低血压和上消化道出血等,因其收缩血管的作用强,容易出现局部组织坏死、急性肾功能衰竭、高血压等。异丙肾上腺素是 β 受体激动药的代表药,可表现为兴奋心脏、扩张支气管平滑肌、促进代谢等,主要用于治疗心跳骤停、支气管哮喘急性发作等。

酚妥拉明为 α 受体阻断药的代表药,对心血管系统影响明显,可翻转肾上腺素的升压作用。普萘洛尔为 β 受体阻断药的代表药,通过阻断 β 受体发挥作用,主要用于治疗心律失常、心绞痛、心肌梗死、高血压、慢性心功能不全、甲状腺功能亢进、甲状腺中毒危象等。

能力检测

一、选择题

A_1 型题

1. 溺水、麻醉意外引起的心脏骤停应选用( )。

A. 去甲肾上腺素　　　　B. 肾上腺素　　　　C. 麻黄碱

D. 多巴胺   E. 地高辛

2. 治疗鼻炎、鼻窦炎出现的鼻黏膜充血,选用的滴鼻药是( )。

A. 去甲肾上腺素   B. 肾上腺素   C. 异丙肾上腺素

D. 麻黄碱   E. 多巴胺

3. 可用于治疗上消化道出血的药物是( )。

A. 麻黄碱   B. 多巴胺   C. 去甲肾上腺素

D. 异丙肾上腺素   E. 肾上腺素

4. 过量氯丙嗪引起的低血压,选用对症治疗药物是( )。

A. 异丙肾上腺素   B. 麻黄碱   C. 肾上腺素

D. 去甲肾上腺素   E. 多巴胺

5. 去甲肾上腺素作用最显著的组织器官是( )。

A. 眼睛   B. 腺体   C. 胃肠和膀胱平滑肌

D. 骨骼肌   E. 皮肤、黏膜及内脏血管

6. 能促进神经末梢递质释放,对中枢有兴奋作用的拟肾上腺素药是( )。

A. 异丙肾上腺素   B. 肾上腺素   C. 多巴胺

D. 麻黄碱   E. 去甲肾上腺素

7. 异丙肾上腺素治疗哮喘剂量过大或过于频繁易出现的不良反应是( )。

A. 中枢兴奋症状   B. 体位性低血压   C. 舒张压升高

D. 心悸或心动过速   E. 急性肾功能衰竭

8. β 受体阻断药可引起( )。

A. 增加肾素分泌   B. 增加糖原分解   C. 增加心肌耗氧量

D. 房室传导加快   E. 外周血管收缩和阻力增加

9. 可翻转肾上腺素升压效应的药物是( )。

A. N_1 受体阻断药   B. β 受体组断药   C. N_2 受体阻断药

D. M 受体阻断药   E. α 受体阻断药

A_2 型题

10. 某患者,男,上肢外伤,拟在局部麻醉下施行手术,为防止局麻药吸收后的毒性反应( )。

A. 在局麻药中加 0.1% 肾上腺素

B. 宜用高浓度的局麻药,以减少药液体积

C. 限制局麻药的用量

D. 手术后吸氧

E. 手术前给予东莨菪碱

A_3/A_4 型题

(11~12 题共用题干)

患者陈某,术前做青霉素皮试,出现冷汗、面色苍白,脉搏 120 次/分,血压 69/45mmHg。

11. 护士应立即给患者注射( )。

A. 麻黄碱   B. 多巴胺   C. 去甲肾上腺素

D. 异丙肾上腺素   E. 肾上腺素

12.患者出现上述表现的原因是(　　)。

A. 剂量过大　B. 过敏体质　C. 药液污染　D. 毒性反应　E. 抵抗力差

二、思考题

1. 过敏性休克为什么首选肾上腺素治疗？

2. 分析给动物先用酚妥拉明再用肾上腺素,该动物的血压变化及其原因。

（丁玉华）

第五章
局部麻醉药

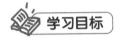 学习目标

掌握:局部麻醉药的药理作用、局麻方法、不良反应及用药监护。

熟悉:常用局部麻醉药的临床应用、不良反应及用药监护。

了解:局部麻醉药的分类。

第一节 概 述

局部麻醉药(local anesthetic)简称局麻药,是指一类能暂时、完全、可逆地阻断神经冲动发生和传导的药物。用药后局部痛觉暂时消失,而不影响意识,以保证手术的顺利进行。临床上适用的局部麻醉药应具备无刺激性、不损伤组织、水溶性高、性质稳定、安全范围大、吸收后无明显毒性等特点。

常用局部麻醉药在化学结构上由三部分组成,即芳香族环、中间链和氨基团。中间链是由两个以上碳原子组成的酯类或酰胺类。根据中间链的结构,可将其分为两类:第一类为芳香酯类,如普鲁卡因、丁卡因等;第二类为酰胺类,如利多卡因、布比卡因等。

【药理作用】

(一)局部麻醉作用

局部麻醉药作用于神经组织,低浓度时阻断感觉神经冲动的产生和传导,高浓度时对中枢神经和外周神经均有阻断作用。

作用机制:神经兴奋的发生和传导依赖于细胞膜上 Na^+ 通道的开放和 Na^+ 的内流。局部麻醉药穿透细胞膜在其内侧阻断 Na^+ 通道,减少 Na^+ 内流,抑制了动作电位的发生和传导而发挥局部麻醉作用。局部麻醉药并不影响细胞的物质代谢,故它的作用是可逆的。

局部麻醉药对外周神经的麻醉作用依次为痛觉、温觉、触压觉。一般来说,无髓鞘的、细的神经纤维先受影响,有髓鞘的、粗的神经纤维后受影响。

(二)吸收作用

1. 对中枢神经系统的作用 大剂量局部麻醉药随血液或脑脊液进入中枢神经组织,使中枢神经先兴奋后抑制,表现为不安、震颤乃至神志错乱与阵挛性惊厥,最后可致昏迷、呼吸麻痹及死亡。

2. 对心血管系统的作用 局部麻醉药吸收后可出现心肌收缩力减弱、不应期延长、传导减慢直至心跳停止,并能使血管平滑肌松弛,小动脉扩张而血压下降。

3. 其他 在抑制中枢神经系统和心血管系统的同时,局部麻醉药还可抑制呼吸,中毒时常见呼吸停止,宜采用人工呼吸抢救。

【局部麻醉方法】 常用的局部麻醉方法有下列五种(图5-1)。

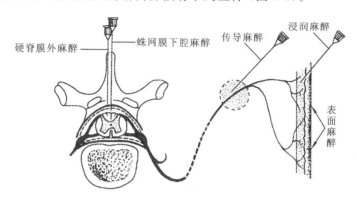

图5-1 局部麻醉药应用方法示意图

1. 表面麻醉 将穿透性强的局部麻醉药喷或滴于黏膜表面,使黏膜下神经末梢麻醉,常用于眼、鼻、咽喉及尿道等手术。

2. 浸润麻醉 将毒性小的局部麻醉药注入手术野附近的皮下及深部组织,使局部神经末梢被药物浸润而致麻醉,常用于浅表小手术。

3. 传导麻醉(又称阻滞麻醉) 将局部麻醉药注射到外周神经干附近,从而阻滞其传导,使该神经所支配的区域内组织发生麻醉,常用于口腔及四肢部位的手术。

4. 蛛网膜下腔麻醉(又称腰麻) 将局部麻醉药注入蛛网膜下腔,使其脊神经根发生阻滞,主要用于腹部及下肢手术。但应注意血压的监测,且注射的脊髓平面不能太高,以防呼吸肌麻痹。由于交感神经被阻滞,可出现低血压,可用麻黄碱升高血压。

5. 硬脊膜外麻醉(又称硬脊膜外腔阻滞麻醉) 将局部麻醉药注入硬脊膜外腔,使通过的神经根发生麻醉,主要用于颈部至下肢的手术。与蛛网膜下腔麻醉相比,此法对硬脊膜无损伤,不引起麻醉后头痛反应,所以用药量可适当增大,不易引起呼吸中枢麻痹。如果插入停留导管,重复注药可延长麻醉时间,也可麻醉交感神经节后纤维,导致血压下降,心率减慢,注射麻黄碱可防治。

【不良反应及用药监护】

(一)不良反应

1. 毒性反应 给药剂量过大、浓度过高或误注入血管,可致急性中毒,表现为中枢神经系统和心血管系统毒性(在吸收作用中已详细叙述)。

2. 过敏反应 部分患者可出现荨麻疹、支气管哮喘、喉头水肿,严重者可出现过敏性休克。

(二)用药监护

1. 减少吸收 局部麻醉药的不良反应主要与吸收有关,而吸收多少取决于用药剂量及浓度、给药方法及速度。例如,术前给予地西泮或在局部麻醉药中加入微量肾上腺素

(1∶250 000)则可起一定的预防作用,后者可使用药局部的血管收缩,不但减少药物吸收,且可延长局部麻醉时间,但进行手指、足趾及阴茎手术时则禁止加入肾上腺素,以防局部组织坏死。对高血压、心律失常、外周血管痉挛性疾病等患者禁用。

2. 预防过敏反应 局部麻醉药(如普鲁卡因、丁卡因等)引起的过敏反应可分为速发型反应和迟发型反应。速发型反应在给药后数分钟内出现,表现为皮肤潮红、荨麻疹、血管神经性水肿、支气管痉挛、休克;迟发型反应可在给药后数小时内出现,以头痛及面、舌、颈、咽喉等处黏膜水肿为主,伴有轻重不等的全身症状。因此,用药前应做皮肤过敏试验,备好抢救药物(如肾上腺素等)。若有过敏反应症状发生时,应立即静脉注射肾上腺素,并采取吸氧等抢救措施。

3. 注意体液与局部组织的 pH 值、局部麻醉药药液的比重等因素 在炎症与坏死组织中以及酸中毒时,因体液的 pH 值偏低,如将局部麻醉药注入脓腔就不能取得较好的局部麻醉效果,必须在脓肿周围做环形浸润才能奏效。蛛网膜下腔麻醉时药液的比重与患者体位均可影响麻醉平面的高低,因此要根据需要配制不同比重的药液,并注意调节患者的体位。

第二节　常用局部麻醉药

普鲁卡因

普鲁卡因(procaine)的盐酸盐称为奴佛卡因(novocaine),其毒性小,对组织无刺激性,对黏膜的穿透力弱,一般不做表面麻醉,广泛用于浸润麻醉、传导麻醉、蛛网膜下腔麻醉及硬脊膜外麻醉。浸润麻醉时用 0.25%～0.5%溶液;传导麻醉和硬背膜外麻醉时可用 2%溶液;蛛网膜下腔麻醉用 3%～5%溶液,每次不超过 150 mg。本药也可用于局部封闭疗法,以缓解症状及促进炎症消退,可用 0.25%～0.5%的溶液注射于病灶周围或与病变有关的神经周围。

普鲁卡因易于吸收,在体内很快被血浆假性胆碱酯酶水解,产生对氨基苯甲酸和二乙氨基乙醇,因前者能竞争性地对抗磺胺类药物的抗菌作用,故两药不宜合用。

大剂量应用本药可致中枢神经系统先兴奋后转入抑制,并可抑制呼吸。极少数患者可发生过敏反应,过敏者宜改用利多卡因。

丁卡因

丁卡因(tetracaine)又称地卡因(dicaine),常用其盐酸盐,其水溶液不稳定,微混浊不可再用。丁卡因作用迅速且易穿透黏膜,故常用作表面麻醉,用后 1～3 min 显效,持续 2 h 以上。丁卡因主要用于眼科、耳鼻喉科及口腔科的手术麻醉,也可用于传导麻醉和硬脊膜外麻醉。由于它吸收迅速,药效与毒性都比普鲁卡因的大 10 倍,易致中毒,故不做浸润麻醉。

利多卡因

利多卡因(lidocaine)的盐酸盐水溶液稳定,局部麻醉作用快,对黏膜穿透力较强,无局部刺激及血管扩张作用,$t_{1/2}$ 为 90 min。利多卡因的强度为普鲁卡因的 2～3 倍,持续时间也较普鲁卡因的长,可用于多种局部麻醉方法,有全能麻醉药之称,是目前应用最广泛的局部麻醉药。利多卡因用于表面麻醉时,用 2%～4%溶液喷雾,每次总量不能超过 0.2 g;传导麻醉和硬背膜外麻醉时用 1.5%～2%溶液,一次总量不得超过 0.4 g,因易透入胎盘,在做剖宫产术时,剂量要减小,一般不超过 0.2 g。此外,利多卡因还用于过速型心律失常。

本品的毒性发生率比普鲁卡因的高,故应严格控制用量,但过敏反应极少,故对普鲁卡因过敏者可用此麻醉药。

布 比 卡 因

布比卡因(bupivacaine)的药效为利多卡因的 3~4 倍,且作用持续时间比利多卡因的长 2~3 倍,是比较理想的长效局部麻醉药。它不易透过胎盘,故适用于产科麻醉。浸润麻醉时用 0.25%溶液,最多可用至 70 mL。布比卡因的黏膜穿透力差,一般不适合表面麻醉用。

常用局部麻醉药比较见表 5-1。

表 5-1　常用局部麻醉药比较表

药 物	相对强度(比值)	相对毒性(比值)	作用持续时间/h	一次极量/mg
普鲁卡因	1	1	1	1 000
丁卡因	10	10	2~3	100
利多卡因	2	2	1~1.5	500
布比卡因	6.5	>4	5~10	200

第三节　局部麻醉药的用药监护

局部麻醉药的用药监护见表 5-2。

表 5-2　局部麻醉药的用药监护

用药步骤	用药监护要点
用药前	1.普鲁卡因用药前询问患者有无过敏史,有则禁用;首次用药前应做皮试,皮试阳性者禁用 2.普鲁卡因在体内可被假性胆碱酯酶水解为对氨基苯甲酸和二乙氨基乙醇,前者能对抗磺胺类药物的作用,后者可增强强心苷的毒性,应避免与磺胺类药物和强心苷类药物合用
用药中	1.一旦过敏,立即停药,静脉注射肾上腺素,给予抗过敏药物、吸氧等 2.为避免局部麻醉药误注入血管内,注射局部麻醉药应回抽无回血后,方可注射,并严格控制剂量和浓度
用药后	密切观察用药后的疗效及过敏反应

 小 结

局部麻醉药主要有两类:一类是芳香酯类,如普鲁卡因、丁卡因等;一类是酰胺类,如利多卡因、布比卡因等。常用的局部麻醉方法有五种:表面麻醉、浸润麻醉、传导麻醉、蛛网膜下腔麻醉和硬脊膜外麻醉。局部麻醉药常见的不良反应有毒性反应和过敏反应,用药监护应做到减少吸收、预防过敏反应和注意体液与局部组织的 pH 值、局部麻醉药药液的比重等因素。

·-------------------------- 能力检测

一、选择题

A₁型题

1. 可用于各种局麻方法的局麻药是(　　)。

A. 普鲁卡因　B. 丁卡因　　C. 利多卡因　D. 布比卡因　E. 普鲁卡因胺

2. 下列关于局麻药叙述错误是(　　)。

A. 局麻作用是可逆的　　　　　　　　　B. 只能抑制感觉神经纤维

C. 可使动作电位降低,传导减慢　　　　D. 阻滞细胞膜 Na$^+$ 通道

E. 敏感性与神经纤维的直径(粗细)成反比

3. 浸润麻醉时,在局麻药中加入少量肾上腺素的目的是(　　)。

A. 减少吸收中毒,延长局麻时间　　　　B. 抗过敏

C. 预防心跳骤停　　　　　　　　　　　D. 预防术中低血压

E. 用于止血

4. 普鲁卡因一般不用于(　　)。

A. 蛛网膜下腔麻醉　　　　B. 硬膜外麻醉　　　　　　C. 传导麻醉

D. 浸润麻醉　　　　　　　E. 表面麻醉

5. 普鲁卡因在体内的主要消除途径是(　　)。

A. 经肝药酶代谢　　　　　　　　　　　B. 从胆汁排泄

C. 以原形从肾小球滤过排出　　　　　　D. 以原形从肾小管分泌排出

E. 被血浆假性胆碱酯酶水解灭活

6. 丁卡因最常用于(　　)。

A. 浸润麻醉　　　　　　　B. 蛛网膜下腔麻醉　　　　C. 传导麻醉

D. 硬膜外麻醉　　　　　　E. 表面麻醉

7. 蛛网膜下腔麻醉时合用麻黄碱的目的(　　)。

A. 预防麻醉时出现低血压　B. 延长局麻时间　　　　　C. 缩短起效时间

D. 防止中枢抑制　　　　　E. 防止过敏反应

A₂型题

8. 某患者因眼部异物感来院就诊,经检查角膜有异物存在,需要取出,应选用何药麻醉(　　)。

A. 普鲁卡因　B. 布比卡因　C. 丁卡因　　D. 利多卡因　E. 乙醚

A₃/A₄型题

(9~10题共用题干)

某儿童,扁桃体摘除时,医生误将1‰丁卡因当作1‰普鲁卡因应用,患者出现烦躁不安,面色苍白,随即阵发性惊厥,呼吸浅促,心率减慢,血压降低。

9. 该患者出现的反应是(　　)。

A. 过敏性休克　　　　　B. 特异质反应　　　　　　　C. 毒性反应

D. 副作用　　　　　　　E. 继发反应

10. 如不立即抢救,致死的原因是(　　)。

A. 血压下降　　　　　　B. 惊厥　　　　　　　C. 心率减慢

D. 心肌收缩力减弱　　　E. 呼吸麻痹

二、思考题

1. 简述局部麻醉药的基本作用、不良反应及用药监护。

2. 简述常用局部麻醉药局麻方法。

（蒋宝安）

第六章

镇静催眠药

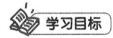 **学习目标**

掌握：苯二氮䓬类药物的药理作用、临床应用、不良反应及用药监护。
了解：巴比妥类药物和其他镇静催眠药的药理作用和临床应用。

镇静催眠药是指通过抑制中枢神经系统而产生镇静和近似生理性睡眠的药物。因其所用剂量的不同而出现了不同的药理作用，随着剂量加大，依次表现为镇静、催眠、抗惊厥，有些药物大剂量应用时还可产生麻醉作用。

镇静催眠药包括苯二氮䓬类、巴比妥类及其他类药物。其中苯二氮䓬类药物最为常用，目前几乎取代了巴比妥类等传统镇静催眠药。镇静催眠药长期应用均可产生依赖性，突然停药可产生戒断综合征，应按精神药品进行管理。

第一节 苯二氮䓬类药物

苯二氮䓬类（benzodiazepine，BZ）药物有20多种，多为1,4苯二氮䓬的衍生物，不同衍生物的抗焦虑、镇静、催眠、肌肉松弛和安定作用各有侧重。本节主要讨论用于镇静催眠的苯二氮䓬类衍生物，包括地西泮（diazepam，安定）、氟西泮（氟安定）、阿普唑仑（alprazolam）、氯氮䓬（chlordiazepoxide）、硝西泮（nitrazepam）、氯硝西泮（clonazepam）、艾司唑仑（estazolam）和三唑仑（triazolam）等。

苯二氮䓬类药物口服吸收完全，经0.5～1.5 h达峰浓度。肌内注射吸收慢而不规则。血浆蛋白结合率较高，其中地西泮的血浆蛋白结合率高达99％以上。该类药脂溶性高，能迅速向组织中分布，脑脊液中的药物浓度约与血浆游离药物浓度相等，分布容积较大，故作用持续时间长。苯二氮䓬类药物及其代谢物有肝肠循环，连续用药易引起蓄积，最终均与葡萄糖醛酸结合，经肾排出。

【药理作用和临床应用】

1. 抗焦虑 焦虑是多种精神失常的常见症状。苯二氮䓬类药物小于镇静剂量时即有良好的抗焦虑作用，可改善患者的紧张、忧虑、恐惧和失眠等症状，这可能是选择性作用于边缘系统的结果。该类药对各种原因导致的焦虑症均有效。

2. 镇静和催眠 随着剂量的增大，该类药可引起镇静、催眠作用，用药后，可缩短睡眠诱导时间，延长睡眠持续时间，对快波睡眠时相影响小，产生近似生理性睡眠，长期用药后反跳较轻,安全范围大,但可引起短暂性记忆缺失。临床上用于治疗失眠,也用做麻醉前给药和心脏电击复律或内镜检查前给药。

3. 抗惊厥和抗癫痫 苯二氮䓬类药物有抗惊厥作用,其中地西泮和三唑仑的作用尤为明显,临床上用于辅助治疗破伤风、子痫、小儿高热惊厥和药物中毒性惊厥。地西泮(静脉注射时)是目前控制癫痫持续状态的首选药。对于其他类型的癫痫发作,则以硝西泮和氯硝西泮的疗效较好。

4. 中枢性肌肉松弛 本类药物对去大脑僵直有明显肌肉松弛作用,对人类大脑损伤所致肌肉僵直也有缓解作用,临床上用于缓解中枢性疾病所致的肌强直,也可用于腰肌劳损引起的肌肉痉挛。

目前认为,在大脑皮层,边缘系统和脑干等部位,具有苯二氮䓬受体。苯二氮䓬类药物能增强 γ-氨基丁酸(GABA)能神经传递功能和突触抑制效应,也可促进 GABA 与受体的结合。GABA 受体是氯离子通道的门控受体,当 GABA 与其结合时,Cl^- 通道开放,Cl^- 内流,使神经细胞超极化,产生中枢抑制效应。苯二氮䓬类药物与苯二氮䓬受体结合后,可促进 GABA 与其受体的结合,从而使 Cl^- 通道开放频率增加,使 Cl^- 内流增多,呈现中枢抑制作用。

【不良反应及用药监护】

1. 中枢神经反应 中枢神经反应为最常见的不良反应,表现为治疗量连续用药时出现头昏、嗜睡、乏力等。大剂量应用本药时偶见共济失调,故驾驶、仪器操作和高空作业时避免使用本药。

2. 呼吸及循环抑制 静脉注射过快会抑制呼吸和循环系统功能,故静脉注射时速度宜慢,并检测呼吸和血压,不宜和其他药物或输液混合注射。因本药可透过胎盘屏障和随乳汁分泌,孕妇及哺乳妇女忌用。

3. 耐受性和依赖性 久服本药可产生依赖性,突然停药可出现戒断症状,如失眠、焦虑、激动、震颤等,与巴比妥类药物相比,其程度比巴比妥类药物的轻。

4. 急性中毒 苯二氮䓬类药物过量使用可引起急性中毒致昏迷及呼吸循环抑制,故不可超量用药,老年患者减量。过量用药可引起急性中毒,表现为运动功能失调、谵妄、昏迷和呼吸抑制,一般不会危及生命,但老年人或过量饮酒者的中毒症状可加重,甚至导致死亡。急性中毒时可用苯二氮䓬受体拮抗药氟马西尼抢救,以对抗其深度中枢抑制。

苯二氮䓬类药物目前在临床上应用的有20多种,在不同衍生物之间,其抗焦虑、催眠镇静、抗惊厥、肌肉松弛作用各有侧重,各药的药理作用、临床应用和不良反应见表6-1。

表 6-1 苯二氮䓬类药物比较

分类	药物	药理作用和临床应用	不良反应
长效类	地西泮	抗焦虑、镇静、催眠、抗惊厥、抗癫痫	头昏、嗜睡等,偶致共济失调,久服可产生依赖和成瘾
	氟西泮	用于治疗各种失眠	同地西泮的不良反应
中效类	氯氮䓬	治疗焦虑症和失眠	同地西泮的不良反应
	硝西泮	治疗失眠,抗惊厥、抗癫痫	嗜睡、反跳性失眠,轻度成瘾
	艾司唑仑	治疗失眠,也可用于治疗焦虑,抗惊厥、抗癫痫	适量使用无不良反应,使用剂量大时出现乏力、嗜睡

用药基础(第2版)

续表

分 类	药 物	药理作用和临床应用	不 良 反 应
短效类	三唑仑	镇静、催眠	头晕、嗜睡
	阿普唑仑	主要抗焦虑,也可催眠	嗜睡、头痛、乏力等

第二节　巴比妥类药物

巴比妥类(barbiturates)药物是巴比妥酸的衍生物,根据其作用发生的快慢和作用持续时间的长短,分为:①长效类,如苯巴比妥等;②中效类,如异戊巴比妥等;③短效类,如司可巴比妥等;④超短效类,如硫喷妥钠等(表6-2)。

表6-2　巴比妥类药物的分类、作用维持时间和临床应用

分 类	药 物	显效时间/h	作用维持时间/h	临 床 应 用
长效类	巴比妥	0.5～1	6～8	催眠
	苯巴比妥	0.5～1	6～8	抗惊厥
中效类	戊巴比妥	0.25～0.5	3～6	抗惊厥
	异戊巴比妥	0.25～0.5	3～6	镇静、催眠
短效类	司可巴比妥	0.25	2～3	抗惊厥、镇静、催眠
超短效类	硫喷妥钠	立即	0.25	静脉麻醉

【药理作用和临床应用】　巴比妥类药物对中枢神经系统具有普遍性抑制作用,并随着剂量增加,其中枢抑制作用也由弱到强,出现镇静、催眠、抗惊厥、抗癫痫和麻醉等作用。巴比妥类药物大剂量可抑制心血管系统,中毒量可致呼吸中枢麻痹而致死。因巴比妥类药物安全性差,临床应用已日渐减少。

1. **镇静催眠**　本类药小剂量应用时起镇静作用,中等剂量应用时可缩短入睡时间,延长睡眠时间,但可缩短快波睡眠时相,久用停药后可出现反跳,现已少用。

2. **抗惊厥、抗癫痫**　苯巴比妥有强大的抗惊厥作用,临床上可用于治疗小儿高热、破伤风、子痫、脑炎及中枢兴奋药中毒引起的惊厥,也可用于治疗癫痫大发作。

3. **麻醉**　硫喷妥钠可用做静脉麻醉。

【不良反应及用药监护】　应用催眠剂量的苯巴比妥时可出现眩晕、困倦、精神不振等后遗效应。本类药较易产生耐受和依赖,停药后有"反跳"现象,使用不当易产生急性中毒,可致严重呼吸及心血管抑制甚至死亡。

第三节　其他类药物

水 合 氯 醛

水合氯醛(chloral hydrate)具有镇静、催眠和抗惊厥作用,其催眠作用出现快,可引起近似生理性睡眠。临床上水合氯醛主要用于催眠,但因其对胃有刺激性,需稀释后口服,现

已少用;也可用于治疗破伤风、子痫及小儿高热所致惊厥,灌肠给药用于治疗抗惊厥,久用也可引起耐受性、依赖性和成瘾性。

此外,甲丙氨酯(meprobamate,眠尔通)、格鲁米特(glutethimide,导眠能)和甲喹酮(methaqualone)也都有镇静、催眠作用,久服均可产生依赖性。

第四节　镇静催眠药的用药监护

镇静催眠药的用药监护见表 6-3。

表 6-3　镇静催眠药的用药监护

用药步骤	用药监护要点
用药前	1.熟悉常用镇静催眠药的适应证和禁忌证,了解各种剂型和用法
	2.告知患者养成良好的睡眠习惯
用药中	1.严格按照精神药品管理规定,避免滥用或突然停药。防止耐受性和依赖性产生,应交替使用不同种类的镇静催眠药
	2.从事高空高速作业者慎用本类药物,以免发生事故
	3.对服药过多或注射速度太快的患者,应密切观察患者神志、呼吸、脉搏、血压和体温。急性中毒的处理原则是减少毒物的吸收,加速毒物的排泄;导泻宜用硫酸钠,忌用硫酸镁。对症支持治疗;碱化血液和尿液,促进药物从肾排泄,必要时给予中枢兴奋药或血液透析治疗
用药后	1.密切观察用药后的疗效和不良反应
	2.指导患者寻找失眠的病因,养成良好的睡眠习惯

知识链接

睡 眠 时 相

生理性睡眠过程分为两种时相,即慢波睡眠时相和快波睡眠时相。在慢波睡眠时相时脑电波呈现同步化慢波,对促进机体的生长及体力的恢复有利;在快波睡眠时相时脑电波呈现同步化快波,梦境多发生在此时相中,对促进记忆与智力的恢复有利。两种睡眠时相在同一睡眠过程中循环交替 4~6 次,到睡眠后期,快波睡眠时相时间逐渐延长。

小　结

镇静催眠药是一类能选择性抑制中枢神经系统的药物。多数药物小剂量应用时产生镇静作用,大剂量应用时可产生催眠作用,因此统称为镇静催眠药。本类药物包括苯二氮䓬类、巴比妥类及其他类药物。苯二氮䓬类药物是临床上常用的治疗失眠的药物,也可用于癫痫的治疗。镇静催眠药长期应用均可产生依赖性,突然停药可产生戒断综合征,应按精神药品进行管理。

能力检测

一、选择题

A₁型题

1. 下列关于地西泮的叙述,错误的是( )。

A. 大剂量不引起麻醉　　　B. 小剂量有抗焦虑作用　　　C. 久用可产生依赖性

D. 肌内注射吸收不规则　　　E. 对快动眼睡眠时相影响大

2. 下列哪项不是苯二氮䓬类的不良反应?( )

A. 困倦　　　B. 嗜睡　　　C. 焦虑　　　D. 耐受性　　　E. 依赖性

3. 用药次晨最易出现头晕、困倦等后遗症状的是( )。

A. 三唑仑　　　B. 水合氯醛　　　C. 地西泮　　　D. 硝西泮　　　E. 苯巴比妥

4. 癫痫持续状态的首选药是( )。

A. 苯巴比妥　　　　　　B. 异戊巴比妥　　　　　　C. 地西泮

D. 水合氯醛　　　　　　E. 硫喷妥钠

5. 静脉麻醉选用的药物是( )。

A. 硫喷妥钠　　　B. 地西泮　　　C. 水合氯醛　　　D. 苯巴比妥　　　E. 硝西泮

A₂型题

6. 某3岁男孩,高热惊厥使用水合氯醛,因胃肠刺激性大,常采用( )。

A. 静脉注射　　　B. 饭后服用　　　C. 肌内注射　　　D. 皮下注射　　　E. 灌肠

7. 某患者因与他人发生争吵后,一气之下服了大量苯巴比妥,造成苯巴比妥急性中毒。为加速药物排泄应采取的措施( )。

A. 静脉滴注5%葡萄糖注射液　　　　　　B. 静脉滴注碳酸氢钠注射液

C. 静脉滴注低分子右旋糖酐　　　　　　D. 静脉滴注甘露醇

E. 静脉滴注生理盐水

A₃/A₄型题

(8~9题共用题干)

王某,女,近一段时间睡眠时间明显缩短,诊断为失眠症。

8. 该患者需药物治疗,应用下列何药?( )

A. 肾上腺素　　　B. 地西泮　　　C. 新斯的明　　　D. 苯妥英钠　　　E. 利多卡因

9. 用该药治疗时,护理人员应进行用药监护,下列哪项是错误的?( )

A. 宜睡前服　　　　　　B. 长期应用观察有无依赖性

C. 中毒时需及时抢救　　　　　　D. 服药期间勿服用含乙醇的制剂

E. 过量可导致血压升高

二、思考题

1. 简述地西泮的药理作用、临床应用、不良反应及用药监护。

2. 简述巴比妥类药物急性中毒的抢救措施。

(毕英谦)

第七章
抗癫痫药和抗惊厥药

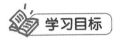学习目标

掌握:苯妥英钠、卡马西平的药理作用、临床应用、不良反应及用药监护。

熟悉:其他常用抗癫痫药的作用特点及临床应用。

了解:抗惊厥药硫酸镁的药理作用及临床应用。

第一节 抗癫痫药

癫痫是指由多种原因引起脑细胞异常放电所致的大脑功能失调,具有慢性、突发性、反复性和短暂性的特点,临床表现为不同的运动、感觉、意识和精神紊乱等症状,由此可将癫痫分为以下几个类型。

1. 全身性发作

(1)强直-阵挛性发作(大发作):最常见的发作类型之一,以意识丧失和全身抽搐为特征,自发作开始至意识恢复历时数分钟。

(2)失神性发作(小发作):多见于儿童,表现为意识短暂中断,持续时间为 30 s 以内,可自然恢复。

(3)肌阵挛性发作:表现为突然、快速、短暂的肌肉或肌群收缩,一般无意识障碍。

(4)癫痫持续状态:多是指大发作持续状态,间歇期很短,出现反复抽搐和持续昏迷为危重急症。

2. 局限性发作

(1)单纯局限性发作:发作时程较短,一般不超过 1 min,无意识障碍,表现为局部肢体运动或感觉异常。

(2)复杂局限性发作(精神运动性发作):其主要特征是意识障碍,常出现精神症状及自动症,持续 30 s 到 2 min。

目前癫痫以药物治疗为主,抗癫痫药物可通过阻止病灶异常放电及电波的扩散而控制癫痫发作。其作用在于减少或防止发作,但不能有效地预防和治愈。患者需长期用药,有的甚至需要终生用药。

一、常用的抗癫痫药

苯妥英钠

苯妥英钠(phenytoin sodium,大仑丁)为二苯乙内酰脲的钠盐,作为最常用的抗癫痫药已有半个多世纪的历史。

本药口服吸收慢而不规则,连续服用治疗量需经 $6\sim10$ d 才能达到有效血药浓度,血浆蛋白结合率为 $85\%\sim90\%$,全身分布,$60\%\sim70\%$ 被肝药酶代谢为无活性的对羟基衍生物,以原形由尿排出者不足 5%。消除速率与血药浓度密切相关,低于 10 $\mu g/mL$ 时,$t_{1/2}$ 为 20 h,按恒比消除;高于 10 $\mu g/mL$ 时,则按恒量消除,$t_{1/2}$ 可延长至 60 h。因治疗量血药浓度个体差异性大,宜采用临床用量个体化,最好在临床药物监控下给药。由于本药呈碱性,刺激性大,故不宜肌内注射。在癫痫持续状态时可进行静脉注射。

【药理作用和临床应用】

1. 抗癫痫 苯妥英钠是治疗强直-阵挛性发作和局限性发作的首选药,但对失神性发作(小发作)无效,甚至可增加发作的次数。苯妥英钠对细胞膜有稳定作用,治疗浓度即可降低细胞膜对 Na^+ 和 Ca^{2+} 的通透性,抑制 Na^+ 和 Ca^{2+} 内流,延长动作电位时程和不应期,导致动作电位不易产生,高浓度时也能增强 GABA 的作用。

2. 治疗外周神经痛 苯妥英钠对三叉神经痛治疗效果好,对舌咽神经痛和坐骨神经痛也有一定疗效。

3. 抗心律失常 苯妥英钠主要用于强心苷中毒引起的室性心律失常。

【不良反应及用药监护】

1. 神经系统反应 当血药浓度大于 20 $\mu g/mL$ 时出现眼球震颤,超过 30 $\mu g/mL$ 时出现眩晕、共济失调;血液浓度大于 40 $\mu g/mL$ 可致精神错乱,大于 50 $\mu g/mL$ 可引起昏迷。应用本药时应从小剂量开始逐渐增量,若替换别的抗癫痫药时,应有 $7\sim10$ d 的交替过程。因毒性反应与血药浓度有关,所以应多监测血药浓度。

2. 过敏反应 过敏反应常见各种皮疹、皮肤瘙痒、粒细胞缺乏、再生障碍性贫血等,偶见剥脱性皮炎、肝损害。用药期间要定期查血常规和肝功能,发现异常,应及早停药。

3. 胃肠道反应 本药显碱性,对胃黏膜有刺激性,口服可见胃肠刺激症状。长期用药可致牙龈增生,多见于儿童和青少年,注意口腔卫生症状可减轻,停药后可恢复。

4. 其他 静脉滴注过快可致心律失常、心脏抑制及血压下降。妊娠早期服用本药偶致畸胎(如小头症、斜视、智能障碍等),故孕妇慎用。本药诱导肝药酶,可加快维生素 D 代谢,久用可致低血钙。

卡马西平

卡马西平(carbamazepine)为广谱抗癫痫药,临床上对精神运动性发作疗效最好,为目前的首选药物。卡马西平对单纯局限性发作和强直-阵挛性发作的疗效与苯妥英钠的相当,对癫痫并发的精神症状也有效,但对失神性发作效果差。此外,它治疗外周神经痛的疗效较苯妥英钠的强。

常见不良反应有胃肠刺激症状和共济失调等,也可有皮痒和心血管反应,少见而严重的不良反应有骨髓抑制和肝损害等。

苯巴比妥

苯巴比妥(phenobarbital)对癫痫强直-阵挛性发作和单纯局限性发作疗效好,对失神性发作疗效差。对癫痫持续状态虽有效,但起效慢,因此应首选地西泮。

用药期间易出现嗜睡等副作用,久用有一定依赖性,停药或以其他药代替本品时应逐渐减量,另外本品为药酶诱导剂,能影响某些配伍用药物的血药浓度,须加注意。

乙 琥 胺

乙琥胺(ethosuximide)临床上为治疗失神性发作的首选药,其疗效虽不及氯硝西泮,但副作用及耐受性较小,对其他类型癫痫无效。常见副作用为胃肠道反应,其次为中枢神经系统症状,偶见粒细胞减少、再生障碍性贫血等。

丙 戊 酸 钠

丙戊酸钠(sodium valproate)本品为广谱抗癫痫药,对各种类型的癫痫都有一定疗效。本药对强直-阵挛性发作疗效不及苯妥英钠、苯巴比妥的,对失神性发作疗效优于乙琥胺的,但因其肝脏毒性不作首选药物,对复杂局限性发作,疗效近似卡马西平的,对非典型失神性发作疗效不及氯硝西泮失神性。

不良反应主要有胃肠道症状、中枢神经系统反应和肝损害,用药期间应定期检测肝功能。

苯二氮䓬类药物

苯二氮䓬类(benzodiazepine,BZ)药物在第六章已有叙述,在抗癫痫药中较多用的是地西泮、硝西泮与氯硝西泮。地西泮静脉注射是治疗癫痫持续状态的首选药,可迅速控制发作,但作用时间短;硝西泮主要用于失神性发作;氯硝西泮抗癫痫谱较广,对各型癫痫都有疗效,而以对失神性发作、肌阵挛性发作的疗效好。

二、抗癫痫药的应用原则

1. 根据发作类型选药 根据癫痫的发作类型选择药物(表7-1)。

表7-1 抗癫痫药物的选择

癫痫类型	抗癫痫药物			
强直-阵挛性发作	苯妥英钠	苯巴比妥	卡马西平	丙戊酸钠
失神性发作	乙琥胺	丙戊酸钠	氯硝西泮	—
肌阵挛性发作	糖皮质激素	丙戊酸钠	氯硝西泮	—
癫痫持续状态	地西泮	苯巴比妥	苯妥英钠	—
局限性发作	卡马西平	苯妥英钠	苯巴比妥	丙戊酸钠

2. 个体化治疗方案

(1)剂量:抗癫痫药有效剂量个体差异性较大,应从小剂量开始逐渐增量,直至发作控制不引起严重不良反应为宜。

(2)单药治疗:若一种药物有效,不要合用其他药物。

(3)合理的多药治疗:单药治疗无效时可考虑联合用药,以2~3种为宜。

3. 用药原则 采用抗癫痫药物治疗,只是对症治疗,用药只能控制症状,停药后症状易复发,易恶化,发作控制后再按原剂量服用 3～5 年。用药期间若需换药或停药时,应逐渐减少原用药物的剂量,同时添加换用的药物,切不可突然停药或换药。有少数患者,须终身服药,要长期规律用药。

4. 注意控制不良反应 定期检查血常规及肝、肾功能。

知识链接

引发癫痫的病因一般可分为下列两类。

1. 原发性癫痫 原发性癫痫是指无脑部器质性或代谢性疾病表现、致病原因尚不明确的一类癫痫,又称特发性癫痫,发病多在儿童期和青春期。发作类型可表现为强直-阵挛性发作、典型失神性发作或肌阵挛性发作。其较易受到生理和环境的诱因而发作。少数患者可有家族史。

2. 继发性癫痫 继发性癫痫是指由于多种脑部器质性病变或代谢紊乱所致,又称症状性癫痫。其常见的病因包括:①先天性疾病;②颅脑外伤;③感染;④肿瘤;⑤中毒;⑥血管系统疾病;⑦代谢障碍;⑧脑寄生虫病。

第二节 抗 惊 厥 药

惊厥是指中枢神经系统过度兴奋导致全身骨骼肌不自主的强烈收缩。常用的抗惊厥药包括巴比妥类、水合氯醛、苯二氮䓬类中的部分药物以及硫酸镁。

硫 酸 镁

硫酸镁(magnesium sulfate)口服给药很少吸收,可产生导泻、利胆作用(见消化系统用药),注射给药才可产生抗惊厥作用。

Mg^{2+} 和 Ca^{2+} 化学性质相似,能特异性地竞争 Ca^{2+} 受体,拮抗 Ca^{2+} 的作用,阻止神经-肌肉接头的化学传递,干扰 ACh 的释放,导致骨骼肌松弛,同时 Mg^{2+} 对中枢神经系统具有抑制作用。硫酸镁在临床上用于缓解子痫、破伤风所致的惊厥,也可用于治疗高血压危象。

本药注射给药过量、过快时可致呼吸抑制,血压剧降以致死亡,因此注射时应缓慢,并控制剂量,一旦出现中毒,应立即进行人工呼吸,并缓慢注射氯化钙或葡萄糖酸钙对抗。

第三节 抗癫痫药和抗惊厥药的用药监护

抗癫痫药和抗惊厥药的用药监护见表7-2。

表7-2 抗癫痫药和抗惊厥药的用药监护

用药步骤	用药监护要点
用药前	1.熟悉常用抗癫痫药、抗惊厥药的适应证和禁忌证,了解各种剂型和用法
	2.告知患者有关癫痫的基本知识,认识长期用药治疗的必要性和重要性

续表

用药步骤	用药监护要点
用药中	1.不同发作类型的癫痫,用药不同,所以癫痫患者必须根据发作类型,遵医嘱按时、按量服药
	2.治疗过程中换药要采取过渡方式,应在原药的基础上加用替换药物,待后者发挥疗效后才可逐渐减少原药,切不可突然停药或换药
	3.硫酸镁注射给药安全性较小,用药期间应注意监测以下指标:①膝腱反射必须存在;②呼吸不少于16次/分;③尿量每24 h不少于600 mL或每小时不少于25 mL
	4.准备好抢救药:给予10%葡萄糖酸钙10 mL,不少于3 min静脉缓慢推注
用药后	1.密切观察用药后的疗效和不良反应
	2.指导患者饭后服用苯妥英钠以减轻局部刺激,提醒患者用药期间要注意口腔卫生,经常按摩牙龈,以减轻齿龈增生

小 结

在癫痫发作的治疗中,抗癫痫药物有特殊重要的意义。抗癫痫药物可通过阻止病灶异常放电及电波的扩散而控制癫痫发作。临床上应根据癫痫的类型选择药物。癫痫强直-阵挛性发作主要用苯妥英钠、苯巴比妥、卡马西平;失神性发作主要用乙琥胺;对各型癫痫都有效的有丙戊酸钠;癫痫持续状态首选地西泮。用药过程中要定期进行检查以防毒性反应的发生。

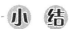能力检测

一、选择题

A₁型题

1. 有肝毒性的广谱抗癫痫药是(　　)。

A. 卡马西平　　B. 丙戊酸钠　　C. 乙琥胺　　　D. 苯巴比妥　　E. 地西泮

2. 下列哪项不属于苯妥英钠的不良反应?(　　　)

A. 高钙血症　　　　　　B. 齿龈增生　　　　　　　　C. 粒细胞缺乏

D. 共济失调　　　　　　E. 偶致畸胎

3. 具有抗心律失常作用的抗癫痫药(　　　)。

A. 丙戊酸钠　　B. 苯巴比妥　　C. 乙琥胺　　　D. 地西泮　　　E. 苯妥英钠

4. 具有抗高血压、导泻、利胆作用的药物是(　　　)。

A. 水合氯醛　　B. 哌替啶　　C. 三唑仑　　　D. 硫酸镁　　　E. 苯妥英钠

A₂型题

5. 患者,男,60岁。坐骨神经痛,原用阿司匹林可以缓解,本次发作疼痛难忍,应选用哪种药物治疗?(　　　)

A. 扑米酮　　B. 卡马西平　　C. 地西泮　　　D. 氯丙嗪　　　E. 乙琥胺

6. 患者,男,40岁。5年前曾患脑炎,近2个月来经常出现虚幻感,诊断为精神运动性

癫痫,可选用下列哪种药物治疗?(　　　)

  A. 氯丙嗪　　　B. 卡马西平　C. 丙咪嗪　　　D. 碳酸锂　　　E. 普萘洛尔

  A_3/A_4 型题

(7~8 题共用题干)

林某,女,19 岁。因癫痫大发作入院,曾服用苯巴比妥 8 个月,疗效不佳,2 日前改用苯妥英钠。

  7. 服用苯妥英钠后,病情反而加重,这是什么原因(　　　)。

  A. 苯妥英钠剂量太小　　　　　　　　B. 苯妥英钠对大发作无效

  C. 苯妥英钠为肝药酶诱导剂　　　　　D. 苯妥英钠的血药浓度未达到有效血药浓度

  E. 苯妥英钠剂量过大而中毒

  8. 这种做法违背了抗癫痫药的何种用药原则?(　　　)

  A. 长期用药　B. 定期检查　C. 对症选药　D. 久用慢停　E. 剂量渐增

二、思考题

1. 简述苯妥英钠的不良反应及用药监护。

2. 简述硫酸镁口服和注射给药的药理作用。

(毕英谦)

第八章
抗中枢神经系统退行性疾病药

学习目标

掌握：左旋多巴和苯海索的药理作用、临床应用、不良反应及用药监护。

熟悉：卡比多巴、金刚烷胺、溴隐亭的作用特点。

了解：其他抗帕金森病药的作用特点。

抗中枢神经系统退行性疾病药在本章中主要介绍抗帕金森病药和抗阿尔茨海默病药两大类。

第一节　抗帕金森病药

帕金森病（Parkinson's disease, PD）又称震颤麻痹，是指锥体外系功能紊乱引起的一种慢性进行性中枢神经系统退行性疾病。常见临床症状为静止性震颤、共济失调、运动迟缓、肌肉强直等。老年性血管硬化、脑炎后遗症及长期服用抗精神病药等均可引起类似帕金森病的症状，称为帕金森综合征，其药物治疗与帕金森病相似。

帕金森病的病因和发病机制尚不完全清楚。人们提出了多种病因学说，只有多巴胺缺失学说得到大多数学者的公认，目前临床上使用的抗帕金森病药大多是根据多巴胺缺失学说而研制的。该学说认为，帕金森病是由于黑质中多巴胺神经变性，导致纹状体内多巴胺（DA）合成及释放减少，以致多巴胺能神经功能低下而胆碱能神经功能相对亢进所致。根据作用机制将抗帕金森病药分为拟多巴胺类药和中枢抗胆碱药，两类药物合用时可增强疗效。

一、拟多巴胺类药

（一）多巴胺前体药

左旋多巴

左旋多巴（levodopa, L-DOPA）口服吸收迅速，吸收时间为 $0.5\sim2\ h$，血药浓度达峰值，血浆 $t_{1/2}$ 为 $1\sim3\ h$。其吸收速率受多种因素影响，胃排空延缓、胃内酸度增加和抗胆碱药等因素均可降低其生物利用度。其吸收后，大部分在肝和胃肠黏膜被脱羧，转变成多巴胺，后者不易透过血脑屏障。左旋多巴仅有少量（1%）进入中枢神经系统，在脑内脱羧转变为多巴胺发挥中枢作用,不仅疗效减弱,而且外周不良反应增多。若同时服用外周脱羧酶抑制剂(卡比多巴),可使进入中枢的左旋多巴增多,提高疗效,可减少不良反应。其代谢产物可经肾脏排泄。

【药理作用与临床应用】

1. 抗帕金森病　进入中枢的左旋多巴,在中枢多巴胺脱羧酶作用下脱羧后转变为多巴胺,补充纹状体中的多巴胺,使 DA 和 ACh 两种递质重新取得平衡,因而具有抗帕金森病的疗效。其特点为:①显效慢,用药 2~3 周后才出现体征的改善,1~6 个月以上才获得最大疗效,疗程 1 年以上者疗效达 75%;②对轻症及年轻患者疗效较好,而对重症及年老衰弱者疗效较差;③对肌肉僵直及运动迟缓的疗效好,而对肌肉震颤的疗效差。左旋多巴对大部分帕金森综合征有效,但对阻断 DA 受体的抗精神病药所引起的帕金森综合征无效。

2. 治疗肝性脑病　左旋多巴在脑内可转变成去甲肾上腺素,使肝性脑病患者苏醒,可暂时改善脑功能,但不能根治。

【不良反应及用药监护】　不良反应较多,与左旋多巴在外周脱羧转变成多巴胺有关。

1. 胃肠反应　约 80% 患者治疗初期有厌食、恶心、呕吐等,该药还可引起腹胀、腹痛、腹泻等。饭后服药、减慢剂量递增速度或与外周脱羧酶抑制剂同服,可使上述反应减轻。偶见溃疡、出血或穿孔,故消化性溃疡患者慎用。

2. 心血管反应　约 30% 患者治疗初期出现轻度体位性低血压,原因未明。该药也可引起心律失常、心动过速。少数患者可出现眩晕。

3. 运动障碍　运动障碍为长期用药所引起的不随意运动,多见于面部肌群,如张口、咬牙、伸舌、皱眉和头颈扭动等,也可累及肢体或躯体肌群,偶见喘息样呼吸或过度呼吸。

4. 开-关现象　轻症者表现为症状波动;严重者出现开-关现象,即患者突然多动不安(开),而后又出现全身性或肌肉强直性运动不能(关),两种现象可交替出现,严重妨碍患者的正常活动。疗程延长,发生率也相应增加,应适当减少左旋多巴的用量。

5. 精神障碍　精神障碍表现可见失眠、焦虑、噩梦、狂躁、幻觉、妄想等兴奋症状,尤其是高龄者更易出现,一旦出现应减量或停药。

(二)外周多巴胺脱羧酶抑制药

卡 比 多 巴

卡比多巴(carbidopa)为外周左旋芳香氨基酸脱羧酶抑制剂,由于不易透过血脑屏障,故仅能抑制外周多巴胺脱羧酶的活性,降低多巴胺在外周组织的生成,减少副作用,同时使进入脑中的多巴胺增多,这样既能提高左旋多巴的疗效,同时又可减轻左旋多巴在外周的不良反应,所以卡比多巴是左旋多巴的重要辅助药。单独应用本药基本无药理作用。卡比多巴与左旋多巴按 1∶10 的剂量比例合用制成复方制剂用于临床上治疗各种原因引起的帕金森病。

苄 丝 肼

苄丝肼(benserazide),又称羟苄丝肼,作用与卡比多巴相似,与左旋多巴按 1∶4 的剂量比例制成复方制剂。

司 来 吉 兰

司来吉兰(selegiline)是一种选择性的 B 型单胺氧化酶(MAO-B)抑制剂,抑制多巴胺的再摄取及突触前受体,能迅速通过血脑屏障,在脑中浓度较高。本药单独使用时,临床症状改善不明显,常与左旋多巴合用,能增加及延长左旋多巴的效果,可减少后者的剂量和副作用,并能消除长期单独使用左旋多巴出现的开-关现象。

(三)多巴胺受体激动药

溴 隐 亭

溴隐亭(bromocriptine)为一种半合成的麦角生物碱,为多巴胺受体强激动药,对外周多巴胺受体、α受体也有较弱的激动作用。口服后 1 h 显效,2～3 h 达高峰,血浆 $t_{1/2}$ 为 3～8 h。其作用特点如下。①小剂量溴隐亭可激动结节-漏斗部位多巴胺受体,减少催乳素释放,用于治疗产后泌乳闭经综合征;减少生长激素的释放,治疗肢端肥大症。②大剂量溴隐亭对黑质-纹状体通路的多巴胺受体有较强的激动作用,用于治疗帕金森病。其疗效与左旋多巴的相似。

培 高 利 特

培高利特(pergolide)为麦角碱衍生物,作用与溴隐亭的相似,能激动多巴胺受体,作用强而持久,主要用于对左旋多巴后期效果不佳或不能耐受的病例。

(四)多巴胺能神经递质促释药

金 刚 烷 胺

金刚烷胺(amantadine)原为抗病毒药,后发现有抗帕金森病作用,疗效不如左旋多巴,但优于中枢抗胆碱药。其特点为见效快而持续效果短,用药数大即可获最大疗效,但连用6～8周后疗效逐渐减弱。该药与左旋多巴有协同作用。其抗帕金森病的机制可能在于促使纹状体中残存的多巴胺能神经元释放多巴胺,并能抑制多巴胺的再摄取,且有直接激动多巴胺受体的作用和较弱的中枢抗胆碱作用。长期应用该药可引起下肢皮肤网状青斑、踝部水肿,也可引起幻觉、谵妄,偶致惊厥。癫痫患者禁用。

二、中枢抗胆碱药

苯 海 索

苯海索(trihexyphenidyl,安坦)口服易吸收,通过阻断胆碱受体而减弱黑质-纹状体通路中 ACh 的作用,抗肌肉震颤效果好,也能改善运动障碍和肌肉强直,对强直症状及运动迟缓的疗效较差。本药的疗效不如左旋多巴的,主要应用于轻症帕金森病患者或不耐受左旋多巴或使用左旋多巴无效者。本药与左旋多巴合用可提高疗效。不良反应与阿托品的相似且较轻,如口干、散瞳、视力模糊、尿潴留、便秘等。闭角型青光眼、前列腺肥大者慎用。

本药的疗效不如左旋多巴的,主要应用于轻症帕金森病患者或不耐受左旋多巴或使用左旋多巴无效者。本药对脑炎后震颤麻痹综合征的震颤、强直症状有较好的改善作用,对吩噻嗪类药引起的锥体外系症状也有效,但对该类药物所致迟发性运动障碍无效,且尚有可能加重其症状。

丙 环 定

丙环定(procyclidine)又称开马君。其药理作用、临床应用及不良反应与苯海索的相似。

苯 扎 托 品

苯扎托品(benzatropine)又称苄托品。其作用与阿托品的相似。

第二节　抗阿尔茨海默病药

老年痴呆症主要有原发性痴呆症、血管性痴呆症和两者并存的混合型痴呆症。其中,原发性痴呆症又称为阿尔茨海默病(AD),是一种与年龄高度相关的发生在老年期及老年前期以进行性认知功能障碍和记忆力损害为主的神经系统退行性疾病。其临床表现为记忆力、判断力、抽象思维能力和语言功能的丧失,但视力、运动能力等则不受影响。阿尔茨海默病占老年痴呆症的 70% 左右。

阿尔茨海默病发病机制十分复杂,病变过程有多种因素参与。其主要病理特征是脑组织萎缩,特别是认知和记忆的主要解剖部位——海马的组织结构萎缩,表现为中枢一些部位的胆碱能功能不足。胆碱能增强药是目前该类疾病的主要治疗药物,多数为胆碱酯酶抑制药,还有 M_1 胆碱受体激动药等,可以延缓疾病的进展,改善阿尔茨海默病患者的记忆和认知功能障碍。

一、胆碱酯酶抑制药

他 克 林

他克林(tacrine)口服量个体差异大,食物可明显影响其吸收。其脂溶性高,极易透过血脑屏障,广泛分布于体内,在肝、脑、肾中浓度较高,主要在肝脏代谢失活。

【药理作用】　他克林对胆碱酯酶有抑制作用,是目前治疗 AD 最有效的药物之一。其抑制脑内相关部位的胆碱酯酶,直接激动 M 受体和 N 受体,增加脑内相关部位的乙酰胆碱含量。此外,本药还可促进脑组织对葡萄糖的利用,改善由药物、缺氧及老化等引起的实验动物学习、记忆能力的降低。

【临床应用】　本药多与卵磷脂合用治疗阿尔茨海默病,可延缓病程,提高患者的认知能力和自理能力。

【不良反应及用药监护】　本药最常见的不良反应为肝毒性,约 50% 的患者在治疗开始 12 周出现谷丙转氨酶升高,因此用药初期需每周测血清转氨酶一次。停药后,肝功能多可恢复,再次治疗又可能出现反跳且发生更快,但约 75% 的患者仍可耐受再次治疗。不良反应还包括恶心、呕吐、厌食、腹泻、消化不良等,大剂量应用本药可出现尿频、流涎、多汗等胆碱综合征,女性患者多见。

多 奈 哌 齐

多奈哌齐(donepezil)口服吸收良好,食物和服药时间对其吸收没有影响,生物利用度为 100%,3～4 h 血药浓度达到峰值,$t_{1/2}$ 约为 70 h。该药物主要由肝药酶代谢,产物主要经肾脏排泄,少量以原药形式随尿排出。

【药理作用】　多奈哌齐是第二代中枢性可逆性胆碱酯酶抑制药,是目前治疗 AD 较有效的药物,通过抑制胆碱酯酶增加中枢乙酰胆碱含量,但对丁酰胆碱酯酶无作用。该药与他克林比较更安全,半衰期较长,没有肝脏毒性作用,患者耐受性较好。

【临床应用】　本药可用于治疗轻度至中度的阿尔茨海默病患者,可改善患者的认知能力,延缓病情发展。

【不良反应及用药监护】 常见的不良反应有胸痛、牙痛、腹泻、肌肉痉挛、恶心、呕吐和失眠等。

加兰他敏

加兰他敏(galantamine)为第二代胆碱酯酶抑制药,对神经元中的胆碱酯酶有高度选择性,主要用于治疗轻度、中度阿尔茨海默病,临床有效率为 $50\%\sim60\%$。其疗效与他克林相似,毒副作用较低,可成为治疗阿尔茨海默病的首选药。此外,本药还可用于治疗重症肌无力、肠麻痹、脊髓灰质炎后遗症等。治疗初期主要有恶心、呕吐及腹泻等不良反应,连续用药可逐渐消失。用药 $6\sim8$ 周后疗效显著。

石杉碱甲

石杉碱甲(huperzine A)是我国学者从石杉科植物千层塔中提取的生物碱,是一种强效的可逆性胆碱酯酶抑制药,有很强的拟胆碱活性,可显著改善记忆功能和认知功能,适用于老年性记忆功能减退及阿尔茨海默病患者。本药口服吸收迅速且完全,分布快,生物利用度为 96.9%,主要从肾脏排出。不良反应一般不明显,常见的有恶心、头晕、多汗、腹痛及视物模糊等,一般可自行消失,反应明显时减量或停药后缓解、消失。心绞痛、哮喘患者慎用。

利凡斯的明

利凡斯的明(rivastigmine)又称卡巴拉汀,为第二代胆碱酯酶抑制药。该药能选择性增强人脑皮质和海马等部位乙酰胆碱的效应,可改善阿尔茨海默病患者的认知功能障碍,提高记忆力、注意力和方位感,还可减慢淀粉样蛋白质前体(APP)的片段形成。本药口服吸收迅速,约 1 h 血药浓度即达峰值,血浆蛋白结合率约为 40%,易透过血脑屏障,临床上用于治疗轻度、中度阿尔茨海默病。主要不良反应有恶心、呕吐、食欲缺乏、乏力、眩晕、嗜睡、腹痛、腹泻、精神错乱等,继续服用一段时间或减量一般可消失。本药禁用于严重肝、肾功能损害及哺乳期妇女。房室传导阻滞、消化性溃疡、哮喘、癫痫、病态窦房结综合征、肝或肾功能中度受损患者慎用。

二、M₁胆碱受体激动药

占诺美林

占诺美林(xanomeline)为选择性 M_1 胆碱受体激动药,易透过血脑屏障,且大脑皮质和纹状体的摄取率较高,是目前发现的选择性最高的 M_1 胆碱受体激动药之一。服用本药后可显著改善阿尔茨海默病患者的认知能力和行为能力,但因占诺美林易引起胃肠不适和心血管方面的不良反应,部分患者不能耐受本药而中断治疗。现拟改本药为皮肤给药。

第三节 中枢神经系统退行性疾病药的用药监护

中枢神经系统退行性疾病药的用药监护见表 8-1。

用药基础(第2版)

表 8-1　中枢神经系统退行性疾病药的用药监护

用药步骤	用药监护要点
用药前	1.熟悉常用药的适应证和禁忌证,了解各种剂型和用法
	2.督促患者按时、按量服药。对重症患者,发药到口
用药中	1.治疗期间护士应认真观察患者的僵直、震颤及运动功能改善的程度,以便制订相应的护理措施,及时请示医生停药或减量
	2.对于用药后出现"开-关现象"等神经系统不良反应,注意做好安全防范措施,叮嘱其不要单独外出,并指导家属给予高蛋白、高热量饮食
用药后	1.密切观察用药后的疗效和不良反应
	2.指导患者多喝蜂蜜、多饮水、多吃水果和蔬菜;进行腹部按摩,并适当活动,以防引起便秘

小　结

帕金森病是神经系统常见的慢性退行性疾病,常见临床症状为静止性震颤、共济失调、运动迟缓、肌肉强直等。帕金森病是由纹状体内多巴胺缺失所致。抗帕金森病药分为拟多巴胺类药和中枢抗胆碱药。拟多巴胺类药可分为多巴胺前体药(如左旋多巴)、外周多巴胺脱羧酶抑制药(如卡比多巴)、多巴胺受体激动药(如溴隐亭)、多巴胺能神经递质促释药(如金刚烷胺)。中枢抗胆碱药主要有苯海索、丙环定、苯扎托品。

阿尔茨海默病也是神经系统常见的慢性退行性疾病,常用治疗药物有他克林、加兰他敏、占诺美林等。

能力检测

一、选择题

A₁ 型题

1. 左旋多巴治疗帕金森病的机制是( )。

A. 提高纹状体中的乙酰胆碱含量

B. 左旋多巴在脑内转变为多巴胺,补充纹状体内多巴胺的不足

C. 降低黑质中乙酰胆碱的含量

D. 提高纹状体中的胆碱酯酶含量

E. 阻断黑质中胆碱受体

2. 左旋多巴治疗帕金森病初期最常见的不良反应是( )。

A. "开-关现象"　　　　B. 胃肠道反应　　　　C. 躁狂、妄想、幻觉

D. 不自主异常运动　　　E. 精神障碍

3. 能提高左旋多巴疗效,减少不良反应的药物是( )。

A. 多巴胺　　　　　　　B. 多巴酚丁胺　　　　C. 卡比多巴

D. 氯丙嗪　　　　　　　E. 维生素 B₆

4. 苯海索治疗帕金森病的机制是( )。

A. 激动中枢内的多巴胺受体　　　　B. 阻断中枢内的多巴胺受体

C. 激动中枢内的胆碱受体　　　　　D. 阻断中枢内的胆碱受体

E. 拟胆碱作用

A_2型题

5. 患者,男,60岁。典型的"面具脸"、慌张步态表现,确诊为帕金森病,但患者同时又患有青光眼,所以该患者最好不要用(　　　)。

A. 溴隐亭　　B. 左旋多巴　　C. 多巴胺　　D. 金刚烷胺　　E. 苯海索

6. 患者,男,45岁,因患严重精神分裂症,用氯丙嗪治疗两年,近日出现肌肉震颤,动作迟缓,流涎等症状,应用何药纠正?(　　　)

A. 苯海索　　B. 左旋多巴　　C. 金刚烷胺　　D. 地西泮　　E. 卡比多巴

A_3/A_4型题

(7～8题共用题干)

患者,女,75岁。因帕金森病三年来一直服用左旋多巴治疗。

7. 近日患者突然出现多动不安,随后全身肌肉强直,运动不能,严重妨碍了正常活动,这是左旋多巴的哪一项不良反应?(　　　)。

A. "开-关现象"　　　　　　B. 胃肠道反应　　　　　　C. 躁狂、妄想、幻觉

D. 不自主异常运动　　　　　E. 精神障碍

8. 处理的方法不正确的是(　　　)。

A. 不用处理,自行消失　　　　　　　B. 及时告知医生

C. 按医嘱减少左旋多巴的用量　　　　D. 做好安全防范,嘱患者不要单独外出

E. 关心患者,做好心理护理

二、思考题

1. 简述左旋多巴抗帕金森病的特点。

2. 简述临床上左旋多巴和卡比多巴联合应用的原因。

(毕英谦)

第九章
抗精神失常药

📖 **学习目标**

掌握：氯丙嗪的药理作用、临床应用、不良反应及用药监护。

熟悉：其他抗精神失常药的作用特点及临床应用。

了解：抗精神病药的分类及其特点。

精神失常是指由多种原因引起的精神活动障碍的一类疾病。根据临床症状不同，精神失常可分为精神分裂症、躁狂症、抑郁症和焦虑症，抗精神失常药也可分为抗精神病药、抗躁狂症药、抗抑郁症药和抗焦虑症药。临床常用的抗焦虑症药苯二氮䓬类已在镇静催眠药相关章节中叙述。

第一节　抗精神病药

精神分裂症是一组以思维、情感、行为的分裂，精神活动与现实环境不协调为主要特征的一类最常见的精神病。抗精神病药主要用于治疗精神分裂症，但对其他精神病的躁狂症状也有一定的疗效。此类药物根据其化学结构可分为吩噻嗪类、硫杂蒽类、丁酰苯类及其他类抗精神病药。

一、吩噻嗪类

氯 丙 嗪

氯丙嗪（chlorpromazine，冬眠灵）口服吸收慢而不规则，肌内注射吸收迅速，吸收后，约90%与血浆蛋白结合，氯丙嗪脂溶性高，可通过血脑屏障，脑内浓度可达血浆浓度的10倍。主要代谢发生在肝脏，药物及其代谢产物主要经肾脏缓慢排泄，长期用药者停药后数周甚至半年，尿中仍可检出其代谢产物。

【药理作用】

1. 中枢神经系统作用

（1）抗精神病作用：正常人服用治疗量的氯丙嗪，表现为镇静、安定、感情淡漠和对周围事物反应性降低；有嗜睡感，在安静环境中易诱导入睡，但易唤醒，且加大剂量不引起麻醉；能明显减少患者的自发活动，同时抑制患者的攻击行为，使之易于接近。精神病患者服药后显现良好的抗精神病作用,在不引起过分镇静的情况下,能迅速控制兴奋、躁狂等症状。连续用药可使幻觉、妄想、躁狂及精神运动性兴奋逐渐消失,减轻思维障碍,使患者情绪安定、理智恢复、生活能够自理。

目前认为,氯丙嗪抗精神病作用与其阻断与情绪思维有关的中脑-边缘系统通路和中脑-皮质通路的多巴胺受体有关。

(2)镇吐作用:氯丙嗪的镇吐作用强,小剂量应用本药可阻断延髓第四脑室底部的催吐化学感受区多巴胺受体,大剂量应用本药直接抑制呕吐中枢,产生强大的镇吐作用,但是,氯丙嗪不能对抗前庭受刺激引起的呕吐。

(3)对体温调节的影响:氯丙嗪抑制下丘脑体温调节中枢,使体温调节失灵,体温随环境温度变化而变化。氯丙嗪不仅降低发热体温,而且也能略降低正常体温。临床上常以物理降温配合氯丙嗪用于低温麻醉。

2. 自主神经系统 氯丙嗪具有明显的 α 受体阻断作用(可翻转肾上腺素的升压效应),同时还能抑制血管运动中枢和直接舒张血管平滑肌,因而扩张血管,引起血压下降,但反复用药降压作用减弱,可产生耐受性,故不适于高血压病的治疗。氯丙嗪还有较弱的 M 受体阻断作用,但无治疗意义。

3. 内分泌系统 结节-漏斗处多巴胺通路的主要功能是调控下丘脑某些激素的分泌。氯丙嗪可阻断结节-漏斗处的多巴胺受体,减少下丘脑释放催乳素抑制因子,增加催乳素分泌,抑制促性腺激素的分泌,使卵泡刺激素和黄体生成素释放减少,延迟排卵,抑制促肾上腺皮质激素及生长激素的分泌,可用于治疗巨人症。乳腺癌患者禁用氯丙嗪。

【临床应用】

1. 治疗精神病 对急、慢性精神分裂症均有效,尤其对精神运动性兴奋、急性幻觉妄想、躁狂性兴奋、思维障碍、紧张性兴奋、行为离奇和伴有恐惧、兴奋症状的精神病疗效显著。本药在临床上主要用于治疗以精神运动性兴奋、幻觉和妄想为主的精神分裂症,对急性患者疗效较好,但无根治作用,必须长期服用以维持疗效,减少复发,此外,也可治疗躁狂症及伴兴奋、紧张、妄想的其他精神病。对精神分裂症的阴性症状,以及思维贫乏、反应迟钝、情感淡漠、退缩、系统性妄想、拒食等症状疗效较差。

2. 止吐 本药几乎可以治疗由各种原因引起的呕吐,如尿毒症、癌症、放射病、妊娠、胃肠炎及某些药物引起的呕吐,也可治疗顽固性呃逆,但对前庭受刺激(如晕动病)引起的呕吐无效。

3. 人工冬眠 在物理降温的配合下,氯丙嗪可降低患者体温,因而可用于低温麻醉。如合用中枢抑制药,则可使患者深睡,从而降低机体基础代谢,提高组织对缺氧的耐受力,减轻机体对伤害性刺激的反应,扩张血管,改善微循环,这种状态称为"人工冬眠",有利于机体度过危重期。本药常与异丙嗪、哌替啶等组成冬眠合剂,用于严重创伤、中毒性高热、惊厥、甲状腺危象等疾病的辅助治疗。

【不良反应及用药监护】 氯丙嗪安全范围较大,但其药理作用广泛,临床用药时间长,所以不良反应较多。

1. 一般反应 有嗜睡、淡漠、无力等中枢抑制症状;有鼻塞、直立性低血压、心动过速等 α 受体阻断症状,故静脉注射或肌内注射后,应卧床 1~2 h 后方可缓慢起立;有视物模糊、口干、眼压增高、无汗、便秘等 M 受体阻断症状;长期应用可致乳房肿大、闭经及生长减慢等内分泌紊乱症状。氯丙嗪局部刺激性较强,不应做皮下注射。静脉注射可引起血栓性静脉炎,应稀释后缓慢注射。

2. 锥体外系反应 锥体外系反应是大剂量应用最常见的、特有的不良反应。其发生率与药物剂量、疗程和个体因素有关。

(1)帕金森综合征:表现为肌张力增高、面容呆板(面具脸)、肌肉震颤、动作迟缓、流涎等。

(2)急性肌张力障碍:多出现于用药后1~5天,由于舌、面、颈部及背部肌肉痉挛,患者表现为强迫性张口、伸舌、斜颈、呼吸障碍及吞咽困难。

(3)静坐不能:表现为坐立不安,反复徘徊。

以上三种症状是由氯丙嗪阻断黑质-纹状体通路的多巴胺受体所致,可用减少药量或停药来减轻或消除,中枢抗胆碱药可缓解症状。

(4)迟发性运动障碍:有较为少见的锥体外系反应症状,表现为不自主、有节律刻板运动,停药后仍长期不消失,中枢抗胆碱药可使之加重。造成迟发性运动障碍的原因可能是突触后多巴胺受体长期被阻断,使受体数目增加(上调)所致。

3. 过敏反应 常见的过敏反应有皮疹、接触性皮炎等。少数患者出现肝损害、黄疸及急性粒细胞缺乏、溶血性贫血等。

4. 急性中毒 一次吞服大剂量氯丙嗪,可致急性中毒,可出现昏睡、血压下降,甚至心肌损伤,如心动过速、心电图异常(P-R间期或Q-T间期延长,T波低平或倒置),应立即进行对症治疗。

5. 精神异常 患者出现意识障碍、淡漠、消极、抑郁、兴奋、躁狂、幻觉、妄想等,应与原有疾病加以鉴别,一旦发生应立即减量、停药或改用其他药物。

氯丙嗪能降低惊厥阈,诱发癫痫,故有癫痫或惊厥史者禁用,青光眼、严重肝损害及昏迷者禁用。冠心病及伴其他心血管疾病的老年患者慎用。

其他吩噻嗪类药物有奋乃静、氟奋乃静、三氟拉嗪,它们是吩噻嗪类中的哌嗪衍生物。

奋乃静(perphenazine)的药理作用与氯丙嗪的相似,镇吐作用较强,镇静作用较弱,毒性较低,对幻觉、焦虑、紧张、妄想、激动等症状有效,对慢性精神分裂症的疗效高于氯丙嗪的。

氟奋乃静(fluphenazine)和三氟拉嗪(trifluoperazine)的中枢镇静作用较弱,适用于精神分裂症偏执型和慢性精神分裂症。

硫利达嗪(thioridazine,甲硫达嗪)是吩噻嗪类的哌啶衍生物,其抗精神病作用与氯丙嗪的相似,疗效不及氯丙嗪的,主要优点为锥体外系反应较少,而镇静作用强。

吩噻嗪类抗精神病药的作用比较见表9-1。

表9-1 吩噻嗪类抗精神病药的作用比较

药　物	剂量/(mg/d)	副　作　用		
		镇静作用	锥体外系反应	降压作用
氯丙嗪	25~300	＋＋＋	＋＋	＋＋＋(肌内注射) ＋＋(口服)
氟奋乃静	2~20	＋	＋＋＋	＋＋
三氟拉嗪	5~20	＋	＋＋＋	＋
奋乃静	8~32	＋＋	＋＋＋	＋

续表

药 物	剂量/(mg/d)	副 作 用		
		镇静作用	锥体外系反应	降压作用
硫利达嗪	150~300	+++	+	+++

注:+++——强;++——次强;+——弱。

二、硫杂蒽类

硫杂蒽类抗精神病药的基本化学结构与吩噻嗪类抗精神病药的相似,其药理作用与吩噻嗪类抗精神病药的也极为相似。

氯 普 噻 吨

氯普噻吨(chlorprothixene,泰尔登)的抗幻觉和妄想作用比氯丙嗪的弱,但调整情绪、控制焦虑抑郁的作用强,适用于伴有焦虑或焦虑性抑郁的精神分裂症、更年期抑郁症等。由于其抗肾上腺素作用和抗胆碱作用较弱,故不良反应较轻,锥体外系反应也较少。

三、丁酰苯类

氟 哌 啶 醇

氟哌啶醇(haloperidol)为丁酰苯类代表药,其药理作用及作用机制与吩噻嗪的相似。因本药抗躁狂、抗幻觉、抗妄想作用显著,常用于治疗以精神运动性兴奋为主的精神分裂症和躁狂症。其镇吐作用较强,用于治疗多种疾病及药物引起的呕吐和顽固性呃逆。锥体外系反应高达80%,以急性肌张力障碍和静坐不能多见。大量长期应用本药可致心肌损伤。

氟 哌 利 多

氟哌利多(droperidol,氟哌啶)的作用及临床应用基本与氟哌啶醇的相似,但作用快、维持时间短,临床上常与镇痛药芬太尼合用于外科麻醉术。

匹 莫 齐 特

匹莫齐特(pimozide)为氟哌利多的双氟苯衍生物,作用与氟哌啶醇的相似,但作用较弱且时间长。本药对治疗幻觉、妄想、淡漠和退缩等有较好的效果,对慢性退缩性患者尤为适合,临床上用于治疗精神分裂症、躁狂症、秽语综合征。匹莫齐特的锥体外系反应较强,用药期间可出现心电图异常,如Q-T间期延长和T波变化等,故心脏病患者禁用。

四、其他类

五 氟 利 多

五氟利多(penfluridol)为口服长效抗精神病药,每周口服一次即可维持疗效。其长效的原因可能与其储存于脂肪组织从而缓慢释放入血及入脑组织有关。其疗效与氟哌啶醇的相似,但镇静作用较弱,副作用以锥体外系反应常见。本药适用于急、慢性精神分裂症,尤适用于慢性患者。

舒 必 利

舒必利(sulpiride)为选择性多巴胺受体阻断药。对急、慢性精神分裂症有较好疗效,尤其是对紧张型精神分裂症疗效好,起效快,对长期服用其他药物无效的难治病例也有效。本药还有抗抑郁作用,也可用于治疗抑郁症。本药无明显镇静作用,对植物神经系统几乎无影响,锥体外系反应轻。

氯 氮 平

氯氮平(clozapine)属于苯二氮䓬类,抗精神病作用较强,尤其对其他药物无效的患者仍有效,也适用于慢性精神分裂症,几乎无锥体外系反应,这可能与氯氮平有较强的抗胆碱作用有关。本药可引起低血压、嗜睡、粒细胞减少,应予以警惕。

利 培 酮

利培酮(risperidone)为新型抗精神病药,能阻断多巴胺受体和5-羟色胺(5-HT)受体,有良好的抗精神病作用,用于治疗急性和慢性精神分裂症以及其他各种精神病性状态的明显的阳性症状和明显的阴性症状,也可减轻与精神分裂症有关的情感症状。由于本药用量小、见效快,锥体外系反应轻,抗胆碱和镇静作用弱,易被患者耐受,治疗依从性优于其他抗精神病药的。

第二节 抗躁狂症药

躁狂症是一种情感性精神障碍,主要表现是情绪高涨、联想敏捷、语言动作增多。上述抗精神病药(氯丙嗪、氟哌啶醇等)及抗癫痫药(卡马西平、丙戊酸钠)对躁狂症也有效,但最常用的抗躁狂症药为碳酸锂。

碳 酸 锂

碳酸锂(lithium carbonate)口服吸收快,2~4 h血药浓度达峰值,体内分布较广。本药主要经肾排泄,钠盐能竞争其在肾的重吸收,故增加钠盐摄入能促进锂排泄,而缺钠或肾小球滤出减少,可引起体内锂潴留,导致中毒。

【药理作用】 治疗剂量的碳酸锂对正常人精神活动几乎无影响,但对躁狂症患者有显著疗效,可使患者语言、行为恢复正常,特别是对急性躁狂症和轻度躁狂症疗效显著,为重症情感障碍的稳定剂,也可改善精神分裂症的情感障碍。锂盐的作用机制:抑制脑内NA和DA的释放,并促进突触间隙中儿茶酚胺再摄取,抑制肌醇磷酸激酶活性,产生抗躁狂作用。

【临床应用】 本药主要用于治疗躁狂症,特别是对急性躁狂症和轻度躁狂症疗效显著,对躁狂和抑郁交替发作的双相情感性精神障碍有很好的治疗和预防复发作用,对反复发作的抑郁症也有预防发作作用。

【不良反应及用药监护】 锂盐的不良反应较多,且有个体差异。

1. 一般反应 用药初期有恶心、呕吐、腹痛、腹泻、头晕、乏力、肢体震颤等。

2. 毒性反应 锂盐安全范围窄,浓度超过2 mmol/L即可出现中毒症状,表现为中枢神经系统功能紊乱,如精神紊乱、深反射亢进、明显震颤甚至昏迷或死亡。一旦出现上述症状,应立即停药并静脉注射生理盐水以加速锂盐排泄,且应对血锂浓度进行监测,帮助调节治疗量及维持量,及时发现急性中毒。

第三节 抗抑郁症药

抑郁症属于情感性精神障碍,主要表现为情绪低落、思维活动减慢、意志活动减退。抗抑郁症药是指能使情绪提高、精神振奋的药物。抗抑郁症药根据化学结构可分为三环类抗抑郁症药、NA 摄取抑制药、5-HT 再摄取抑制药和其他类抗抑郁症药。

一、三环类抗抑郁症药

丙 米 嗪

丙米嗪(imipramine,米帕明)口服吸收良好,2～4 h 血药浓度达峰值,$t_{1/2}$ 为 10～20 h,个体差异大。本药广泛分布于全身各组织,以脑、肝、肾及心肌较多,在肝代谢,其代谢产物地昔帕明仍有显著抗抑郁作用。两者最终被代谢成无活性的羟化物或与葡萄糖醛酸结合,经肾排出。

【药理作用】

1. 中枢神经系统 正常人服用丙米嗪后出现以镇静为主的症状,表现为安静、头晕、注意力不集中等。抑郁症患者服药后却出现精神振奋,情绪提高,但起效缓慢,连续用药2～3 周后才显效。

作用机制可能为丙米嗪抑制 NA 及 5-HT 的再摄取,从而提高突触间隙 NA、5-HT 的浓度,促进和改善突触传递功能,发挥抗抑郁作用。

2. 自主神经系统 治疗量的丙米嗪能阻断 M 胆碱受体,引起口干、便秘、尿潴留和视力模糊等副作用。

3. 心血管系统 治疗量丙米嗪可降低血压,引起心律失常,这与其抑制心肌去甲肾上腺素再摄取有关,此外,丙米嗪对心肌还有奎尼丁样直接抑制作用,心血管患者应慎用。

【临床应用】 本药主要用于各种抑郁症的治疗,对内源性、更年期抑郁症均有较好的疗效,但对精神分裂症伴抑郁状态者疗效较差。

【不良反应及用药监护】 常见的不良反应有口干、视力模糊、扩瞳、便秘、心动过速、尿潴留、眼内压升高等阿托品样作用,还可出现多汗、头晕、失眠、皮疹、心肌损害。长期应用本药应定期检查血常规和肝功能。青光眼、尿潴留、前列腺肥大者禁用。

阿 米 替 林

阿米替林(amitriptyline,依拉维)为临床常用的三环类抗抑郁症药,其抗抑郁作用与丙米嗪的相似,可使抑郁症患者情绪提高。其镇静作用与抗胆碱作用比丙米嗪的强。口服吸收完全,在血中 90% 与血浆蛋白结合,经肝脏代谢后成为去甲替林,仍有抗抑郁作用,最终由肾脏及肠道排出,不良反应比丙咪嗪的严重。

二、NA 摄取抑制药

地 昔 帕 明

地昔帕明(desipramine,去甲丙米嗪)是强效选择性 NA 再摄取抑制剂,对 DA 的摄取也有一定的抑制作用,对 H_1 受体有强拮抗作用,对 M 受体和 α 受体拮抗作用较弱。本药可用于治疗抑郁症,对轻、中度的抑郁症疗效好,与丙米嗪相比,不良反应较小,但对心脏影响与丙米嗪的相似,过量应用本药会导致直立性低血压、心律失常、震颤、惊厥、口干及便秘。

马普替林

马普替林(maprotiline)主要抑制去甲肾上腺素的再摄取。其抗抑郁效果与丙米嗪的相似,本药适用于治疗各种抑郁症。本药起效快,不良反应少,常见的有口干、便秘、视力模糊等,还具有抗焦虑作用。

三、5-HT 再摄取抑制药

氟 西 汀

氟西汀(fluoxetine)为选择性 5-HT 再摄取抑郁药,能延长和增加 5-HT 的作用,从而产生抗抑郁作用。氟西汀对肾上腺素受体、组胺受体、GABA 受体、5-HT 受体 、M 受体几乎没有亲和力,故没有抗胆碱作用和心脏毒性。本药常用于各型抑郁症的治疗。此外该药对强迫症、贪食症、社交恐惧症和神经性厌食症也有疗效。应用本药时偶有头痛头晕、乏力失眠、恶心呕吐、厌食、体重下降、震颤、性欲降低等不良反应。本药可与 MAO 抑制剂合用,应警惕"5-HT 综合征"的发生。心血管系统疾病、糖尿病患者应慎用。

帕 罗 西 汀

帕罗西汀(paroxetine)为强效 5-HT 再摄取抑制药,通过阻断 5-HT 的再摄取来提高神经突触间隙 5-HT 的浓度而发挥抗抑郁作用。本药适于治疗伴有焦虑症的抑郁症患者。其抗抑郁疗效与三环类抗抑郁症药的相当,而副作用较三环类抗抑郁症药的轻。本药禁与MAO 抑制剂合用。

四、其他抗抑郁症药

曲 唑 酮

曲唑酮(trazodone)的抗抑郁作用与三环类抗抑郁症药的相似,为选择性 5-HT 再摄取抑制药,但对心血管系统毒性小,无抗胆碱副作用,是一种较安全的抗抑郁症药,可用于治疗其他抗抑郁症药治疗无效的顽固性抑郁症,尤其适用于老年或伴有心血管系统疾病的抑郁症患者。

第四节　抗精神失常药的用药监护

抗精神失常药的用药监护见表 9-2。

表 9-2　抗精神失常药的用药监护

用药步骤	用药监护要点
用药前	1.熟悉常用抗精神病药的适应证和禁忌证,了解各种剂型和用法
	2.对长期用药出现的不良反应要给患者和家属进行必要的解释

续表

用药步骤	用药监护要点
用药中	1. 防治体位性低血压,告知患者注射药物后应平卧 2 h 左右方可缓慢坐起。若发生体位性低血压,可静滴去甲肾上腺素
	2. 锂盐不良反应较多,安全范围较窄。应告知患者用药期间如出现恶心、腹泻等,要立即停药
	3. 严格执行发药制度,为防止患者藏药、吐药或与其他患者换药,每次发药要确认患者全部服下后方可离开
用药后	1. 密切观察用药后的疗效和不良反应
	2. 注意观察患者病情的变化

小 结

抗精神失常药可分为抗精神病药、抗躁狂症药、抗抑郁症药和抗焦虑症药。抗精神病药常用吩噻嗪类,氯丙嗪为其代表药物。氯丙嗪对中枢神经系统的作用表现为抗精神病作用、镇吐作用、对体温调节的影响,对自主神经的作用表现为 α 受体阻断作用、M 受体阻断作用,另外对内分泌系统也有影响。氯丙嗪临床上主要用于治疗精神病、止吐、人工冬眠等。抗躁狂症药物主要为碳酸锂,但不良反应重,临床应用受限。丙咪嗪为三环类抗抑郁症药,对各种抑郁症都有效。

能力检测

一、选择题

A$_1$ 型题

1. 氯丙嗪过量引起的低血压应选用(　　　)。

A. 多巴胺　　　　　　　　B. 异丙肾上腺素　　　　　　C. 去甲肾上腺素

D. 肾上腺素　　　　　　　E. 多巴酚丁胺

2. 氯丙嗪长期应用最常见的不良反应是(　　　)。

A. 胃肠道反应　　　　　　B. 体位性低血压　　　　　　C. 中枢神经系统反应

D. 锥体外系反应　　　　　E. 变态反应

3. 氯丙嗪对下列症状最好的是(　　　)。

A. 躁狂症　　　　　　　　B. 精神分裂症　　　　　　　C. 抑郁症

D. 焦虑症　　　　　　　　E. 神经官能症

4. 氯丙嗪对下列哪种呕吐无效?(　　　)

A. 癌症　　　B. 晕动病　　　C. 药物　　　　D. 胃肠炎　　　E. 放射病

5. 氯丙嗪抗精神病的作用机制是(　　　)。

A. 激动多巴胺受体　　　　B. 阻断多巴胺受体　　　　　C. 激动 M 受体

D. 阻断 M 受体　　　　　　E. 激动 α 受体

6. 丙咪嗪最常见的副作用是(　　　)。

A. 阿托品样作用   B. 变态反应   C. 中枢神经症状

D. 造血系统损害   E. 奎尼丁样作用

A_2型题

7. 患者,女,28岁。长期服用氯丙嗪抗精神病出现异常溢乳,原因是氯丙嗪可引起下列哪种激素分泌?( )

A. 甲状腺激素   B. 催乳素   C. 促肾上腺皮质激素

D. 促性腺激素   E. 生长激素

A_3/A_4型题

(8～9题共用题干)

李某,女,患精神分裂症,医嘱给予氯丙嗪治疗1月余,近期出现面容呆板、动作迟缓、肌肉震颤及流涎等症状。

8. 这些症状属于( )。

A. 一般反应   B. 急性中毒   C. 肝毒性

D. 锥体外系反应   E. 过敏反应

9. 下列何种药物能缓解这类反应?( )

A. 纳洛酮 B. 苯海索 C. 阿托品 D. 肾上腺素 E. 新斯的明

二、思考题

1. 简述冬眠合剂的主要成分。

2. 简述氯丙嗪的药理作用、临床应用、不良反应及用药监护。

（毕英谦）

第十章
镇 痛 药

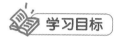 **学习目标**

掌握:吗啡、哌替啶的药理作用、临床应用、不良反应及用药监护。

熟悉:镇痛药的应用原则。

了解:阿片类镇痛药的作用机制;其他镇痛药的作用特点。

疼痛是由多种原因(如组织损伤等)导致患者产生的痛苦感觉,是临床许多疾病的常见症状之一,常伴有不愉快的主观感觉、心血管和呼吸方面的变化。它既是机体提醒自身避开或处理伤害的一种保护性机制,同时也给患者带来痛苦和紧张不安等情绪反应,尤其是剧痛,可引起机体生理功能紊乱,甚至作为二级病因加重病情。因此,适当应用药物缓解疼痛,防止可能产生的生理功能紊乱是临床药物治疗的主要目的之一。另外,疼痛的性质及部位是诊断疾病的重要依据之一,故在诊断未明的情况下应慎用镇痛药,以免掩盖病情,贻误疾病诊断。

本章所介绍的镇痛药是一类作用于中枢神经系统,在不影响意识和其他感觉的情况下选择性地消除或减轻疼痛的药物。因该类镇痛药镇痛作用与激动脑内阿片受体有关,且易产生药物依赖性,故又称为麻醉性镇痛药、成瘾性镇痛药或阿片类镇痛药。本类药中的绝大多数在管理和应用时受到严格控制。镇痛药通常可分为三类:①阿片生物碱类镇痛药;②人工合成的阿片类镇痛药;③其他镇痛药。

第一节　阿片生物碱类镇痛药

阿片(opium)是罂粟科植物罂粟未成熟蒴果浆汁的干燥物,现已知内含生物碱有 20 余种,其中仅有吗啡、可待因、那可汀和罂粟碱等少数几种生物碱具有临床药用价值。

吗　啡

吗啡(morphine)是阿片生物碱中的主要成分,含量高达 10% 以上,为阿片受体激动药。吗啡口服易吸收,但首关消除明显,生物利用度约为 25%,故临床上常采用注射给药。本药脂溶性较低,仅有少量通过血脑屏障,但足以影响中枢神经系统的功能。吗啡在肝内代谢,经肾排泄,少量经乳腺排泄,也可通过胎盘进入胎儿体内。

【药理作用】　吗啡是镇痛药的代表,能激动脑内不同区域阿片受体的各种亚型,呈现多种药理效应。

1. 中枢神经系统　吗啡对各种疼痛都有效,其镇静与欣快感可消除疼痛引起的情绪反应,提高对疼痛的耐受力。

(1)镇痛:吗啡的镇痛作用强大,对绝大多数急性痛和慢性痛的镇痛效果较好,对持续性慢性钝痛的效力优于间歇性锐痛的,对神经性疼痛的效果比对组织损伤、炎症和肿瘤等所致疼痛的效果差。皮下注射5～10 mg能明显减轻或消除各种疼痛,椎管内注射可产生阶段性镇痛。吗啡与全麻药的镇痛效果不同,在镇痛时不影响意识和其他感觉。

(2)镇静、致欣快感:吗啡有明显的镇静作用,能改善患者由疼痛所引起的紧张、焦虑、恐惧等情绪,产生较强的镇静作用,提高对疼痛的耐受力。给药后,患者常出现嗜睡、理智障碍、精神模糊等,在安静环境下易诱导入睡。吗啡还可致欣快感,使患者得到满足感、感到飘然欲仙等。镇静与欣快感可消除疼痛引起的情绪反应,这是吗啡镇痛效果良好的重要原因,同时也是造成患者强迫用药的重要因素之一。吗啡的致欣快感的作用与患者所处状态有关,对正处于疼痛折磨状态的患者作用十分明显,而对已经适应慢性疼痛的患者则不明显。

(3)抑制呼吸:治疗量的吗啡即可抑制呼吸,通过激动延髓呼吸中枢的阿片受体抑制呼吸调整中枢,降低呼吸中枢对二氧化碳的敏感性,使呼吸频率减慢、潮气量降低、每分通气量显著减少,其中呼吸频率减慢最为突出。急性中毒时呼吸频率可减慢至3～4次/分,引起严重缺氧、呼吸麻痹而导致死亡。呼吸抑制发生的快慢及严重程度与给药途径密切相关,静脉注射吗啡时呼吸抑制最为明显;吗啡与麻醉药、镇静催眠药以及酒精等合用可加重其呼吸抑制,但这种呼吸抑制易被呼吸中枢兴奋药拮抗;吗啡还可通过胎盘进入胎儿体内,抑制新生儿呼吸。

(4)镇咳:吗啡直接抑制延髓咳嗽反射中枢,使咳嗽反射减轻或消失,产生强大的镇咳作用。吗啡对多种原因引起的咳嗽均有效果,但易成瘾,临床上常用可待因代替。

(5)其他:吗啡可兴奋支配瞳孔的副交感神经,使瞳孔括约肌收缩、瞳孔缩小。吗啡中毒时瞳孔极度缩小,呈针尖样;吗啡兴奋延髓催吐化学感受区,引起恶心、呕吐;吗啡作用于下丘脑体温调节中枢,使体温调定点降低,体温略有下降,但长期大剂量应用时体温反而升高。

2. 内脏平滑肌

(1)胃肠道平滑肌:吗啡兴奋胃肠道平滑肌,升高胃肠道平滑肌和括约肌张力、减少其蠕动,使胃蠕动减慢、排空延迟,易致食物反流;提高小肠及大肠平滑肌张力,减弱推进性蠕动,导致肠内容物通过延缓和水分吸收增加,同时抑制消化腺的分泌;提高回盲瓣及肛门括约肌张力,使肠内容物通过受阻,加之吗啡抑制中枢作用,减弱便意和排便反射,易引起便秘。

(2)胆道平滑肌:治疗量的吗啡可引起胆道奥狄括约肌收缩,阻止胆道排空,胆囊内压力明显提高,引起上腹不适,甚至诱发胆绞痛。

(3)其他平滑肌:吗啡可降低妊娠末期子宫张力及收缩频率,对抗催产素对子宫的兴奋作用,从而延长产程;吗啡可提高输尿管平滑肌及膀胱括约肌张力,引起尿潴留、排尿困难;治疗量吗啡对支气管平滑肌兴奋作用不明显,较大剂量可引起支气管平滑肌收缩,甚至诱发或加重哮喘,可能与其促进组胺的释放有关。

3. 心血管系统　吗啡对心率影响较小,但能扩张动脉、静脉血管,降低外周阻力,并抑制压力感受器反射,使患者发生直立性低血压。吗啡对脑血管影响很小,但因抑制呼吸中枢使体内二氧化碳潴留,引起脑血管扩张和阻力降低,导致颅内压升高。

4. 其他 吗啡对机体免疫系统有抑制作用,可抑制人类免疫缺陷病毒(HIV)蛋白诱导的免疫反应,这可能也是吗啡吸食者易感染 HIV 的主要原因之一。

【临床应用】

1. 镇痛 吗啡对多种疼痛均有效,但易成瘾,仅用于其他镇痛药无效的急性锐痛,如严重创伤、烧伤等。吗啡可缓解或消除严重创伤、烧伤、手术、晚期癌症等引起的疼痛;吗啡与解痉药(如阿托品)配伍可缓解内脏平滑肌痉挛引起的绞痛,如胆绞痛和肾绞痛等;吗啡除能缓解心肌梗死引起的剧痛,并减轻焦虑外,还能扩张血管、减轻患者的心脏负担,但只有血压正常者方可使用。吗啡的镇痛效果与个体对药物的疼痛敏感性、疼痛程度及性质有关,应根据不同患者对药物的反应来调整剂量,在诊断未明的情况下应慎用,以免掩盖病情而延误诊断。

2. 心源性哮喘 吗啡可用于辅助治疗左心衰竭突发急性肺水肿所致的心源性哮喘。在治疗心源性哮喘基础用药下配合静脉注射吗啡可产生良好效果,可迅速缓解患者气促和窒息感,促进肺水肿液的吸收,但伴有昏迷、休克、严重肺部疾患及痰液过多时应禁用吗啡。其作用机制可能是:①吗啡可以扩张外周血管,降低外周阻力,减少回心血流量,减轻心脏负荷,有利于肺水肿的消除;②吗啡降低呼吸中枢对二氧化碳的敏感性,缓解过度的反射性呼吸兴奋,使急促浅表呼吸的症状得以改善;③吗啡的中枢镇静作用可减轻患者紧张、焦虑的情绪,有利于病情好转。因为吗啡可促进组胺的释放,引起支气管平滑肌收缩,诱发或加重哮喘,所以支气管哮喘患者应禁用。

3. 止泻 吗啡可以减轻急、慢性消耗性腹泻的症状,对伴有细菌感染的腹泻,应同时应用抗生素治疗,临床上常选用阿片酊或复方樟脑酊等。

【不良反应及用药监护】

1. 一般不良反应 治疗量吗啡可引起恶心、呕吐、便秘、呼吸抑制、眩晕、嗜睡、排尿困难、胆道压力升高、直立性低血压等。用药期间应多饮水、定时排便,必要时应用缓泻剂;定时检查血压,嘱咐患者卧床,缓慢改变体位,防止摔伤等。

2. 耐受性及依赖性 长期反复用药易产生耐受性和药物依赖性。吗啡按常规剂量连用 2～3 周即可产生耐受性。给药剂量越大,用药间隔越短,耐受性越易发生。

3. 急性中毒 吗啡过量可引起急性中毒,主要表现为昏迷、深度呼吸抑制以及针尖样瞳孔,又称为吗啡中毒三联征。此外,还常伴有血压下降、体温下降、严重缺氧以及尿潴留等。呼吸麻痹是中毒致死的主要原因,如出现应及时通知医生,及时停药。抢救措施为人工呼吸、吸氧以及静脉注射阿片受体阻断药纳洛酮或纳曲酮,也可用呼吸兴奋药尼可刹米对抗呼吸抑制。

4. 禁忌证 分娩、哺乳妇女,支气管哮喘、肺心病患者,颅内压增高、肝功能严重减退患者,以及新生儿、婴儿禁用。

可 待 因

可待因(codeine)又称甲基吗啡,为阿片生物碱之一。本药口服易吸收,生物利用度为50%左右,大部分在肝内代谢,代谢产物及少量药物原形经肾脏排泄。可待因与吗啡的药理作用相似,但比吗啡的弱,镇咳作用为吗啡的 1/4,镇痛作用为吗啡的 1/12～1/10,对呼吸中枢抑制也较轻,无明显的镇静作用。可待因在临床上用于治疗各种原因引起的剧烈干咳和刺激性干咳,尤其适用于胸膜炎干咳伴胸痛者,也适用于中等程度疼痛的治疗。本药无明显便秘、呕吐、尿潴留及直立性低血压等副作用,成瘾性也低于吗啡的。

第二节　人工合成的阿片类镇痛药

一、阿片受体激动药

哌　替　啶

哌替啶(pethidine)又称杜冷丁(dolantin)、唛啶(meperidine),为苯基哌啶衍生物,是临床上常用的人工合成镇痛药。本药口服易吸收,生物利用度为 $40\%\sim60\%$,临床上常用皮下或肌内注射给药。该药能透过胎盘屏障,进入胎儿体内。

【药理作用】　哌替啶主要激动 μ 型阿片受体,其药理作用与吗啡的基本相同。

1. 镇痛、镇静　哌替啶镇痛作用的效价强度为吗啡的 $1/10\sim1/7$,作用持续时间为 $2\sim4$ h,镇静作用与吗啡的相当,可消除患者的紧张和焦虑情绪。

2. 抑制呼吸　哌替啶抑制呼吸作用的强度与吗啡的相当,持续时间短。

3. 扩张血管　哌替啶扩张血管的作用与吗啡的相当,可引起体位性低血压,同时可使体内二氧化碳蓄积,扩张脑血管,升高颅内压。

4. 兴奋平滑肌　哌替啶能提高胃肠道平滑肌和括约肌的张力,减慢胃肠蠕动,但因作用时间短,较少引起便秘,也无止泻作用;大剂量哌替啶可引起支气管平滑肌收缩,诱发哮喘,对妊娠末期子宫正常收缩影响较小。

【临床应用】

1. 镇痛　哌替啶对各种疼痛(如癌症晚期疼痛、创伤性疼痛)均有效果,由于成瘾性较吗啡的弱,临床上可替代吗啡用于镇痛;与解痉药(如阿托品)合用可治疗内脏绞痛;因新生儿对哌替啶抑制呼吸非常敏感,故临产前 2 h 内不宜使用。

2. 心源性哮喘　哌替啶可替代吗啡治疗心源性哮喘,效果良好,其机制与吗啡的相同。

3. 麻醉前给药　哌替啶的镇静作用能使患者安静,消除患者术前紧张和恐惧情绪,麻醉前给予哌替啶,可减少麻醉药用量及缩短麻醉诱导期。

4. 人工冬眠　本药与氯丙嗪、异丙嗪合用组成冬眠合剂,用于人工冬眠疗法。

【不良反应及用药监护】

(1) 本药的副作用与吗啡的相似,可引起眩晕、出汗、口干、恶心、呕吐、心悸和直立性低血压等,偶致震颤、肌肉痉挛、反射亢进,甚至惊厥,中毒解救时需合用抗惊厥药。

(2) 本药久用可产生耐受性和依赖性,但较吗啡的弱。

(3) 本药禁与单胺氧化酶抑制药合用,否则可致高热、多汗、惊厥、严重呼吸抑制、昏迷,甚至死亡。

(4) 本药的禁忌证与吗啡的相同。

美　沙　酮

美沙酮(methadone)为 μ 受体激动药。本药口服吸收良好,主要在肝脏代谢,经肾脏、胆汁或粪便排泄,酸化尿液可加速其排泄。

【药理作用】 本药为阿片受体激动药,其药理作用与吗啡的相似,镇痛效能和持续时间也与吗啡的相当;本药镇静作用较弱,重复给药仍可引起明显的镇静作用;本药抑制呼吸、缩瞳、引起便秘及升高胆道内压等作用也较吗啡的弱。本药耐受性与成瘾性发生慢,戒断症状较轻,但脱瘾较难。口服美沙酮后再注射吗啡不能得到原有的欣快感,也不出现戒断症状,因而美沙酮也被广泛地应用于吗啡和海洛因成瘾的治疗,但不能根治。

【临床应用】 本药适用于创伤、手术及晚期癌症等所致的剧痛,也可用于吸毒成瘾者的脱毒治疗。

【不良反应及用药监护】 本药的不良反应多见恶心、呕吐、便秘、嗜睡、口干等。长期用药易致淋巴细胞数、血浆白蛋白、糖蛋白以及催乳素含量升高,性功能减退。皮下注射本药有局部刺激作用,可致局部疼痛、硬结等。本药能渗透过胎盘屏障,影响产程和抑制胎儿呼吸,孕妇及分娩产妇禁用。

二氢埃托啡

二氢埃托啡(dihydroetorphine)为我国研制的强镇痛药,其镇痛效力为吗啡的6 000～10 000倍。二氢埃托啡的镇痛剂量小,止痛作用最强,无欣快感反应,成瘾性小。小剂量间断给药不易产生耐受性。本品用量小,作用时间短,仅2 h左右。本药临床上常用于治疗哌替啶、吗啡等无效的剧烈疼痛,也用于诱导麻醉、静脉复合麻醉以及阻滞麻醉辅助用药。镇痛剂量不良反应轻,有时可引起类似于吗啡或哌替啶的头晕、恶心、呕吐、乏力、出汗等;过量中毒表现为呼吸抑制、瞳孔缩小,甚至昏迷,可肌内注射或静脉注射纳洛酮对抗。

芬 太 尼

芬太尼(fentanyl)为人工合成的强效麻醉性镇痛药,作用与吗啡的相似,镇痛效力为吗啡的100倍,作用迅速,维持时间短,依赖性较哌替啶的轻。本药主要用于麻醉前给药及诱导麻醉,并作为辅助用药与全麻药合用于各种手术,或与氟哌利多合用产生神经阻滞镇痛,用于神经安定镇痛术,也可用于治疗各种剧烈疼痛。芬太尼的衍生物舒芬太尼(sufentanil)的镇痛作用强于吗啡1 000倍。

不良反应有眩晕、恶心、呕吐、低血压及胆道括约肌痉挛等。大剂量用药可产生明显肌肉僵直,可用纳洛酮拮抗。静脉注射过快可致呼吸抑制,如不及时治疗可发生呼吸停止、循环抑制及心脏停搏等。本药禁止与单胺氧化酶抑制药合用,禁用于支气管哮喘、呼吸抑制、重症肌无力、颅脑肿瘤或颅脑外伤引起昏迷的患者以及2岁以下小儿。

二、阿片受体部分激动药

喷 他 佐 辛

喷他佐辛(pentazocine)又称镇痛新,为阿片受体部分激动药,主要激动κ受体,但又拮抗μ受体。本药口服生物利用度低,首关消除多,主要经肝脏代谢,代谢速率个体差异较大,故导致镇痛效果个体差异大。

【药理作用】 按等效剂量计算,本药的镇痛作用为吗啡的1/3,呼吸抑制作用为吗啡的1/2,但剂量超过30 mg时,呼吸抑制作用并不按比例增加,故相对较为安全。用量达60～90 mg时,可产生精神症状,如烦躁不安、焦虑、幻觉等,可用大剂量纳洛酮对抗。本药可减慢胃排空,但作用比吗啡的弱;对心血管系统的作用与吗啡的不同,大剂量用药可增加心率和升高血压;冠心病患者静脉注射本药能提高平均主动脉压、左室舒张末压及增加心肌耗氧量等。

【临床应用】 本药用于治疗各种慢性疼痛,其镇痛强度不如吗啡。

【不良反应及用药监护】 本药常见的不良反应有镇静、眩晕、出汗、恶心、呕吐等。大剂量用药能引起血压升高、心率增快、呼吸困难等;局部反复注射,可促进局部组织产生无菌性脓肿、溃疡和瘢痕,应常更换注射部位。本药不易成瘾,但长时间使用,也可产生成瘾现象,故不可滥用。此外,本药可加重心脏负担,故不用于缓解心肌梗死的疼痛;与吗啡合用能减弱吗啡的镇痛效果;对吗啡产生耐受性的患者,用药后可促进戒断症状产生。颅内压高者,孕妇,肝、肾功能不全者慎用。

布 托 啡 诺

布托啡诺(butorphanol)为阿片受体部分激动药。

【药理作用】 本药主要与中枢神经系统中的某些受体相互作用间接发挥其镇痛作用。其镇痛效力和呼吸抑制作用为吗啡的 3.5~7 倍。本药对中枢神经系统的影响还包括抑制呼吸、兴奋呕吐中枢、缩瞳、镇静等作用,但呼吸抑制程度不随剂量增加而变化。本药可增加支气管平滑肌运动张力,促进胃肠道分泌,增加外周血管阻力和肺血管阻力,对胃肠道平滑肌兴奋作用较吗啡的弱。

【临床应用】 本药临床上常用于缓解中、重度疼痛(如手术后、外伤及癌症引起的疼痛等),也可作为麻醉前用药。

【不良反应及用药监护】 本药常见的不良反应有头晕、恶心、头痛、便秘等,个别患者可出现嗜睡、意识模糊、精神错乱等。本药有一定的成瘾性。

丁 丙 诺 啡

丁丙诺啡(buprenorphine)是一种阿片受体部分激动药,其镇痛效力优于哌替啶的。本药能产生吗啡样的呼吸抑制作用且持续时间长,但极少引起严重呼吸抑制,成瘾性小于吗啡的。本药常用于治疗各类术后疼痛、癌症疼痛、心绞痛及其他内脏痛,也可用于吗啡或海洛因成瘾的脱毒治疗。

第三节 其他镇痛药

曲 马 朵

曲马朵(tramadol)的镇痛强度与喷他佐辛的相似,镇咳效力为可待因的 1/2,镇痛的同时不产生欣快感。本药口服易吸收,生物利用度高。本药在治疗量时呼吸抑制作用弱,对胃肠道无影响,也不影响心血管功能。本药在临床上适用于治疗中度及重度的急、慢性疼痛,如手术、创伤、晚期肿瘤及分娩引起的疼痛等。其不良反应和其他镇痛药的相似,偶有多汗、头晕、食欲缺乏、恶心、呕吐、口干、嗜睡、疲劳等。本药静脉注射过快可有颜面潮红,过量应用可致昏迷、血压下降、呼吸抑制,甚至呼吸骤停。本药与镇静催眠药合用可增强其镇痛作用,合用时应调整剂量,长期应用也可成瘾。

布 桂 嗪

布桂嗪(bucinnazine)又称强痛定(fortanodyn),其镇痛强度约为吗啡的 1/3,呼吸抑制和胃肠道作用较轻,对平滑肌痉挛的镇痛效果差,临床上多用于治疗偏头痛、三叉神经痛、外伤性疼痛、炎性疼痛、牙痛、关节痛、痛经以及晚期癌疼痛等。偶有恶心、头晕、困倦、全身发麻感等神经系统反应,停药后即消失。连续应用本药有一定的成瘾性,故不可滥用。

延胡索乙素及罗通定

延胡索乙素(tetrahydropalmatine)为罂粟科植物延胡所含的生物碱,即消旋四氢帕马丁,有效部分为左旋体,即罗通定(rotundine)。其口服吸收效果较好,镇痛作用较解热镇痛药的强,但比哌替啶的弱,镇痛作用与脑内阿片受体及前列腺素系统无关。本药对慢性持续性钝痛效果较好,对创伤、手术、晚期癌症引起的疼痛的止痛效果较差,无明显的成瘾性。本药可用于治疗胃肠及肝胆系统等疾病引起的钝痛、一般性头痛以及脑震荡后头痛,对产程及胎儿均无不良影响,也可用于痛经及分娩止痛。

第四节　阿片受体拮抗药

纳　洛　酮

纳洛酮(naloxone)的化学结构与吗啡的相似,对各型阿片受体都有竞争性拮抗作用。纳洛酮本身无明显药理效应及毒性作用,成人注射小于 12 mg 时不产生任何症状,但对吗啡中毒者小剂量(0.4～0.8 mg)注射就能迅速翻转吗啡的作用。本药对吗啡成瘾者可迅速诱发戒断症状。

本药在临床上主要用于阿片类镇痛药急性中毒,拮抗这类药物产生的呼吸抑制及其他中枢抑制症状;本药能拮抗麻醉性镇痛药的残余作用,芬太尼、哌替啶等作静脉复合麻醉或麻醉辅助用药时,术后呼吸抑制明显者可用本品拮抗;本药也可用于新生儿受其母体中麻醉性镇痛药影响而致呼吸抑制。本药能诱发戒断症状,可用于吸毒成瘾者的鉴别诊断。本药的促醒作用可用于解救急性酒精中毒、昏迷、休克等。

纳　曲　酮

纳曲酮(naltrexone)与纳洛酮相似,生物利用度高,对 κ 受体的拮抗作用强于纳洛酮的。其药理作用及临床应用同纳洛酮的。

第五节　镇痛药的应用原则

镇痛药治疗的基本原则在于有效消除疼痛,最大限度地减少不良反应,把疼痛带来的心理负担降至最低,全面提高患者的生活质量。具体的应用原则包括以下几个方面。

1. 根据疼痛性质和程度选药　各种疾病引起的疼痛性质有所不同,根据疼痛的性质选择适当的药物。例如,炎症等引起的钝痛一般选择非甾体类抗炎药镇痛;创伤、癌症晚期等引起的剧痛则选择麻醉性镇痛药镇痛。根据疼痛的强弱程度不同应用的镇痛药也不同:疼痛较弱时选择可待因、氨酚待因等镇痛药;疼痛较强时选择吗啡、哌替啶等强效镇痛药。对癌性疼痛患者,应遵循世界卫生组织(WHO)提出的三阶梯镇痛原则选择镇痛药。

2. 选择合理的给药途径　给药应以无创给药为首选途径,常选择口服给药,这种给药方式便于患者长期服药。有吞咽困难等不能口服给药者,可选择透皮贴剂、舌下含化或直肠给药等方式给药;对经口服等无创给药后疼痛无明显改善者,可经肌内注射或静脉注射给药。

3. 适量、定时给药 适量、定时给药对于增强镇痛药的镇痛效果、减少不良反应尤为重要。使用镇痛药初期,必须先测出能控制患者疼痛的剂量,然后按此剂量给药。如疼痛加重,可根据个体耐受情况逐渐调整追加镇痛药剂量,增加药物剂量一般为原使用剂量的 25%～50%,最多不超过 100%,以防药物中毒的发生。如经其他治疗手段使疼痛明显减轻的长期应用阿片类镇痛药的患者,可逐渐下调药物剂量,一般每天减少不超过原剂量的 25%～50%,这种药物剂量调整的方式可保证镇痛效果,避免由于减量而导致的戒断反应。定时给药原则也是镇痛药应用过程中必须遵守的原则,根据药物的代谢动力学特点有规律地按规定时间给药,而不是按需给药。当患者出现突发剧痛时,可按需给予镇痛药控制。定时给药不仅可提高镇痛效果,还可减少不良反应的发生。

4. 合理配伍用药 合理配伍用药可加强镇痛效果,减少镇痛药使用剂量,减轻药物的不良反应。例如,镇痛药与非甾体类抗炎药联合用于癌症疼痛的治疗,可加强镇痛效果、减少镇痛药的使用剂量;长期使用阿片类镇痛药导致肠蠕动受抑制而出现便秘,可联合使用促进胃肠蠕动药促进排便。不合理的联合用药可加重药物的不良反应,如阿片类镇痛药与单胺氧化酶抑制药合用,可引起躁狂、昏迷、惊厥及严重的呼吸抑制,甚至导致死亡。

5. 采用个体化给药治疗方案 阿片类镇痛药在使用过程中,存在明显个体差异,应根据患者具体情况(如所患疾病、对药物敏感性、年龄等)给药,使治疗个体化,让患者得到最佳的镇痛治疗,以维持和改善患者的生活质量。药物剂量个体化也非常重要,因为不同患者或同一患者在病程的不同时期所需剂量不同,所以用药剂量不应当受推荐剂量标准的限制,应遵循"疗效最好,不良反应最少"的原则,选择每一位患者的最佳剂量。

6. 做好用药监护 镇痛药的不良反应很多且较严重,对使用镇痛药的患者应注意监护。密切观察患者的疼痛缓解程度和身体反应(包括呼吸、血压、瞳孔大小等),及时采取必要措施,如当呼吸低于 6 次/分、有发绀现象时需辅助呼吸。通过用药监护减少药物的不良反应,以提高镇痛治疗的效果,提高患者的生活质量。

第六节 镇痛药的用药监护

镇痛药的用药监护见表 10-1。

表 10-1 镇痛药的用药监护

用药步骤	用药监护要点
用药前	1.熟悉常用镇痛药的适应证和禁忌证,了解各种药物剂型和用法
	2.充分认识引起疼痛的原因,减轻患者的焦虑情绪
用药中	1.疼痛是临床上一种常见症状,镇痛药是对症治疗的药物
	2.应用吗啡等镇痛药的过程中可出现腹胀、便秘、排尿困难等副作用,应鼓励患者多吃粗粮、多饮水、定时排便
	3.长期反复用药易产生依赖性,应严格掌握适应证,控制剂量和疗程,并密切观察早期表现
	4.应用期间定时监测血压、呼吸。吗啡中毒时瞳孔缩小,哌替啶中毒时瞳孔散大,用药过程要注意观察瞳孔变化

续表

用药步骤	用药监护要点
用药后	1.密切观察用药后的疗效和不良反应
	2.指导患者合理用药,告知滥用镇痛药的危害性
	3.注意观察患者的病情变化和情绪反应

知识链接

疼痛按其性质可分为锐痛和钝痛。锐痛又称快痛,疼痛尖锐且定位清楚,刺激撤除后很快消失,如烧伤、严重创伤等;钝痛又称慢痛,疼痛定位不明确,持续时间较长,如牙痛、头痛、关节痛、肌肉痛等。痛觉按其发生部位可分为躯体痛、内脏痛和神经性痛三种类型。躯体痛是由身体表面及深层组织的痛觉感受器受到各类伤害性刺激所致;内脏痛是由于内脏器官、体腔壁浆膜等组织部位的痛觉感受器受到炎症、摩擦、压力及牵拉等刺激所致;神经性痛是由于神经系统损伤或受到肿瘤浸润等影响所致。

知识链接

毒品是指鸦片、海洛因、甲基苯丙胺(冰毒)、可卡因、大麻等国家规定管制的能够使人形成瘾癖的麻醉药品和精神药品。毒品泛滥已成为世界最严重的公害之一。联合国毒品监督机构报告指出目前全世界有2亿多人在吸毒,而且这组数字呈进一步上升的态势。吸毒者每天要消费大量的金钱,在毒瘾的驱使下,吸毒者丧失伦理道德的观念,对家庭及社会治安构成严重威胁,同时也阻碍了经济的发展。毒品不仅可以使吸毒者丧失做人的尊严,也损害了自身的健康。毒品对神经系统、心血管系统、呼吸系统、生殖系统、消化系统有明显的损害。吸毒者会出现神经及精神症状、感染性心内膜炎、坏死性血管炎、支气管炎、肺感染、性功能丧失、闭经、肝损害等;孕妇使用毒品会出现早产、流产、死胎等;各种传染病(如艾滋病等)也因毒品的泛滥而传播迅猛;过量中毒可直接导致死亡。联合国将6月26日确定为"国际禁毒日",以此引起世界各国对毒品问题的重视。生命对我们每个人来说只有一次,希望每一个人都拒绝对毒品的尝试,远离毒品,关爱自己的生命。

小　结

本章所介绍的镇痛药是一类作用于中枢神经系统,在不影响意识和其他感觉的情况下选择性地消除或减轻疼痛的药物。因该类镇痛药镇痛的同时易产生依赖性,故又称为麻醉性镇痛药,多数属于麻醉药品。镇痛药通常可分为阿片生物碱类镇痛药、人工合成的阿片类镇痛药、其他镇痛药三类。吗啡属于阿片生物碱类镇痛药,在镇痛药中有一定代表性,主要作用于中枢神经系统、内脏平滑肌、心血管系统等几个方面,临床上主要用于镇痛、治疗心源性哮喘、止泻等,不良反应及用药监护包括一般不良反应、耐受性及依赖性等。其他类镇痛药的作用特点大多与吗啡的相似,不良反应及用药监护也相似。镇痛药的应用原则共有六条:①根据疼痛性质和程度选药;②选择合理的给药途径;③适量、定时给药;④合理配伍用药;⑤采用个体化给药治疗方案;⑥做好用药监护。

能力检测

一、选择题

A_1型题

1. 吗啡的药理作用是(   )。

A. 镇痛、镇静、镇咳　　　　B. 镇痛、镇静、抗震颤麻痹　　　C. 镇痛、兴奋呼吸

D. 镇痛、欣快、止吐　　　　E. 镇痛、安定、散瞳

2. 胆道平滑肌痉挛所致的绞痛应选用(   )。

A. 哌替啶　　　　　　　　B. 阿托品　　　　　　　　C. 吗啡

D. 阿托品和哌替啶　　　　E. 吗啡和哌替啶

3. 心源性哮喘可选用(   )。

A. 肾上腺素　　　　　　　B. 去甲肾上腺素　　　　　C. 异丙肾上腺素

D. 吗啡　　　　　　　　　E. 多巴胺

4. 吗啡的临床应用是(   )。

A. 胃肠痉挛绞痛　　　　　B. 慢性钝痛　　　　　　　C. 分娩阵痛

D. 肾绞痛　　　　　　　　E. 急性锐痛

A_2型题

5. 某患者曾发生过急性心肌梗死,经治疗后基本好转,近日来夜间突发剧咳憋气,不能平卧,听诊有湿啰音,诊断为心源性哮喘,医生应给予哪种药物治疗?(   )

A. 吗啡　　　B. 可待因　　　C. 芬太尼　　　D. 美沙酮　　　E. 曲马多

6. 患者,男,63岁,有10余年风湿性心脏病史。今晨起突发呼吸困难、心悸、气促、不能平卧,双肺湿啰音,诊断:急性左心衰竭。该患者除给予强心苷治疗外,还应给予下述哪种药物辅助治疗?(   )

A. 阿托品　　　B. 氯丙嗪　　　C. 哌替啶　　　D. 肾上腺素　　　E. 苯巴比妥

二、思考题

1. 简述吗啡的药理作用、临床应用、不良反应及用药监护。

2. 吗啡和哌替啶在药理作用和临床应用上有何异同?

(张　冲)

第十一章

解热镇痛抗炎药和抗痛风药

📖 **学习目标**

掌握:阿司匹林的药理作用、临床应用、不良反应及用药监护。

熟悉:解热镇痛抗炎药的共同药理作用。

了解:其他解热镇痛抗炎药的作用特点;抗痛风药的分类。

第一节 解热镇痛抗炎药

一、概述

解热镇痛抗炎药是一类具有解热、镇痛作用的药物,而且其中大多数药物还具有抗炎、抗风湿作用。它们在化学结构上虽属不同类别,但基本作用机制都是抑制体内前列腺素(PG)的合成,目前认为这是它们共同作用的药理基础。鉴于其化学结构和抗炎作用与糖皮质激素(甾体类抗炎药)的不同,故本类药物又称为非甾体类抗炎药。根据其化学结构不同,可分为以下几类:水杨酸类、苯胺类、吲哚类、烯醇酸类、芳基乙酸类、烷酮类、吡唑酮类、异丁芬酸类等。尽管该类药结构各异,但药理作用、临床应用、不良反应及用药监护非常相似。

解热镇痛抗炎药有共同的药理作用,具体包括以下三个方面。

1. 解热作用 体温的调节由位于下丘脑的体温调节中枢支配,体温调节中枢通过对产热及散热两个过程的精细调节,使体温维持于一个相对恒定水平(正常人为 37 ℃左右)。当病原体入侵人体后,由于病原体及其毒素刺激巨噬细胞,产生与释放内热源,这些内热源进入中枢神经系统,使中枢合成与释放前列腺素(PG)增多;PG 再作用于体温调节中枢将调定点提高至 37 ℃以上,这时机体产热增加,散热减少,导致发热。全身组织的多种 PG 都有致热作用,其中前列腺素 E_2(PGE_2)的致热作用最强。治疗剂量的解热镇痛抗炎药可抑制 PG 合成酶(环氧酶),减少 PG 的合成,使发热者的体温恢复正常,从而起到解热的作用,但是对体温正常者几乎无影响。

2. 镇痛作用 本类药物的镇痛作用部位主要在外周。当组织损伤或发炎时,局部产生并释放某些致痛化学物质(也是致炎物质)如缓激肽、PG 等,这些物质作用于痛觉感受器引起疼痛。PG 还可增强缓激肽等致痛物质的敏感性,放大痛觉效应。解热镇痛抗炎药可减少炎症时 PG 的合成,使痛觉感受器对致痛物质的敏感性降低,从而起到镇痛作用。本类药物对急性锐痛无效,对慢性钝痛效果较好,如头痛、牙痛、肌肉痛、关节痛及痛经等。本类药物在镇痛的同时不产生欣快感与成瘾性,故临床上应用广泛。

3. 抗炎作用 PG 还是参与炎症反应的活性物质,炎症组织中存在大量 PG。PG 与缓激肽等致炎物质有协同作用,使局部血管扩张、毛细血管通透性增加,产生红、肿、热、痛的症状。因为解热镇痛抗炎药可抑制环氧酶的合成,所以本类药物大多数有抗炎、抗风湿作用。本类药物可有效缓解炎症,但不能根治,也不能防止疾病发展及并发症的发生。

PG 的主要作用及作用环节如图 11-1 所示。

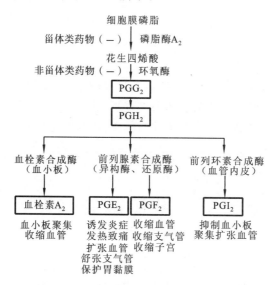

图 11-1 PG 的主要作用及作用环节

二、常用解热镇痛抗炎药

阿 司 匹 林

阿司匹林(aspirin)又称乙酰水杨酸(acetylsalicylic acid),是水杨酸类代表药物。

【药理作用】

1. 解热、镇痛、抗炎和抗风湿 本药主要通过抑制 PG 合成而产生解热、镇痛、抗炎和抗风湿作用。其解热作用是通过作用于下丘脑体温调节中枢,使外周血管扩张,血流量增加及出汗等散热作用增强而降温的;镇痛作用属于外周性镇痛;抗炎、抗风湿作用也较强,可使急性风湿热于 $24\sim48$ h 内退热,关节红、肿及疼痛缓解,血沉下降。由于该药控制急性风湿热的疗效迅速而确实,也可用于对其鉴别诊断。

2. 影响血栓形成 血栓素 A_2(TXA_2)能促进血小板聚集,使血管内形成血栓。当血药浓度较小时,阿司匹林抑制血小板的环氧酶,减少 PG 的合成,从而减少 TXA_2 的生成,通过抑制血小板的聚集起到抗血栓作用。当血药浓度较大时,阿司匹林可抑制血管壁中的 PG 合成酶,减少前列腺素(PGI_2)的合成,PGI_2 是 TXA_2 的生理拮抗剂,从而促进血栓的形成。

【临床应用】

1. 解热、镇痛、抗炎、抗风湿 本药可有效缓解头痛、牙痛、肌肉痛、痛经及感冒发热等症状,对神经痛效果较差;大剂量用药时的抗炎、抗风湿作用较强,可减轻炎症引起的红、肿、热、痛等症状;本药也可改善急性风湿热患者的症状,也可用于鉴别、诊断急性风湿热,对类风湿性关节炎也可迅速缓解症状,减轻关节损伤。

2. 预防血栓形成 临床上采用小剂量阿司匹林可预防血栓形成。本药也可治疗缺血性心脏病,如稳定型心绞痛、进展性心肌梗死等,能有效降低患者的病死率及再梗死率,此外,还可应用于一过性脑缺血、心房颤动、动静脉瘘、血管形成术及旁路移植术等。

【不良反应及用药监护】 本药短期、少量服用时不良反应较少,但长期、大量服用时则不良反应发生较多,个别较严重。长期大量用药治疗风湿性关节炎及类风湿性关节炎时,为保证用药的有效性与安全性,应逐渐增加剂量,并根据患者用药后的反应及血药浓度监测来确定并调整给药剂量及间隔时间,以减少不良反应的发生。

1. 胃肠道反应 胃肠道反应最为常见。口服给药可直接刺激胃黏膜,引起上腹不适、恶心、呕吐等;血药浓度过高时也可通过刺激延脑催吐化学感应区,导致恶心及呕吐。内源性 PG 对胃黏膜有保护作用,阿司匹林致溃疡可能与它抑制胃黏膜细胞合成 PG 有关。较大剂量或长期用药可诱发胃溃疡及不易察觉的胃出血(无痛性出血),胃溃疡患者禁用;本药宜饭后服用,可减轻胃肠道反应。

2. 水杨酸反应 服用阿司匹林剂量每天大于 5 g 时,可出现恶心、呕吐、头痛、眩晕、耳鸣及视力、听力减退等症状,称为水杨酸反应,严重者可出现过度呼吸、高热、酸碱失衡,甚至精神错乱等。如出现此类症状应立即停药,并静脉滴注碳酸氢钠溶液,以碱化尿液,加速体内水杨酸盐排泄。

3. 过敏反应 个别患者用药后可出现荨麻疹、血管神经性水肿等过敏反应,严重者可导致过敏性休克。部分哮喘患者服用阿司匹林或其他类解热镇痛抗炎药后可诱发支气管哮喘,称为阿司匹林哮喘,其原理与此类药物抑制 PG 生物合成有关。因为 PG 合成受阻,由花生四烯酸生成的白三烯以及其他脂氧酶代谢产物增多,导致内源性支气管收缩物质处于优势,诱发哮喘。因为此类过敏反应并不是以抗原-抗体反应为基础的过敏反应,所以应用肾上腺素治疗阿司匹林哮喘无效,可选用抗组胺类药物治疗。哮喘、鼻息肉及慢性荨麻疹患者禁用本药。

4. 凝血障碍 一般剂量阿司匹林即可通过抑制环氧酶来抑制血小板合成 TXA_2,由此可抑制血小板聚集,导致血小板不易聚集,延长出血时间。大剂量(每天 5 g 以上)阿司匹林还能抑制凝血酶原的形成,维生素 K 可以预防此类药物引起的凝血障碍。严重肝脏疾病、有出血倾向、维生素 K 缺乏患者等均应避免服用本药;手术前一周应停用阿司匹林;避免与抗凝药、溶栓药同用,可增加出血的危险;如患者出现牙龈出血、月经量增大、紫癜时应及时通知医生。

5. 瑞夷综合征 国外有报导儿童或青年患者感染病毒性疾病引起发热时,使用阿司匹林退热有引起急性肝脂肪病变-脑病综合征(即瑞夷综合征)的危险,表现为严重肝功能障碍合并脑病,预后较差,死亡率高,但较少见。儿童或青年病毒性感染患者引起发热的应慎用阿司匹林。

6. 其他 老年肾功能障碍患者慎用阿司匹林,有导致肾功能衰竭的危险;大剂量用药退热时可致出汗、体液丧失过多引起脱水,宜多饮水。

对乙酰氨基酚

对乙酰氨基酚(acetaminophen)又称扑热息痛(paracetamol),口服易吸收,半衰期为

2～3 h。本药作用于中枢神经系统,可以抑制前列腺素的合成,产生解热、镇痛作用。本药对外周组织环氧酶没有明显作用,故抗炎作用很弱,无临床使用价值,临床上主要用于治疗发热,也可用于缓解轻、中度疼痛,如头痛、痛经、肌肉痛、关节痛等。

常规剂量下,对乙酰氨基酚的不良反应较少,偶尔可引起恶心、出汗等,少数病例可发生过敏性皮炎、粒细胞缺乏、血小板减少、药物热等,很少引起胃肠道出血。本药有一定肝毒性,剂量过大可引起肝脏损害,严重者可致昏迷,甚至死亡。

吲 哚 美 辛

吲哚美辛(indomethacin)又称消炎痛,是作用最强的非甾体类抗炎药之一,具有明显的解热、镇痛、抗炎作用。其抗炎作用为阿司匹林的 10～40 倍,对炎性疼痛有明显的镇痛作用,同时也具有抗血小板聚集作用,但疗效不如阿司匹林的。本药主要用于治疗急、慢性风湿性关节炎,骨关节炎,痛风性关节炎,强直性脊椎炎及癌性疼痛等,对内脏绞痛、偏头痛以及其他非甾体抗炎药不易控制的发热等也有一定疗效。

吲哚美辛的不良反应多,胃肠道反应也较常见,表现为恶心、呕吐、腹痛、腹泻、消化道溃疡,甚至消化道出血及胃穿孔。本药对造血系统有抑制作用,可引起粒细胞减少、血小板减少等,偶见再生障碍性贫血。过敏反应常见皮疹、哮喘等,严重者可致休克。溃疡病、精神失常、癫痫、阿司匹林哮喘、支气管哮喘、肾功能不全者及孕妇、哺乳期妇女应禁用本药;避免与酸性药物及其他抗炎药同时使用;避免酒后用药。

布 洛 芬

布洛芬(brufen)又称异丁苯丙酸,口服易吸收。本药作用近似于阿司匹林,胃肠道的副作用较阿司匹林的少,患者易于耐受;对炎性疼痛的疗效比创伤性疼痛的强。临床上主要用于治疗风湿病、类风湿性关节炎和急性腱鞘炎等。常见胃肠系统反应,如恶心、上腹不适等,发生率较高。中枢神经系统的反应较轻,如头痛、眩晕、耳鸣等;长期大剂量使用本药时可引起溃疡病复发、消化道出血等,血液病或肾损伤也有报道;服药期间禁止饮酒、高空作业等。

吡 罗 昔 康

吡罗昔康(piroxicam)又称炎痛喜康。其抗炎作用与阿司匹林的相似,作用迅速而持久,用药量小。临床上常用于治疗风湿性关节炎、类风湿性关节炎,还可用于治疗腰肌劳损、肩周炎等。不良反应常见恶心、胃痛及消化不良等胃肠反应。血液系统不良反应偶见中性粒细胞减少、血小板减少、嗜酸性粒细胞增多、再生障碍性贫血等;神经系统可见头晕、眩晕、耳鸣、头痛、失眠及精神抑郁等;剂量过大或长期服用本药可导致胃溃疡,有的患者可并发消化道出血,甚至穿孔。肝功能异常者慎用。

保 泰 松

保泰松(phenylbutazone)消炎、抗风湿的作用较强,解热、镇痛的作用弱;血浆半衰期长,可在体内蓄积,毒性较大。本药主要用于治疗风湿性关节炎、类风湿性关节炎和强直性脊柱炎等,由于本药较大剂量应用时可减少肾小管对尿酸盐的重吸收,促进尿酸的排泄,也可用于急性痛风的治疗。羟基保泰松(oxyphenbutazone)为保泰松在体内经肝药酶代谢的产物,半衰期也很长。本药除无排尿酸作用外,其他作用及用途与保泰松的相似,不良反应也与保泰松的基本相同。由于本类药物不良反应较多,现已少用。

尼美舒利

尼美舒利(nimesulide)是新型解热镇痛抗炎药,有较高的选择性,抗炎作用强,不良反应小。

第二节 抗痛风药

痛风是指由嘌呤代谢紊乱而引起的疾病,表现为高尿酸血症,尿酸多。尿酸盐在关节、结缔组织以及肾脏等处析出尿酸钠结晶,尿酸钠结晶能引起粒细胞浸润,粒细胞对尿酸钠进行吞噬而产生炎症反应。如未及时治疗可发展为慢性痛风性关节炎或导致肾脏病变。抗痛风药通常分为四类:①抑制尿酸生成药,如别嘌醇;②促进尿酸排泄药,如丙磺舒、苯溴马隆等;③抑制白细胞游走进入关节药,如秋水仙碱;④一般的解热镇痛抗炎药,如布洛芬、保泰松、炎痛喜康、萘普生等(详见本章第一节)。

秋 水 仙 碱

秋水仙碱(colchicine)对痛风急性发作有消炎、止痛作用。本药与中性粒细胞微管蛋白结合可改变细胞膜功能,引起中性粒细胞的趋化、黏附和吞噬作用,抑制急性发作局部的粒细胞浸润;与有丝分裂纺锤体结合可阻断细胞的分裂。本药主要用于治疗或预防急性痛风发作。秋水仙碱毒性较大,主要是胃肠道反应、骨髓抑制、肾脏损害,所以不用于治疗慢性痛风。

别 嘌 醇

别嘌醇(allopurinol)又称别嘌呤醇,为次黄嘌呤的异构体。次黄嘌呤和黄嘌呤可被黄嘌呤氧化酶催化生成尿酸,别嘌醇为该酶的抑制剂。别嘌醇可被体内黄嘌呤氧化酶催化成为别黄嘌呤,由于黄嘌呤氧化酶对别黄嘌呤的亲和力比对黄嘌呤和次黄嘌呤的高,使对黄嘌呤和次黄嘌呤合成尿酸受阻,血中尿酸的浓度降低,组织内尿酸结晶溶解,从而缓解痛风的症状。本药主要用于慢性原发性或继发性痛风的治疗,也用于反复发作性尿酸结石患者。

苯 溴 马 隆

苯溴马隆(benzbromarone)又称苯溴香豆素,为苯并呋喃衍生物,主要是通过抑制肾小管对尿酸的重吸收,促进尿酸的排泄,降低血中尿酸浓度而起到抗痛风的作用。本药适用于治疗单纯原发性高尿酸血症以及非发作期痛风性关节炎。本药口服易吸收,用药期间需大量饮水以增加尿量(治疗初期,饮水量每天不得少于 1 500 mL),定期测量尿液的酸碱度。

丙 磺 舒

丙磺舒(probenecid)是通过抑制肾小管对尿酸的再吸收,增加尿酸的排泄,降低血中尿酸盐的浓度,从而减少尿酸沉积,起到治疗痛风的作用。本药无抗炎、镇痛作用,不适用于治疗急性痛风,主要用于慢性痛风的治疗。

第三节 解热镇痛抗炎药的用药监护

解热镇痛抗炎药的用药监护见表11-1。

用药基础(第2版)

表 11-1　解热镇痛抗炎药的用药监护

用药步骤	用药监护要点
用药前	1.熟悉常用解热镇痛抗炎药的适应证和禁忌证,了解各种药物的剂型和用法
	2.充分认识引起发热、疼痛及炎症的原因,尽可能去除原发病因
	3.治疗风湿痛时,应告诉患者该类药不会使疼痛立即消失,约需 2 周疗程,要坚持服药
用药中	1.发热、疼痛是临床上常用的症状,炎症是一种病理变化过程,解热镇痛抗炎药是对症治疗的药物
	2.应用阿司匹林过程中,一旦出现"阿司匹林哮喘",应立即停药,并应用糖皮质激素和抗组胺药治疗
	3.应用阿司匹林后要严密观察,若出现水杨酸反应,应立即停药,静脉滴注碳酸氢钠溶液以碱化尿液,加速排泄
	4.长期应用本类药物,可引起胃肠道反应,应嘱患者饭后服药,避免空腹服药。消化性溃疡患者禁用阿司匹林、吲哚美辛等对胃肠刺激性大的药物
	5.阿司匹林与香豆素类抗凝血药、磺酰脲类降血糖药合用时,出现血浆蛋白竞争性置换,提高这些药物的游离血药浓度,增强其作用和毒性
	6.阿司匹林与糖皮质激素类药合用,刺激胃酸分泌增加、诱发和加重溃疡及胃肠出血,故不宜合用
用药后	1.密切观察用药后的疗效和不良反应
	2.指导患者合理用药、安全用药、正确规范的联合用药
	3.注意观察患者的病情变化及症状的改善情况

知识链接

发热又称发烧,是指由于致热源的作用使体温调定点升高而引起的调节性体温升高(超过 0.5 ℃)。引起发热的原因有很多,最常见的是感染,感染发热是受感染患者对感染的一种防御性反应。发热对人体有利也有害。通过发热,可刺激人体内的单核-巨噬细胞系统的吞噬作用来对抗感染,形成消灭病原体的抗体,增强酶活力以及肝脏的解毒功能,还可通过升高体温降低病原体生长速度及使病原体的酶及毒素失活,促进疾病的痊愈。但高热时人体对各种营养物质的代谢增加,耗氧量增加,有时还会出现腹泻等消化功能的异常表现,很容易发生体内代谢的紊乱。发热时,尤其是小儿,心跳增快明显,从而增加了心脏的负担,甚至可导致严重后遗症。发热还可引起大脑皮层高度兴奋,严重时可导致惊厥或转为高度抑制,出现意识模糊、昏睡甚至昏迷等现象。长期发热还会导致人体消耗过多,出现免疫力下降。因此,在高热时有必要应用退热药物(特别是小儿)。

知识链接

痛风(gout)是指由于遗传性或获得性病因导致嘌呤代谢障碍和血清尿酸持续升高所引起的疾病。近年来,随着生活水平的提高,饮食结构的改善,痛风的发病率越来越高,已经成为一种常见的"富贵病"。诱发痛风的主要因素有:①身体肥胖的人体表面积越大,血清尿酸水平越高,越易诱发痛风;②某些疾病,如高脂血症、高血压病患者易患痛风;③长期大量饮酒可导致血尿酸增高和血乳酸增高,可刺激嘌呤增加,诱发痛风;④进食海鲜等高嘌呤食物,导致体内血尿酸水平增高,可诱发痛风。临床上诊断痛风并不是难事,但是抗痛风的药物在治疗上都有缺陷,疗效差、副作用大成为其临床应用的瓶颈。因此,治疗痛风的原则是在应用有效抗痛风药物治疗的情况下,配合控制饮食、充分摄入水分、积极参加体育锻炼、养成良好的生活规律等一般非药物疗法,并定期检查。

小 结

解热镇痛抗炎药又称为非甾体类抗炎药,本类药物具有解热、镇痛作用,其中大多数还有抗炎、抗风湿作用。这类药物有着相似的药理作用,阿司匹林是这类药物的代表药,具有解热、镇痛、抗炎和抗风湿作用,还可以抑制血小板的聚集,起到抗血栓的作用,不良反应主要是胃肠道反应、水杨酸反应、过敏反应、凝血障碍、瑞夷综合征及肾功能损害等。吲哚美辛是作用最强的非甾体类抗炎药之一,但是不良反应也较严重,故在临床应用当中受到很多限制。对乙酰氨基酚仅有解热、镇痛作用,抗炎作用很弱,故常用于治疗发热。抗痛风药分为抑制尿酸生成药、促进尿酸排泄药、抑制白细胞游走进入关节药和一般的解热镇痛抗炎药,其中代表药物是秋水仙碱,主要用于治疗或预防急性痛风发作。

能力检测

一、选择题

A₁型题

1. 解热镇痛抗炎药的解热作用是( )。

A. 抑制缓激肽生成　　　B. 抑制内热源释放　　　C. 使中枢 PG 合成减少

D. 使外周 PG 合成减少　　E. 使过敏介质释放减少

2. 解热镇痛抗炎药的镇痛作用部位是( )。

A. 脊髓胶质层　　　　　B. 外周部位　　　　　　C. 脑干网状结构

D. 下丘脑　　　　　　　E. 大脑皮层

3. 与阿司匹林作用无关的是( )。

A. 解热　　　　　　　　B. 镇痛　　　　　　　　C. 抗炎、抗风湿

D. 抑制血小板聚集　　　E. 促进 PG 合成

4. 无抗风湿作用的药物是( )。

A. 阿司匹林　　　　　　B. 对乙酰氨基酚　　　　　　C. 布洛芬

D. 双氯芬酸　　　　　　E. 吲哚美辛

5. 阿司匹林的作用是(　　)。

A. 抗焦虑　　B. 抗惊厥　　C. 抗癫痫　　D. 抗风湿　　E. 抗免疫

A_2型题

6. 某患者用大剂量的阿司匹林治疗风湿性关节炎,用药过程中出现头痛、眩晕、恶心、呕吐、耳鸣、视力及听力减退等,医生应给予怎样救治?(　　)

A. 口服碳酸氢钠　　　　　　B. 静脉滴注碳酸氢钠　　　　　　C. 肌内注射安定

D. 静脉滴注甘露醇　　　　　　E. 静脉注射 50%葡萄糖

7. 患者,男,63 岁,患风湿性关节炎 18 年,近日因关节肿痛来院就诊,下述哪种药物对此病无缓解作用?(　　)

A. 对乙酰氨基酚　　　　　　B. 阿司匹林　　　　　　C. 吲哚美辛

D. 布洛芬　　　　　　E. 吡罗昔康

二、思考题

1. 简述解热镇痛抗炎药的共同作用及特点。

2. 简述阿司匹林的药理作用、临床应用、不良反应及用药监护。

3. 比较阿司匹林和氯丙嗪对体温影响的异同。

4. 比较解热镇痛抗炎药与镇痛药的镇痛作用的异同。

(张　冲)

第十二章
中枢兴奋药

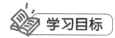 **学习目标**

掌握：咖啡因、尼可刹米的药理作用、临床应用、不良反应及用药监护。

熟悉：促进大脑功能恢复药的临床应用、不良反应及用药监护。

了解：中枢兴奋药的分类。

中枢兴奋药(central stimulants)是一类能选择性提高中枢神经系统功能活动的药物，其作用的强弱与药物的剂量及中枢神经功能状态有关。随着剂量的增加，药物作用的增强，作用范围也随之扩大，过量可引起中枢各部位广泛兴奋而导致惊厥，甚至死亡。因此，应用中枢兴奋药时必须严格掌握用药适应证及给药剂量，严密观察患者用药后反应，做好患者的用药护理。

根据它们对中枢不同部位的作用效应不同可分为三类：①兴奋大脑皮层的药物，如咖啡因等；②兴奋延髓呼吸中枢的药物，如尼可刹米等；③促进大脑功能恢复的药物，如吡拉西坦等。

第一节　兴奋大脑皮层的药物

咖　啡　因

咖啡因(caffeine)是从咖啡豆或茶叶中提取的生物碱，现已可人工合成。

【药理作用】

1. 中枢神经兴奋作用　小剂量咖啡因(50～200 mg)对大脑皮质有选择性兴奋作用，可减轻疲劳、振奋精神、消除睡意、改善思维、提高工作效率；较大剂量(250 mg以上)可直接兴奋延脑呼吸中枢和血管运动中枢，使呼吸加深加快，血压升高；中毒剂量(大于800 mg)时还能引起中枢神经系统广泛兴奋，甚至导致惊厥。

2. 心血管系统　咖啡因可直接兴奋心脏，增强心肌收缩力，加快心率，增加心排出量以及扩张血管(冠状血管、肾血管等)，但此作用常被兴奋迷走中枢及血管运动中枢的作用所掩盖，故无治疗意义。咖啡因尚可直接作用于大脑小动脉平滑肌，使其收缩，从而使脑血管阻力增加，血流量减少；可与解热镇痛药合用，治疗脑血管扩张导致的头痛。

3. 其他　咖啡因通过增加肾小球滤过，减少了肾小管对Na^+的重吸收，产生利尿作用;还可以刺激胃酸和胃蛋白酶分泌以及舒张支气管和胆道平滑肌。

【临床应用】 咖啡因主要用于对抗中枢抑制状态,如严重传染病、中枢抑制药中毒引起的昏睡及呼吸循环抑制等。此外,由于咖啡因收缩脑血管,减少脑血管搏动的幅度而加强药物止头痛的作用,还常配伍麦角胺治疗偏头痛;使大脑皮层的兴奋、抑制过程恢复平衡,配伍解热镇痛药(如阿司匹林等)治疗一般性头痛;与溴化物合用治疗神经官能症等。

【不良反应及用药监护】

(1) 不良反应少见,小剂量可致激动、恶心、头痛、失眠、心悸等;大剂量可致焦躁不安、过度兴奋、耳鸣、眼花等;过大剂量可致肌肉抽搐甚至惊厥,婴幼儿高热时更易发生惊厥,应避免使用含有咖啡因的复方制剂退热。

(2) 可增加胃酸分泌,加重胃溃疡,故消化性溃疡患者禁用。

(3) 过量可用镇静催眠药对抗,长期应用可发生耐受性及成瘾性。

(4) 孕妇、哺乳期妇女及冠心病、肝肾功能不全者慎用。

哌醋甲酯

哌醋甲酯(methylphenidate)又名利他林(ritalin),化学结构与苯丙胺相似,是人工合成的苯丙胺类衍生物。中枢兴奋作用较温和,对精神的兴奋作用强于对运动的兴奋作用;能有效改善精神活动,消除睡意、缓解轻度抑制症状、活跃思维、减轻疲乏感;较大剂量可兴奋呼吸中枢,过量可导致惊厥。用于中枢抑制药过量引起的昏睡、呼吸抑制、小儿遗尿症、儿童多动综合征、轻度抑郁症。本药在治疗量时不良反应较少,偶有失眠、心悸、焦虑、厌食等;大剂量时可使血压升高而致眩晕、头痛等,严重可导致惊厥;癫痫、高血压患者禁用;久用可产生耐受性和心理依赖性,并可影响儿童生长发育。

匹 莫 林

匹莫林(pemoline)的药理作用和临床应用与哌醋甲酯的相似,但作用维持时间更长,只需一日用药一次。临床上常用于治疗儿童多动综合征、发作性睡眠障碍、轻度抑郁症等疾病,也可配伍甲基睾丸酮和育亨宾等用于治疗男、女性欲低下。

不良反应较少,以失眠较为多见,多发生在治疗初期尚未出现疗效之前,大多为一过性,为避免失眠应午饭后不再服药;偶见头痛、头昏、嗜睡、烦躁不安、恶心、运动障碍、眼球震颤等;国外报道,该药有导致肝功能衰竭和死亡的病例。癫痫、舞蹈病、躁狂和肝肾功能不全者禁用;6岁以下儿童、孕妇及哺乳期妇女慎用。

第二节 兴奋延脑呼吸中枢的药物

尼 可 刹 米

尼可刹米(nikethamide)又名可拉明(coramin)。

【药理作用】 本药可直接兴奋延髓呼吸中枢,亦可通过刺激颈动脉窦和主动脉体化学感受器反射性地兴奋呼吸中枢,并提高呼吸中枢对二氧化碳的敏感性。当呼吸处于抑制状态时,兴奋呼吸中枢作用较明显,使呼吸频率增快、幅度加深、通气量增大。拮抗二氧化碳对中枢的麻醉作用;对大脑皮质、血管运动中枢和脊髓也有一定的兴奋作用。该药作用温和,但作用时间短暂(静脉注射5~10 min),故需反复、间歇给药。

【临床应用】 临床通常注射给药,用于各种原因引起的中枢性呼吸抑制,对肺心病引起的呼吸衰竭及麻醉药与中枢抑制药物中毒有较好的效果;也可用于新生儿高胆红素血症。

【不良反应及用药监护】 在治疗量下副作用少且轻,常见烦躁不安、恶心等;较大剂量时可出现咳嗽、心率加快、全身瘙痒、皮疹等;大剂量时可出现多汗、面部潮红、呕吐、血压升高、心律失常、肌震颤、肌强直、惊厥,甚至昏迷。因此,应严格控制剂量及给药速度,密切观察患者用药后的反应,如出现烦躁不安等现象应减慢滴速;出现肌强直、抽搐等严重不良反应时,应及时停药;一旦发生惊厥,静脉注射地西泮对抗。本品不与碱性药物配伍,以免发生沉淀;小儿高热、急性血卟啉病要慎用。

二 甲 弗 林

二甲弗林(dimefline)又名回苏灵,可直接兴奋延髓呼吸中枢,显著改善呼吸,使呼吸加深加快。呼吸兴奋作用强于尼可刹米 100 倍,作用快,维持时间短。二甲弗林可增加肺换气量及提高动脉氧分压、降低二氧化碳分压。临床上用于治疗各种原因引起的中枢性呼吸抑制。本药安全范围小,过量可致惊厥;静脉给药需稀释后缓慢注射,并严密观察患者反应;小儿慎用,孕妇、有癫痫史者禁用。

洛 贝 林

洛贝林(lobeline)又名山梗菜碱,是从山梗菜提取的生物碱,现已能人工合成。本药不直接兴奋延脑,而是通过刺激颈动脉体和主动脉体的化学感受器,反射性地兴奋延髓呼吸中枢。其作用快、弱、短,仅维持数分钟,但安全范围大,不易致惊厥。临床常用于治疗新生儿窒息、小儿感染性疾病引起的呼吸衰竭以及一氧化碳中毒等。大剂量可兴奋迷走神经中枢而致心动过缓、传导阻滞;过量时可因兴奋交感神经节和肾上腺髓质而致心动过速,甚至惊厥。

多 沙 普 仑

多沙普仑(doxapram)作用强、起效快、作用时间短、疗效显著、安全范围较大。本药小剂量可刺激颈动脉体化学感受器,反射性兴奋呼吸中枢;较大剂量直接兴奋呼吸中枢;大剂量可兴奋脊髓及脑干,引起心律失常、惊厥等。临床主要用于麻醉药及中枢抑制药引起的中枢过度抑制;也可用于慢性阻塞性肺部疾病所致的急性呼吸衰竭等。用药时应注意给药剂量并监测血压、心律和腱反射以防出现严重不良反应。

贝 美 格

贝美格(bemegride)又名美解眠(megimide),中枢兴奋作用迅速,维持时间短。临床主要作为巴比妥类中枢抑制药中毒解救的辅助用药。本品因安全范围小,用量过大或注射太快可引起惊厥。

第三节 促进大脑功能恢复的药物

甲 氯 芬 酯

甲氯芬酯(meclofenoxate)又名氯酯醒,为人工合成品。本品能兴奋大脑皮层,促进脑细胞代谢,增加葡萄糖的利用;对中枢抑制状态的患者有兴奋作用。临床用于颅脑外伤后昏迷、脑动脉硬化;儿童精神迟钝、小儿遗尿、新生儿缺氧以及各种中毒所致意识障碍等。

甲氯芬酯作用出现缓慢,需反复用药。不良反应较少,有胃部不适、兴奋、失眠、倦怠、头痛等。有精神过度兴奋、锥体外系症状患者及对本品过敏者禁用,高血压患者慎用。

吡 拉 西 坦

吡拉西坦(piracetam)又名吡乙酰胺或脑复康,为 γ-氨基丁酸的衍生物。本品能降低脑血管阻力,增加脑血流量;促进大脑对磷脂、氨基酸的利用和蛋白质的合成;增进线粒体内 ATP 的合成;提高脑组织对葡萄糖的利用率;保护脑缺氧所致的脑损伤;促进大脑信息传递,改善记忆功能;促进正处于发育儿童的大脑发育。临床用于脑外伤后遗症,脑血管意外、中毒所致的思维障碍及儿童智力低下和行为障碍。

胞 磷 胆 碱

胞磷胆碱(citicoline)能增加脑血流量,改善脑细胞代谢,促进脑功能恢复和苏醒。临床主要用于急性脑外伤和脑手术引起的意识障碍。不良反应少,偶有一过性血压下降、失眠、兴奋及给药后发热等,停药后即可消失。

吡 硫 醇

吡硫醇(embol)又名脑复新或安舒脑,主要用于改善脑震荡综合征、脑外伤及脑膜炎后遗症引起的头痛、头晕、失眠记忆力减退等症状;亦可用于老年痴呆症、脑动脉硬化症等疾病。不良反应少,个别患者出现皮疹、恶心等,停药后可恢复。

都 可 喜

都可喜(duxil)又名肺达宁或阿米屈宁。本品通过加强气体交换、增加动脉血氧分压和饱和度增加脑组织的供氧。临床用于脑缺血后遗症、脑血管功能障碍、大脑功能不全、慢性阻塞性肺部疾病等。用药时应注意避免与单胺氧化酶抑制药合用,用药过程中体重下降 3 kg 以上者应停药,孕妇及哺乳期妇女慎用。

第四节　中枢兴奋药的用药监护

中枢兴奋药的用药监护见表 12-1。

表 12-1　中枢兴奋药的用药监护

用药步骤	用药监护要点
用药前	1.了解患者呼吸抑制的原因及程度,保持气道通畅是抢救呼吸抑制的首要措施
	2.临床抢救呼吸衰竭,特别是抢救中枢抑制药中毒时,多采用人工呼吸、吸氧等综合措施,中枢兴奋药,仅作为辅助治疗;对呼吸肌麻痹引起的呼吸功能不全,中枢兴奋药往往无效,宜用新斯的明解救;对循环衰竭、心跳骤停引起的呼吸功能不全,应少用或者不用中枢兴奋药
	3.口服促大脑功能恢复药在睡前 6 h 用药,防治失眠。颅内出血急性期不宜使用胞磷胆碱
用药中	1.应用中枢兴奋药过程中注意控制好药物剂量,过量均可引起中枢神经系统各部位广泛兴奋而导致惊厥。为防治过量中毒,可交替使用
	2.由于中枢兴奋药维持时间短,在临床急救中常需反复用药,通常 2～4 h 注射一次

续表

用药步骤	用药监护要点
用药后	密切观察患者用药后反应,如出现烦躁不安、反射亢进、局部肌肉震颤、抽搐现象,往往是惊厥发生的先兆,应立即报告医生,酌情减量或减慢滴速

小 结

　　中枢兴奋药临床上常分为兴奋大脑皮层的药物、兴奋延髓呼吸中枢的药物和促进大脑功能恢复的药物等三类。咖啡因是兴奋大脑皮层的代表药,对中枢神经、心血管系统都有一定的作用,可治疗多种头痛;兴奋延髓呼吸中枢的药物,选择性一般都不高,安全范围小,而且它们的作用时间都很短,需要反复用药才能长时间维持疗效,因而常导致惊厥,所以在用药期间应严格掌握给药剂量及速度。

能力检测

一、选择题

A_1 型题

1. 具有兴奋大脑皮层作用的药物是(　　)。

A. 尼可刹米　B. 洛贝林　　C. 哌醋甲酯　D. 胞磷胆碱　E. 哌拉西坦

2. 救治新生儿窒息的首选药物是(　　)。

A. 咖啡因　　B. 洛贝林　　C. 尼可刹米　D. 二甲弗林　E. 甲氯芬酯

3. 下列对尼可刹米的叙述,错误的是(　　)。

A. 可直接兴奋延髓呼吸中枢

B. 提高呼吸中枢对 CO_2 的敏感性

C. 也可刺激颈动脉化学感受器,反射性兴奋呼吸中枢

D. 对肺心病及吗啡中毒引起的呼吸抑制效果好

E. 对巴比妥类中毒引起的呼吸抑制疗效更佳

4. 咖啡因的作用不包括(　　)。

A. 兴奋大脑皮层　　　　　B. 兴奋呼吸中枢　　　　　C. 升高血压

D. 兴奋血管运动中枢　　　E. 舒张脑血管

5. 大脑功能恢复药是(　　)。

A. 胞磷胆碱　B. 二甲弗林　C. 贝美格　　D. 多沙普仑　E. 尼可刹米

A_2 型题

6. 患者,女,23 岁。入院时昏迷,呼吸抑制,皮肤黏膜呈桃红色,经血液检查,诊断为 CO 中毒,除采取吸氧、人工呼吸等措施外,可选下列何种呼吸兴奋药? (　　)

A. 咖啡因　　B. 尼可刹米　C. 洛贝林　　D. 二甲弗林　E. 甲氯芬酯

7. 患者,男,28 岁。因手术后剧痛采用吗啡镇痛,出现昏迷、血压下降、呼吸深度抑制,瞳孔缩小,呈针尖状,诊断为吗啡中毒,可选用下列何药改善呼吸? (　　)

A. 尼可刹米　B. 洛贝林　　C. 吡拉西坦　D. 贝美格　　E. 甲氯芬酯

二、思考题

1. 简述咖啡因的临床应用、不良反应及用药监护。

2. 简述尼可刹米、洛贝林、二甲弗林的作用特点及临床应用。

（张　冲）

第十三章
抗心律失常药

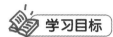 **学习目标**

掌握:抗心律失常药物的分类及常用药物的药理作用、临床应用、不良反应及用药监护。

熟悉:抗心律失常药的电生理学作用。

了解:心律失常的电生理学基础。

心律是指心脏的规律性运动,它包括心动的节律和频率两方面。心动的节律和频率发生改变,称心律失常,将导致泵血功能障碍,影响血流动力学,严重者危及生命。心律失常是临床心脏病学中一个重要部分,在临床上很常见。治疗心律失常方式有药物和非药物治疗(心导管消融、外科手术、心脏起搏器、心脏电转复律术)两种。临床按心动频率数将心律失常分为缓慢型及快速型心律失常。本章讨论的是治疗快速型心律失常的药物。

第一节　正常心肌电生理

心肌细胞可以分为非自律细胞和自律细胞。心脏具有兴奋性、传导性、自律性和收缩性四个生理特性。非自律细胞(如心房肌、心室肌等)具有明显的收缩性功能,仅有兴奋性、传导性,没有自律性;自律细胞是心脏中的一类特殊细胞,如窦房结、希氏束、房室结及浦肯野纤维等,组成心脏的传导系统,具有自动产生自律性、兴奋性和传导性的功能,但无收缩性功能。心脏的节律性跳动的冲动自窦房结发出,经房室结和希氏束到达浦肯野纤维,然后激动心房肌和心室肌细胞。当这个过程出现障碍时,就表现为心律失常。

一、心肌细胞膜电位

心肌细胞膜电位分静息电位和动作电位。静息电位是指心肌细胞膜在静息状态下细胞膜两侧内负外正的极化状态,膜内负于膜外约-90 mV。这与细胞膜两侧的离子分布及对离子的通透性有关。在静息状态下,心肌细胞膜对K^+的通透性显著高于对Na^+的通透性。由于细胞膜内K^+浓度高,因此,K^+顺浓度梯度向细胞膜外扩散,而带负电的离子不能流出,当离子间静电引力与K^+外流的力相等时,达到K^+平衡电位,形成了静息电位。心肌细胞兴奋时,发生除极化和复极化,形成动作电位。心肌细胞动作电位可分为5个时相。

0相为除极期,根据动作电位0相上升的速率,可将心肌细胞分为快反应细胞(包括心房肌、心室肌和浦肯野纤维)和慢反应细胞(包括窦房结和房室结)。快反应细胞的动作电位 0 相除极是由 Na^+ 内流所致,慢反应细胞的动作电位则由 Ca^{2+} 内流所致。由于 Na^+ 通道的激活速度与电流幅度远较 Ca^{2+} 通道快而大,因而心房肌、心室肌和浦肯野纤维的动作电位 0 相上升快、振幅大、传导快,表现出快反应电活动。而窦房结、房室结除极速度慢、动作电位振幅小、传导速度也慢,表现出慢反应电活动。

1 相为快速复极初期,是由 K^+ 短暂外流所致。

2 相为缓慢复极期(平台期),主要由 Ca^{2+} 和少量 Na^+ 缓慢内流及 K^+ 外流所致。

3 相为快速复极末期,是由 K^+ 外流所致。0 相至 3 相的时程合称为动作电位时程(action potential duration,APD)。

4 相为静息期,对非自律细胞(包括心房肌和心室肌)、Na^+ 泵(Na^+-K^+-ATP 酶)工作,使细胞内外 Na^+、K^+ 浓度恢复到除极前状态。而对自律细胞(包括窦房结、房室结和浦肯野纤维),4 相复极达最大舒张电位后,便开始自动缓慢除极,达到阈电位就会重新激发下一次动作电位(图 13-1)。其中快反应自律细胞 4 相自动除极主要由 Na^+ 内流和衰减的 K^+ 外流所致,而慢反应自律细胞的自动除极主要由缓慢 Ca^{2+} 内流所致。

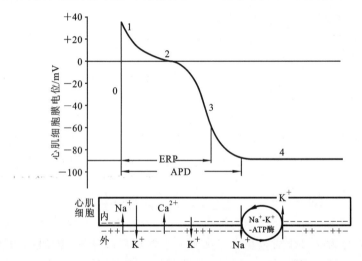

图 13-1 心肌细胞膜电位与离子转运示意图
注:ERP 表示有效不应期;APD 表示动作电位时程。

二、快反应和慢反应电活动

快反应细胞电活动特点:静息电位大(负值较大),除极速率快,振幅高、传导速度也快,呈快反应电活动,主要由 Na^+ 通道开放、Na^+ 快速内流所致。慢反应细胞电活动特点:静息电位小(负值较小),除极化速度慢,振幅小、传导也慢,呈慢反应电活动,主要由 Ca^{2+} 通道开放、Ca^{2+} 缓慢内流所致,没有 1 相快速复极,也无平台期。心肌病变时,快反应细胞也表现出慢反应电活动,易发生传导阻滞。

三、膜反应性和传导速度

膜反应性是指膜电位水平与其所激发的 0 相上升最大速率之间的关系。一般膜电位高,0 相上升快,振幅大,传导速度就快;反之,则传导减慢。可见膜反应性是决定传导速度的重要因素,多种因素(包括药物)可以增高或降低膜电位。

四、有效不应期

心肌细胞发生除极化后,必须复极到 $-60\ mV$ 水平时,细胞才对刺激发生可扩布的动作电位,从除极化(0 相)开始到可扩布性兴奋的这段时间间隔称为有效不应期(effective refractory period,ERP)。在有效不应期内,细胞即使受到刺激也不能产生可扩布的动作电位。ERP 反映钠通道恢复有效开放所需的时间。ERP 时间长短变化与 APD 长短变化相应,但变化的程度可有不同。一个 APD 中,ERP/APD 数值越大,意味着有更多冲动落在 ERP,对心肌冲动不起反应,就越不易发生快速型心律失常。

第二节 心律失常电生理学基础

心律失常可由冲动形成障碍和(或)冲动传导障碍引起。

一、冲动形成障碍

冲动形成障碍常由单一心肌细胞或某一群体细胞跨膜离子流发生局部改变造成,分为自律性异常和触发活动两种。

1. 自律性异常 窦房结以外的心肌组织均具有潜在起搏的功能。当交感神经过度兴奋、低血钾、心肌缺血缺氧时,异位潜在起搏活动增强,自律性增高。

2. 后除极与触发活动(triggered activity) 触发活动由后除极引发异常冲动形成,它与自律性不同,不是舒张期自动除极化引起,而是在一个动作电位除极后引发的频率快、振幅小的振荡电位。其膜电位不稳定,呈振荡性波动。这种振荡电位容易达到阈电位,引起新动作电位及期前兴奋。后除极根据后除极发生的不同时间分为早后除极与迟后除极两种。缺氧、CO_2 增加、儿茶酚胺量增加、心脏牵拉、心肌损伤、电解质变化等均可产生早后除极与触发活动。若药物能促进或加速复极化,使 4 相膜电位加大最大舒张电位水平,即可取消早后除极与触发活动。因此,抗心律失常药物如能增加 4 相 K^+ 外流或降低 Na^+ 内流,就可取消早后除极与触发活动。例如,利多卡因能防止发生早后除极与触发活动,无 Na^+ 而高 Ca^{2+} 时浦肯野纤维在低膜电位水平可发生迟后除极与触发活动,洋地黄中毒可诱发迟后除极与触发活动。如果药物能够改变动作电位及膜电位,改变复极时程,改变离子流,影响动作电位除极速率,那么,它就可影响后除极与触发活动,从而改变心律失常。

二、冲动传导障碍

1. 单纯性传导障碍 单纯性传导障碍包括传导减慢、传导阻滞、单向传导阻滞等。传导性除受膜反应影响外,当最大舒张电位增高或阈电位上移时,两者距离加大,兴奋性低,因而传导减慢。0 相上升减慢,振幅减小。

2. 折返激动 折返激动是指冲动经传导通路折回原处而反复运行的现象(reentry)。在图 13-2(a)中,正常时浦肯野纤维 A 与 B 两支同时传导冲动到达心室肌,激发除极与收缩,而后冲动在心室肌内各自消失在对方的不应期中。

在图 13-2(b)中,病变条件下 A 支发生单向传导阻滞,冲动不能下传,只能沿 B 支经心室肌而逆行至 A 支,在此得以逆行通过单向阻滞区而折回至 B 支,然后冲动继续沿上述通

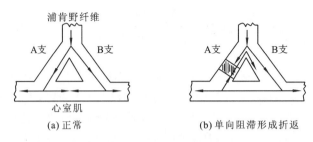

(a) 正常　　　　　　　　　(b) 单向阻滞形成折返

图 13-2　正常冲动传导及单向传导阻滞形成折返示意图

路运行,形成折返。这样,一个冲动就会反复多次激活心肌,引起快速型心律失常。

三、抗心律失常药的基本电生理学作用

药物的基本电生理作用是影响心肌细胞膜的离子通道,通过改变离子流而改变细胞的电生理特性。针对心律失常发生的机制,可将抗心律失常药物的基本电生理作用概括如下。

(一)降低自律性

通过增高最大舒张电位、减慢 4 相自动除极化速率、上移阈电位及延长 APD 等方式,降低自律性。

(二)防止后除极与触发活动

早后除极的发生与 Ca^{2+} 内流增多有关。迟后除极所致的触发活动与细胞内 Ca^{2+} 过多和短暂 Na^+ 内流有关,因此钙拮抗药和钠通道阻滞药能有效地发挥这一作用。

(三)改变膜反应性,消除折返

增强膜反应性而改善传导,或减弱膜反应性而减慢传导都能取消折返激动。前者因改善传导而取消单向阻滞,因此停止折返激动,某些促 K^+ 外流、加大最大舒张电位的药物如苯妥英钠有此作用;后者因减慢传导而使单向传导阻滞发展成双向阻滞,从而停止折返激动,某些抑制 Na^+ 内流的药物如奎尼丁有此作用。

(四)改变 ERP 及 APD

1. 延长 ERP、APD　以延长 ERP 更为明显,如奎尼丁类药物能抑制 Na^+ 通道,也使 Na^+ 通道恢复重新开放的时间延长,以延长 ERP 为主,也延长 APD,这称为绝对延长 ERP。

一般认为,ERP 与 APD 的比值(ERP/APD)在抗心律失常作用中有一定意义。若比值比正常的大,则说明在一个 APD 中 ERP 占时增多,使折返冲动有更多机会落入 ERP 中,折返易被终止。

2. 缩短 ERP、APD　APD 缩短较 EPR 更显著,利多卡因类药物有此作用。因缩短 APD 更明显,所以 ERP 与 APD 的比值仍比正常的大,这称为相对延长 ERP,同样能终止折返。

3. 使邻近细胞的 ERP 均一　促使邻近细胞的 ERP 趋向均一,也能防止或取消折返的发生。

第三节　抗心律失常药物的分类及常用药物

抗心律失常药众多,根据对心肌电生理影响不同的特点和临床应用,可将抗心律失常的药物分为四类。

一、Ⅰ类——钠通道阻滞药

(一) Ⅰ A 类药物

这类药物能适度阻滞 Na^+ 通道,减少除极时 Na^+ 内流,降低 0 相上升最大速率和动作电位振幅,减慢传导速度。也能减少异位起搏细胞 4 相 Na^+ 内流而降低自律性。并延长钠通道失活后恢复开放所需的时间,即延长 ERP 及 APD,以延长 ERP 更为明显。这类药还能不同程度地阻滞 K^+ 外流和 Ca^{2+} 内流。

奎 尼 丁

奎尼丁(quinidine)为金鸡纳皮所含的生物碱,是抗疟药奎宁的右旋体。金鸡纳制剂用于治疗疟疾。20 世纪 20 年代的研究证明金鸡纳生物碱确有抗心律失常的作用。

奎尼丁口服后吸收快而完全,经 2~4 h 可达血浆峰浓度,生物利用度达 72%~87%,在血浆中约有 80% 与血浆蛋白结合,心肌中浓度可达血浆浓度的 10 倍。表观分布容积为 2~4 L/kg,$t_{1/2}$ 为 6~8 h。在肝中代谢,最终经肾排泄。当肝、肾功能不全时,$t_{1/2}$ 延长,并易出现毒性反应。

【药理作用】　奎尼丁与钠通道蛋白质相结合而阻滞钠通道,适度阻滞 Na^+ 内流。

1. 降低自律性　奎尼丁可阻滞 4 相 Na^+ 内流,降低自律性。对降低心房肌和浦肯野纤维的自律性作用较强,对正常窦房结则影响微弱。对病窦综合征者则明显降低其自律性。

2. 减慢传导速度　奎尼丁可阻滞 0 相 Na^+ 内流,降低心房肌、心室肌、浦肯野纤维等的 0 相除极的速度和幅度,因而减慢传导速度。这种作用可使病理情况下的单向传导阻滞变为双向阻滞,从而终止折返。

3. 延长不应期　奎尼丁能阻滞 3 相 K^+ 外流,延长心房肌、心室肌、浦肯野纤维的 ERP 和 APD。延长 APD 是其减慢减少 K^+ 外流所致,ERP 的延长更为明显,因而可以终止折返。此外,在心脏局部病变时,常因某些浦肯野纤维末梢部位 ERP 缩短,造成邻近细胞复极不均一而形成折返,此时奎尼丁使这些末梢部位 ERP 延长而趋向均一化,从而减少折返的形成。

4. 其他　奎尼丁还有较明显的抗胆碱作用及阻断 α 受体的作用,使血管舒张、血压下降而反射性地兴奋交感神经。

【临床应用】　奎尼丁是广谱抗心律失常药,用于心房颤动、心房扑动、室上性及室性心动过速的治疗。对心房颤动目前虽多采用电转律术,但转律后可用奎尼丁维持窦性节律。预激综合征时,用奎尼丁可以终止室性心动过速或用以抑制反复发作的室性心动过速。

【不良反应及用药监护】　奎尼丁应用过程中约有 1/3 的患者出现各种不良反应,这使其应用受到限制。常见的有胃肠道反应,多见于用药早期,久用后,有耳鸣、听力障碍、眩晕、精神失常及血小板减少等反应。

奎尼丁心脏毒性较为严重,表现窦房结功能阻滞、房室阻滞、室性心动过速等。室性心动过速是房室及室内传导阻滞而浦肯野纤维出现异常自律性所致。

奎尼丁晕厥是最严重的毒性反应,发作时患者意识丧失,四肢抽搐,呼吸停止,出现阵发性室上性心动过速,甚至心室颤动而死亡。一旦出现应立即进行人工呼吸、胸外心脏按压、电除颤等抢救措施。药物抢救可用乳酸钠,以提高血液 pH 值,促使 K^+ 进入细胞内,降低血钾浓度,减少 K^+ 对心肌的不利影响。同时,血液偏碱性可增加奎尼丁与血浆蛋白的结合而减少游离奎尼丁的浓度,从而降低毒性。

普鲁卡因胺

普鲁卡因胺(procainamide)口服易吸收,快而完全,吸收率达 75%～95%,生物利用度达 80%,血浆蛋白结合率为 20%,其中 30%～60% 以原形经肾排泄。$t_{1/2}$ 为 3～4 h。当肝、肾功能不全时,$t_{1/2}$ 延长,并易出现毒性反应。

【药理作用和临床应用】 本药作用与奎尼丁的相似,都是阻滞 4 相 Na^+ 内流,降低自律性,减慢传导,延长不应期,适用于阵发性心动过速、频发早搏(对室性早搏疗效较好)、心房颤动和心房扑动,常与奎尼丁交替使用。

【不良反应及用药监护】 本药长期口服应用,有厌食、呕吐、恶心及腹泻等消化道反应。特异体质患者可出现皮疹、发热、关节痛、肌痛、皮疹及粒细胞减少症等;偶有幻视、幻听、精神抑郁等症状出现。静脉滴注可使血压下降,发生虚脱,应严密观察血压、心率和心律变化。长期使用,严重者可出现红斑狼疮样综合征。长期使用不良反应多,现在少用。

丙 吡 胺

丙吡胺(disopyramide)的作用与奎尼丁的相似,不良反应轻,是奎尼丁、普鲁卡因胺的良好代用品,主要用于室性、室上性心律失常。口服应用有口干、恶心、胃部不适等,偶见轻度房室传导阻滞。重度房室传导阻滞及前列腺肥大、青光眼等患者禁用。

(二) Ⅰ B 类药物

这类药物能轻度降低 0 相上升最大速率,略能减慢传导速度,在特定条件下能促进传导,也能抑制 4 相 Na^+ 内流,降低自律性,还有促进 K^+ 外流的作用,而缩短复极过程,缩短 APD 更显著。

利 多 卡 因

利多卡因(lidocaine)口服吸收良好,但首关消除明显,生物利用度低,且口服易致恶心、呕吐,因此常静脉给药。血浆蛋白结合率约 70%,在体内分布广泛,表观分布容积为 1 L/kg,心肌中浓度为血药浓度的 3 倍。在肝脏中迅速代谢,仅 10% 以原形经肾排泄。$t_{1/2}$ 为 2 h,作用时间较短,常用静脉滴注以维持疗效。

【药理作用】 利多卡因对心脏的直接作用是抑制 Na^+ 内流,促进 K^+ 外流,主要作用于浦肯野纤维和心室肌,对心房组织几乎无作用。

1. 降低自律性 治疗量能降低心室内浦肯野纤维的自律性,降低 4 相除极速率而提高阈电位,提高致颤阈。治疗量对正常窦房结无明显影响。

2. 传导速度 利多卡因对传导速度的影响比较复杂。治疗量对希-浦系统的传导速度没有影响,高浓度(10 μg/mL)的利多卡因则明显抑制 0 相上升速率而减慢传导。在细胞外 K^+ 浓度较高时能减慢传导。血液趋于酸性时将增强其减慢传导的作用。心肌缺血部位

细胞外 K^+ 浓度升高而血液偏酸性时,利多卡因有明显的减慢心室传导的作用,这可能是利多卡因防止急性心肌梗死后心室颤动的原因之一。

3. 缩短不应期 利多卡因能缩短浦肯野纤维及心室肌的 APD 和 ERP,由于缩短 APD 比 ERP 明显,故为相对延长 ERP,有利于终止折返形成。

【临床应用】 利多卡因主要用于室性心律失常,特别适用于危急病例,如对急性心肌梗死及强心苷所致的室性心律失常治疗效果明显,是防止急性心肌梗死所致室性心律失常的首选药物。

【不良反应及用药监护】 较少也较轻微。常见的不良反应主要是中枢神经系统症状,有嗜睡、眩晕、感觉障碍,大剂量引起语言障碍、惊厥,甚至呼吸抑制,偶见窦性过缓、房室阻滞等心脏毒性。剂量过大时可引起惊厥及心跳骤停。严重房室传导阻滞、室内传导阻滞者禁用。

美 西 律

美西律(mexiletine)的化学结构与利多卡因的相似,对心肌电生理特性的影响与利多卡因的相似,口服或静脉注射均有效,适用于急、慢性室性心律失常,特别适用于顽固性心律失常患者长期用药。可有恶心、呕吐、嗜睡、心动过缓、低血压、震颤、头痛、眩晕等反应。大剂量可引起低血压、心动过缓、传导阻滞等。

苯 妥 英 钠

苯妥英钠(phenytoin sodium,大仑丁)的作用与利多卡因的相似,可促进 K^+ 外流,主要作用浦肯野纤维系统,增高最大舒张电位,降低浦肯野纤维自律性,缩短 APD,相对延长 ERP。在低钾状况下,苯妥英钠能增加 0 相上升速率,加快房室传导和室内传导从而终止单向传导阻滞。

本药主要适用于洋地黄中毒所引起的快速型心律失常,对伴有房室传导阻滞更有效,对利多卡因无效的心律失常也可用。静脉注射过快可出现低血压、心动过缓、房室传导阻滞、甚至心跳骤停、呼吸抑制。其他不良反应及用药监护见抗癫痫药。

妥 卡 胺

妥卡胺(tocainide,妥卡尼)为利多卡因同系物,电生理作用与利多卡因的相似,优点是口服有效、作用持久、安全、副作用小,预防和治疗室性心律失常有良好的效果。口服吸收迅速,经 $0.5 \sim 1.5$ h 达最高血浓度,$t_{1/2}$ 为 $8 \sim 12$ h,生物利用度接近 100%。本药适用于多种室性心律失常,尤其适用于洋地黄中毒和心肌梗死所致的心律失常。不良反应以胃肠道和神经系统症状多见,如厌食、恶心、呕吐、便秘、眩晕、头痛、嗜睡、听力下降、震颤等。严重传导阻滞者禁用。

（三）I C 类药物

普 罗 帕 酮

普罗帕酮(propafenone)能降低浦肯野纤维自律性,而明显减慢传导,轻度延长 APD 和 ERP,还有较弱 β 受体阻断和钙通道阻滞作用,临床上用于治疗室上性心动过速和室性心律失常。

本药不良反应较少,主要为口干、舌唇麻木、头痛、头晕、恶心、呕吐、便秘等。

二、Ⅱ类——β肾上腺素受体阻断药

普 萘 洛 尔

【药理作用】 交感神经兴奋或儿茶酚胺释放增多时,心肌自律性增高,传导速度增快,不应期缩短,心率加快,易引起快速性心律失常,普萘洛尔则能阻止这些反应。

1. 降低自律性 能阻滞窦房结、心房及浦肯野纤维 4 相 Na^+ 内流,而降低自律性,在运动及情绪激动时作用明显,也能降低儿茶酚胺所致的迟后除极幅度而防止触发活动。

2. 对传导速度的影响 阻断β受体抑制房室结及浦肯野纤维舒张期除极作用,减慢浦肯野纤维动作电位 0 相上升速率,但不减慢心室肌纤维动作电位。

3. 相对延长 ERP 治疗浓度的普萘洛尔促进 K^+ 外流,使 APD 和 ERP 缩短,但缩短 APD 更为显著,故相对延长 ERP。

【临床应用】 本药临床上用于治疗多种原因所致的心律失常,对运动或情绪激动等诱发交感神经兴奋及儿茶酚胺释放过多、甲亢等引起心律失常及麻醉药或心肌缺氧或原发性心肌肥厚而致室性心律失常疗效显著。

【不良反应及用药监护】 可见乏力、嗜睡、头晕、失眠、恶心、腹胀、皮疹、晕厥、低血压、心动过缓等。哮喘、窦性心动过缓、重度房室传导阻滞、心源性休克、严重低血压等患者禁用。

三、Ⅲ类——延长动作电位时程的药物

这类药物能选择性地延长心房肌、心室肌和浦肯野纤维细胞的 APD 和 ERP,而较少影响传导速度。

胺 碘 酮

胺碘酮(amiodarone,乙胺碘呋酮)口服吸收缓慢而不完全,且个体差异大,生物利用度约为 50%,血浆蛋白结合率为 95%,广泛分布于组织中,尤以脂肪组织及血流量较高的器官为多。长期口服后需要一月左右才能达到稳态血药浓度。$t_{1/2}$ 平均为 14~26 天,胺碘酮完全从体内排出需 4 个月,主要经胆汁由肠道排泄,经肾排泄者仅 1%,故肾功能减退者不需减量应用。

【药理作用和临床应用】 本药为广谱抗心律失常药,可用于室性和室上性心动过速和早搏、阵发性心房扑动和颤动、预激综合征等,也可用于伴有充血性心力衰竭和急性心肌梗死的心律失常患者。

【不良反应及用药监护】 主要有胃肠道反应(食欲缺乏、恶心、腹胀、便秘等)及角膜色素沉着(占 20%~90%),偶见皮疹及皮肤色素沉着,但停药后可自行消失。房室传导阻滞、心动过缓、甲状腺功能障碍及对碘过敏者禁用。

四、Ⅳ类——钙拮抗药

通过阻滞细胞膜的钙通道,降低窦房结、房室结动作电位 4 相坡度,而降低自律性,减慢 0 相除极速率和减小振幅,而抑制传导。

维 拉 帕 米

维拉帕米(verapamil,异搏定,戊脉安)口服吸收快而完全,30~45 min 血药浓度达峰

值,维持 6 h,约 85% 经肝灭活,故口服剂量较静注者大 10 倍。

【药理作用和临床应用】　本药为钙通道阻滞剂。由于抑制钙内流可降低心脏舒张期自动去极化速率,而使窦房结的发放冲动减慢,也可减慢传导。能延长房室结 APD 和 ERP,消除折返。此外,可扩张外周血管,有降压作用。

本药可用于抗心律失常及抗心绞痛,对阵发性室上性心动过速,维拉帕米为首选药,对房室交界区心动过速疗效也很好,也可用于心房颤动、心房扑动、房性早搏。

【不良反应及用药监护】　常见胃肠道反应和中枢神经系统症状。若与 β 阻滞药合用,易引起低血压、心动过缓、房室传导阻滞甚至心脏停搏。支气管哮喘患者慎用。低血压、传导阻滞及心源性休克患者禁用。

第四节　抗心律失常药的用药监护

抗心律失常药的用药监护见表 13-1。

表 13-1　抗心律失常药的用药监护

用药步骤	用药监护要点
用药前	1.用药前须测血压和心率
	2.根据患者病情合理选择给药方案,危及生命时,可采用注射剂大剂量短程给药;一般的预防治疗,采用口服,尽量用小剂量维持疗法
	3.使用普鲁卡因胺前要询问过敏史
用药中	1.用药期间监测血压、心率,定期做心电图,如果血压明显下降、心率减慢或过快,心电图出现 Q-T 间期延长,或心率突然改变,应暂停给药,立即向医师报告
	2.嘱患者遵医嘱用药。静脉注射时,速度要慢。在使用利多卡因时应特别注意与局麻专用制剂的区别,局麻专用制剂中含有肾上腺素,如混淆使用,可诱发心律失常
	3.告知患者奎尼丁、普罗帕酮应在餐中或餐后服用,服用奎尼丁期间缓慢改变体位,以免发生直立性低血压
	4.眼球震颤是利多卡因中毒的早期征兆,用药时加强监护
用药后	1.指导患者养成良好生活习惯,不吃刺激性食物,不饮用咖啡、浓茶,保持大便通畅
	2.服用胺碘酮期间避免在日光下暴晒,外出戴太阳镜,以防对眼睛造成伤害

知识链接

非药物治疗手段已成为治疗快速型心律失常的有效方法

1. 手法刺激迷走神经　此法是最简便易行的方法,包括颈动脉窦刺激试验、眼球按摩、吞咽反射、潜水反射和直肠刺激等方式。此法主要对阵发性室上性心动过速有效。

2. 消融术　消融术包括冷冻消融术、射频消融术、微波消融术、导管消融术等,其中以冷冻消融术较安全、效果较好。

3. 抗房颤起搏器治疗(消除房颤的触发因素)　房性早搏是房颤发生的最常见的

触发因素,与房颤发生有关的因素还包括显著的心动过缓、房内及房间传导阻滞、心房复极离散度增加以及短-长周期现象。因此,起搏治疗可预防房颤的发生。

4．心脏电复律　在瞬间给予心脏发放强电流通过心肌,可使全部心肌细胞在瞬时内同时除极,异位心律暂时消失,折返、环行、反复等发生心律失常的诱因中断,有利于窦性心律的恢复,是终止各种快速型心律失常和心室颤动的最有效的方法之一。

【附】　快速型心律失常的药物选用

1．窦性心动过速　宜选用 β 受体阻断药,也可选用维拉帕米。

2．阵发性室上性心动过速　除选用兴奋迷走神经的方法外,可选用维拉帕米、普萘洛尔、胺碘酮、奎尼丁、普罗帕酮等。

3．房性早搏　可选用普萘洛尔、维拉帕米、胺碘酮,其次选用奎尼丁、普鲁卡因胺、丙吡胺。

4．心房颤动或扑动转律　可用奎尼丁(宜先给强心苷)或与普萘洛尔合用,预防复发可加用或单用胺碘酮,控制心室频率用强心苷或加用维拉帕米或普萘洛尔。

5．室性早搏　首选利多卡因,也可选用普鲁卡因胺、丙吡胺、美西律、妥卡胺、胺碘酮,急性心肌梗死时宜用利多卡因,强心苷中毒者用苯妥英钠。

6．阵发室性心动过速　选用利多卡因、普鲁卡因胺、丙吡胺、美西律、妥卡胺等。

7．心室颤动　选用利多卡因、普鲁卡因胺等。

小　结

心律失常与心肌电生理紊乱密切相关,而心肌电生理紊乱主要是心肌离子转运异常。抗心律失常药主要通过影响 Na^+、K^+、Ca^{2+} 离子转运,纠正心肌电生理紊乱,发挥抗心律失常作用。抗快速型心律失常药分为四类。

1．Ⅰ类　Na^+ 通道阻滞药。

ⅠA 类药物　适度阻滞 Na^+ 通道,奎尼丁等属于此类。

ⅠB 类药物　轻度阻滞 Na^+ 通道,利多卡因等属于此类。

ⅠC 类药物　明显阻滞 Na^+ 通道,普罗帕酮等属于此类。

2．Ⅱ类　β 肾上腺素受体阻断药,通过阻滞 β 受体而生效。代表药物为普萘洛尔。

3．Ⅲ类　选择性延长复极过程药,明显延长动作电位时程(APD)和有效不应期(ERP),代表药物为胺碘酮。

4．Ⅳ类　钙通道阻滞药,阻滞钙通道而抑制 Ca^{2+} 内流,代表药物为维拉帕米。

临床上根据不同类型心律失常选用不同抗心律失常药治疗。

能力检测

一、选择题

A₁型题

1．易产生全身性红斑狼疮样不良反应的药物是(　　)。

A．普萘洛尔　　　　　　　　B．奎尼丁　　　　　　　　C．维拉帕米

D. 普鲁卡因胺　　　　　E. 苯妥英钠

2. 下列何药不能治疗快速型心律失常？（　　）

A. 利多卡因　B. 奎尼丁　　C. 美西律　　D. 普罗帕酮　E. 阿托品

3. 胺碘酮的作用机制是（　　）。

A. 阻滞钠通道　　　　　B. 促进钾外流　　　　　C. 阻断β受体

D. 阻滞钙通道　　　　　E. 阻滞钾通道

4. 下列药物不是钠通道阻滞药的是（　　）。

A. 维拉帕米　　　　　　B. 奎尼丁　　　　　　　C. 利多卡因

D. 普鲁卡因胺　　　　　E. 苯妥英钠

5. 可治疗室性心律失常和三叉神经痛的药是（　　）。

A. 尼群地平　B. 苯妥英钠　C. 普罗帕酮　D. 奎尼丁　E. 美西律

A_2型题

6. 患者，女，53岁。近日工作繁忙，感到身体疲劳、阵发性心率加快。诊断为阵发性室上性心动过速，首选治疗药物是（　　）。

A. 胺碘酮　　B. 维拉帕米　C. 奎尼丁　　D. 利多卡因　E. 普鲁卡因胺

7. 某患者感觉身体不适，心电图检查诊断：室性心动过速，治疗首选药为（　　）。

A. 维拉帕米　B. 硝苯地平　C. 硝酸甘油　D. 苯妥英钠　E. 利多卡因

A_3/A_4型题

（8～9题共用题干）

患者，男，50岁。由于情绪激动，又饮用大量浓茶，心率达到118次/分。经临床检查，诊断为窦性心动过速。

8. 首选的治疗药物是（　　）。

A. 利多卡因　B. 奎尼丁　　C. 胺碘酮　　D. 普萘洛尔　E. 苯妥英钠

9. 该药物还具有的作用是（　　）。

A. 降压作用　　　　　　B. 兴奋心脏作用　　　　C. 中枢兴奋作用

D. 利尿作用　　　　　　E. 催眠作用

二、思考题

1. 简述抗心律失常药物的分类及代表药物。

2. 简述利多卡因、胺碘酮、维拉帕米、普萘洛尔的不良反应及用药监护。

（胡鹏飞）

第十四章
抗慢性心功能不全药

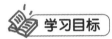 学习目标

掌握：强心苷类药物的药理作用、临床应用、不良反应及用药监护。

熟悉：强心苷类药物分类、体内过程及给药方法。

了解：非强心苷类药物作用特点及临床应用、不良反应及用药监护。

慢性心功能不全是指心脏在多种病因作用下，长期负荷过重，心肌收缩与舒张功能障碍，心脏泵血功能减退，导致动脉系统缺血和静脉系统淤血的临床综合征，其发病机制如图14-1所示。因静脉系统淤血症状和体征明显，故又称为充血性心力衰竭（congestive heart failure，CHF）。

目前治疗慢性心功能不全主要应用加强心肌收缩性的药物和减轻心脏负荷的药物，以改善心脏泵血功能，减轻或消除慢性心功能不全的症状和体征。

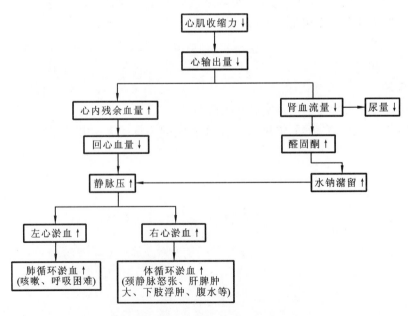

图 14-1　慢性心功能不全的发病机制

注：↑表示增强或升高；↓表示减弱或降低。

第一节 强 心 苷

【来源】 强心苷是一类具有强心作用的苷类化合物,强心苷主要来源于植物,如紫花洋地黄及毛花洋地黄,故又称洋地黄类(digitalis)药物。目前临床常用的药物包括:地高辛(digoxin)、毛花苷 C(cedilianid,西地兰)、洋地黄毒苷(digitoxin)、毒毛花苷 K(stropHanthin K,毒毛旋花子苷 K)等。

【分类】 各种强心苷的药理作用、临床应用、不良反应及用药监护基本相同,但作用强度、起效速度、持续时间和代谢方式有所差异。根据药物的起效速度、持续时间把强心苷类药物分为三类(表 14-1)。

表 14-1 常用强心苷类药物的分类、作用时间和常用剂量

分 类	药 物	给药途径	起效时间 /h	高峰时间 /h	消失时间 /d	全效量 /mg	每天维持量 /mg
慢效	洋地黄毒苷	口服	4	8～12	14～21	0.7～1.2	—
中效	地高辛	口服	1～2	4～8	3～6	1.25～1.5	0.25～0.1
速效	毛花苷 C	静注	10～30 min	1～2	2～5	1.0～1.6	0.12～0.5
	毒毛花苷 K	静注	5～10 min	0.5～2	1～3	0.25～0.5	—

【体内过程】 三类强心苷药物之间有很大的差异。

1. 吸收 强心苷的口服吸收率与其脂溶性大小成正比。洋地黄毒苷脂溶性最大,其口服吸收率达 90% 以上,适宜口服给药。毒毛花苷 K 脂溶性最小,其口服吸收率小于 5%,只能静脉给药。地高辛片剂的口服吸收率有很大的个体差异,不同批号片剂的生物利用度差异也很大,因此口服强心苷应注意剂量个体化。口服强心苷均有不同程度的肝肠循环,洋地黄毒苷的肝肠循环率较高,其消除缓慢、持续时间长。

2. 分布 强心苷进入血液后可与血浆蛋白发生可逆性结合而分布于全身。强心苷与血浆蛋白有不同程度的结合,结合率高的药物起效速度较慢、持续时间长。强心苷在心肌中的分布较血浆浓度高,在肝肾、骨骼肌、视网膜中也有分布,这可能与视觉异常有关。地高辛可透过胎盘进入胎儿体内、也可经乳汁分泌,使用时应注意。

3. 消除 洋地黄毒苷大部分经肝代谢,肝药酶诱导剂可加速其代谢;少量以原形经肾排泄。地高辛少量经肝代谢,大部分以原形经肾排泄。毒毛花苷 K 全部以原形经肾排泄。

强心苷体内过程的比较见表 14-2。

表 14-2 强心苷体内过程比较表

分类	药 物	吸收率/(%)	蛋白结合率/(%)	肝肠循环/(%)	主要消除方式	半衰期/h
慢效	洋地黄毒苷	90～100	97	27	肝	(5～7)×24
中效	地高辛	60～85	<30	6.8	肾	33～36
速效	毛花苷 C	20～40	5	少	肾	23
	毒毛花苷 K	2～5	5	少	肾	12～19

【药理作用】

(一)对心脏的作用

1. 正性心肌力作用 强心苷对心脏具有高度的选择性,能明显加强心力衰竭患者心

脏的心肌收缩力,增加心输出量,从而解除心力衰竭患者的症状。强心苷正性肌力作用表现为以下特点:①提高心肌收缩效能,加快心肌纤维缩短速度,使心肌收缩敏捷;②增加心力衰竭心脏的心输出量;③降低心力衰竭心脏的耗氧量。

2. 心率减慢作用(负性频率作用)　慢性心功能不全患者,由于心肌收缩力减弱,心输出量减少,通过颈动脉窦、主动脉弓压力感受器的反射,增强交感神经的张力,从而使心率加快。强心苷使心肌收缩力加强所产生的强有力的动脉搏动,增强了对颈动脉窦和主动脉弓压力感受器的刺激,从而增加了迷走神经的兴奋性,对心脏的抑制作用增加,从而引起心率减慢。强心苷使心率减慢作用的另一个机制是增加心肌对迷走神经的敏感性,故强心苷过量引起心动过缓和房室传导阻滞,可用阿托品对抗。

3. 对传导组织的影响　强心苷有减慢房室传导速度作用(负性传导作用),治疗量的强心苷主要通过兴奋迷走神经,减少房室结细胞(慢反应细胞)0 期 Ca^{2+} 内流,使慢反应电活动的房室结除极减弱,而减慢冲动在房室结的传导速度,也可促进 K^+ 外流,使心房细胞的不应期缩短。强心苷对传导减慢作用的影响是综合表现的结果。

(二)对肾的作用

慢性心功能不全患者用强心苷后利尿明显,这是因为抑制肾小管细胞膜 Na^+-K^+-ATP 酶,减少肾小管对 Na^+ 的重吸收作用。这也是正性肌力作用使肾血流增加所继发的效应。

(三)对神经-内分泌系统的作用

治疗量的强心苷对中枢系统无明显的影响。中毒量则可兴奋延脑极后区催吐化学感受区而引起呕吐,可以用氯丙嗪对抗。严重中毒时还引起中枢神经兴奋症状,如行为失常、精神失常、谵妄甚至惊厥。慢性心功能不全患者用强心苷后能明显降低血浆肾素活性,减少血管紧张素Ⅱ及醛固酮含量。对慢性心功能不全患者过度激动的 RAAS(肾素-血管紧张素-醛固酮系统)产生拮抗作用。

【作用机制】　目前认为强心苷的受体就是心肌细胞膜上 Na^+-K^+-ATP 酶,强心苷与 Na^+-K^+-ATP 酶结合,轻度抑制 Na^+-K^+-ATP 酶的活性,结果 Na^+-K^+ 交换减少,细胞内 Na^+ 量增多,K^+ 量减少。细胞内 Na^+ 量增多后,此时通过 Na^+-Ca^{2+} 交换,Na^+ 外流增加,Ca^{2+} 内流增加,结果使细胞内 Ca^{2+} 量增加,同时,还能增加细胞外 Ca^{2+} 通过钙通道内流以及促使肌浆网内贮存的 Ca^{2+} 释放,这样,心肌细胞内可利用的 Ca^{2+} 进一步增多,激动心肌收缩蛋白而产生心肌收缩力增强作用。

【临床应用】

1. 慢性心功能不全　强心苷类药物是治疗因心肌收缩性减弱造成的慢性心功能不全的首选药物。强心苷加强心肌收缩力,心输出量和回心血量增多,增强迷走神经活性使心率减慢,心肌耗氧量减少,最终减轻或解除动脉供血不足和静脉系淤血等心力衰竭的症状和体征。

(1)对瓣膜病(高度二尖瓣狭窄病例除外)、风湿性心脏病、冠状动脉硬化性心脏病也有较好的疗效。对伴有心房颤动或心室率过快的心功能不全疗效最好。

(2)对继发于严重贫血、甲状腺功能亢进及维生素 B_1 缺乏症的心功能不全,强心苷类药物治疗效果较差,因为这是心肌能量供应障碍所致,而强心苷不能改善能量的供应。

(3)对肺源性心脏病、严重心肌损伤或活动性心肌炎的心功能不全,强心苷类药物治疗效果也差,因为此时心肌不仅缺氧,还有能量的供应障碍,而且易发生强心苷中毒,使用强心苷药物量也受到限制,难以发挥疗效。

(4)对严重二尖瓣狭窄及缩窄性心包炎,强心苷类药物治疗效果更差,因心脏舒张及血液充盈受限,所以药物难以改善心功能不全时的血流动力学改变。

2. 某些心律失常

(1)阵发性室上性心动过速:强心苷类药物通过兴奋迷走神经,减慢房室传导而终止房性或房室结性心动过速发作。室性心动过速禁用。强心苷类药物中毒引起的阵发性室上性心动过速禁用。

(2)心房颤动:心房频率每分钟可达 $400\sim600$ 次,心房颤动(简称房颤)是心房发生极快而细弱的纤维性颤动,过多的冲动可能下传到心室,引起心室频率过快,妨碍心室排血,而导致严重的循环障碍。强心苷类药物通过直接和间接增强迷走神经活性而抑制房室结的传导性,阻止引起心房颤动的细小冲动进入心室,从而保护心室率,用药后多数患者的心房颤动仍存在,而循环障碍得到纠正。少数患者用强心苷类药物后,由于循环障碍得到纠正,心脏本身供血良好,心房颤动也可停止。

(3)心房扑动:心房扑动是快速而规律的心房异位节律,心房频率每分钟可达 $250\sim300$次,心房扑动时冲动虽然较少,但较强,更容易传入心室,故心室率快而且难控制。强心苷类药物通过缩短心房不应期,使心房扑动转为心房颤动,停用强心苷类药物后,心房不应期延长,有些患者可恢复窦性心律。

【不良反应及用药监护】 强心苷类药物安全范围较小,治疗量已接近中毒量的60%,且药动学及毒性反应个体差异大,加上中毒症状与心功能不全的症状不易鉴别,不良反应发生率较高。常见的不良反应可包括为三方面。

1. 消化道反应 在中毒早期最常见,表现为厌食、恶心、呕吐和腹泻等,应注意与强心苷类药物用量不足慢性心功能不全未受控制所致的胃肠道症状相鉴别,后者由胃肠道淤血所引起。

2. 中枢神经系统反应和视觉障碍 中枢神经系统反应表现为眩晕、头痛、乏力、失眠、谵妄等症状。视觉障碍有黄视、绿视症及视物模糊等,这是严重中毒的先兆,可作为停药的指征。视觉障碍可能与强心苷分布在视网膜有关,或与电解质紊乱有关。

3. 心脏毒性 心脏毒性是强心苷中毒的危险症状,严重时可引起患者死亡。强心苷中毒易抑制 Na^+-K^+-ATP 酶,导致细胞内 K^+ 减少,而引起心律失常。临床上可见各种心律失常,据统计在心脏毒性反应中约有50%的病例发生各种类型不同程度的心律失常。

心脏毒性表现如下。①快速型心律失常:强心苷类药物中毒时细胞内缺钾,异位节律点自律性增高,干扰窦房结功能,出现室性早搏、二联律、三联律、室性心动过速、室性颤动。其中室性早搏出现最为常见,室性心动过速为严重的症状,一旦出现应立即救治,否则易发展为室颤而危及生命。②房室传导阻滞:可致程度不等的传导阻滞,轻度者为部分阻滞,严重者为房室传导完全阻滞。这使心房、心室运动不协调,在心电图可见 P-R 间期延长等。③窦性心动过缓:大剂量强心苷类药物可降低窦房结的自律性,引起窦性心动过缓。应用强心苷类药物治疗 CHF 时,如果患者心率突然降到 50 次/分以下,应考虑强心苷中毒的可能,一般应作为停药的指征之一。

【预防】 应防止避免诱发强心苷中毒的各种危险因素,低血钾、高血钙、低镁血症、心肌缺血、肝肾功能不良等患者应慎用。还应警惕中毒的先兆症状,如出现视觉障碍、室性早搏、二联律、三联律、室性心动过速、房室传导阻滞、窦性心动过缓等。一旦出现应立即停用强心苷。严重的室性心动过速应积极治疗。强心苷中毒的依据是临床症状及心电图的变化,强心苷的血药浓度测定更有诊断意义。地高辛浓度在 3.0 ng/mL 以上,洋地黄毒苷在 45 ng/mL 以上可确诊为中毒。

【治疗】

1. 钾盐　对强心苷中毒所致心律失常,补钾是常用的治疗的手段。K^+ 可阻止强心苷与 Na^+-K^+-ATP 酶结合恢复细胞膜的静息电位,降低细胞的自律性和兴奋性,减轻或阻止强心苷毒性发展。

2. 抗心律失常药　临床研究已经证明,强心苷中毒所致室性心动过速可选用苯妥英钠、利多卡因等药物治疗。苯妥英钠除有抗心律失常作用外,还能改善房室传导,并使强心苷从受体的结合状态中解离出来,而减轻强心苷毒性。对强心苷中毒引起的传导阻滞或窦性心过缓,可用阿托品治疗。

3. 地高辛抗体　特异性地高辛抗体 Fab 片段和强心苷有很高的亲和力,静脉注射后能与强心苷迅速结合,使血液游离型强心苷浓度大大降低,进而导致与心肌结合的强心苷解离,Fab-强心苷复合物很快由肾脏排出,可迅速纠正强心苷中毒引起的严重心律失常。

【给药方法】

1. 传统的给药方法　传统的给药方法分为两步进行,即先给予全效量基本控制心力衰竭症状而后维持疗效。为获全效,常在短期内给予足量强心苷,所用剂量称为全效量,又称"洋地黄化量"。获全效后,为维持疗效,然后逐日给予每天消除量,称为维持量。全效量又分速给法和缓给法。速给法即在 24 h 内给足全效剂量。缓给法即在 3~4 天内给足全效剂量。临床实践证明,传统的给药方法引起强心苷中毒发生率高。

2. 逐日恒量给药法　对轻度慢性心功能不全的患者,给予中效的地高辛,可不必先给全效量,而是每天给予维持量,每日服用 0.25~0.375 mg,经过 4~5 个半衰期后,达到稳定血药浓度,而充分发挥疗效。这种给药的方法既能达到治疗目的,又能明显减少药物的不良反应,是目前常用的给药法。但不适用于危急患者治疗。

第二节　非强心苷类药

本类药物有磷酸二酯酶抑制药、多巴胺受体激动药和作用于 β 受体的药物。

(一) 磷酸二酯酶抑制药

氨力农(amrinone)是磷酸二酯酶抑制药的代表药物。磷酸二酯酶是 cAMP 降解酶,氨力农抑制此酶活性可增加细胞内的 cAMP 含量,发挥正性肌力作用和舒张血管作用。临床证明,该药物能增加心输出量,减轻心脏负荷,降低心肌耗氧量,缓解心力衰竭的症状。近年来发现,氨力农长期口服用药不良反应多,约 15% 患者出现血小板减少,可致死亡。另有心律失常、肝功能减退等不良反应,现仅偶用于急性心功能不全短期静脉滴注。

米力农(milrinone)是氨力农代替品。抑酶作用较前者强 20 倍,临床应用有效,能缓解症状、提高运动耐力,不良反应较少,未见其引起血小板减少。但近有报道,长期用药后病死率比对照组高。使用后疗效并不优于地高辛,反而更多地引起心律失常,也仅供短期静脉给药用。

匹罗昔酮(piroximone)、匹莫苯(pimobendan)、维司力农(Vesnarinone)等药都有抑制磷酸二酯酶的作用,也能增加细胞内 Na^+ 量,抑制 K^+ 外流,还兼有增强肌钙蛋白对 Ca^{2+} 敏感性的作用,即不用增加细胞内 Ca^{2+} 量也能加强心肌收缩性。

(二)多巴胺受体激动药

异布帕胺(ibopamine)通过激动多巴胺受体和 β 受体,产生舒张肾血管,增加肾血流量而产生明显的利尿作用;正性肌力作用,增加心输出量;舒张外周血管,减轻心脏后负荷。可缓解心力衰竭的症状,提高运动耐受力,是多巴胺类中较有应用前景的药物。

(三)作用于 β 受体的药物

多巴酚丁胺(dobutamine)主要兴奋 $β_1$ 受体,能增加心肌收缩力,增加心输出量,降低外周血管阻力,增加尿量,对心率影响较小。用于急性心肌梗死或心脏外科于术并发心功能不全及慢性难治性的心力衰竭。

第三节 减轻心脏负荷药

一、血管扩张药

这类药物通过扩张动脉和静脉,降低心脏前、后负荷,改善心脏功能,改善血流动力学变化提高运动耐力和改善生活质量,缓解心力衰竭的症状,收到治疗效果。

1. 血管紧张素Ⅰ转化酶抑制药(ACEI)

(1)血管紧张素转化酶抑制药如卡托普利等,能缓解或消除 CHF 患者的症状,改善血流动力学变化及左心室功能,提高运动耐力,逆转左心室肥厚。更为突出的是,血管紧张素转化酶抑制药能降低病死率。

(2)ACEI 可抑制体循环及局部组织中 Ang Ⅰ 向 Ang Ⅱ 的转化,使血液及组织中 Ang Ⅱ 含量降低,从而可减弱 Ang Ⅱ 的缩血管作用。ACEI 抑制药还能抑制缓激肽的降解,使血中缓激肽含量增加,缓激肽可促进 NO 和 PGI_2 生成,发挥 NO 和 PGI_2 的扩血管、降低心脏后负荷作用。

(3)ACEI 可减少醛固酮生成,减轻钠水潴留,降低心脏前负荷,抑制心肌及血管重构,降低全身血管阻力,增加心搏出量,改善心脏的舒张功能,降低肾血管阻力,增加肾血流量;降低交感神经活性等。ACEI 对各阶段心力衰竭者均有有益作用,既能消除或缓解 CHF 症状、提高运动耐力、改善生活质量,防止和逆转心肌肥厚、降低病死率,还可延缓尚未出现症状的早期心功能不全者的进展,延缓心力衰竭的发生。故现已与利尿药一起作为治疗心力衰竭的一线药物广泛应用于临床,特别是对舒张性心力衰竭者疗效明显优于传统药物地高辛。

2. 血管紧张素Ⅱ受体(AT_1)拮抗药 可直接阻断 Ang Ⅱ 与其受体的结合,发挥拮抗作用。本类药物对 CHF 的作用与 ACEI 相似,不良反应较少,不影响缓激肽代谢,不易引起咳嗽、血管神经性水肿等,常作为对 ACEI 不耐受者的替代品。

3. 主要扩张小动脉药 如钙通道阻滞药硝苯地平舒张动脉能力较强,降低后负荷较为显著,能增加心输出量。由于它对受损心肌可能发生的抑制作用,一般不作 CHF 的常用药。

4. 直接扩张小动脉药 如肼屈嗪主要舒张小动脉,降低后负荷,用药后心输出量增加,血压不变或略降,不引起反射性心率加快。

5. 主要扩张静脉药 硝酸酯类如硝酸甘油等主要作用于静脉,降低前负荷,用药后能明显减轻呼吸急促和呼吸困难。

6. 均衡扩血管药 如硝普钠能舒张静脉和小动脉,静脉注射给药后 2~5 min 即见效,停药后 2~15 min 即消退。用药后前、后负荷下降,对急性心肌梗死及高血压所致 CHF 效果较好。

二、利尿药

利尿药是唯一能充分控制心力衰竭患者水钠潴留的药物,在心衰的治疗过程中起着重要的作用,目前仍作为一线药物广泛用于各种心力衰竭的治疗,是标准治疗中必不可少的组成部分。

1. 噻嗪类 促进 Na^+、H_2O 的排泄,减少血容量,降低心脏前负荷,改善心功能;降低静脉压,消除或缓解静脉淤血及其所引发的肺水肿和外周水肿。对 CHF 伴有水肿或有明显淤血者尤为适用。

对轻度 CHF,单独应用噻嗪类利尿药多能收到良好疗效;对中、重度 CHF 或单用噻嗪类疗效不佳者,可用祥利尿药或噻嗪类与留钾利尿药合用;对严重 CHF、慢性 CHF 急性发作、急性肺水肿或全身水肿者,噻嗪类药物常无效,宜静脉注射呋塞米。留钾利尿药作用较弱,多与其他利尿药如祥利尿药等合用,能有效拮抗肾素-血管紧张素-醛固酮系统(RAAS)激活所致的醛固酮水平的升高,增强利尿效果及防止失钾,还可抑制胶原增生和防止纤维化。

2. 抗醛固酮药 CHF 时血中醛固酮的浓度可明显增高,大量的醛固酮引起心房、心室、大血管重构,从而加速心力衰竭恶化。此外,它还可阻止心肌摄取钠,使钠游离浓度增加而诱发冠状动脉痉挛和心律失常,增加心力衰竭时室性心律失常和猝死的可能性。

临床研究证明,在常规治疗的基础上,加用螺内酯(spironolactone)可明显降低 CHF 患者病死率,防止左心室肥厚时心肌间质纤维化,改善血流动力学和临床症状。与 ACEI 抑制药合用则可同时降低 Ang Ⅱ 及醛固酮水平,既能进一步减少患者的病死率,又能降低室性心律失常的发生率,效果更佳。

第四节　β受体阻断药

β受体阻断药通过阻断心脏β受体、拮抗过量儿茶酚胺对心脏的毒性作用,改善心肌重构,减少肾素释放,抑制 RAAS,上调心肌β受体恢复其信号转导能力,改善β受体对儿茶酚胺的敏感性。此外,β受体阻断药具有明显的抗心肌缺血及抗心律失常作用,后者也是其降低 CHF 病死率和猝死的重要机制。卡维地洛兼有阻断 $α_1$ 受体、抗氧化等作用,表现出较全面的抗交感神经作用。心力衰竭时应用β受体阻断药虽有抑制心肌收缩力,加重心脏功能障碍的可能,但长期应用可以改善 CHF 的症状,降低死亡率。目前已被推荐作为治疗慢性心力衰竭的常规用药。β受体阻断药与 ACEI 合用疗效进一步增加。β受体阻断药主要用于扩张型心肌病。对扩张型心肌病及缺血性 CHF,长期应用可阻止临床症状恶化、改善心功能、降低猝死及心律失常的发生率。对严重心动过缓、严重左心室功能减退、明显房室传导阻滞、低血压及支气管哮喘者慎用或禁用。

第五节　治疗慢性心功能不全药的用药监护

治疗慢性心功能不全药的用药监护见表14-3。

表 14-3　治疗慢性心功能不全药的用药监护

用药步骤	用药监护要点
用药前	1.熟悉治疗慢性心功能不全药的适应证和禁忌证,了解各种剂型和用法
	2.告知患者慢性心功能不全药防治知识,采取适当措施预防疾病加重,重视原发疾病的治疗
	3.慢性心功能不全的药物治疗十分复杂,执行医嘱时应充分理解治疗方案的目的与意义,并做好患者教育工作
用药中	1.联合给药时,注意不同药物的给药时间及给药方式
	2.慢性心功能不全老年患者较多,剂量通常较成年人小
	3.静脉给药时,注意控制滴速
	4.用药期间,尽量同时进行心电监护
	5.使用β受体阻断药前应评估患者的心率,当心率<60次/分时不得使用
	6.使用强心苷类药物时,有条件可进行血药浓度监测
	7.口服维持剂量的地高辛,疗效发挥较慢,通常需要1周左右
用药后	1.密切观察用药后的疗效和不良反应,特别是强心苷类中毒
	2.指导患者饮食,并调整生活方式
	3.注意观察患者的病情变化

知识链接

慢性心功能不全分级

1. 心功能一级　心功能代偿期,无症状,体力活动不受到限制。

2. 心功能二级　一度心功能不全,轻度体力活动无不适感,较重体力活动,有呼吸困难、疲劳和心悸症状。体力活动受到限制。

3. 心功能三级　二度心功能不全,轻度体力活动有呼吸困难、疲劳和心悸症状。体征:肺底部有少量湿性啰音,肝肿大、凹性水肿,休息后减轻,体力活动大受到限制。

4. 心功能四级　三度心功能不全,在安静休息时有明显呼吸困难、心悸症状。体征:肺底部有湿性啰音,肝有中度肿大、皮下有明显凹性水肿。体力活动完全受到限制。

<hr>

小 结

慢性心功能不全药是由于多种原因引起的心脏功能减退,不能泵出足够的血液以适应全身组织代谢需要的一种病理综合征。目前治疗慢性心功能不全主要是使用加强心肌收缩力的药物和减轻心脏负荷的药物。

强心苷可以轻度抑制心肌细胞膜上的 Na^+-K^+-ATP 酶活性,增强心肌收缩性,减慢心率,降低心肌耗氧量,是治疗慢性心功能不全的重要药物。但它的安全范围较小,而且个体差异较大,不良反应发生率较高,应注意剂量个体化。其他治疗药物还有磷酸二酯酶抑制药、血管扩张药、利尿药等。

能力检测

一、选择题

A_1 型题

1. 强心苷治疗心力衰竭的最佳适应证是(　　)。

A. 高度二尖瓣狭窄诱发的心力衰竭

B. 肺源性心脏病引起的心力衰竭

C. 由瓣膜病、高血压、先天性心脏病引起的心力衰竭

D. 严重贫血诱发的心力衰竭

E. 甲状腺功能亢进诱发的心力衰竭

2. 关于 ACEI,下列说法错误的是(　　)。

A. 降低外周血管阻力　　　　　　　　　B. 治疗心衰可提高患者远期生存率

C. 目前作为一线抗 CHF 药　　　　　　D. 高血压患者禁用

E. 双侧肾动脉狭窄的患者禁用

3. 强心苷治疗心房纤颤的主要机制是(　　)。

A. 降低窦房结自律性　　　　　　　　　B. 缩短心房有效不应期

C. 减慢房室结传导　　　　　　　　　　D. 降低浦肯野纤维自律性

E. 提高窦房结自律性

4. 强心苷中毒引起的房室传导阻滞可选用(　　)。

A. 苯妥英钠　　B. 氯化钾　　　C. 肾上腺素　　D. 阿托品　　　E. 奎尼丁

5. 强心苷中毒与下列哪项离子变化有关?(　　)。

A. 心肌细胞内 K^+ 浓度过高,Na^+ 浓度过低

B. 心肌细胞内 K^+ 浓度过低,Na^+ 浓度过高

C. 心肌细胞内 Mg^{2+} 浓度过高,Ca^{2+} 浓度过低

D. 心肌细胞内 Ca^{2+} 浓度过高,K^+ 浓度过低

E. 心肌细胞内 K^+ 浓度过高,Ca^{2+} 浓度过低

6. 强心苷禁用于(　　)。

A. 室上性心动过速　　　　B. 室性心动过速　　　　　C. 心房扑动

D. 心房颤动　　　　　　　E. 慢性心功能不全

7. 能逆转心肌肥厚,降低病死率的抗慢性心功能不全药是( )。

A. 地高辛　　B. 卡托普利　　C. 扎莫特罗　　D. 硝普钠　　E. 肼屈嗪

A₂型题

8. 患者,女,30岁。有心悸、气促、水肿和尿少症状,经检查诊断为风湿性心瓣膜病伴慢性充血性心力衰竭。住院后给予氢氯噻嗪、地高辛治疗,症状得以控制。第4天出现食欲下降、恶心、头痛、失眠。考虑的情况是( )。

A. 地高辛过量中毒　　　　B. 药物的正常反应　　　　C. 患者出现并发症

D. 氢氯噻嗪的副作用　　　E. 患者疾病复发加重

9. 患者,男,用毛花苷C治疗心力衰竭时,导致心脏毒性,护士在补充氯化钾时,应注意在何种情况下禁用?( )

A. 频发性室性早搏　　　　B. 室性二联律　　　　　C. 食欲不振

D. 心率减慢　　　　　　　E. 黄视、绿视

二、思考题

1. 简述强心苷的不良反应及用药监护。

2. 简述血管紧张素Ⅰ转化酶抑制药的药理作用及临床应用。

（胡鹏飞　吴　樱）

第十五章

抗心绞痛药和调血脂药与抗动脉粥样硬化药

📖 **学习目标**

掌握：硝酸甘油、普萘洛尔、硝苯地平的药理作用、临床应用、不良反应及用药监护。

熟悉：硝酸酯类药物与普萘洛尔合用治疗心绞痛的优缺点，他汀类的药理作用。

了解：其他调血脂药的作用特点。

第一节　抗心绞痛药

心绞痛（angina pectoris）是冠心病的常见症状，是因冠状动脉供血不足引起的心肌急剧的、暂时的缺血与缺氧综合征，其典型临床表现为阵发性的胸骨后压榨性疼痛并向左上肢放射。常发生在冠心病等患者情绪激动或活动过多时，此时交感神经兴奋，心肌收缩力增加，心率加快，以致心肌需氧供不应求，导致心肌缺氧而出现心绞痛。心绞痛持续发作得不到及时缓解则可能发展为急性心肌梗死。

根据临床表现，心绞痛可分三类。

1. 稳定型心绞痛　（冠状动脉内斑块），常在劳累或情绪激动时发作。

2. 变异型心绞痛　（冠状动脉痉挛），常在夜间或休息时发作。

3. 不稳定型心绞痛　（冠状动脉内斑块破溃、血栓形成或冠状动脉痉挛），不定时频繁发作。

心绞痛的主要病理生理机制是心肌需氧与供氧的平衡失调，导致心肌暂时性缺血缺氧，代谢产物（乳酸、丙酮酸、组胺、类似激肽样多肽、K^+ 等）积聚于心肌组织，刺激心肌自主神经传入纤维末梢引起疼痛。任何引起心肌组织对氧的需求量增加或冠脉狭窄、痉挛致心肌组织供血供氧减少的因素都可成为心绞痛的诱因。因此，增加心肌组织供血、降低心肌组织对氧的需求量是治疗心绞痛的主要措施。目前临床上常用的抗心绞痛药物有硝酸酯类、β受体阻断药及钙拮抗药；此外，抗血小板药、抗血栓药也有助于心绞痛的防治。

一、硝酸酯类

硝 酸 甘 油

硝酸甘油（nitroglycerin）是硝酸酯类的代表药，由于起效快、疗效肯定、使用方便、经济等优点,成为防治心绞痛最常用的药物。硝酸甘油口服因受首关消除等的影响,生物利用度仅为 8%,不宜口服给药,故临床上舌下含服吸收快而完全,外用(软膏或贴膜)也可经皮肤缓慢吸收而发挥治疗作用。舌下含化后 1~3 min 起效,作用维持 10~30 min。血浆半衰期约为 3 min。主要经肝脏代谢,代谢物经肾排泄。

【药理作用】

1. 舒张血管 扩张容量血管,减少回心血量,降低心脏前负荷,从而缩小心室容积,降低心室壁张力,结果减少心肌耗氧量;扩张阻力血管,降低外周血管阻力,减轻心脏后负荷,从而减少了心脏做功,又缩短了射血时间,最终减少耗氧量。

2. 增加缺血心肌的血氧供应 小剂量硝酸甘油能解除冠状动脉痉挛、增加供血;能舒张较大的心外膜血管和动脉狭窄部位的侧支,促使血流从输送血管经侧支血管较多地流入缺血区,增加缺血区供血量。

3. 增加心内膜下层的血氧供应 由于心内膜下血管是由心外膜血管垂直穿过心肌而来,所以心内膜的血流量易受心室壁张力和心室内压的影响,尤其以左心室为甚。当心室肌壁张力和心室内压增高时,心内膜的血流量会明显减少。心绞痛发作时,心室壁张力明显增高,所以心内膜下区域缺血最为严重。硝酸甘油通过舒张静脉而降低室壁张力,加上其扩张心内膜血管作用,使得心内膜下的血氧供应明显增加,从而减轻心肌缺血,缓解心绞痛。药物对缺血区心肌血流影响如图 15-1 所示。

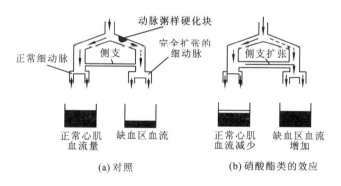

图 15-1 药物对缺血区心肌血流影响

注:■表示用药后增加的血流;□表示用药后减少的血流。

【临床应用】

1. 心绞痛 舌下含化能迅速缓解各型心绞痛发作,效果确实、可靠,常作为首选药使用。必要时可采取静脉滴注。为预防晚间发作,可将 2% 硝酸甘油软膏涂于前臂或胸部或背部皮肤,这样吸收缓慢,作用可维持 4~6 h。硝酸甘油与 β 受体阻断药合用能提高疗效。

2. 急性心肌梗死 早期使用硝酸甘油可增加缺血区心肌的血流量,降低心肌耗氧量,减轻心肌损害,缩小梗死面积。

3. 慢性心功能不全 硝酸甘油可作为减轻心脏负荷药用于治疗慢性心功能不全。还可舒张肺血管、降低肺血管阻力,改善肺通气,用于急性呼吸衰竭及肺动脉高压的患者。

【不良反应及用药监护】

(1) 血管舒张反应:主要是搏动性头痛及颜面潮红;颅内血管舒张可升高颅内压;外周血管舒张可致体位低血压和晕厥;血压过度降低可反射性引起交感神经兴奋,心率加快,心肌耗氧量增加。

(2) 高铁血红蛋白症:常发生于用量过大时或频繁使用药物时。

(3) 快速耐受性:连续使用 2～3 周可产生耐受性,但停药 1～2 周耐受性可消失。采用小剂量、间歇给药法,即白天分次用药,夜间不用药,可避免产生耐受性。

(4) 易挥发,静脉滴注时应现用现配。

(5) 遇光后易分解,应避光。在输液时,输液瓶和莫菲氏管应使用黑纸或黑布包裹。

(6) 静脉滴注过程中要准确测量血压、脉搏并详细记录,一般 15～30 min 测量一次,根据血压、脉搏及病情变化情况来调整点滴速度。

(7) 掌握好静脉滴注速度,一般将硝酸甘油 1～2 mg 溶于 5% 葡萄糖溶液 100 mL 中,以每分钟 10～20 滴的速度为宜。

同类药还有硝酸异山梨酯和单硝酸异山梨酯,其作用及机制与硝酸甘油的相似,但作用较弱,起效较慢,作用维持时间较长。主要口服用于心绞痛的预防和心肌梗死后心力衰竭的长期治疗。硝酸酯类药物的作用比较如表 15-1 所示。

表 15-1　硝酸酯类药物作用比较

药　　物	给药途径	一次用量 /mg	起效/min	持续/h	每天给药次数/次
硝酸甘油	舌下	0.3～0.6	1～2	20～40 min	—
硝酸异山梨酯	舌下	5～10	2～3	1～2	3
	口服	10	15～30	2～4	3
单硝酸异山梨酯	口服	10～20	15	8	2～3

二、β 受体阻断药

β 受体阻断药如普萘洛尔、吲哚洛尔、噻马洛尔及选择性 β_1 受体阻断药如阿替洛尔、美托洛尔、醋丁洛尔等均可用于心绞痛的治疗。下面以普萘洛尔(propranolol,又名心得安)为例介绍如下。

普 萘 洛 尔

【药理作用】

1. 降低心肌耗氧量　阻断心肌 β_1 受体,使心肌收缩力减弱、心肌纤维缩短速度减慢、减慢心率及降低血压,可明显减少心肌耗氧量,缓解心绞痛。但它抑制心肌收缩力可增加心室容积,延长心室射血时间,导致心肌耗氧增加,但总效应仍是减少心肌耗氧量。

2. 改善缺血区心肌供血　阻断心肌 β_1 受体,可使心率减慢,舒张期延长,进而冠状动脉灌注时间延长,从而有利于血液从心外膜血管流向心内膜缺血区;同时降低心肌耗氧量,可使非缺血区血管阻力增加,迫使血液由非缺血区流向血管已扩张的缺血区,增加缺血区的供血。

3. 改善心肌代谢　改善心肌缺血区对葡萄糖的摄取,保护缺血区线粒体的结构和功能,维持缺血区 ATP 和能量供应;促进组织中血红蛋白结合氧的分离,增加组织供氧,从而改善心肌代谢。

【临床应用】　β 受体阻断药对稳定型和不稳定型心绞痛均有效。对硝酸酯类不敏感的心绞痛疗痛或疗效差的稳定型心绞痛,β 受体阻断药可使发作次数减少,因此 β 受体阻断药尤其适用于心绞痛伴有高血压或心律失常的患者。长期使用 β 受体阻断药能缩短仅有缺血心电改变而无症状的心绞痛患者的缺血时间。β受体阻断药还能降低近期有心肌梗死者心绞痛的发病率和死亡率。β受体阻断药和硝酸酯类合用,宜选用作用时间相近的药物,通常以普萘洛尔与硝酸异山梨酯合用为佳,β受体阻断药能对抗硝酸酯类所引起的反射性心率加快和心肌收缩力增强,硝酸酯类可缩小β受体阻断药所致的心室容积增大和心室射血时间延长,二药合用能协同降低耗氧量,减少用量,减少不良反应(表15-2)。由于两类药物都可降压,影响冠脉流量,对心绞痛不利,所以合用时需注意调整剂量。

表 15-2　常用抗心绞痛药对决定心肌耗氧量等因素的影响

药　物	室壁张力	心室压力	心室容积	心肌收缩性	心率	心内膜下供血	侧支血流
硝酸酯类药	↓	↓	↓	↑	↑	↑	↑
β受体阻断药	±	↓	↑	↓	↓	↑	↑
钙拮抗药	↓	↓	±	±	±	↑	↑

注:↓表示降低或减小;↑表示升高或增强;±表示无或轻微。

【不良反应及用药监护】　副作用有乏力、嗜睡、头晕、失眠等。β受体阻断药一般宜口服给药,因剂量的个体差异大,应从小量开始逐渐增加剂量。β受体阻断药停用时应逐渐减量,如突然停用可导致心绞痛加剧或诱发心肌梗死。对心功能不全、低血压、房室传导阻滞、支气管哮喘、哮喘既往史及心动过缓者不宜应用。长期应用后对血脂也有影响,本类药物禁用于血脂异常的患者。用药过程中应注意监测患者心率、血压、心电图变化等。

三、钙通道阻滞药

钙通道阻滞药是临床上用于预防和治疗心绞痛的常用药,特别是对变异型心绞痛疗效最佳,以硝苯地平(nifedipine)为例介绍如下。

硝 苯 地 平

【药理作用】

1. 降低心肌耗氧量　阻滞钙离子内流,舒张阻力血管,降低心脏后负荷,并使心肌收缩力减弱,心率减慢,心脏做功减少,从而降低心肌耗氧量。

2. 增加缺血区血流量　对冠脉中较大的输送血管及小阻力血管有扩张作用,特别是对处于痉挛状态的血管有显著的解除痉挛作用,从而增加缺血区的血液灌注。此外,还增加侧支循环血流量,增加缺血区血流量,改善缺血区的供血供氧。

3. 保护心肌作用　心肌缺血时可使钙离子在细胞内聚集,导致细胞内钙超负荷,使线粒体肿胀而失去氧化磷酸化的功能。硝苯地平阻滞钙离子内流,保护线粒体的结构和功能,使缺血心肌得以存活。对急性心肌梗死者,能缩小梗死范围。

4. 抑制血小板聚集　不稳定型心绞痛与血小板黏附和聚集、冠状动脉血流减少有关,大多数急性心肌梗死也是由动脉粥样硬化斑块破裂,局部形成血栓突然阻塞冠状动脉所致。钙通道阻滞药阻滞 Ca^{2+} 内流,降低血小板内 Ca^{2+} 浓度,抑制血小板聚集。

此外,有实验报道,钙通道阻滞药有促进血管内皮细胞产生及释放内源性 NO 的作用。

【临床应用】　治疗各型心绞痛,尤其适用于变异型心绞痛。对稳定型心绞痛及急性心肌梗死等也有效。临床上常用于抗心绞痛的钙通道阻滞药有硝苯地平、维拉帕米、地尔硫卓、哌克昔林及普尼拉明。

钙通道阻滞药与β受体阻断药联合应用,特别是硝苯地平与β受体阻断药合用更为安全,二者合用对降低心肌耗氧量起协同作用。β受体阻断药可消除钙通道阻滞药引起的反射性心动过速,后者可抵消前者收缩血管作用。临床也证明钙通道阻滞药对心绞痛伴高血压及运动时心率显著加快者最适宜。

【不良反应及用药监护】 可引起头痛、心率加快、眩晕、面部潮红、体位性低血压等。与此药引起血管扩张有关。

四、其他抗心绞痛药物

卡 维 地 洛

卡维地洛(carvedilol)是β_1、β_2和α受体阻断药,具有一定的抗氧化作用,故可用于心绞痛、心功能不全和高血压病的治疗。

吗 多 明

吗多明(molsidomine)作为NO的供体,释放NO,发挥与硝酸酯类相似的作用。舌下含服或喷雾吸入用于稳定型心绞痛或心肌梗死伴高充盈压者疗效较好。

尼 可 地 尔

尼可地尔(nicorandil)是K^+通道激活剂,有激活血管平滑肌细胞膜K^+通道,促进K^+外流,抑制Ca^{2+}内流作用,还可释放NO,增加血管平滑肌细胞内cGMP含量,使冠脉血管扩张。主要适用于变异型心绞痛和稳定型心绞痛,而且不易产生耐受性。同类药还有吡那地尔(pinacidil)和克罗卡林(cromakalim)。

五、抗心绞痛药的用药监护

抗心绞痛药的用药监护见表15-3。

表15-3 抗心绞痛药的用药监护

用药步骤	用药监护要点
用药前	1.熟悉抗心绞痛药的适应证和禁忌证,了解各种剂型和用法
	2.告知患心绞痛的防治知识,采取适当措施预防心绞痛发作,重视原发病的治疗
用药中	1.保持患者处于半卧位
	2.硝酸甘油舌下含服作为首选,变异型心绞痛首选硝苯地平
	3.单个药物无法控制病情时,可联合给药
	4.静脉给药时,注意控制滴速
用药后	1.密切观察用药后的疗效和不良反应
	2.指导患者饮食,并注意控制血脂
	3.注意观察患者的病情变化

第二节 调血脂药与抗动脉粥样硬化药

血脂是血浆或血清中所含的脂类。它的组成复杂,包括胆固醇(cholesterol,Ch)、三酰甘油(triglyceride,TG)、磷脂(pHospHolipid,PL)和游离脂肪酸(free fatty acid,FFA)

等。胆固醇又分为胆固醇酯(cholesteryl ester，CE)和游离胆固醇(free cholesterol，FC)，两者相加为总胆固醇(total cholesterol，TC)。

血脂与蛋白质(载脂蛋白,apo)结合成的脂蛋白溶于血浆,从而被运输和代谢。各种脂蛋白根据组成成分及理化性质不同可分为乳糜微粒(CM)、极低密度脂蛋白(VLDL)、中间密度脂蛋白(IDL)、低密度脂蛋白(LDL)、高密度脂蛋白(HDL)和脂蛋白(a)[LP(a)]。

脂蛋白除被特异受体结合后降解外,也可通过非特异途径,尤其在血浆浓度升高时,被巨噬细胞和其他细胞摄取,使胆固醇沉着于动脉壁及肌腱或皮肤,这是形成动脉粥样硬化和黄色瘤的机制之一。凡血浆中 CM、VLDL、IDL、LDL 及 apoB 浓度高于正常值为高脂蛋白血症,易致动脉粥样硬化;HDL、apoA 浓度低于正常,也为动脉粥样硬化的危险因子。常见高脂蛋白血症有高胆固醇血症、高三酰甘油血症及混合型高脂血症。高胆固醇血症是导致冠心病及其他动脉粥样硬化性疾病,进而引发多种心血管疾病的重要因素。据此,世界卫生组织(WHO)将高脂蛋白血症可分为以下六种类型(表 15-4)。

表 15-4 高脂蛋白血症的分型

分　　型	脂蛋白变化	血 脂 变 化	
I	CM↑	TG↑↑↑	TC↑
II a	LDL↑	TC↑↑	
II b	VLDL 及 LDL↑	TG↑↑	TC↑↑
III	IDL↑	TG↑↑	TC↑↑
IV	VLDL↑	TG↑↑	
V	CM 及 VLDL↑	TG↑↑	TC↑

注:↑表示升高。

对血浆脂质代谢紊乱,首先要采取非药物治疗,如血脂仍不正常,再用药物治疗。凡能使 LDL、VLDL、TC(总胆固醇)、TG、apoB 降低,或使 HDL、apoA 升高的药物,都有抗动脉粥样硬化作用。

脂质代谢异常所引起的高脂血症与动脉粥样硬化和冠心病发病密切相关。通过调节血脂水平,可预防动脉粥样硬化,可降低冠心病的发病率或死亡率。

一、调血脂药与抗动脉粥样硬化药的分类

1. 调血脂药

(1) 主要降低三酰甘油(TG)及极低密度脂蛋白(VLDL)的药物　包括贝特类药物和烟酸。

(2) 主要降低总胆固醇(TC)和低密度脂蛋白(LDL)的药物　包括他汀类、胆汁酸结合树脂、酰基辅酶 A 胆固醇酰基转移酶抑制药。

(3) 降低(脂蛋白)LP(a)的药物　包括烟酸戊四醇酯、烟酸、烟酸生育酚酯、阿昔莫司、新霉素及多沙唑嗪等。

2. 抗氧化剂　包括普罗布考及维生素 E。

3. 多烯脂肪酸类　包括 n-3 型及 n-6 型多烯脂肪酸。

4. 黏多糖和多糖类　包括低分子量肝素和天然类肝素。

二、常用调血脂药与抗动脉粥样硬化药

(一) 调血脂药

1. 主要降低 TC 和 LDL 的药物——他汀类 (statins) 常用药有辛伐他汀(simvastatin)、洛伐他汀(lovastatin)、普伐他汀(pravastatin)、阿伐他汀(atorvastatin)及氟伐他汀(fluvastatin)等。

【药理作用】 他汀类药调血脂作用明显,可抑制羟甲基戊二酸甲酰辅酶 A 还原酶(HMG-CoA 还原酶),能有效减少内源性胆固醇合成,降低血浆胆固醇浓度。它还有非调血脂作用。①抗氧化作用,改善血管内皮功能。②抑制血管平滑肌细胞(VSMCS)的增殖和促进 VSMCS 凋亡,阻止动脉粥样硬化(AS)斑块的形成和增大。③抑制细胞黏附,减弱单核细胞和巨噬细胞的分泌功能,抑制 AS 过程的炎性反应。④免疫抑制作用。⑤抑制血小板的黏附、聚集和释放,阻止血栓形成。这些作用有助于抗 AS 效应。

【临床应用】 治疗高胆固醇血症首选药。主要用于杂合子家族性和非家族性Ⅱa 高脂蛋白血症、Ⅱb 高脂蛋白血症和Ⅲ型高脂蛋白血症。也可用于 2 型糖尿病和肾病综合征引起的高胆固醇血症。亦可用于治疗骨质疏松症、肾病综合征、血管成形术后再狭窄、心脑血管急性事件预防和缓解器官移植后的排异反应等。对纯合子家族性高脂蛋白血症无效。

【不良反应及用药监护】 大剂量应用时患者偶见胃肠反应、肌痛、皮肤潮红、头痛等暂时性反应;偶见有无症状性肌酸磷酸激酶(CPK)升高、转氨酶升高,停药后即恢复正常;极少数人如出现全身性肌肉疼痛、僵硬、乏力时应警惕肌病(横纹肌溶解症)的发生,其中,西立伐他汀(拜斯亭)和辛伐他汀引起肌病的发病率较高。与贝特类药物、烟酸、环孢素 A、红霉素等合用可能增加肌病的发生率。用药期间应定期检查肝功能,有肌痛者应检测 CPK,必要时停药。孕妇、哺乳期妇女、对本药过敏者及持续肝功能异常者禁用。

胆汁酸结合树脂

常用药有考来替泊(降胆宁,colestipol)和考来烯胺(消胆胺,cholestyramine)。

【药理作用】 考来烯胺在肠道通过离子交换与胆汁酸结合后发生下列作用。①减少食物中脂类(包括胆固醇)的吸收。②阻滞胆汁酸在肠道的重吸收。③肝内胆固醇经 7-α 羟化酶的作用转化为胆汁酸。④肝细胞表面 LDL 受体增加或活性增强。⑤LDL-Ch 经受体进入肝细胞,血浆 TC 和 LDL-Ch 水平降低。

【临床应用】 临床主要用于治疗Ⅱa 及Ⅱb 及家族性杂合子高脂蛋白血症。治疗Ⅱa 型高脂蛋白血症,如与他汀类药物合用,作用显著增强。考来烯胺与普罗布考合用有协同降低 TC 和 LDL-C 的作用,还可互相减轻便秘和腹泻的不良反应。对Ⅱb 型高脂蛋白血症者,应与贝特类药物联合应用,对纯合子家族性高胆固醇血症无效。

【不良反应及用药监护】 本类药物不吸收,毒性不大。缺点是用量大,有特殊的臭味(考来烯胺)和一定的刺激性,少数人用后可能有便秘、腹胀、嗳气和食欲减退等症状,其中便秘最常见。一般两周后可消失。长期服用可使肠内结合胆盐减少,脂肪吸收不良,引起脂肪痢,并增加出血可能。应适当补充维生素 A、D、K 等脂溶性维生素及钙盐;偶尔可出现短时的转氨酶升高和高氯酸血症。因胆汁酸结合树脂会影响多种药物的吸收,特别是酸性药物。因此,必需使用时,其他药物应在服树脂类药物前 1 h 或后 3～4 h 服用。

2. 主要降低 TG 及 VLDL 的药物——贝特类(fibrates)　贝特类药物临床上作为高 TG 为主的高脂血症患者的首选药物,常用药有吉非贝齐(gemfibrozil,诺衡,吉非罗齐)、苯扎贝特(benzafibrate,必降脂)、非诺贝特(fenofibrate,力平脂)、环丙贝特(ciprofibrate,环丙降脂酸)等。吉非贝齐和苯扎贝特具有活性酸形式,吸收快而完全,发挥作用快,持续时间短,吸收后需先水解成活性酸形式才能发挥作用,起效稍慢,$t_{1/2}$ 13～20 h。新型贝特类疗效高,毒性低,临床应用广泛。

【药理作用和临床应用】　贝特类既有调血脂作用,也有非调血脂作用。主要降低血浆 TG、VLDL,对 TC 和 LDL-C 在一定程度上也能降低,并能升高 HDL-C。非调血脂方面有抗血小板聚集、抗血栓、降低血液黏度和抗炎作用等。

贝特类药物的调血脂作用机制可能为抑制乙酰辅酶 A 羧化酶,减少脂肪酸从脂肪组织进入肝脏合成 TG 及 VLDL;增强脂蛋白酯酶(LPL)的含量和活性,加速 CM 和 VLDL 的分解和 VLDL 中 TG 的分解代谢;因而增加 HDL 的浓度,减慢其清除以及促进 LDL 颗粒的清除等。

临床上用于原发性高 TG 血症,对Ⅲ型高脂蛋白血症和混合型高脂蛋白血症有较好的疗效,亦可用于 2 型糖尿病的高脂蛋白血症。非诺贝特尚可降低血尿酸水平,可用于伴有高尿酸血症的患者,苯扎贝特能改善糖代谢,适合于伴有糖尿病的高 TG 患者。

【不良反应及用药监护】　氯贝特可促进胆管结石的发生,使胆石症的发病率提高 2～4 倍,对冠心病的死亡无预防作用,现已少用。新型贝特类不良反应较轻,一般耐受良好,主要为消化道反应,如食欲不振、恶心、腹胀等。其次为乏力、头痛、失眠、皮疹、阳痿等,偶有肌痛、尿素氮增加、转氨酶升高,停药后可恢复。有肝、胆系统疾病者、孕妇、儿童、肾功能不全者禁用。

烟　　酸

烟酸(nicotinic acid)是 B 族维生素之一。

【药理作用及临床应用】　治疗剂量对多种类型高脂蛋白血症均有效,大剂量可通过降低 VLDL 水平迅速降低血浆中三酰甘油的浓度,长期用药也可降低 LDL 和胆固醇水平。烟酸与胆汁酸结合树脂合用,疗效增加,若再加用他汀类药物作用还可增强。作用机制可能与烟酸抑制脂肪组织中的脂肪酶,减少脂肪分解,使肝脏中合成 TG 的原料不足,从而减少了 VLDL 的合成与释放有关,也与 LDL 来源减少有关。烟酸还有升高 HDL 的作用,烟酸还有抗血小板聚集和扩张血管的作用。

烟酸属广谱调血脂药,可作为一线治疗药。适合于除Ⅰ型高脂蛋白血症以外的各型高脂蛋白血症,对Ⅱb 和Ⅳ型效果最好。适用于混合型高脂血症、高 TG 血症、低 HDL 血症及高 LP(a)血症。烟酸与他汀类或贝特类药物合用可以提高疗效。已经证明,长期应用烟酸或烟酸加胆汁酸结合树脂有稳定和消退 AS 的作用,可降低冠心病事件发生率和死亡率。

【不良反应及用药监护】　最常见的为治疗开始时,因扩张血管常导致面红和皮肤瘙痒,另外,还可刺激胃肠道引起恶心、呕吐、腹泻甚至溃疡。大剂量可引起血尿酸增多、糖耐量降低。与 HMG-CoA 还原酶抑制剂合用,有 2% 的患者发生肌病,有潜在引起横纹肌溶解症的危险,故合用应非常慎重。糖尿病、痛风、肝功能不全及消化道溃疡患者禁用,肾功能不全患者慎用。

阿 昔 莫 司

阿昔莫司(acipimox,氧甲吡嗪)为烟酸衍生物,能强烈而持久地抑制脂肪组织的分解,减少游离脂肪酸自脂肪组织释放,抑制 VLDL 及 LDL 的合成,明显降低 TG 在血浆中的浓度。阿昔莫司与胆汁酸结合树脂合用可以加强降低 LDL-C 的作用。阿昔莫司还可抑制肝脂肪酶的活性,提高血浆 HDL 的浓度,还能降低血浆纤维蛋白原浓度和全血黏滞度。可用于Ⅱ-Ⅴ型高脂蛋白血症,因能改善糖尿病患者的空腹血糖和糖耐量,故可用于伴有 2 型糖尿病的高脂血症患者。

不良反应较少、较轻,开始服用时由于皮肤血管扩张而出现红斑、热感和瘙痒。偶见上腹不适、头痛、乏力等,消化性溃疡者禁用,孕妇及哺乳期妇女慎用,肾功能不全者酌减用量。

(二)抗氧化剂

氧自由基(oxygen free radical,OFR)在 AS 的发生、发展过程中发挥着重要作用。OFR 是体内氧代谢的产物,有极强的氧化性。当血管内皮及白细胞等受到刺激时可产生大量的 OFR,OFR 能损伤生物膜,导致细胞功能障碍,同时 OFR 氧化修饰脂蛋白,特别是形成 ox-LDL,从而有助于促进 AS 病变的形成。

普 罗 布 考

普罗布考(probucol,丙丁酚)服药后 24 h 血药浓度达峰值,1～3 天作用达高峰。血清中药物主要分布于脂蛋白的疏水核,药物大部分经粪便排出。

【药理作用及临床应用】 抗氧化作用为 α-维生素 E 的 5～6 倍。能阻断脂质过氧化,减少脂质过氧化物(LPO)的产生,并能抑制 ox-LDL 的生成以及所引起的一系列细胞病变过程,延缓动脉粥样硬化。还能抑制 HMG-CoA 还原酶,使胆固醇合成减少。用药后可使 TC 和 LDL-C 下降,但 HDL-C 及 apo-A 也明显下降。对血浆 TG 和 VLDL 一般无影响。如较长期应用可使冠心病发病率明显降低,对已形成的 AS 具有阻止其发展或促使其消退的作用,可使黄色瘤明显缩小或消除。

主要用于各型 LDL 升高的高胆固醇血症,包括纯合子和杂合子家族性高胆固醇血症。对继发于肾病综合征或糖尿病的Ⅱ型脂蛋白血症也有效。饭后服用可增加吸收。若与他汀类、胆汁酸结合树脂合用。可增强其调血脂作用。

【不良反应及用药监护】 不良反应少而轻,以胃肠道反应为主,如腹泻、腹胀、腹痛、恶心等,个别患者心电图 Q-T 间期延长。有室性心律失常者、近期有心肌损伤者、孕妇及小儿禁用。用药期间应定期监测心电图。

维 生 素 E

维生素 E(vitamin E,生育酚)为植物油分离出的成分,口服易吸收。在体内分布于细胞膜及脂蛋白,自身能被氧化为生育醌,再被维生素 C 或氧化还原系统复原,有很强的抗氧化作用,从而能清除体内氧自由基和过氧化物,防止脂蛋白的氧化修饰及其所引起的一系列动脉粥样硬化病变过程,降低缺血性心脏病的发生率和死亡率。

(三)多烯脂肪酸

多烯脂肪酸类又称多不饱和脂肪酸类(polyunsaturated fatty acid,PUFAs),根据第一个不饱和键位置不同,可分为 n-3(或ω-3)型及 n-6(或ω-6)型两大类。n-3 型PUFAs包括二十碳五烯酸(EPA)、二十二碳六烯酸(DHA),主要存在于海洋生物藻类、鱼及贝壳类中。大量食海洋鱼类的爱斯基摩人及北极居民冠心病发病率很低。常用制剂有含 n-3 型 PUFAs 的浓缩鱼油多烯康胶丸、脉乐康、鱼油烯康等,适用于高 TG 血症,对心肌梗死患者的预后有明显改善,亦可用于糖尿病并发高脂蛋白血症等。n-6 型 PUFAs 主要存在于植物油中。

临床试验结果表明,EPA 和 DHA 能通过调血脂和非调血脂机制发挥抗 AS 作用,因药理作用较弱,可作为调血脂药的辅助用药。其作用机制为:①降低血浆 TG 及 TC,升高 HDL-C;②抗血小板聚集防止血栓形成,降低血液黏滞度,改善血液流变学;③减少血管平滑肌细胞增殖,防止 AS 发生。

（四）黏多糖和多糖类

低分子量肝素

低分子量肝素(low molecular weight heparin, LMWH)常用制剂有依诺肝素 (enoxaparin)、替地肝素(tedelparin)、弗希肝素(fraxiparin)、洛吉肝素(logiparin)及洛莫肝素(lomoparin)等 10 多种产品。主要用于不稳定性心绞痛、急性心肌梗死及PTCA后再狭窄等。

天然类肝素

天然类肝素包括硫酸乙酰肝素(heparan sulfate)、硫酸皮肤素(dermatan sulfate)、硫酸软骨素(chondroitin sulfate)及冠心舒等,可能是有较好前景的抗动脉粥样硬化药。

三、调血脂药与抗动脉粥样硬化药的用药监护

调血脂药与抗动脉粥样硬化药的用药监护见表 15-5。

表 15-5 调血脂药与抗动脉粥样硬化药的用药监护

用药步骤	用药监护要点
用药前	1. 熟悉抗动脉粥样硬化药的适应证和禁忌证,了解各种剂型和用法
	2. 告知血脂紊乱及动脉粥样硬化的关系及相关防治知识
用药中	1. 强调长期、规律服药
	2. 他汀类也可用于血脂正常的心脑血管疾病高危人群
	3. 他汀类与贝特类不能联用
用药后	1. 观察用药后的疗效和不良反应
	2. 指导患者饮食,并调整生活方式
	3. 注意观察患者的病情变化

 小 结

冠心病的常见症状是心绞痛。其原因是心肌缺血后导致心肌缺氧,因心肌供氧缺乏而出现心绞痛。心绞痛持续发作如得不到及时缓解则可能发展为急性心肌梗死。目前临床常用的抗心绞痛药有四类:硝酸酯类、β受体阻断药、钙通道阻滞药和其他抗心绞痛药物。抗心绞痛药一般都具有降低心肌耗氧量、增加供氧(供血)、缓解心绞痛的作用。

用药基础(第2版)

脂质代谢异常所引起的高脂血症与动脉粥样硬化和冠心病发病密切相关。通过调节血脂水平,可预防动脉粥样硬化,可降低冠心病的发病率或死亡率。目前临床应用的调节血脂的药物是他汀类、贝特类、烟酸等,它们通过不同方式调节脂质代谢,从而发挥抗动脉粥样硬化作用。他汀类药物为当前临床上降低 TC 和 LDL-C 的首选药物。贝特类药物临床上作为高 TG 为主的高脂血症患者的首选药物。

能力检测

一、选择题

A_1 型题

1. 心绞痛急救时硝酸甘油的给药方式为(　　)。

A. 口服   B. 皮下注射   C. 静脉注射

D. 舌下含服   E. 喷雾吸入

2. 硝酸异山梨酯与硝酸甘油比较,描述错误的是(　　)。

A. 起效略慢   B. 可口服   C. 维持时间较长

D. 不能舌下含服   E. 都可静脉滴注

3. 下列关于硝酸甘油不良反应的叙述,错误的是(　　)。

A. 头痛   B. 升高眼内压   C. 心率加快

D. 致高铁血红蛋白症   E. 升高血压

4. 变异型心绞痛可首选(　　)。

A. 硝酸甘油   B. 硝苯地平   C. 硝普钠   D. 卡托普利   E. 普萘洛尔

5. 下列哪项是硝苯地平治疗心绞痛的不利因素?(　　)

A. 心室张力降低   B. 心率加快   C. 心室压力减少

D. 改善缺血区的供血   E. 增加侧支血流

6. 有关他汀类药物药理作用描述错误的是(　　)。

A. 可以降低 TC   B. 可以降低 LDL   C. 可以降低 HDL

D. 减少肝内胆固醇   E. 使 VLDL 合成减少

7. 能明显降低血浆甘油三酯的药物是(　　)。

A. 胆汁酸结合树脂   B. 抗氧化剂   C. 辛伐他汀

D. 阿伐他汀   E. 苯氧酸类

A_3/A_4 型题

(8～9 题共用题干)

刁某,30 岁,诊断为心绞痛伴有窦性心动过速。

8. 可首选下列哪种药物?(　　)

A. 硝酸甘油   B. 硝苯地平   C. 普萘洛尔

D. 硝酸异戊酯   E. 硝酸异山梨酯

9. 以上药物中普萘洛尔、硝酸甘油、硝苯地平的抗心绞痛的共同机制是(　　)。

A. 缩短射血时间   B. 减慢心率

C. 抑制心肌收缩力   D. 减少心室容积

E. 降低心肌耗氧量及改善缺血区血流供应

二、思考题

1. 简述硝酸甘油的临床应用、不良反应及用药监护。

2. 简述硝酸甘油与普萘洛尔合用治疗心绞痛的利弊。

3. 试分析钙拮抗药与 β 受体阻断药抗心绞痛的临床应用有何不同?

4. 简述他汀类调血脂药的主要临床应用。

（胡鹏飞　吴　樱）

第十六章

抗高血压药

📖 **学习目标**

掌握:利尿药、钙通道阻断药、β受体阻断药、血管紧张素Ⅰ转化酶抑制剂和血管紧张素Ⅱ受体阻断药的降压机制、作用特点、临床应用、不良反应及用药监护。

熟悉:抗高血压药的分类。

了解:抗高血压药的用药原则。

1999年世界卫生组织国际高血压学会(WHO/ISH)对高血压的定义是:在未应用抗高血压药物的情况下,收缩压达到或超过140 mmHg(18.7 kPa)和(或)舒张压达到或超过90 mmHg(12.0 kPa)的血压称为高血压。高血压的发生率,成人为15%~20%,高血压是最常见的心血管疾病之一,其中绝大多数高血压(约占90%)原因未明,称为原发性高血压,少数高血压(约占10%)有明确病因,称为继发性高血压或症状性高血压,如患肾小球肾炎、肾动脉狭窄、嗜铬细胞瘤等疾病时出现的高血压。抗高血压药俗称降压药。降压药主要用于原发性高血压的治疗。

第一节　抗高血压药的分类

形成动脉血压的基本因素是心输出量和外周血管阻力。前者受心脏功能、回心血量和血容量的影响,后者主要受小动脉紧张度的影响。抗高血压药物通过舒张血管平滑肌或干扰交感神经对血管平滑肌收缩的活性而使外周血管阻力降低,通过抑制心肌收缩力或降低左心室充盈压减少心排出量。根据各种药物在血压调节系统中的主要影响及作用部位,可将常用的抗高血压药分为以下几类(表 16-1)。

表 16-1　抗高血压药的分类

类　型	常 用 药 物
1.利尿药	氢氯噻嗪等
2.钙拮抗药	硝苯地平、尼群地平、氨氯地平等
3.肾上腺素受体阻断药	
（1）α_1受体阻断药	哌唑嗪等

类　　　型	常　用　药　物
（2）β受体阻断药	普萘洛尔、美托洛尔等
（3）α和β受体阻断药	拉贝洛尔等
4.肾素-血管紧张素系统抑制药	
（1）血管紧张素Ⅰ转化酶抑制药	卡托普利、依那普利、雷米普利等
（2）血管紧张素Ⅱ受体阻断药	氯沙坦、缬沙坦等
（3）肾素抑制药	雷米克林等
5.交感神经抑制药	
（1）中枢性降压药	可乐定、甲基多巴等
（2）神经节阻断药	美卡拉明等
（3）去甲肾上腺素能神经末梢阻滞药	利血平等
6.血管扩张药	
（1）直接扩张血管药	肼屈嗪、硝普钠等
（2）钾通道开放药	米诺地尔、二氮嗪等

目前,国内外应用广泛或称为第一线抗高血压药的是利尿药、钙拮抗药、β受体阻断药、血管紧张素Ⅰ转化酶抑制药和血管紧张素Ⅱ受体阻断药等四大类。中枢性降压药和血管扩张药多为联合用药或复方制剂。

第二节　常用的抗高血压药

一、利尿降压药

利尿药作为基础降压药在20世纪50年代已广泛用于临床。该类药物价格低廉,小剂量时不良反应少,较为安全,对多数高血压患者有效且不易耐受,可单独使用治疗高血压,也可与其他降压药联用治疗中、重度高血压。利尿药包括高、中、低效利尿药,其中最常用的利尿降压药为中效能利尿药噻嗪类如氢氯噻嗪等。

氢 氯 噻 嗪

氢氯噻嗪(hydrochlorothiazide)又称双氢克尿塞,抗高血压作用温和持久,常作为基础降压药使用。

【药理作用】　氢氯噻嗪确切的降压机制尚未阐明,但基本机制是排钠利尿。

（1）用药初期,因排钠利尿,使血容量变少,血压下降。

（2）长期用药,因利尿排钠,降低动脉壁细胞内 Na^+ 的含量, Na^+-Ca^{2+} 减少,细胞内 Ca^{2+} 减少,血管平滑肌对缩血管物质如去甲肾上腺素等的敏感性降低,血压下降。

（3）诱导动脉壁产生扩血管物质如激肽、前列腺素等,使血管扩张,血压下降。

【临床应用】　氢氯噻嗪是治疗高血压的基础药物,单独使用或与其他抗高血压药物联合应用治疗各类高血压,单用适于轻、中度高血压。老年高血压患者,因肾单位减少,水钠容量增加,血浆肾素活性降低,因此对老年人高血压或并发心力衰竭者降压效果好。

【不良反应及用药监护】　该类药物小剂量无明显不良反应,长期大剂量应用常致低血钾、低血镁、高血糖、高脂血症等,用药时注意补钾或与留钾利尿药合用并定期检测血糖、血脂、电解质等。糖尿病患者慎用,有痛风史者,应调整用量,并加服抗痛风药。氢氯噻嗪还能增高血浆肾素活性,使血管紧张素Ⅱ和醛固酮水平增高而不利于降压,如果配合β受体阻断药和 ACEI 可增加降压效果。

其他利尿药如呋塞米、螺内酯、氨苯蝶啶等也可用于高血压治疗。呋塞米降压作用强,但时间短暂,主要用于急性肺水肿或严重肾功能不全患者。

吲 达 帕 胺

吲达帕胺(indapamide),又称寿比山,为噻嗪类似物,具有轻度利尿和钙拮抗作用。其降压效应是利尿和血管舒张的共同作用的结果,不良反应少,不引起血脂改变,对伴有高血脂症的患者可用吲达帕胺替代噻嗪类利尿药。本药不减少肾血流量,无体位性低血压,对糖代谢也无明显影响。

依 普 利 酮

依普利酮(eplerenone)为新一代醛固酮受体拮抗药,对醛固酮受体选择性较高,减少了螺内酯类常见的性激素样不良反应。除轻度利尿外,依普利酮还具有抗心肌和血管肥厚、抗纤维化、保护终末器官等作用,用于高血压、充血性心力衰竭的治疗。主要不良反应为高血钾。

二、钙拮抗药

钙拮抗药也称钙通道阻滞药。按照化学结构可将其分为二氢吡啶类和非二氢吡啶类。前者对血管平滑肌具有选择性,较少影响心脏,作为抗高血压药常用的有硝苯地平、尼群地平和尼卡地平等。非二氢吡啶类包括维拉帕米等,对心脏和血管均有作用。

硝 苯 地 平

硝苯地平(nifedipine)又称心痛定。对各类高血压均有降压作用,降压作用快、强、短,但对正常血压者影响不明显。

【药理作用】 硝苯地平作用于细胞膜 L-型钙通道,通过抑制钙离子从细胞外进入细胞内,而使细胞内钙离子浓度降低,导致小动脉扩张,总外周血管阻力下降而降低血压。降压时能反射性引起心率加快,心排出量增加,血浆肾素活性增高,但并不能抵消其直接扩血管降压作用,加用β受体阻断药可对抗这些作用并增强降压效应。

【临床应用】 硝苯地平对轻、中、重度高血压均有降压作用。尤以低肾素性高血压疗效好,可单用或与利尿药、β受体阻断药、血管紧张素转化酶抑制药合用。硝苯地平普通片给药后血压波动大,且易引起交感神经反射性兴奋,因此除少数急需降压者外,已不常用。其缓释剂或控释剂使用方便,血压波动小,不良反应少,适用于高血压病长期治疗。硝苯地平由于能引起交感神经反射性活动增高,对伴有缺血性心脏病患者宜慎用,以免加剧缺血症状。

【不良反应及用药监护】 常见的有眩晕、头痛、低血压、颜面潮红、心悸、踝部水肿等。

尼 群 地 平

尼群地平(nitrendipine)为第二代二氢吡啶类。药理作用与硝苯地平相似,但降压作用较硝苯地平强,维持时间长,反射性心率加快等不良反应少。每日口服1~2次。肝功能不良者应慎用或减量,与地高辛合用可增加其血药浓度。

拉 西 地 平

拉西地平(lacidipine)对血管的选择性强,扩张冠状动脉的作用强于外周血管。降压作用起效缓慢、温和,维持时间较长,不易引起反射性心动过速和心搏出量增加,用于轻、中度高血压。不良反应有心悸、头痛、面红、水肿等。

氨 氯 地 平

氨氯地平(amLodipine)又名络活喜,作用与硝苯地平相似,降压作用平缓、温和,维持时间较长,每日口服 1 次。不良反应同拉西地平。

三、血管紧张素 I 转化酶抑制药(ACEI)和血管紧张素 II 受体(AT₁)阻断药

在高血压发病中,肾素-血管紧张素系统(RAS)起着重要的作用。RAS 不仅存在于循环系统,也存在心脏、脑、肾及血管局部。循环与局部 RAS 以其关键产物血管紧张素 II(AngII)为核心,与高血压、充血性心力衰竭等心血管疾病及肾脏病的发生、发展密切相关。血管紧张素原由肝脏及其组织合成后,在肾小球球旁细胞分泌的肾素(蛋白水解酶)的作用下转变为血管紧张素 I(AngI),后者在血管紧张素酶(ACE)的作用下转变成 Ang II。血管紧张素 II 作为关键的内分泌因素,在体内有多种重要的功能。在心血管方面,AngII 促进血管平滑肌及心肌细胞的生长与增生,促进胶原纤维的合成,因此在循环及组织水平干预 RAS 是治疗高血压的重要措施之一。目前临床上应用的药物主要是从抑制血管紧张素转化酶和阻断血管紧张素 II 受体两方面对 RAS 进行干预。

(一)血管紧张素转化酶抑制药

【药理作用】 ACEI 具有较强的降压作用,与其他降压药相比,具有以下特点。①降压时不伴有反射性心率加快,对心排出量无明显影响。②可预防和逆转心肌与血管构型重建。③增加肾血流量,保护肾脏。④不引起水钠潴留。⑤降压作用稳定,无耐受性,突然停药无反跳现象。⑥能改善胰岛素抵抗,不引起电解质紊乱和脂质代谢改变。

ACEI 的降压机制是通过抑制血管紧张素酶,降低循环与血管组织 RAS 活性,减少 AngII 的生成和升高缓激肽水平而发挥作用。

1. 扩张血管作用

(1)高度选择性抑制 AngI 转变为 AngII,降低外周阻力。

(2)抑制局部组织的 ACE 活性。

(3)抑制缓激肽水解,促进血管内皮释放 NO 和前列环素生成,产生舒血管效应。

(4)清除自由基,有效地减少超氧自由基产生,有助于保护组织免于缺血和再灌注损伤。

(5)减少去甲肾上腺素释放,并能抑制 RAS,降低中枢交感神经活性,减弱外周交感神经张力,降低外周血管阻力。

2. 改善心脏的功能

(1)抑制和逆转心肌肥厚 由于抑制 AngII 的生成,可使心肌细胞产生重构,长期应用可逆转已经肥厚的心肌细胞,保护心肌细胞,改善心脏的收缩和舒张功能。

(2)降低心室壁的张力和降低心脏冠状动脉血管的阻力,增加冠状血流,改善心肌

的供血和供氧水平。

3. 保护肾脏的功能 ACEI具有明显的防止肾小球硬化和抑制肾功能衰竭进展的作用,对伴有肾功能衰竭的高血压患者有较好的疗效。

【临床应用】

(1)治疗各型高血压 ACEI对肾性高血压和原发性高血压均有效,可治疗高肾素高血压,也能降低正常或低肾素高血压患者的血压。与其他药物合用,也可用于治疗重度或顽固性高血压。

(2)治疗充血性心力衰竭。

(3)治疗心肌梗死 该药物可以保护心肌细胞,改善重构,降低病死率。

(4)治疗糖尿病肾病和其他肾病。

【不良反应及用药监护】 长期应用ACEI,不良反应发生率较低,患者耐受良好。

1. 低血压 常发生于肾素活性高、血容量低和合用利尿药治疗的心力衰竭患者。因此上述患者在用药前应注意水和电解质平衡,应从小剂量开始。

2. 咳嗽 5%～20%的患者可出现干咳。与剂量无关,女性多于男性,常在用药1周至6个月内出现,此反应可能与缓激肽、P物质及前列腺素在肺内蓄积有关。有时需停药,通常在4 d内消失。

3. 高血钾 见于伴有肾功能不全或服用保钾利尿药、补钾及β肾上腺素受体阻断药的患者。

4. 对胎儿的影响 虽然对胎儿器官形成的早期(妊娠3个月内)无致畸作用,但持续用药可引起妊娠羊水减少、胎儿颅盖发育不全、肺发育不全、生长迟缓,甚至引起胎儿死亡。育龄妇女虽然不是本类药物的禁忌证,但一旦妊娠应尽快停药。

5. 其他 部分患者可出现皮疹、蛋白尿、急性肾功能衰竭、血管神经性水肿等。味觉异常多见于卡托普利,羧基类克服了巯基类味觉异常的不良反应。偶见中性粒细胞减少、糖尿、肝毒性。

卡 托 普 利

卡托普利(captopril)又名开博通,是首次推出的口服有效的ACEI。口服作用快,舌下含服作用更快、更强,具有轻至中等强度的降压作用,可降低外周阻力血管,增加肾血流量,不伴有反射性心率加快。

卡托普利适用于各类高血压,是抗高血压一线药物,60%～70%的患者单用卡托普利能使血压控制在理想水平,如加用利尿药则95%患者有效。卡托普利尤其适用于合并有糖尿病及胰岛素抵抗、左心室肥厚、心力衰竭、急性心肌梗死的高血压患者,可明显改善生活质量且无耐受性,连续用药一年以上疗效不会下降,而且停药不反跳。卡托普利与利尿药及β受体阻断药合用于重型及顽固性高血压疗效好。

卡托普利最突出的不良反应是缓激肽降解受阻而造成缓激肽含量升高并作用于呼吸道引起咳嗽。还可发生皮疹、心悸、心动过速、胸痛、味觉迟钝等。

依 那 普 利

依那普利(enalapril)为前药。其基本作用与卡托普利相似,有以下特点。①缓释:因属于前体药物,体内水解后才有效,故起效慢,口服1～2 h起效。②长效:可维持24 h以上,口服1次即可。③强效:强于卡托普利5～10倍,剂量小。④不含巯基,故无卡托普利的青霉胺样反应,但高血钾、低血压等不良反应较卡托普利多见。

(二)血管紧张素Ⅱ受体(AT₁)阻断药

氯 沙 坦

氯沙坦(losartan)又名科索亚,为1995年美国FDA批准治疗高血压的第一个AT₁受体阻断药。每日服药一次,降压作用可维持24 h。

【药理作用】 心血管效应主要与选择性地阻断Ang Ⅱ的效应有关。表现为24 h平稳降压,日间和夜间血压均降低,基础血压越高,降压幅度越大。此外,当AT₁受体被阻断后,反馈性增加肾素活性,导致Ang Ⅱ浓度升高,Ang Ⅱ仅能激活AT₂受体,产生抗增殖作用。氯沙坦对肾功能具有保护作用,在伴有高血压的肾病患者,该药降压的同时能维持肾小球滤过率,增加肾血流量与排钠,减少蛋白尿。还可增加尿酸、尿素排泄,这一作用为氯沙坦所特有。

【临床应用】 用于治疗轻、中度高血压,适用于不同年龄的高血压患者,对伴有肾病和慢性心功能不全的患者有良好疗效。与利尿药或钙通道阻滞药合用,可增强降压疗效。不能改善胰岛素抵抗,可能因为其不影响缓激肽-NO途径。

【不良反应及用药监护】 氯沙坦的耐受性良好,不良反应轻且短暂。极少发生干咳和血管神经性水肿。主要不良反应是体位性低血压,在血容量低或血浆肾素水平高的患者易发生。伴有肾脏疾病和应用保钾利尿药者在应用该药后可能出现高血钾症,必要时需监测血钾浓度。禁止用于妊娠患者,因胎儿从4个月起肾脏的灌注依赖于RAS的发育,应用氯沙坦会引起胎儿损伤或死亡。注意使用时需要从小剂量开始,逐渐增量。

其他沙坦类药物 这类药物还有缬沙坦、厄贝沙坦、坎替沙坦和替米沙坦等。其中坎替沙坦作用强大、应用剂量小、维持时间长、谷峰比值高(大于80%),是目前这类药物中最优者。

四、肾上腺素受体阻断药

肾上腺素受体(α和β受体)广泛分布于中枢神经与心血管组织,在血压的调节中起着重要作用。肾上腺素受体阻断药有α受体阻断药、β受体阻断药及兼有α与β受体阻断作用的药物。其中以β受体阻断药最为常用。

(一)β受体阻断药

β受体阻断药除用于治疗心绞痛及心律失常外,也是治疗高血压的一线药物。β受体阻断药价格低廉,治疗高血压安全、有效,能降低心血管并发症(脑卒中、心肌梗死等)的发生率和死亡率。用于治疗高血压的β受体阻断药有普萘洛尔、纳多洛尔、美托洛尔、阿替洛尔等。

【药理作用】 β受体阻断药品种很多,虽然各类药的药理性质和药动学特点不同,但所有的β受体阻断药均有不同程度的降压效果。β受体阻断药的降压机制与下述因素有关。

(1)阻断心脏β₁受体,抑制心肌收缩,减慢心率,降低心排出量。

(2)阻断肾小球旁器的β₁受体,减少肾素分泌,从而抑制肾素-血管紧张素系统活性。但具有较强内在拟交感活性的药物在降压时并不影响肾素的分泌。

(3)β受体阻断药能通过血脑屏障进入中枢,阻断中枢β受体,使外周交感活性降低。

但索他洛尔、阿替洛尔等难以通过血脑屏障仍有良好降压作用。

（4）阻断外周去甲肾上腺素能神经末梢突出前膜 β_2 受体，抑制正反馈调节作用，减少去甲肾上腺素的释放。

（5）促进前列环素的生成。β 受体阻断药的降压机制可能是多环节综合作用的结果，不同药物的作用侧重点不同。

【临床应用】　用于各类高血压，可单独应用治疗高血压，也可与其他抗高血压药（利尿药、钙通道阻滞药、ACEI 或扩血管药）合用治疗中重度或顽固性高血压。对高肾素活性、高血流动力学的青年高血压患者疗效较好。尤其适用于心肌梗死后患者、伴有心绞痛（变异性心绞痛除外）、偏头痛、焦虑患者。其作用特点是不引起体位性低血压，较少引起心悸和头痛。

【不良反应及用药监护】　长期应用该类药物突然停药，可加重冠心病症状，血压升高甚至超过治疗前水平，故宜逐渐减量（停药过程为 10～14 天）。糖尿病患者应用非选择性 β 受体阻断药能延缓胰岛素后血糖水平的恢复，不稳定型糖尿病和经常低血糖患者使用应十分谨慎，应避免血糖偏低现象。β 受体阻断药可致肾血流量和肾小球滤过率持续轻度降低，但一般不引起水钠潴留，长期应用很少引起肾功能受损，高血压伴有肾病患者注意定期监测肾功能。禁用于左室心功能不全、窦性心动过缓、房室传导阻滞及支气管哮喘患者。

普 萘 洛 尔

普萘洛尔（propranolol）又名心得安，为非选择性 β 受体阻断药。口服吸收完全但生物利用度低，且个体差异大。本药可通过多种机制产生降压作用，即减少心输出量、抑制肾素释放、在不同水平抑制交感神经活性（中枢部位、压力感受性反射及外周神经水平）和增加前列环素的合成等。该药可用于各种程度的原发性高血压，可作为抗高血压的首选药物单独应用，也可与其他抗高血压药合用。对心输出量及肾素活性偏高者疗效较好，高血压伴有心绞痛、偏头痛、焦虑症等选用 β 受体阻断药较为合适。

美 托 洛 尔

美托洛尔（metoprolol）又名倍他洛克，为选择性阻断 β_1 受体。其缓释制剂 24 h 内维持血压恒定水平，可每日用药 1 次，能降低心肌梗死患者猝死率。不良反应少。

（二）α 受体阻断药

绝大多数高血压患者血浆儿茶酚胺浓度升高以及血管平滑肌 α 受体表达上调，α 受体阻断药能阻断血管平滑肌细胞 α_1 受体，抑制儿茶酚胺对血管平滑肌的收缩作用，使收缩状态的小动脉舒张，产生降压效应。非选择性 α 受体阻断药（如酚妥拉明）除阻断 α_1 受体外，还能阻断突触前膜 α_2 受体，取消对去甲肾上腺素等神经递质释放的负反馈作用，可引起心率加快和肾素分泌增加，不良反应较多，长期降压效果差，除用于控制嗜铬细胞瘤患者的高血压危象外，不作为抗高血压药应用。选择性 α_1 受体阻断药不良反应少，可用于长期治疗高血压病。现在用于临床的该类药物有哌唑嗪、特拉唑嗪、多沙唑嗪等。

哌 唑 嗪

哌唑嗪（prazosin）口服吸收良好，大部分经肝代谢，首关消除显著。

【药理作用】　舒张小动脉和小静脉，降低外周阻力，心排出量略升或不变，对肾血流量和肾小球滤过率无影响，降压时心率加快不明显，不增高血浆肾素活性。对立位和卧位均有降压作用。长期使用时,能改善脂质代谢,降低总胆固醇、甘油三酯、低密度脂蛋白,能升高高密度脂蛋白。还可使膀胱及尿道平滑肌松弛,可减轻前列腺增生患者排尿困难的症状。

【临床应用】 适用于各类高血压,主要适用于治疗轻、中度高血压及伴有肾功能不全的高血压患者,尤其适用于高血压合并前列腺肥大的老年患者。

【不良反应及用药监护】 常见有鼻塞、口干、嗜睡、头痛、腹泻等,主要的不良反应是部分患者首次应用后出现"首剂现象",表现为严重的体位性低血压、眩晕、心悸、晕厥,一般在首次用药后 30~90 min 出现。若将首剂药量改为 0.5 mg 临睡前服用,可减轻或避免这种不良反应的发生。在服用哌唑嗪前一日停止使用利尿药,可减轻"首剂效应"。

（三）α 和 β 受体阻断药

拉 贝 洛 尔

拉贝洛尔(labetalol)又名柳胺苄心定,能阻断 α_1 和 β 受体,其阻断 β 受体的作用比阻断 α_1 受体的作用强。本药通过阻断 α_1、β 受体,降低外周血管阻力而产生降压作用,对心排出量与心率影响较少。降压作用强、快,适用于各型高血压,静脉注射可治疗高血压危象。无严重不良反应。

卡 维 地 洛

卡维地洛(carvedilol)能选择阻断 α_1、β 受体,降低外周阻力。可扩张冠状动脉和肾血管,还具有抗氧化作用。用于治疗轻度及中度高血压或伴有肾功能不全、糖尿病的高血压患者,还可用于治疗充血性心力衰竭。但严重肝功能损伤患者不宜使用。不良反应与普萘洛尔相似,但不影响血脂代谢。

第三节 其他抗高血压药

一、中枢性降压药

中枢性降压药有甲基多巴、可乐定、利美尼定、莫索尼定等。其中甲基多巴通过激动孤束核(NTS)α_2 肾上腺素受体产生降压作用,但由于严重的副作用如溶血和肝细胞损害,现已少用。可乐定的降压作用与激动延髓的咪唑啉 I_1 受体有关;第二代中枢降压药利美尼定、莫索尼定主要作用于咪唑啉 I_1 受体。

可 乐 定

可乐定(clonidine)又名可乐宁、氯压定、110 降压药。本药通常与其他药物组成复方制剂以降低副作用或增加疗效,如复方氯压定和珍菊降压片等。

【药理作用】 可乐定的降压作用较强,并可抑制胃肠分泌及运动,对中枢神经系统有明显的抑制作用。通过抑制交感神经系统,减慢心率,减少心排血量和降低外周阻力而降压。可乐定减弱交感反射,但不完全抑制,故较少引起体位性低血压。

【临床应用】 适用于治疗中度高血压,常用于其他药无效时,降压作用较强,不影响肾血流量和肾小球滤过率,可用于高血压的长期治疗。与利尿药合用有协同效果,可用于重度高血压。口服也用于预防偏头痛或作为治疗吗啡类镇痛药成瘾者的戒毒药。其溶液剂用于治疗开角型青光眼。

【不良反应及用药监护】 主要有口干、便秘、嗜睡、抑郁、眩晕、血管性水肿、腮腺肿痛、恶心、心动过缓、食欲不振等。可乐定不宜用于高空作业或驾驶机动车辆的人员,以免因精力不集中、嗜睡而导致事故发生。

莫 索 尼 定

莫索尼定(moxonidine)对咪唑啉 I_1 受体的选择性和作用强度均强于利美尼定。抗高血压强度与可乐定相当。不良反应有口干、嗜睡、头晕等,无体位性低血压和停药反跳。

二、抗去甲肾上腺素能神经末梢药

去甲肾上腺素能神经末梢阻滞药主要通过影响儿茶酚胺的储存及释放产生降压作用。如利血平及胍乙啶。利血平作用较弱,不良反应多,目前已不单独使用。胍乙啶较易引起肾、脑血流量减少及水钠潴留。主要用于重症高血压。

三、血管扩张药

血管扩张药包括直接舒张血管平滑肌药(肼屈嗪、硝普钠等)和钾通道开放药(二氮嗪、米诺地尔等)。血管扩张药通过直接扩张血管而产生降压作用。

肼 屈 嗪

肼屈嗪(hydralazine)又名肼苯哒嗪。

【药理作用】 肼屈嗪直接松弛小动脉平滑肌,降低外周阻力而使血压下降。对静脉无明显舒张作用,不引起体位性低血压。肼屈嗪能提高血浆肾素活性和水钠潴留,降压时通过压力感受器引起较强的反射性交感神经兴奋而增加心率和心排出量,使其降压作用部分抵消,从而影响其降压效果。

【临床应用】 适用于中、重度高血压,常与其他降压药合用,还可用于心力衰竭。

【不良反应及用药监护】 常见不良反应有头痛、眩晕、恶心、低血压、心悸、颜面潮红等。老年人或伴有冠心病的高血压患者慎用,以免诱发和加重心绞痛。有心肌缺血和主动脉瘤者禁用。长期大剂量(400 mg/d 以上)应用可引起全身性红斑狼疮综合征,多见于女性患者,停药后可自行痊愈,少数严重者也可致死。

硝 普 钠

硝普钠(sodium nitroprusside)又名亚硝基铁氰化钠,为硝基扩血管药。

【药理作用】 硝普钠是一种强效血管扩张药,可直接舒张小动脉和静脉血管平滑肌,降低外周阻力,减轻心脏前后负荷,有利于改善心功能。其作用机制是硝普钠作用于血管内皮细胞释放 NO,NO 激活血管平滑肌鸟苷酸环化酶,使平滑肌细胞内 cGMP 生成增加,进而导致血管平滑肌舒张。

【临床应用】 主要用于高血压急症,如高血压危象、高血压脑病、恶性高血压,亦适用于充血性心力衰竭的高血压患者,也可用于外科手术麻醉时的控制性降压(以减少手术出血)以及难治性慢性心功能不全。

【不良反应及用药监护】 呕吐、出汗、头痛、心悸等不良反应,均为过度降低引起,停药后消退。连续大剂量应用或肾功能不全者出现乏力、耳鸣、肌肉痉挛、精神异常等,还可引起甲状腺功能减退。同时给予硫代硫酸钠可预防氰化物堆积,且不影响药效。本药水溶液不稳定,应新鲜配制,使用时避光,超过 4 h 或变色则不宜使用。

米诺地尔

米诺地尔(minoxidil)又名长压定,为钾离子通道开放药。

【药理作用】 直接扩张小动脉,对静脉无影响。降压作用较肼屈嗪强而持久。主要作用是开放 ATP 敏感的钾离子通道,促进钾离子外流,使血管平滑肌细胞膜超极化,电压依赖性钙通道难以激活,阻滞钙离子内流,导致血管舒张而降压。

【临床应用】 主要用于治疗难治性的重度高血压和肾性高血压,其他降压药无效时加用本药,本品不宜单用,常与利尿药和 β 受体阻断药合用,可避免水钠潴留和交感神经的反射性兴奋。

【不良反应及用药监护】 主要不良反应有水钠潴留、心悸等。长期应用会引起多毛症。本品不干扰血管运动反射,故不发生体位性低血压。

二 氮 嗪

二氮嗪(diazoxide)又名降压嗪。降压机制同米诺地尔。该药静脉注射降压作用快而强,30 s 内起效,3～5 min 降压达峰值,适用于高血压危象及高血压脑病。不良反应主要为高血糖。

第四节 抗高血压药的合理应用

高血压是全球范围内的重大公共卫生问题,我国已经成为世界上高血压危害最严重的国家之一,发病率逐年快速增加。除心血管系统病变外,内外环境的诸多因素同样影响高血压的发病过程。因此,对高血压的治疗与预防应从多方面入手。

1. 非药物治疗 非药物治疗主要有:限制钠盐的摄取,适当补充钾盐和镁盐,平衡膳食,低脂饮食,减轻体重,戒烟戒酒,劳逸结合;改善环境,减少刺激,放松心情,保持愉快等。

2. 药物治疗 药物治疗的目的是尽可能有效地将血压控制在正常的范围内,减少并发症的发生,最终达到提高生活质量及延长寿命的目的。药物治疗的主要原则如下。

(1)有效治疗和终生治疗 一般认为,经不同日的数次测定血压,血压为 150/95 mmHg 或以上即需治疗。所谓有效治疗就是将血压控制在正常范围内,也就是 140/90 mmHg 以下。但实际上只有不到 10% 的高血压患者得到良好的控制。因此,必须加强宣传,纠正"尽量不用药"的错误观念。前面提到的非药物治疗只能是作为药物治疗的辅助。由于高血压病因还未完全搞清楚,无法根治,因此需要终生用药。有些患者经过一段的治疗后,血压已接近正常范围,于是就停药了,停药后血压又重新上升,并且有时还高于治疗前的。另外,患者的靶器官损伤是否继续恶化也需考虑和顾及,因血压高只是高血压的临床表现之一,所以,在高血压的治疗中强调终生用药。

(2)保护靶器官 高血压引发的并发症也不容忽视。在抗高血压治疗中必须考虑逆转或阻止靶器官的损伤。根据抗高血压治疗的经验,认为对靶器官的保护作用比较好的药物是 ACEI、AT$_1$ 受体阻断药和长效钙拮抗药。

(3)平稳降压 国内外的研究证明,血压不稳定可导致器官损伤。血压 24 h 内存在自发性波动,这种自发性波动被称为血压波动性(BPV)。在血压水平相同的高血压患者中,血压波动程度高者,靶器官损伤严重。所以药物一般宜从小剂量开始,逐步增量,达到满意效果后改维持量以巩固疗效,避免降压过快、过剧,以免造成重要器官灌流不足等,降血压的同时使血压平稳,提倡使用长效降压药。此外,高血压的治疗多需长期系统用药,不宜中途随意停药,更换药物时也要逐步替代。

（4）个体化治疗 由于患者的年龄、性别、种族、疾病程度和是否伴有并发症等存在很多差异,针对不同患者或同一患者在不同病程时期所用的药物和剂量应有所不同,应调整药物的剂量达到疗效好且不良反应最少的水平。

（5）根据高血压程度选用药物或联合用药 轻、中度高血压一般采用单药治疗,目前常用的四大类一线药物是利尿药、钙通道阻滞药、β受体阻断药、ACEI和血管紧张素Ⅱ受体阻断药。并且一般长效优于短效制剂,降压稳定、持续并保护靶器官。单药治疗效果不佳时,可联合用药。

联合用药就是将作用机制不同的药物联合应用,从而能提高疗效、减少不良反应,如氢氯噻嗪与β受体阻断药或者ACEI抑制药合用,可以互相弥补缺点和不足,减少不良反应,增加降压效果。二药联合应用称为二联用药,三药联合应用称为三联用药。二联用药若仍无效,则可考虑三联用药,可酌情加用中枢降压药或直接扩血管药。

（6）根据并发症选用药物 高血压合并冠心病或心力衰竭者,可选用利尿药、哌唑嗪、甲基多巴、卡托普利等作用缓和而不使心率加快的药物,不宜选用肼屈嗪。合并肾功能不良者,应选用利尿药、甲基多巴等不影响肾功能的药物,胍乙啶降压同时使肾血流量减少,不宜选用。合并消化性溃疡者,宜用可乐定,不宜选用利血平。合并脑血管功能不全者,应慎用或禁用胍乙啶及神经节阻滞药,避免降压过快及引起直立性低血压。合并支气管哮喘、慢性阻塞性肺疾病患者,不宜选用β受体阻断药。合并糖尿病或痛风者,不宜选用噻嗪类利尿药。

第五节　抗高血压药的用药监护

抗高血压药的用药监护见表16-2。

表 16-2　抗高血压药的用药监护

用药步骤	用药监护要点
用药前	1.了解患者是否有高血脂、心脏病和糖尿病等既往病史,对哮喘病史者禁用β受体阻断药
	2.了解患者是否有抗高血压药用药史,是否有药物禁忌
	3.尽量选用长效制剂,遵医嘱按时服药
用药中	1.进行用药依从性教育,不得擅自增减和撤换药物,减量过快或突然停药,可引起血压反跳
	2.定期检查血象、血压、心功能、肝功能、肾功能,糖尿病患者应定期检查血糖;有轻度肾功能不全且服用ACEI或利尿药者,定期测血钾
	3.服用可致直立性低血压的降压药(如卡托普利、氯沙坦、哌唑嗪、拉贝洛尔等)的患者,改变体位时动作缓慢,出现头晕、眼花、恶心时立即平卧

续表

用药步骤	用药监护要点
用药中	4.过敏体质者禁用 ACEI,一旦发生血管神经性水肿应立即停药,并给予肾上腺素0.3~0.5 mg 皮下注射
	5.口服控释片或缓释片须整片吞服,不得嚼碎
	6.硝普钠配制后应于 4 h 内使用,滴注时宜避光,溶液变色应停用;长期(72 h 以上)大剂量使用,应测血浆氰化物浓度
用药后	1.密切观察用药后的疗效和不良反应
	2.指导患者限制盐和脂类的摄入,纠正吸烟、酗酒等不良生活习惯,适当锻炼,控制体重,并配合药物治疗

知识链接

世界高血压日和全国高血压日

世界高血压联盟于 2005 年发起,把每年 5 月 17 日定为世界高血压日。"世界高血压日"旨在宣传防治高血压的重要性,它能为人们提供在世界范围内举行由各国公众参与的能提高高血压防治知识与知晓度的国际活动。

1998 年,卫生部为提高广大群众对高血压危害的认识,动员全社会都来参加高血压预防和控制工作,普及高血压防治知识,决定将每年的 10 月 8 日定为全国高血压日。其目标是提高知晓率、服药率、控制率。

小 结

抗高血压药又称降压药,是指能降低动脉血压而用于治疗高血压的药物。按国际统一标准,成人在未服抗高血压药的情况下,收缩压达到或超过 140 mmHg(18.7 kPa)和(或)舒张压达到或超过 90 mmHg(12 kPa)即可诊断为高血压。高血压又分原发性高血压(约占 90%)和继发性高血压(约占 10%)两大类。原发性高血压的发病机制不明;继发性高血压是继发于某些疾病,如肾小球肾炎、肾动脉狭窄、嗜铬细胞瘤等。合理应用降压药不仅能降低血压,而且能减少心、脑、肾等重要脏器损害,减少并发症的发生率,提高生活质量和延长寿命。

目前,国内外应用广泛或称为第一线抗高血压药的是利尿药、钙拮抗药、β 受体阻断药、血管紧张素 Ⅰ 转化酶抑制药和血管紧张素 Ⅱ 受体阻断药等四大类。中枢性降压药和血管扩张药多为联合用药或复方制剂。

------------------------------------- 能力检测

一、选择题

A_1型题

1. 通过利尿作用产生降压的药物是(　　)。

A. 利血平　　B. 卡托普利　　C. 氢氯噻嗪　　D. 硝苯地平　　E. 普萘洛尔

2. 通过抑制血管紧张素转化酶而产生降压作用的药物是(　　)。

A. 氢氯噻嗪　　B. 缬沙坦　　C. 双肼屈嗪　　D. 卡托普利　　E. 尼群地平

3. 口服后易产生"首剂现象"的降压药物是(　　)。

A. 卡托普利　　B. 利血平　　C. 哌唑嗪　　D. 氢氯噻嗪　　E. 氯沙坦

4. 通过阻滞钙通道产生降压作用的药物是(　　)。

A. 硝普钠　　B. 氢氯噻嗪　　C. 氯沙坦　　D. 卡托普利　　E. 尼群地平

5. 可引起全身红斑狼疮综合征的降压药物是(　　)。

A. 尼群地平　　B. 肼屈嗪　　C. 多沙唑嗪　　D. 依那普利　　E. 拉贝洛尔

6. 下列对卡托普利叙述不正确的是(　　)。

A. 属于血管紧张素Ⅱ受体阻断药　　　　　　　B. 易引起刺激性干咳

C. 剂量过大可致低血压　　　　　　　　　　　D. 适用于伴糖尿病的高血压患者

E. 属于血管紧张素Ⅰ转化酶抑制药

7. 口服1周至6个月内易出现刺激性干咳的降压药物是(　　)。

A. 硝普钠　　B. 非洛地平　　C. 氯沙坦　　D. 依那普利　　E. 拉贝洛尔

A_2型题

8. 患者,男,55岁。诊断高血压伴窦性心动过速,宜选择何药治疗(　　)。

A. 普萘洛尔　　B. 肼屈嗪　　C. 可乐定　　D. 拉贝洛尔　　E. 氯沙坦

9. 高血压患者,伴心绞痛时,首选治疗药物是(　　)。

A. α受体阻断药　　　　　　B. 钾通道开放药　　　　　　C. 直接扩张血管药

D. β受体阻断药　　　　　　E. 利尿药

10. 患者,女,50岁。患有高血压,经查肾素活性较高,选用卡托普利降压,效果较好。1个月后,患者出现干咳。此时应换以下何药较好?(　　)

A. 多沙唑嗪　　B. 双肼屈嗪　　C. 尼群地平　　D. 依那普利　　E. 缬沙坦

A_3/A_4型题

(11~12题共用题干)

患者,女,60岁。有高血压病史6年。突然感到头晕、头痛、恶心、呕吐。查血压为260/118mmHg。诊断:高血压危象。

11. 应选用下列何种扩血管药物治疗?(　　)

A. 多沙唑嗪　　B. 非洛地平　　C. 肼屈嗪　　D. 拉贝洛尔　　E. 硝普钠

12. 该药物也可用于下列哪种疾病的治疗?(　　)

A. 体位性低血压　　　　　　B. 心绞痛　　　　　　C. 难治性心力衰竭

D. 心动过速　　　　　　　　E. 心律失常

二、思考题

1. 简述抗高血压药物的分类及代表药。
2. 简述钙拮抗药的不良反应及用药监护。

（黄燕娟）

第十七章
利尿药和脱水药

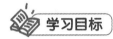

掌握：呋塞米、氢氯噻嗪、螺内酯的药理作用,临床应用、不良反应及用药监护。
熟悉：甘露醇的药理作用、临床应用、不良反应及用药监护。
了解：其他各类利尿药的作用部位、作用特点。

第一节　利　尿　药

利尿药(diuretics)作用于肾脏,增加电解质和水分的排出,即促进肾脏排泄尿液功能而产生利尿作用。临床常用于不同病因引起的全身性水肿,如肾脏疾病、心力衰竭、肝硬化等引起的水肿,也用于其他疾病如高血压、肾性尿崩症和特发性高钙尿症等的治疗。

一、利尿药作用的生理学基础

尿液的生成包括肾小球滤过,肾小管和集合管的再吸收和分泌,肾小管各段功能和利尿药作用部位如图 17-1 所示。

(一)肾小球的滤过

血液流经肾小球时,血液中的成分除血细胞和蛋白质外,其他均可经肾小球滤过而形成原尿。原尿量的多少取决于有效滤过压和肾血流量。凡能增加有效滤过压的药物都可利尿。如氨茶碱、强心苷等,通过增加心肌收缩性,增加肾血流量及肾小球滤过率,使原尿量生成增多而利尿。但其利尿作用极弱,一般不作利尿用。正常人每日生成原尿 180 L,但进入输尿管的终尿仅 1~2 L,可见约 99％的原尿在肾小管和集合管被再吸收,它是影响终尿量的主要因素。因此,影响肾小球滤过率的药物其利尿作用甚微。但在病理状态下(如休克时)仍具有一定的临床意义。目前常用的利尿药不是作用于肾小球,多数是通过减少肾小管对电解质及水的重吸收而发挥利尿作用的。

(二)肾小管和集合管的重吸收和分泌

1. 近曲小管　通过 Na^+-K^+-ATP 酶(Na^+ 泵)转运和 H^+-Na^+ 交换,原尿中 $60％\sim70％$ 的 Na^+ 在近曲小管重吸收。Na^+ 在近曲小管的转运一方面通过肾小管膜侧进入,转移至细胞内,另一方面通过 H^+-Na^+ 反向转运系统将 Na^+ 重吸收。其中 H^+ 来自碳

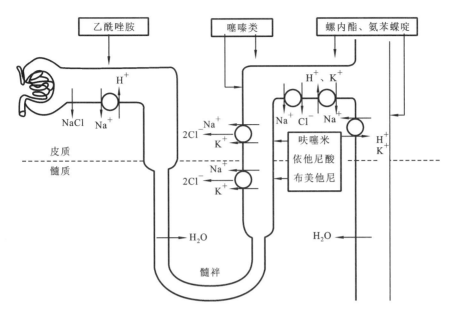

图 17-1 肾小管各段功能和利尿药作用部位

酸水解,而碳酸是由碳酸酐酶催化二氧化碳和水生成。若 H^+ 的生成减少,则 H^+-Na^+ 交换减少,致使 Na^+ 的再吸收减少而引起利尿。碳酸酐酶抑制药通过减少 H^+ 生成而发挥利尿作用,但作用弱,故此类药物现已少用。

2. 髓袢升支粗段 原尿中约 35% 的 Na^+ 在髓袢升支粗段被重吸收。该段管膜腔存在 Na^+-K^+-$2Cl^-$ 共转运子可将 Na^+、K^+、Cl^- 重吸收进入细胞内。Na^+ 再吸收入血,K^+ 则返回管腔内。由于此段不伴有水的重吸收,造成尿液稀释,同时形成肾髓质高渗、皮质低渗的现象,这就是肾对尿液的稀释功能。NaCl 被再吸收到髓质间质后,形成肾髓质高渗区。当尿液流经髓质中的集合管时,由于管腔内液体与高渗髓质间存在着渗透压差,并在抗利尿激素的影响下,大量的水被重吸收,使尿液浓缩,这就是肾对尿液的浓缩功能。因而该段在尿液的稀释和浓缩机制中具有重要意义。高效利尿药干扰 K^+-Na^+-$2Cl^-$ 共转运子,影响尿液的稀释过程和浓缩过程,引起强大的利尿作用。此外,Ca^{2+}、Mg^{2+} 可从此段被重吸收。

3. 远曲小管和集合管 原尿中有 5%~10% 的 Na^+ 在此段被重吸收。

(1)远曲小管近段存在 Na^+-Cl^- 同向转运机制,将 Na^+、Cl^- 同向转运至细胞内。但转运速率比髓袢升支粗段慢。噻嗪类主要抑制 Na^+-Cl^- 共同转运机制,影响尿的稀释过程,产生中等强度的利尿作用。

(2)远曲小管和集合管还可分泌 H^+,除供 H^+-Na^+ 交换外,尚可与肾小管上皮细胞产生的 NH_3 结合成 NH_4^+ 从尿中排出。

(3)远曲小管远端和集合管腔膜侧存在着 Na^+ 通道和 K^+ 通道,Na^+ 经 Na^+ 通道从膜腔侧进入细胞内,而 K^+ 经 K 通道排入管腔内,二者进行 K^+-Na^+ 反向交换。这一过程主要受醛固酮的调节,螺内酯通过拮抗醛固酮,间接抑制 K^+-Na^+ 交换,排 Na^+ 留 K^+ 而产生利尿作用。氨苯蝶啶则通过直接抑制 Na^+ 通道,减少 Na^+ 和 H_2O 的重吸收而利尿。由于作用于该部位的药物均能排钠留钾而利尿,故又称为保钾利尿药。

综上所述,利尿药通过作用于肾的不同部位,影响尿液生成的不同环节而产生强弱不等的利尿作用。

二、常用利尿药

(一)高效能利尿药

高效能利尿药又称袢利尿药,主要作用于髓袢升支粗段,是目前最有效的利尿药。常用药物有呋塞米、依他尼酸、布美他尼。

呋 塞 米

呋塞米(furosemide,速尿)吸收迅速,口服 20～30 min、静脉注射 5 min 后生效,持续 2～3 h,主要以原形经近曲小管分泌随尿排出。血浆蛋白结合率高达 95%～99%,约 10% 在体内代谢,大部分以原形由肾近曲小管分泌排泄。反复给药不易在体内蓄积。

【药理作用】 呋塞米作用于髓袢升支粗段,与 Na^+-K^+-$2Cl^-$ 共转运子结合并抑制其功能,因而抑制 NaCl 的重吸收,降低肾脏对尿液的稀释和浓缩功能,从而发挥强大的利尿作用。其特点是作用强、起效快、维持时间短。由于排 Na^+ 较多,排 K^+ 也较多,易引起低血钾、低血钠。由于 Cl^- 的排出,易出现低氯性碱中毒。呋塞米还促进 Ca^{2+}、Mg^{2+} 排出,长期使用可使某些患者产生明显的低镁血症。呋塞米可使尿酸排出减少。

能扩张肾血管,降低肾血管阻力,增加肾血流量,肾衰竭时作用明显;还能扩张全身小静脉,减轻心脏负荷,降低左室充盈压,减轻肺水肿。其作用机制尚不完全清楚,可能与该药促进前列腺素合成有关。

【临床应用】

1. 严重水肿 可治疗心、肝、肾等各类水肿,主要用于其他利尿药无效的顽固性水肿和严重水肿。因易引起电解质紊乱,所以对于一般的水肿不宜常规使用。

2. 急性肺水肿和脑水肿 静脉注射呋塞米后,能迅速扩张血管,降低外周阻力,回心血量减少,使心脏负荷减轻,消除因左心衰竭引起的急性肺水肿。同时由于利尿使血液浓缩,血浆渗透压增高,利于脑水肿的消除,对脑水肿合并心力衰竭者尤为适用。

3. 急、慢性肾功能衰竭 静脉注射呋塞米可增加尿量和 K^+ 的排出,其强大的利尿作用可冲洗肾小管,减少其萎缩和坏死,对急性少尿性肾功能衰竭早期有较好的防治作用,但不延缓肾功能衰竭的进程。大剂量呋塞米可以治疗慢性肾功能衰竭,可使尿量增加,在其他药物无效时,仍然能产生作用。但禁用于无尿患者。

4. 加速毒物排出 通过利尿,可加速毒物随尿液排出。主要用于经肾排泄的苯巴比妥、水杨酸类等药物中毒。

5. 高血钙症 本类药可以抑制 Ca^{2+} 的重吸收而降低血钙。对控制高钙血症有一定的临床意义。高钙危象时,可静脉注射呋塞米。

【不良反应及用药监护】

1. 电解质紊乱 最常见,主要由于强大的利尿作用引起低血容量、低血钠、低血钾、低氯性中毒等。其中低血钾症最为多见,可增加强心苷对心脏的毒性,诱发肝性脑病。应注意及时补钾或加服保钾利尿药。当低血 K^+ 和低血 Mg^{2+} 同时存在时,须先纠正低血 Mg^{2+}。长期用药还可引起高尿酸血症而诱发或加重痛风。用药时应观察用药后每日尿量,记录 24 h 出入量及每日体重变化情况。多食用含钾丰富的食物,如香蕉、苹果、橘子、鱼肉等。及时检查血、电解质变化,用药期间有低钾、低钠等症状时,及时口服或静脉补充,也可联合使用保钾利尿药。

2. 耳毒性 耳毒性呈剂量依赖性,可引起眩晕、耳鸣、听力减退或暂时性耳聋,肾功能减退或大剂量静脉注射时尤易发生。耳毒性的发生可能与内耳淋巴液电解质成分改变有关。故静脉注射应缓慢,并应避免与氨基糖苷类抗生素等具有耳毒性的药物同时使用,以防止加剧听力损害。用药时若大剂量应用高效能利尿药时避免静脉快速推注和滴注,大剂量重复使用时应间隔一定的时间。告知患者,出现听力下降或耳鸣时应及时报告医生或护士。一旦发现耳毒性症状立即停药。

3. 胃肠反应 表现为恶心、呕吐、腹痛、腹泻,甚至胃肠出血等,久服可诱发溃疡,宜餐后服用。

4. 高尿酸血症 长期利尿后可导致高尿酸血症,并诱发痛风。主要与利尿后血容量减少,尿酸经近曲小管的重吸收增加有关。长期用药时多数患者可出现高尿酸血症,但临床痛风的发生率较低。用药前询问患者有无痛风史,痛风患者禁用。饮食上限制高嘌呤食物,如肝脏、肾、胰、脑等动物脏器以及浓肉汤、鸡汤、鱼子等,并应注意监测患者尿酸水平。

5. 其他 偶见过敏表现,如皮疹、剥脱性皮炎、粒细胞减少、血小板减少、间质性肾炎等。严重肝肾功能不全、糖尿病、痛风及小儿慎用。

布美他尼

布美他尼(bumetanide)的作用部位、作用机制、电解质丢失和作用特点均与呋塞米的相似,具有高效、速效、短效和低毒的特点。利尿强度为呋塞米的 $40 \sim 60$ 倍。排钾作用小于呋塞米,耳毒的发生率稍低,但仍应避免与具有耳毒性的药物同时使用。用于各种顽固性水肿及急性肺水肿等;对急、慢性肾功能衰竭尤为适宜。不良反应与呋塞米相似但较少。

依他尼酸

依他尼酸(etacrynic acid,利尿酸)的作用机制、用途、不良反应、禁忌证均和呋塞米相同。但不良反应较多,偶致永久性耳聋,毒性较大,临床少用。但对磺胺类利尿药过敏者,可选用本药。

(二) 中效能利尿药

噻嗪类(thiazides)是临床广泛应用的一类口服利尿药和降压药,有共同的基本结构,由杂环苯并噻二嗪与一个磺酰胺基组成,在 2、3、6 位代入不同基团可得到一系列的衍生物。化学结构上的微小改变就能改善药物的吸收,使此类药物在效价强度和作用时间等方面产生差异。但噻嗪类药物的效能相同,作用相似,所以有效剂量的大小在各药的实际应用中并无重要意义。噻嗪类药物有氢氯噻嗪(hydrochlorothiazide,双氢克尿噻)、氢氟噻嗪(hydorflmethiazide)、环戊噻嗪(cyclopenthiazide)、苄氟噻嗪(bendrofluazide)等。

【药理作用】

1. 利尿作用 作用温和而持久。其机制是抑制肾远曲小管对 Na^+、Cl^- 的重吸收,影响肾脏的稀释功能而产生利尿作用。由于转运至远曲小管的 Na^+ 增加,促进了 K^+-Na^+ 交换,尿中除排出 Na^+、Cl^- 外,K^+ 的排出也增加,长期服用可引起低血钾。噻嗪类长期或大量用药还可引起低镁血症。此外,能促进远曲小管对 Ca^{2+} 的重吸收,使 Ca^{2+} 从肾排出减少。

2. 降压作用 用药早期通过利尿作用减少血容量而降压,后期则通过扩张外周血管而产生降压作用。临床常作为基础降压药,以加强其他降压药效果。

3. 抗利尿作用 噻嗪类药物抗利尿作用使尿崩症患者尿量明显减少,主要因排 Na^+、

Cl^-使血浆渗透压降低而减轻口渴感使饮水减少所致。

【临床应用】

1. 水肿　可用于各种原因引起的水肿。对肾性水肿的疗效与肾功能有关,肾功能不良者疗效差;肝性水肿在应用时要注意防止低血钾诱发肝性脑病。但由于该药可抑制碳酸酐酶,减少H^+分泌,使氨排出减少,血氨升高,有加重肝性脑病的危险,应慎用。

2. 高血压　本类药物是治疗高血压的基础药物之一,轻、中度高血压可单用或与其他降压药合用。

3. 其他　用于肾性尿崩症及加压素无效的垂体性尿崩症。也可用于高尿钙伴有肾结石者,以抑制高尿钙引起的肾结石的形成。

【不良反应及用药监护】

1. 电解质紊乱　长期用药可引起低血钾、低血镁、低氯性碱血症等,其中低钾血症最为常见,表现为疲倦、软弱、眩晕或轻度胃肠反应,合用保钾利尿药可防治。

2. 高尿酸　有痛风史者可诱发或加剧痛风症状,痛风患者慎用。

3. 高血糖　噻嗪类利尿药可降低糖耐量,升高血糖,与用药剂量有关,多见于大剂量应用的患者,一般在用药2～3个月后出现,停药后能自行恢复,可诱发或加重糖尿病。其机制可能是抑制胰岛素的分泌,以及组织利用葡萄糖减少,使血糖升高,糖尿病患者应慎用。

4. 高脂血症　长期应用使血中三酰甘油、胆固醇及低密度脂蛋白升高,高脂血症患者不宜使用。

5. 过敏　可见皮疹、光敏性皮炎等过敏反应。偶见严重的过敏反应,如溶血性贫血、坏死性胰腺炎等。

(三)低效能利尿药

低效能利尿药又称保钾利尿药,常用药物有螺内酯、氨苯蝶啶、阿米洛利等。

螺 内 酯

螺内酯(spironlactone)又名安体舒通。

【药理作用】　螺内酯系人工合成的醛固酮拮抗药,可与醛固酮竞争远曲小管远端和集合管细胞浆内的醛固酮受体,发挥排钠利尿及保钾作用。螺内酯的利尿作用不强,起效慢,维持时间长。其利尿作用与体内醛固酮的浓度有关。对切除肾上腺的动物无效。

【临床应用】　用于醛固酮增多的顽固性水肿,如肝硬化腹水、肾病综合征等。因利尿作用弱,较少单用,常与噻嗪类利尿药合用,以提高疗效并避免或减少血钾紊乱。

【不良反应及用药监护】　不良反应较少,少数患者可引起头痛、困倦、精神错乱等,久用可致高血钾,尤其在肾功能不全时易发生,故肾功能不全者禁用。长期应用还可致性激素样作用,如女性多毛、月经不调;男性乳房女性化和性功能障碍等,停药后消失。

氨 苯 蝶 啶

氨苯蝶啶(triamterene)作用于远曲小管远端和集合管,减少Na^+的重吸收,同时抑制K^+的分泌,可发挥较弱的利尿作用。临床治疗各类水肿,单用疗效较差,常与噻嗪类合用。大剂量久用可致高钾血症,严重肝、肾功能不全,有高血钾倾向者禁用。偶见头昏、嗜睡、恶心、呕吐、皮疹及轻度胃肠反应等。

阿 米 洛 利

阿米洛利(amiloride,氨氯吡咪)的作用部位与氨苯蝶啶的相似,本药的排钠保钾作用强度为氨苯蝶啶的 5 倍,作用持续 24 h 左右,该药的临床适应证同氨苯蝶啶的,常与噻嗪类合用,单独使用可致高血钾。

三、利尿药的用药监护

利尿药的用药监护见表 17-1。

表 17-1 利尿药的用药监护

用药步骤	用药监护要点
用药前	熟悉利尿药的适应证和禁忌证,了解各种剂型和用法
用药中	1.根据疾病严重程度选择高效能、中效能、低效能利尿药
	2.记录 24 h 入出水量。入量包括饮水、摄入食物及水果的含水量;出量包括尿量、大便以及呕吐物含水量、抽出的胸腹水量等
	3.听力下降的患者,避免使用高效利尿药
	4.有低血钾趋势的患者,可以考虑使用或合用保钾利尿药
用药后	1.密切观察用药后的疗效和不良反应,特别是电解质紊乱
	2.指导患者饮食
	3.注意观察患者的病情变化

第二节 脱 水 药

脱水药(dehydrant agents)又称渗透性利尿药(osmotic diuretics),是指能迅速提高血浆渗透压而使组织脱水,并产生利尿作用的药物。这类药物应具备以下特点:①静脉注射后不易进入组织;②通过肾小球滤过;③不易重吸收,在体内不易被代谢。该类药物包括甘露醇、山梨醇、高渗葡萄糖等。

甘 露 醇

甘露醇(mannitol)为己六醇结构,口服不吸收,必须静脉给药,临床上用其 20% 的高渗水溶液。

【药理作用】

1. 脱水作用 口服甘露醇不吸收,静脉给药能迅速提高血浆渗透压,使组织间液水分向血浆转移,产生组织脱水作用,从而迅速降低颅内压、眼内压。

2. 利尿作用 起效迅速,静脉注射后产生脱水作用,可使循环血量增加,提高肾小球滤过率。甘露醇经肾小球滤过而不被肾小管重吸收,且间接抑制 Na^+,K^+-2Cl^- 共转运子,使 Na^+、Cl^- 等重吸收减少而增加尿量。

【临床应用】

1. 脑水肿及青光眼 甘露醇的高渗吸水效应能使组织脱水,从而使其降低颅内压安全有效,为首选药。甘露醇也用于青光眼急性发作和患者术前应用以降低眼内压。

2. 预防急性肾功能衰竭　少尿时,通过脱水作用,减轻肾间质水肿。同时维持足够尿量,稀释肾小管内有害物质,防止肾小管萎缩坏死。另外,甘露醇可改善肾血流,预防急性肾功能衰竭。对肾衰竭伴有低血压者效果较好。

【不良反应及用药监护】　不良反应少见。静脉给药过快,可引起一过性头痛、眩晕、视力模糊、心悸等。这可能是因为甘露醇使组织脱水过快,血容量迅速增加,血压升高所致。因甘露醇可以增加循环血容量而加重心脏负荷,故慢性心功能不全者禁用。活动性颅内出血者也禁用。

山 梨 醇

山梨醇(sorbitol)是甘露醇的同分异构体,作用与临床应用同甘露醇。由于进入体内后,大部分在肝内转化为果糖而失去渗透性脱水作用,所以作用较弱。易溶于水,价格便宜,不良反较轻,临床常用做甘露醇的代用品。

葡 萄 糖

50%的高渗葡萄糖(glucose)也有脱水和渗透性利尿作用。因葡萄糖可从血管内弥散到组织中并被代谢,所以作用较弱而不持久。主要用于脑水肿和急性肺水肿,一般与甘露醇合用。

脱水药的用药监护

脱水药的用药监护见表 17-2。

表 17-2　脱水药的用药监护

用药步骤	用药监护要点
用药前	熟悉脱水药的适应证和禁忌证,了解各种剂型和用法
用药中	静脉注射时注意适当控制速度,并防止外漏
用药后	1. 密切观察用药后的疗效和不良反应
	2. 注意观察患者的病情变化

小 结

利尿药是促进肾脏排泄尿液功能从而产生利尿作用的药物。利尿作用可通过影响肾小球的过滤、肾小管和集合管的再吸收和分泌等功能而实现。临床上主要用于治疗各种原因引起的水肿,也用于某些非水肿性疾病,如高血压、肾结石等。利尿药分为:①高效能利尿药,利尿作用强大,用于严重水肿,最常用的是呋塞米(速尿);②中效能利尿药,最常用的是噻嗪类药物,如氢氯噻嗪;③低效能利尿药,又称保钾利尿药,如螺内酯、氨苯蝶啶。长期使用利尿药可引起电解质紊乱,在用药过程中要监测离子变化。

脱水药又称渗透性利尿药,常见的有甘露醇、山梨醇,主要用于治疗脑水肿及青光眼、预防急性肾功能衰竭。

能力检测

一、选择题

A_1型题

1. 呋塞米的利尿作用机制是(　　)。

A. 抑制髓袢升支粗段 K^+-Na^+-$2Cl^-$ 的共转运子

B. 抑制远曲小管近端 Na^+-Cl^- 的协同转运

C. 对抗醛固酮而抑制远曲小管远端 K^+-Na^+ 交换

D. 抑制肾小管上皮细胞中的碳酸酐酶

E. 渗透性利尿作用

2. 下列哪项不是呋塞米的临床应用?(　　)

A. 急性肾功能衰竭　　　　B. 急性肺水肿　　　　　　C. 高钙血症

D. 尿崩症　　　　　　　　E. 脑水肿

3. 可引起耳毒性的利尿药是(　　)。

A. 噻嗪类　　B. 螺内酯　　C. 呋塞米　　D. 氨苯蝶啶　　E. 乙酰唑胺

4. 与呋塞米合用,使其耳毒性增强的抗生素是(　　)。

A. 青霉素类　　　　　　　B. 磺胺类　　　　　　　　C. 氨基糖苷类

D. 大环内酯类　　　　　　E. 四环素类

5. 下列对噻嗪类利尿药的叙述不正确的是(　　)。

A. 降低血压　　　　　　　B. 抗利尿作用　　　　　　C. 利尿作用

D. 拮抗醛固酮作用　　　　E. 导致低血钾

6. 伴有糖尿病的水肿不宜选用(　　)。

A. 呋塞米　　B. 氢氯噻嗪　　C. 螺内酯　　D. 依他尼酸　　E. 氨苯蝶啶

A_2型题

7. 患者,男,30 岁。高烧,畏寒,咽痛后 2 周,出现颜面水肿,随后波及全身,肉眼血尿来院就诊。血压 160/90 mmHg,尿常规:蛋白尿,血尿,少量白细胞。诊断:急性链球菌感染后肾炎。该患者除给予休息、饮食指导和抗感染治疗外,还应给予下列哪种药物?(　　)

A. 螺内酯　　B. 氨苯蝶啶　　C. 氢氯噻嗪　　D. 普萘洛尔　　E. 可乐定

A_3/A_4型题

(8~9 题共用题干)

某患者,女,52 岁,心悸、气短 7 年,病情加重伴下肢水肿 2 年,可胜任一般工作,近 1 年来反复出现下肢水肿,来院就诊。

8. 为消除患者的水肿不能应用的药物是(　　)。

A. 甘露醇　　B. 氢氯噻嗪　　C. 呋塞米　　D. 螺内酯　　E. 氯噻酮

9. 可以引起高血钾的利尿药是(　　)。

A. 螺内酯　　B. 依他尼酸　　C. 氢氯噻嗪　　D. 氯噻酮　　E. 呋塞米

(10~11 题共用题干)

患者,男,55 岁,患有慢性充血性心力衰竭,今日天气变化,突发急性肺水肿,来院就

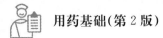

诊。医生给予静注呋塞米治疗。

　　10.呋塞米的不良反应不包括(　　　)。

　　A. 电解质紊乱　　　　　　B. 耳毒性　　　　　　　C. 低血钙

　　D. 高血钾　　　　　　　　E. 高尿酸血症

　　11.为预防患者的血钾变化可选用下列哪种用药方法?(　　　)

　　A. 螺内酯＋氨苯蝶啶　　　B. 依他尼酸＋呋塞米　　　C. 氢氯噻嗪＋螺内酯

　　D. 氯噻酮＋依他尼酸　　　E. 呋塞米＋氢氯噻嗪

二、思考题

　　1. 简述利尿药的分类及代表药物。

　　2. 简述甘露醇的临床应用、不良反应及用药监护。

（郑　辉）

第十八章
作用于血液和造血系统的药物

📖 **学习目标**

掌握:维生素 K、肝素、铁剂的药理作用、临床应用、不良反应及用药监护,比较其他促凝血药、抗凝血药及抗贫血药物的作用特点及临床应用。

熟悉:叶酸、维生素 B_{12} 的作用机制及特点。

了解:右旋糖酐的药理作用、临床应用、不良反应及用药监护,水、电解质平衡调节药的临床应用。

第一节 抗贫血药

贫血(anaemia)是指全身循环血液中红细胞数或血红蛋白量低于正常值。常根据发病机制分为缺铁性贫血(缺铁所致)、巨幼红细胞性贫血(叶酸或维生素 B_{12} 缺乏所致)、再生障碍性贫血(骨髓造血功能低下所致)三类。

铁 制 剂

铁(iron)是血红蛋白、肌红蛋白、细胞色素系统主要的复合物,同时也是体内某些酶的重要组成部分。正常情况下,体内代谢释放的铁可重新被吸收,很少流失,但孕妇及生长发育期的儿童、青少年由于机体生长需要,铁的需求量也增加。

口服外源性铁都以亚铁形式在十二指肠和空肠上段被吸收。胃酸、维生素 C、果糖、半胱氨酸等有助于 Fe^{3+} 还原成 Fe^{2+} 从而促进吸收;胃酸缺乏、茶叶以及食物中高磷、高钙、鞣酸等物质使铁沉淀,有碍吸收;四环素等与铁可形成配合物,也不利于吸收。

常用的铁制剂有硫酸亚铁(ferrous sulfate)、枸橼酸铁铵(ferric ammonium citrate)和右旋糖酐铁(iron dextran)等,其中硫酸亚铁吸收良好,价格低廉,最常用;枸橼酸铁铵为三价铁,吸收较差,但可制成糖浆供小儿使用。右旋糖酐铁供注射应用,仅限于少数严重贫血而又不能口服的患者应用。

【药理作用】 铁是红细胞合成血红素的原料之一,吸收到骨髓的铁吸附在有核红细胞上,并进入细胞线粒体内,与原卟啉结合形成血红素,血红素与珠蛋白结合形成血红蛋白。

【临床应用】 主要用于以下原因引起的缺铁性贫血。

1. 慢性失血过多所致的缺铁性贫血 如钩虫病、月经过多、消化性溃疡出血、痔疮出血、子宫肌瘤等。

2. 铁需求增加,供给不足 如妊娠、哺乳期妇女及儿童生长期等。

3. 营养不良和铁吸收障碍 如萎缩性胃炎、慢性腹泻等。

4. 红细胞大量破坏 如疟疾、溶血等。

口服铁剂一周,血液中网织红细胞开始上升,10~14天达高峰,2~4周后血红蛋白含量明显增加,但常需1~3个月方能达正常值。为使体内铁储存恢复正常,待血红蛋白正常后仍需减半量继续服药2~3个月。

【不良反应及用药监护】 口服铁剂可出现胃肠刺激症状,如恶心、腹痛、腹泻等,饭后服用可以减轻。因铁与肠腔中硫化氢结合,减少了硫化氢对肠壁的刺激作用,可导致便秘。小儿误服1g以上铁剂可引起急性铁中毒,表现为坏死性胃肠炎、呕吐、腹痛、血性腹泻、呼吸困难,甚至引起休克及死亡。急救措施为用碳酸盐或磷酸盐溶液洗胃,胃内注入特殊解毒剂去铁胺(deferoxamine)以结合残存的铁。

叶　　酸

叶酸(folik acid)由二氢蝶啶、对氨苯甲酸及谷氨酸组成,广泛存在于动、植物体内,尤以酵母、动物肝脏及绿叶蔬菜中含量较多。人体所需叶酸主要从食物摄取,每日机体最低需要量为50 μg。

叶酸主要在小肠上段吸收入肝及血液,广泛分布于体内,其中全身叶酸总量的1/2在转变成5-甲基四氢叶酸后储存在于肝脏。大剂量治疗时,尿中叶酸排泄量增加,90%以药物原型经肾排泄。

【药理作用】 叶酸是机体细胞生长和分裂所必需的物质,外源性叶酸进入体内被还原和甲基化为具有活性的5-甲基四氢叶酸。进入细胞后,后者作为甲基供给体使维生素 B_{12} 转成甲基 B_{12},而自身转化成四氢叶酸,后者能与体内多种一碳单位结合成四氢叶酸类辅酶,传递一碳单位,参与体内多种物质的生物转化,包括嘌呤核苷酸的合成、从尿嘧啶脱氧核苷酸(dUMP)合成胸嘧啶脱氧核苷酸(dTMP)以及促进某些氨基酸的互变。当叶酸缺乏时,上述生物转化障碍,特别是 dTMP 合成受阻,导致 DNA 合成障碍,细胞有丝分裂减少,导致细胞不能正常分裂。细胞有丝分裂出现障碍,导致出现巨幼红细胞性贫血。同时抑制其他细胞增生活跃的组织,如消化道上皮增殖受抑制,出现舌炎、腹泻等。

【临床用途】 作为补充治疗,用于各种原因所致的巨幼红细胞性贫血,如由于营养不良、妊娠期及婴儿期叶酸需要量增加、供给不足所致巨幼红细胞性贫血,与维生素 B_{12} 合用效果更好;对叶酸对抗剂乙胺嘧啶、甲氨蝶呤及甲氧苄啶等所致巨幼红细胞性贫血,由于二氢叶酸还原酶抑制,四氢叶酸生成障碍,单用叶酸无效,需用甲酰四氢叶酸钙(calcium leucovorin)治疗;对维生素 B_{12} 缺乏所致的"恶性贫血",大剂量叶酸治疗可纠正血常规检查的指标,但不能改善神经受损症状。

维生素 B_{12}

维生素 B_{12}(vitamin B_{12})是一类含钴的维生素,动物内脏、牛奶、蛋黄中含量较高。药用维生素 B_{12} 为氰钴胺、羟钴胺。维生素 B_{12} 易被胃液消化,所以必须与胃壁细胞分泌的糖蛋白即"内因子"结合才能进入空肠吸收。胃黏膜萎缩导致的"内因子"缺乏,导致其无法与之结合,可影响维生素 B_{12} 吸收,引起"恶性贫血"。正常人每天需要维生素 B_{12} 约1 μg,每天从食物中提供2~3 μg 即可满足机体需要。吸收后有90%储存于肝脏,由于肝有大量储存,食物中即使无维生素 B_{12} 也不易造成缺乏。

【药理作用】 维生素 B_{12} 参与机体多种代谢过程,维生素 B_{12} 为发育成熟和维持有鞘神经组织腱鞘完整所必需,体内维生素 B_{12} 主要参与下列两种代谢过程。

1. 同型半胱氨酸甲基化成甲硫氨酸 该甲基是维生素 B_{12} 从 5-甲基四氢叶酸处得来,然后转给同型半胱氨酸,通过转移甲基 5-甲基四氢叶酸则转变成四氢叶酸,促进四氢叶酸循环再利用。故维生素 B_{12} 缺乏会引起叶酸缺乏的症状。

2. 甲基丙二酰辅酶 A 转变为琥珀酰辅酶 A 后者能进入三羧酸循环,当维生素 B_{12} 缺乏时,甲基丙二酰辅酶 A 大量积聚,导致异常脂肪酸的合成,并进入中枢神经系统,影响正常神经髓鞘脂质合成,出现神经损害症状。

【临床用途】 主要用于治疗恶性贫血或与叶酸合用治疗巨幼红细胞性贫血和营养性贫血;对其他原因引起的神经炎、神经萎缩及肝脏疾病等也有辅助治疗作用。

【不良反应及用药监护】 少数患者可有过敏反应。

红细胞生成素

红细胞生成素(erythropoietin)是由肾皮质近曲小管管周细胞(peritubular cells)分泌的糖蛋白,由氨基酸组成,现用 DNA 重组技术可人工合成。

【药理作用】 本品能刺激红系干细胞增生及成熟,促进网织红细胞从骨髓中释放入血。贫血、缺氧时红细胞生成素在肾脏的合成与分泌大量增加,促进红细胞成熟。但肾脏疾病、骨髓损伤或缺铁时,此合成反馈机制被干扰,导致贫血。

【临床应用】 对多种原因引起的贫血有效,临床主要用于慢性肾病引起的贫血,对肾功能衰竭、尿毒症及血液透析的贫血患者疗效显著,有效率达 95% 以上;还可用于骨髓造血功能低下、炎症、肿瘤化疗及获得性免疫缺陷综合征等引起的贫血。

【不良反应及注意事项】 不良反应较少,与红细胞加速增加,血液黏度增高等有关,常见血压升高、易形成血栓以及流感样症状等,用药时应监测红细胞比容。

抗贫血药的用药监护

抗贫血药的用药监护见表 18-1。

表 18-1 抗贫血药的用药监护

用药步骤	用药监护要点
用药前	1.熟悉抗贫血药的适应证和禁忌证,了解各种剂型和用法
	2.告知患者贫血的防治知识
用药中	1.告知患者注意饮食习惯
	2.铁剂口服可刺激消化道,应饭后服,服用过量可致急性中毒
	3.对于巨幼红细胞性贫血应联合使用叶酸和维生素 B_{12}
用药后	1.密切观察用药后的疗效和不良反应
	2.指导患者注意饮食,以配合药物治疗

第二节 升高白细胞药

升高白细胞的药物根据药物性质大体可分为以下几类:①血液制品,如白细胞浓缩液,可直接给患者补充白细胞;②生物制品,如人基因重组粒细胞集落刺激因子(rhG-CSF)等,是特异性造血生长因子,主要刺激粒细胞系造血;③蛋白同化激素,如丙酸睾酮等,用于再生障碍性贫血刺激骨髓造血;④核酸原料类,如肌苷、脱氧核苷酸钠、维生素 B4 等,大多通过加强核酸代谢而促进白细胞生长;⑤其他,如鲨肝醇等也有升白细胞作用。

非 格 司 亭

【药理作用】 通过刺激粒细胞集落形成单位,促使中性粒细胞成熟;刺激成熟的粒细胞从骨髓释出;增强中性粒细胞的趋化及吞噬功能。对巨噬细胞、巨核细胞影响较小,现用基因重组技术合成。

【临床应用】 临床上主要用于肿瘤化疗、放疗引起骨髓抑制及自体骨髓移植后严重的中性粒细胞缺乏症。对再生障碍性贫血、骨髓再生不良和艾滋病中性粒细胞缺乏症也有一定疗效,可升高中性粒细胞数量,减少感染发生率。

【不良反应及用药监护】 患者耐受良好,大剂量应用略有轻、中度骨骼疼痛,长期静脉滴注可引起静脉炎,皮下注射可有局部反应。应在化疗药物应用前或应用后 24 h 使用。

沙 格 司 亭

【药理作用】 可刺激造血前体细胞增殖分化,促进巨噬细胞和单核细胞对肿瘤细胞的裂解作用,刺激中性粒细胞、单核细胞以及 T 淋巴细胞的生长,诱导生成粒细胞、巨噬细胞集落形成单位和粒细胞-巨噬细胞集落形成单位,对红细胞的增生也有间接影响。

【临床应用】 临床常用于骨髓移植、再生障碍性贫血、肿瘤化疗以及艾滋病等疾病,也可用于血小板减少症。

【不良反应及用药监护】 不良反应有发疹、发热、腹泻、骨及肌肉疼痛等,皮下注射部位可出现红斑;首次静脉滴注时可出现潮红、低血压、呼吸急促、呕吐等症状,应及时对症处理。

鲨 肝 醇

本品曾经从鲨鱼鱼肝油中分离出,动物黄骨髓中也含有,在造血系统中含量较高,可能是体内造血因子之一,有促进白细胞增生和抗放射的作用,并能增加体重。临床上常用于各种原因(如应用抗肿瘤药、放射治疗等)引起的白细胞(尤其是粒细胞)减少,还可用于苯中毒和细胞毒类药物引起的造血系统抑制等疾病。临床疗效与剂量相关,故应用时应寻找最佳治疗剂量。对病程较短、病情较轻及骨髓功能尚好者疗效较好。不良反应轻微,偶见口干,肠鸣音亢进等,用药期间应经常进行血常规检查。

维生素 B4

维生素 B4(vitamin B4)为辅酶与核酸的组成成分,也是实现生物体内代谢功能的必要成分之一,具有促进白细胞增生的作用,同时也是核酸的活性成分,在体内参与 DNA、RNA 的合成,对细胞生长,特别是白细胞有促进作用。当白细胞缺乏时,它能促进白细胞增生,一般用药后 2~4 周白细胞数量增加。临床常用于:①各种原因引起的白细胞减少症,特别是由于肿瘤化疗、放射治疗以及苯中毒等所造成的白细胞减少症;②急性粒细胞减少症。因本药是核酸前体,在与肿瘤患者化疗或放疗并用时,应充分考虑有无促进肿瘤发展的可能性,本药注射时需溶于 2 mL 磷酸氢二钠缓冲液中缓慢注射,不得与其他药物混合注射。

升高白细胞药的用药监护

升高白细胞药的用药监护见表 18-2。

表 18-2　升高白细胞药的用药监护

用药步骤	用药监护要点
用药前	1. 熟悉升高白细胞药的适应证和禁忌证,了解各种剂型和用法
	2. 告知患者白细胞减少的危害及防治知识
用药中	1. 粒细胞集落刺激因子大剂量使用可致骨痛
	2. 告知患者注意休息,预防感染
用药后	1. 密切观察用药后的疗效和不良反应
	2. 指导患者注意饮食和休息,以配合药物治疗

第三节　促凝血药和抗凝血药

一、促凝血药

促凝血药是指能加速血液凝固、抑制纤维蛋白溶解或降低毛细血管通透性,达到止血目的的药物,用于各种原因引起的出血。凝血与纤溶过程及药物对该过程的影响如图 18-1 所示。

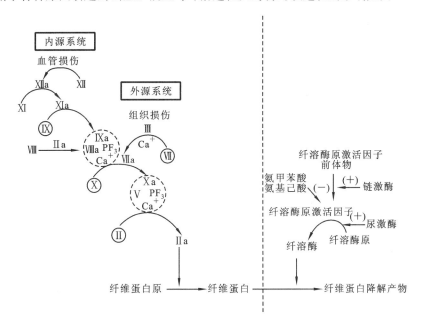

图 18-1　凝血与纤溶过程及药物对该过程的影响

（一）促凝血因子生成药

维生素 K

维生素 K(vitamin K)广泛存在于自然界中,维生素 K_1 来自于植物,维生素 K_2 来自于腐败鱼粉或由肠道细菌产生,二者脂溶性较高,需胆汁协助吸收。人工合成的维生素 K 有维生素 K_3(亚硫酸氢钠甲萘醌)和维生素 K_4(乙酰甲萘醌),二者水溶性较高,不需胆汁协助即可吸收。

【药理作用】 作为羧化酶的辅酶参与凝血因子 Ⅱ、Ⅶ、Ⅸ、Ⅹ 的合成,同时也参与抗凝血蛋白 C、抗凝血蛋白 S 的活化过程。维生素 K 缺乏时,肝脏仅能生成无活性的凝血因子 Ⅱ、Ⅶ、Ⅸ、Ⅹ,这些因子停留于前体状态,凝血酶原时间延长,导致出血。

【临床应用】

(1)维生素 K 缺乏引起的出血:①维生素 K 吸收障碍,如梗阻性黄疸、胆瘘、慢性腹泻等疾病,因胆汁缺乏,致使肠道吸收维生素 K 受阻;②维生素 K 合成障碍,如早产儿、新生儿、长期应用广谱抗生素等。长期应用广谱抗生素应作适当补充,以免维生素 K 缺乏。

(2)低凝血酶原所致的出血:如长期应用香豆素类、水杨酸类等抑制凝血酶原的药物而引起的出血。

(3)抗凝血类灭鼠药中毒的解救。

【不良反应及用药监护】

1. 胃肠反应 维生素 K_3、维生素 K_4 刺激性强,可引起胃肠道反应,如恶心、呕吐等。

2. 溶血性贫血 较大剂量应用维生素 K_3、维生素 K_4 可致新生儿、早产儿溶血性贫血、高胆红素血症及黄疸等。

3. 其他 维生素 K_1 静脉注射太快,可出现面部潮红、呼吸困难、出汗、胸痛等症状,甚至出现虚脱。肝功能不全者应慎用。

凝 血 酶

凝血酶(thrombin)是从猪、牛血液中提取获得的。能促进血液中的纤维蛋白原转变为纤维蛋白,发挥止血作用。用于微血管出血及实质性脏器出血,如手术、外伤、烧伤、口腔、妇产科、泌尿道及消化道等部位的出血。本药静脉、肌内或皮下注射可引起血栓形成及局部组织坏死,故只能局部使用。

(二)抗纤维蛋白溶解药

氨 甲 苯 酸

【药理作用】 氨甲苯酸(P-aminomethylbenzoic acid,PAMBA)化学结构与赖氨酸相似,能竞争性地对抗纤溶酶原激活因子,使纤溶酶原不能转化为纤溶酶,高浓度则直接抑制纤溶酶的活性,阻止纤维蛋白的溶解,产生止血作用。

【临床应用】 氨甲苯酸临床上常用于治疗纤维蛋白溶解亢进所致的出血,如肺、肝、脾、前列腺、甲状腺、肾上腺等手术时的异常出血,以及人工流产、胎盘早剥等所致的出血,也可用于纤维蛋白溶解药过量引起的出血。

【不良反应及用药监护】 氨甲苯酸不良反应较少,但用量过大可导致血栓形成,并可诱发心肌梗死。

氨甲环酸(止血环酸、凝血酸)的药理作用及临床应用与氨甲苯酸的相似,但其抗纤溶作用更强,止血效果更好。

(三)促血小板生成药

酚 磺 乙 胺

酚磺乙胺(etamsylate,止血敏)能促进血小板增生,增强其聚集性和黏附性,促进血小板释放凝血活性物质,促使血块收缩,缩短凝血时间。此外,可增强毛细血管抵抗力,降低其通透性,减少血液的渗出。临床用于防治手术出血、内脏出血、血小板减少性紫癜和过敏性紫癜。

（四）收缩血管药

垂体后叶素

垂体后叶素(pituitrin)是神经垂体所分泌的激素,内含加压素(抗利尿激素)和缩宫素。加压素能直接收缩小动脉、小静脉和毛细血管,尤其对肺及肠系膜小动脉作用更明显,可减少肺及门静脉血流量,降低门静脉压力。临床用于肺咯血及门脉高压引起的上消化道出血。并能增加肾远曲小管和集合管对水分的重吸收,发挥抗利尿作用,治疗尿崩症。禁用于高血压、冠心病及癫痫患者。

二、抗凝血药

血液凝固是一系列复杂蛋白质水解活化的连锁反应,最终使可溶性的纤维蛋白原变成稳定、难溶的纤维蛋白,网罗血细胞而使血液凝固。参与的凝血因子包括 12 个以罗马数字编号的凝血因子和前激肽释放酶、激肽释放酶、高分子激肽原、血小板磷脂(PL 或 PF_3)等。抗凝血药是一类通过干扰凝血因子,阻止血液凝固过程的药物,主要用于血栓栓塞性疾病的预防与治疗。

（一）抑制凝血过程药

肝　素

肝素(heparin)含有长短不一的酸性黏多糖,药用肝素来自猪肠黏膜。肝素存在于肥大细胞、血浆及血管内皮细胞中,是相对分子质量为 5 000～30 000 的混合物。口服不被吸收,常静脉给药。

【药理作用】 本品在体内和体外均有强大抗凝作用。静脉注射后,可使多种凝血因子灭活,发挥抗凝作用。肝素的抗凝作用主要依赖于抗凝血酶Ⅲ(antithrombinⅢ,AT-Ⅲ)。AT-Ⅲ是凝血酶及Ⅻₐ、Ⅺₐ、Ⅸₐ、Ⅹₐ等凝血因子的抑制剂。它与凝血酶结合,形成 AT-Ⅲ-凝血酶复合物而使酶灭活,肝素可加速这一反应到达的速度。肝素分子与 AT-Ⅲ 结合后,使 AT-Ⅲ 构型改变,并迅速与因子 Ⅱₐ、Ⅹₐ、Ⅸₐ、Ⅺₐ、Kₐ、纤溶酶等结合,并抑制这些因子。肝素除抗凝作用外,肝素还具有降脂作用,因它能使血管内皮释放脂蛋白脂酶,水解乳糜微粒及极低密度脂蛋白(VLDL),但停药后会引起"反跳",使血脂回升;抑制炎症介质活性和炎症细胞活动,呈现抗炎作用;抑制血小板聚集;抑制血管平滑肌细胞增生,抗血管内膜增生等。

【临床应用】

1. 血栓栓塞性疾病 主要用于防治血栓形成及扩大,如深静脉血栓、肺栓塞和周围动脉血栓栓塞等。

2. 弥散性血管内凝血(DIC) 用于各种原因引起的 DIC,早期应用,可防止因纤维蛋白和其他凝血因子的消耗而引起继发性出血。

3. 体外抗凝 如心血管手术、心导管检查、体外循环及血液透析等。

【不良反应及用药监护】 应用过量易引起自发性出血,表现为各种黏膜出血、关节腔积血和伤口出血等。监测凝血时间,一旦发现异常应及时停药。如严重出血,可缓慢静脉注射特效解毒药硫酸鱼精蛋白(protamine sulfate),硫酸鱼精蛋白可与肝素结合成稳定的复合物从而能使肝素失活,每次剂量不可超过 50 mg。偶有过敏反应,如哮喘、荨麻疹、结膜炎和发热等。长期应用肝素可致骨质疏松,甚至骨折。此外,还可发生短暂性的血小板减少症,与肝素引起血小板聚集作用有关。肝素不易通过胎盘屏障,但妊娠妇女应用可引起早产或胎儿死亡。对肝素过敏、有出血倾向、血友病、血小板减少症、紫癜、细菌性心内膜炎、活动性肺结核、肝肾功能不全、溃疡病、颅内出血、孕妇、先兆流产、产后、严重高血压、内脏肿瘤、外伤及术后等应禁用。

低分子量肝素

低分子量肝素(low molecular weight heparin,LMWH)指相对分子质量低于 6500 的肝素,可由普通肝素直接分离或降解而得。LMWH 选择性抑制凝血因子 X_a 活性,对凝血酶及其他凝血因子影响较小。低分子量肝素可引起出血、血小板减少症、低醛固酮血症伴高钾血症、过敏反应以及暂时性转氨酶升高等不良反应。低分子量肝素引起的出血,也可用硫酸鱼精蛋白来治疗,禁忌证和注意事项与肝素的相似。常用的肝素制剂有依诺肝素(enoxaparin)、替地肝素(tedelparin)、弗希肝素(fraxiparin)、洛吉肝素(logiparin)及洛莫肝素(lomoparin)等。临床主要用于预防术后深静脉血栓形成、急性心肌梗死、不稳定型心绞痛、血液透析以及体外循环等。

香 豆 素 类

香豆素类(coumarins)口服吸收后即能参与体内代谢发挥抗凝作用,故称口服抗凝药。临床常用双香豆素(dicoumarol)、华法林(warfarin,苄丙酮香豆素)等。华法林口服后吸收快而完全,其钠盐的生物利用度几乎为 100%,可通过胎盘屏障,主要在肝中代谢,最后以代谢物形式由肾排出。作用时间较长,但显效慢,作用过于持久,不易控制。双香豆素口服吸收慢且不规则,吸收后几乎全部与血浆蛋白结合,故与其他血浆蛋白结合率高的药物同服时,可使双香豆素的游离药物浓度增高,使抗凝作用增强,甚至诱发出血。

【药理作用】 香豆素类是维生素 K 拮抗剂,在肝内抑制维生素 K 由环氧化物向氢醌型转化,从而减少维生素 K 的利用程度。香豆素类体外无效,在体内也须在原有的凝血因子 Ⅱ、Ⅶ、Ⅸ、Ⅹ、抗凝血蛋白 C 以及抗凝血蛋白 S 耗竭后才发挥抗凝作用。

【临床应用】 主要用于防治血栓栓塞性疾病,防治静脉血栓和肺栓塞,也可作为心肌梗死辅助用药;与抗血小板药合用,可预防外科手术(如髋关节固定术等)、风湿性心脏病、人工瓣膜置换术后的静脉血栓形成。

【不良反应及用药监护】 本品应用过量易致自发性出血,严重者导致颅内出血,应严密观察。华法林能通过胎盘屏障,可引起出血性疾病,影响胎儿骨骼正常发育。应用这类药物期间必须测定凝血酶原时间;如用量过大引起出血时,应立即停药,并缓慢静脉注射维生素 K 解救。食物中维生素 K 缺乏或应用广谱抗生素抑制肠道细菌,使体内维生素 K 含量降低时,可导致本类药物作用加强。阿司匹林等血小板抑制剂可与本类药物发生协同作用。甲苯磺丁脲、水合氯醛、羟基保泰松等可置换血浆蛋白而使本类药物作用加强。水杨酸盐、丙咪嗪、甲硝唑等可抑制肝药酶而使本类药物作用加强。巴比妥类、苯妥英钠可诱导肝药酶而使本类药物作用减弱。

枸 橼 酸 钠

枸橼酸钠(sodium citrate)为体外抗凝血药,在体内无作用。其抗凝作用是由于枸橼酸钠中枸橼酸根离子可与血浆中钙离子形成难解离的可溶性络合物,使血中游离钙离子减少,凝血过程受阻。临床上仅适用于体外抗凝血,如体外血液保存等。不良反应主要是大剂量输血或输血速度过快,可引起血液钙离子减少,导致血压下降、手足抽搐等,如出现可静脉缓慢注射钙盐解救。

(二)促纤维蛋白溶解药

纤维蛋白溶解药可激活纤维蛋白溶解酶原转化成纤维蛋白溶酶而促进纤溶,也称溶栓药,临床主要用于治疗急性血栓栓塞性疾病。需早期用药,对形成已久并已机化的血栓无效。

链 激 酶

链激酶(streptokinase,SK)是由丙组β-溶血性链球菌产生的一种蛋白质,能与内源性纤维蛋白溶酶原结合形成纤溶酶原复合物,促使纤维蛋白溶酶原转变成纤维蛋白溶酶,后者可水解血栓中的纤维蛋白,从而溶解血栓。临床上静脉或冠脉内注射治疗血栓栓塞性疾病,可使急性心肌梗死面积缩小,梗塞血管重建血流;对肺栓塞、眼底血管栓塞均有疗效。血栓形成不超过 6 h 疗效最佳,对已机化血栓无效,须早期用药。不良反应可引起出血,还可引起过敏反应;局部注射可出现水肿。活动性出血三个月内,有脑出血或伤口愈合中禁用;有出血倾向,伤口溃疡、胃、十二指肠溃疡,分娩未满四周,严重高血压、癌症患者禁用;静脉注射过快可导致低血压。

尿 激 酶

尿激酶(urokinase,UK)自人尿中分离而得,无抗原性,能直接激活纤溶酶原,发挥溶血栓作用。本品使纤溶酶原从精氨酸-缬氨酸处断裂成纤溶酶。临床应用同链激酶,对脑栓塞疗效明显。因无抗原性,且价格昂贵,仅用于链激酶过敏或耐受者。不良反应为出血及发热,较链激酶少。

组织纤溶酶原激活因子

组织纤溶酶原激活因子(t-PA)是用 DNA 重组技术制备而得,对循环血液中纤溶酶原作用弱,对与纤维蛋白结合的纤溶酶原作用强,不产生链激酶常见的出血并发症,对血栓部位有一定选择性。静脉滴注用于急性心肌梗死、肺栓塞,阻塞血管的再通率比链激酶高。不良反应少,剂量过大可引起出血。

(三)抗血小板生成药

阿 司 匹 林

阿司匹林为解热镇痛抗炎药,通过抑制血小板中的前列腺素合成酶,可以使血栓素 A_2 合成减少,从而抑制血小板的功能,防止血栓形成。阿司匹林对血小板功能亢进而引起的血栓栓塞性疾病效果较好;对急性心肌梗死或不稳定性心绞痛患者,可有效降低再梗死率及死亡率;对一过性脑缺血患者亦可减少发生率及死亡率。

噻 氯 匹 定

噻氯匹定(ticlopidine)为一强效血小板抑制剂。能选择性及特异性地干扰 ADP 介导的血小板活化,不可逆地抑制血小板聚集和黏附,防止血栓形成,延长出血时间。噻氯匹定抑制ADP诱导的α-颗粒分泌(α-颗粒含有粘连蛋白、纤维酶原、有丝分裂因子等物质),还抑制ADP诱导的血小板膜GPⅡb/Ⅲa受体复合物与纤维酶原结合位点的暴露,从而抑制血小板聚集,与阿司匹林作用机制不同,所以噻氯匹定是血小板活化、黏附和α-颗粒分泌的抑制药。

主要用于预防急性心肌梗死,脑血管和冠状动脉栓塞性疾病,疗效优于阿司匹林。不良反应常见恶心、呕吐、腹泻、嗜中性粒细胞减少等。同类药物氯吡格雷(clopidogrel)的作用与噻氯匹定的相似。

双 嘧 达 莫

双嘧达莫(dipyridamole)又称潘生丁(persantin),为磷酸二酯酶抑制药,双嘧达莫对胶原、ADP、肾上腺素及低浓度凝血酶诱导的血小板聚集有抑制作用,在体内外均有抗血栓作用。还可延长缩短了的血小板生存时间。其作用机制为:抑制血小板的磷酸二酯酶,使cAMP增加;抑制红细胞等摄取腺苷,使血浆腺苷浓度增高而激活血小板腺苷酸环化酶,使血小板内cAMP含量增多;促进血管内皮细胞PGI$_2$的生成;轻度抑制血小板的环氧酶,使TXA$_2$合成减少。

临床主要用于血栓栓塞性疾病、缺血性心脏病。单用作用较弱,常与阿司匹林合用,疗效较好。与华法林合用于心脏瓣膜置换术后预防血栓形成。

三、促凝血药和抗凝血药的用药监护

促凝血药和抗凝血药的用药监护见表18-3。

表18-3 促凝血药和抗凝血药的用药监护

用药步骤	用药监护要点
用药前	1.熟悉常用促凝血药和抗凝血药的适应证和禁忌证,了解各种剂型和用法
	2.告知患者出血或血栓性疾病的防治知识,及早给予积极的治疗,认识早期治疗的必要性和重要性
用药中	1.不同原因所致出血选择不同的促凝血药
	2.不同类型的维生素K吸收程度不同,应注意区别给药方法
	3.抗凝血药只能阻止血栓的进一步增长而不能溶解已形成的血栓
	4.不同的抗凝血药应用范围不同,肝素体内、外均有效,香豆素类只用于体内,枸橼酸钠只用于体外抗凝
	5.不同抗凝血药过量所致的出血应用不同的药物进行纠正
	6.已形成的血栓应用纤维蛋白溶解药,在血栓形成的6 h内应用效果最佳
用药后	1.密切观察用药后的疗效和不良反应
	2.指导患者饮食,注意休息
	3.注意观察患者的病情变化

第四节 血容量扩充药

大量失血或大面积烧伤、剧烈呕吐时可使循环血量降低,严重者可致休克,此时需迅速补足血容量。除全血和血浆外,人工合成的血容量扩充剂,可通过提高血浆胶体渗透压,扩充有效循环血量,改善微循环,缓解症状。

常用的人工合成的血容量扩充剂为右旋糖酐。右旋糖酐类根据其相对分子质量大小可分为右旋糖酐70(中分子右旋糖酐)、右旋糖酐40(低分子右旋糖酐)和右旋糖酐10(小分子右旋糖酐)三种,均易溶于水,常制成注射液。

【药理作用】

1. 扩张血容量　右旋糖酐相对分子质量较大,能提高血浆渗透压,补充有效循环血容量。不同相对分子质量的右旋糖酐作用强度与作用时间也不尽相同,相对分子质量越小经肾脏排泄越快,维持时间越短。

2. 改善微循环,防止弥散性血管内凝血　静脉滴注低、小分子右旋糖酐,红细胞表面覆盖右旋糖酐,能增加红细胞膜外负电荷,由于相同电荷相互排斥,可阻止血小板和红细胞的聚集及纤维蛋白聚集,同时使聚合或淤塞血管的红细胞解聚,降低血液黏滞性;抑制凝血因子Ⅱ的激活,使凝血因子Ⅰ和Ⅲ活性降低,产生防止弥散性血管内凝血和抗血栓形成的作用,从而改善微循环。

3. 渗透性利尿作用　右旋糖酐在肾小管中不被重吸收,使其渗透压升高,产生渗透性利尿作用,但维持时间较短。

【临床应用】　主要用于低血容量性休克,包括急性失血等,其中,中分子右旋糖酐常用于低血容量性休克;低分子右旋糖酐常用于中毒性、失血性休克、预防术后血栓、脑血栓和改善微循环;小分子右旋糖酐常用于解除弥散性血管内凝血等。

【不良反应及用药监护】

(1)偶见过敏反应,如发热、荨麻疹等,可用苯海拉明治疗。

(2)静脉注射应缓慢,用量过大可致凝血障碍和出血。

(3)充血性心力衰竭、血小板减少症、出血性疾病、血浆中蛋白原低下等疾病应禁用,肝、肾功能不全者慎用。

血容量扩充药的用药监护

血容量扩充药的用药监护见表18-4。

表 18-4　血容量扩充药的用药监护

用药步骤	用药监护要点
用药前	1.熟悉右旋糖酐的适应证和禁忌证,了解各种剂型和用法
	2.告知患者低血容量休克的防治知识
用药中	1.不同相对分子质量的右旋糖酐作用侧重不同,用药中应监测患者的血压变化
	2.右旋糖酐用量过大可致出血,密切观察
用药后	1.密切观察用药后的疗效和不良反应
	2.观察患者的病情变化

第五节　水、电解质及酸碱平衡调节药

一、电解质平衡调节药

体液是由水、无机盐、激素、蛋白质、酶、脂肪、葡萄糖等物质组成。无机盐和蛋白质共同调节体液的渗透压,一些盐类还具有特殊的生理和药理作用。机体细胞的正常代谢需要相对稳定的内环境。有些疾病如腹泻、呕吐、大面积烧伤、失血等可导致机体丢失大量水和电解质,水和电解质失衡会导致机体的正常机能受到影响。因此,及时补充体液,纠正体液失衡的状态尤为重要。常见调节电解质平衡的药物有:氯化钠、葡萄糖、氯化钾等。

氯 化 钠

氯化钠(sodium chloride)为电解质平衡调节药。

【药理作用】　钠离子是人体内重要的电解质,是保持细胞外液渗透压和容量的主要成分,主要存在于细胞外液,对维持人体正常血液和细胞外液的总容量和渗透压起着非常重要的作用。钠还以碳酸氢钠形式构成体液缓冲系统。

【临床应用】　静脉注射可用于各种原因引起的失水,包括低渗性、等渗性和高渗性失水;应用等渗或低渗氯化钠可纠正高渗性非酮症糖尿病昏迷的失水和高渗状态;可用于低渗性代谢性碱中毒等;外用生理盐水可用冲洗黏膜、洗涤伤口等;可用于产科的水囊引产等。本品常单用或与其他电解质配伍口服用于病情不太严重的呕吐、腹泻等失水患者脱水的治疗和预防。

【不良反应及用药监护】　口服几乎无不良反应,但浓度过高、饮用速度过快时可引起胃肠道反应,如恶心、呕吐等。用于治疗腹泻时腹泻停止后即停服。脑、肾、心脏功能不全者应慎用。

葡 萄 糖

葡萄糖(glucose)能直接吸收利用,补充热能。

【药理作用】　葡萄糖在体内被氧化成二氧化碳和水,同时供给热量,是机体所需能量的主要来源,或以糖原形式储存。能促进肝脏的解毒功能,对肝脏具有保护作用。不同浓度的葡萄糖对机体的作用不完全相同,静脉注射5%～10%的葡萄糖溶液可补充体液的损失;静脉注射20%以上的高渗葡萄糖溶液可提高血液的渗透压,产生短暂利尿和组织脱水的作用;静脉注射50%以上的葡萄糖溶液,还可用于血糖过低或胰岛素过量引起的低血糖性休克。

【临床应用】

(1)补充能量和体液,用于各种原因引起的大量体液丢失(如呕吐、腹泻、大失血等)、进食过少或不能进食,一般可给予葡萄糖注射液静脉注射。

(2)低血糖症、饥饿性酮症,高渗溶液可用做组织脱水剂。

(3)静脉法葡萄糖耐量试验、配制腹膜透析液、药物稀释剂、高血钾症、配制极化液等。

【不良反应及用药监护】

(1)糖尿病酮症酸中毒未控制者禁用。

(2)高血糖非酮症性高渗状态禁用。

（3）葡萄糖、半乳糖吸收不良症患者避免口服。

（4）胃肠道反应，如恶心、呕吐等，见于口服浓度过高过快时。

（5）周期性麻痹、低钾血症患者慎用。

（6）应激状态或应用糖皮质激素时容易诱发高血糖。

氯 化 钾

氯化钾（potassium chloride）为电解质平衡调节药。

【药理作用】 钾离子为细胞内主要阳离子，是维持细胞内渗透压的重要成分之一。钾离子通过与细胞外的氢离子交换参与酸碱平衡的调节。当钾浓度过高时，抑制心肌传导性、自律性和兴奋性；当大量失水或急性腹泻导致钾离子摄入不足、排出量增多或体内分布异常时，可以导致低钾血症。口服氯化钾溶液优于其他钾盐，如并发代谢性碱中毒时，它既可治疗低血钾症，又可治疗代谢性碱中毒。

【临床应用】

（1）防治各种原因导致的低钾血症。

（2）洋地黄中毒引起的阵发性心动过速或频发室性期外收缩。

【不良反应及用药监护】

本品溶液对胃肠道有较强的刺激性，严重可导致胃肠溃疡、坏死等并发症，故必须充分稀释后服用。静脉滴注过量可导致肌张力降低、腱反射消失，严重者导致心脏停搏。高钾血症者、急性肾功能不全、慢性肾功能不全者应禁用。

用于严重低钾血症或不能口服者时，将浓度为10％的本品10～15 mL加入5％葡萄糖注射液500 mL中静脉滴注；补钾剂量、浓度和速度应根据临床病情、血钾浓度及心电图缺钾图形改善而定。

二、酸碱平衡药

人体血液pH值一般呈弱碱性，pH值的范围为7.35～7.45。血液的酸碱平衡被精确地控制，因为很小偏离都会对很多器官产生严重影响。身体有以下三种机制控制血液酸碱平衡：①肾脏的排泄；②血液中碳酸氢盐pH缓冲系统；③呼吸系统对二氧化碳的排泄。当某些疾病发生时可引起的酸碱平衡失调。酸中毒或碱中毒是患者存在严重代谢紊乱的重要提示。因此，给予酸碱平衡调节药，使其恢复正常的体液酸碱平衡状态是十分重要的治疗措施。常用药物有碳酸氢钠、乳酸钠和氯化铵等。

碳 酸 氢 钠

碳酸氢钠（sodium bicarbonate）是弱碱性药物。

【药理作用】 口服能迅速中和过剩胃酸，同时可以碱化尿液；注射能直接增加机体的碱储备，由于碳酸氢根离子与氢离子结合成碳酸，使体液的氢离子浓度降低，代谢性酸中毒得以纠正。

【临床应用】 主要用于各种原因引起的伴有酸中毒症状的休克，代谢性酸血症、高钾血症等及严重哮喘持续状态经其他药物治疗无效者；也用于碱化尿液，以防止磺胺代谢物等对肾脏的损害，以及加速酸性药物的排泄等；口服用于治疗胃酸过多症，缓解疼痛等。

【不良反应及用药监护】 静脉注射碳酸氢钠应避免与酸性药物（如维生素C等）混合应用；口服可引起嗳气，可使溃疡加重；过量静脉注射时，可引起代谢性碱中毒和低血钾；

充血性心力衰竭、肾功能不全、水肿、缺钾等患者慎用。

乳 酸 钠

乳酸钠(sodium lactate)是弱碱性药物。

【药理作用】 本品在体内经乳酸脱氢酶转化为丙酮酸,后者经三羧酸循环氧化脱羧生成二氧化碳,继而转化为碳酸根离子,可调节血中过高的酸度引起的酸中毒,但作用不及碳酸氢钠迅速和稳定。

【临床应用】 本品可用于治疗代谢性酸中毒,特别是高血钾症或普鲁卡因胺等引起的心律失常伴有酸血症者。

【不良反应及用药监护】 一般不宜用生理盐水或其他含氯化钠溶液稀释本品,以免形成高渗溶液;肝功能障碍、休克、缺氧、心功能不全者慎用;过量会造成碱血症。

三、水、电解质及酸碱平衡调节药的用药监护

水、电解质及酸碱平衡调节药的用药监护见表18-5。

表 18-5 水、电解质及酸碱平衡调节药的用药监护

用药步骤	用药监护要点
用药前	1.熟悉水、电解质平衡药的适应证和禁忌证,了解各种剂型和用法
	2.告知患者脱水的防治知识
用药中	1.碳酸氢钠过量可产生代谢性碱中毒,引起厌食、腹痛、恶心、呕吐等。偶可引起溃疡穿孔。静脉滴注时低钙血症患者可能产生阵发性抽搐;低血钾患者可能引起心肌毒性
	2.氯化铵可致恶心、呕吐、胃痛等刺激症状,宜将片剂溶于水中,饭后服用。过量引起高氯性酸血症。消化性溃疡及严重肝肾功能不全者禁用
用药后	1.密切观察用药后的疗效和不良反应
	2.指导患者注意饮食,以配合药物治疗

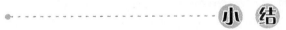

小 结

本章的主要内容为介绍抗贫血药、升高白细胞药、促凝血药和抗凝血药、血容量扩充药以及水、电解质平衡调节药。贫血的治疗原则为缺什么补什么,铁制剂治疗缺铁性贫血;叶酸、维生素B_{12}治疗营养性贫血。促凝血药维生素K用于维生素K缺乏所致的出血,氨甲苯酸用于纤维蛋白溶解亢进引发的出血。抗凝药肝素在体内和体外均有抗凝作用,香豆素类只有体内抗凝作用,枸橼酸钠只能体外抗凝。抗凝药主要用于血栓栓塞性疾病的预防与治疗。右旋糖酐主要用于补充血容量。水、电解质平衡调节药可作简单了解。

能力检测

一、选择题

A_1型题

1. 维生素K对下列哪种疾病所致出血无效?(   )

A. 阻塞性黄疸   B. 华法林过量

C. 肺咯血、上消化道出血   D. 长期大量应用广谱抗生素

E. 新生儿出血

2. 产后出血(属纤溶系统亢进引起的出血)宜选用(　　)。

A. 维生素 K   B. 鱼精蛋白   C. 右旋糖酐   D. 氨甲苯酸   E. 华法林

3. 垂体后叶素可用于肺咯血是因为(　　)。

A. 收缩肺小动脉   B. 抑制咳嗽中枢

C. 促进血小板聚集   D. 抑制纤溶酶原转变为纤溶酶

E. 促进凝血因子的合成

4. 肝素的抗凝血特点是(　　)。

A. 仅在体内有效   B. 仅在体外有效   C. 体内、外都有效

D. 仅口服有效   E. 起效缓慢

5. 肝素抗凝作用的主要机制是(　　)。

A. 与钙离子结合形成络合物   B. 促进抗凝血酶Ⅲ的活性

C. 激活纤溶系统   D. 对抗维生素 K 的作用

E. 收缩血管

6. 下列联合用药合理的是(　　)。

A. 铁剂＋稀盐酸   B. 铁剂＋四环素   C. 铁剂＋抗酸药

D. 铁剂＋鞣酸   E. 用茶水服用铁剂

7. 枸橼酸钠临床用于(　　)。

A. 血栓栓塞性疾病   B. 预防血栓栓塞形成

C. 输血时防止血液在体外凝固   D. 应用于弥散性血管内凝血早期

E. 内脏出血

A₂型题

8. 患儿,女,出生4周,单纯母乳喂养,可见皮肤紫癜、黏膜出血,吐咖啡色奶块、有黑便,经入院检查诊断为新生儿出血,应选用下列哪种药物治疗?(　　)

A. 垂体后叶素   B. 维生素 K   C. 氨甲苯酸

D. 酚磺乙胺   E. 凝血酶

9. 患者,女,28岁,因长期功能性子宫出血导致贫血,应选用下列何种药治疗?(　　)

A. 叶酸   B. 维生素 B₁₂   C. 肝素

D. 硫酸亚铁   E. 华法林

二、思考题

1. 简述肝素和华法林的抗凝作用特点。过量引起的出血用何药对抗?

2. 铁制剂、叶酸和维生素 B₁₂各用于何种贫血的治疗?如何进行用药监护?

(郑　辉)

第十九章
作用于呼吸系统的药物

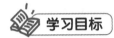 学习目标

> **掌握**：平喘药的分类、药理作用、临床应用、不良反应及其用药监护。
> **熟悉**：可待因的作用特点，比较其他镇咳药的药理作用、临床应用。
> **了解**：氯化铵、乙酰半胱氨酸、溴己新等祛痰药的作用特点和临床应用。

咳、痰、喘为呼吸系统疾病的常见三大症状。作用于呼吸系统的药物包括镇咳药、祛痰药及平喘药。合理地使用这些药物可以缓解呼吸系统疾病的症状，有效地预防合并症的发生。

第一节 镇 咳 药

咳嗽是一种保护性反射活动，有利于痰液及异物排出，因此轻微咳嗽不用镇咳药。剧烈而频繁的无痰咳嗽，严重影响休息与睡眠，还可引起并发症，故宜用镇咳药。镇咳药是作用于咳嗽反射的中枢或外周部位，抑制咳嗽反射的药物。

一、中枢性镇咳药

（一）成瘾性镇咳药

可 待 因

可待因（codeine）又称甲基吗啡，是阿片所含的生物碱之一。可待因对咳嗽中枢有较高选择性，可抑制咳嗽，镇咳作用强度约为吗啡的 1/4。镇痛作用强度约为吗啡的 $1/10 \sim 1/7$。成瘾性比吗啡弱，是目前最有效的镇咳药。主要用于剧烈的刺激性干咳，也用于中等强度的疼痛，过量易产生烦躁不安等中枢兴奋症状。久用可成瘾，应控制使用。

（二）非成瘾性镇咳药

喷 托 维 林

喷托维林（pentoxiverine）又名咳必清，为人工合成的非成瘾性中枢性镇咳药，对咳嗽中枢有选择性抑制作用，其强度为可待因的 1/3。此药有局麻作用，能抑制呼吸道感受器，松弛支气管平滑肌，适用于上呼吸道感染引起的咳嗽。该药偶见轻度头痛、头晕、口干、恶

心等不良反应。因有阿托品样作用,青光眼患者禁用。

右美沙芬

右美沙芬(dextromethorphan)又名右甲吗南,为中枢性镇咳药,强度与可待因相等或略强。无镇痛作用,长期服用无成瘾性。治疗量不抑制呼吸,不良反应少见。口服后 15 min 起效,持续 3～6 h。

二、外周性镇咳药

苯佐那酯

苯佐那酯(benzonatate)又名退嗽露,为丁卡因的衍生物,有较强的局麻作用,能选择性地抑制肺牵张感受器,阻断肺迷走神经反射,抑制咳嗽冲动的传导,产生镇咳作用。镇咳强度弱于可待因。用药后 20 min 起效,可维持 3～4 h。临床用于干咳、阵咳,也用于支气管镜检查前预防咳嗽。不良反应有轻度的嗜睡、头晕、鼻塞等,偶见过敏性皮疹。

苯丙哌林

苯丙哌林(benproperine)为非成瘾性镇咳药,能抑制肺及胸膜牵张感受器引起的肺-迷走神经反射,对咳嗽中枢也有一定的直接抑制作用,且有平滑肌松弛作用,其镇咳作用比可待因强,且不抑制呼吸。口服后 10～20 min 起效,作用可维持 4～7 h,适用于刺激性干咳。不良反应有口干、困倦、头晕、腹部不适、皮疹等。

三、镇咳药的用药监护

镇咳药的用药监护见表 19-1。

表 19-1 镇咳药的用药监护

用药步骤	用药监护要点
用药前	1.熟悉常用镇咳药的适应证和禁忌证,了解各种剂型和用法
	2.告知患者咳嗽对机体的影响及什么情况下应用镇咳药
用药中	1.可待因长期应用可产生耐受性及成瘾性,应按《麻醉药品管理办法》的要求,严格控制使用。痰多者禁用
	2.指导患者正确使用药物,以免影响疗效。苯丙哌林和苯佐那酯服用时切勿嚼碎,以免引起口腔麻木
用药后	1.密切观察用药后的疗效和不良反应
	2.对于痰多患者指导其注意排痰,以免阻塞呼吸道

第二节　祛　痰　药

能使痰液变稀易于排出的药物称祛痰药。祛痰药能增加呼吸道分泌,稀释痰液或降低其黏稠度,以利于痰液的排出,改善咳嗽和哮喘症状。因此,祛痰药间接起到镇咳、平喘作用,也有利于控制继发感染。祛痰药包括:恶心性祛痰药,刺激性祛痰药,黏痰溶解药。

一、恶心性祛痰药

氯 化 铵

氯化铵(ammonium chloride)口服刺激胃黏膜的迷走神经末梢,反射性地增加呼吸道腺体分泌使痰液变稀而祛痰。很少单独使用,多配成复方制剂应用。用于急、慢性呼吸道炎症初期痰液黏稠而不易咳出的患者。服用过量时可致酸中毒。溃疡病及肝、肾功能不良者慎用。

愈创木酚甘油醚

愈创木酚甘油醚(glyceryl guaiacolate)除了有祛痰作用外,还有较弱的抗菌防腐作用。单用或配成复方制剂用于慢性支气管炎、支气管扩张等。

二、刺激性祛痰药

桉 叶 油

本药是具有挥发性的药物,对呼吸道黏膜有温和的刺激作用,随蒸汽吸入后可增加呼吸道分泌,痰液被稀释,能改善气道黏膜血液循环,促进炎症消退,也有轻度抗菌消炎作用,适用于慢性气管炎、支气管扩张、流感等引起的咳嗽、痰液黏稠难以咳出者。应用时药物浓度过高,可刺激眼、鼻、喉等黏膜,引起疼痛、流泪、咳嗽等刺激症状。

三、黏痰溶解药

乙酰半胱氨酸

乙酰半胱氨酸(acetylcysteine)又名痰易净,能使黏蛋白的二硫键断裂,使黏蛋白分解成小分子的肽链,使痰的黏滞性降低,易于咳出。吸入给药用于黏痰阻塞气道、咳痰困难者。紧急时气管内滴入给药,可迅速使痰变稀,便于吸引排痰。该药有特殊臭味,可引起恶心、呕吐,可导致支气管痉挛,加用异丙肾上腺素可以避免。滴入气管可产生大量分泌液,故应及时吸引排痰。雾化吸入时不宜与铁、铜、橡胶和氧化剂接触,应以玻璃或塑料制品作喷雾器。不宜与青霉素、头孢菌素、四环素混合,以免降低抗生素的抗菌活性。

溴 己 新

溴己新(bromhexine)又名必消痰,可直接作用于支气管腺体,促使黏液分泌,使痰的黏稠度降低,痰液变稀而易于咳出,另外还有镇咳作用,适用于慢性支气管炎、支气管哮喘及支气管扩张症痰液黏稠不易咳出的患者。少数患者用药后可产生恶心、胃部不适,偶见血清氨基转移酶升高。溃疡病及肝功能不良患者慎用。

四、祛痰药的用药监护

祛痰药的用药监护见表19-2。

表 19-2　祛痰药的用药监护

用药步骤	用药监护要点
用药前	1.熟悉常用祛痰药的适应证和禁忌证,了解各种剂型和用法
	2.告知患者痰液过多对机体的危害及促进痰液排出的方法

续表

用药步骤	用药监护要点
用药中	1.祛痰药氯化铵可使体液变酸性,大剂量可刺激胃黏膜,宜餐后服。溃疡病及肝肾功能不良者慎用
	2.乙酰半胱氨酸可降低青霉素、四环素、头孢菌素的抗菌活性,不宜混合应用。若必须配伍时应间隔 4 h 交替使用。支气管哮喘患者禁用或慎用
用药后	1.密切观察用药后的疗效和不良反应
	2.观察痰液的变化,及时排出以免阻塞呼吸道

第三节 平 喘 药

哮喘为一种慢性炎症性呼吸道疾病,主要病理表现为支气管高反应性或支气管痉挛,小气道阻塞,呼吸困难。其主要病理变化为炎症细胞浸润、黏膜下组织水肿、血管通透性增加、平滑肌增生、上皮脱落。

平喘药是用于缓解、消除或预防支气管哮喘的药物,主要适应证为哮喘和喘息性支气管炎。平喘药包括支气管扩张药、抗炎性平喘药、抗过敏平喘药。

一、支气管扩张药

(一)肾上腺素受体激动药

1. 非选择性 β 受体激动药 本类药物通过激动肾上腺素 β_2 受体,松弛支气管平滑肌,还能激动 α 受体,使呼吸道黏膜血管收缩,减轻黏膜水肿,有利于改善气道阻塞。此类药物对 β_1 和 β_2 受体无选择性,还能激动 β_1 受体。激动肥大细胞膜上的 β 受体,抑制过敏介质释放,预防过敏性哮喘的发作;长期应用此类药物可使支气管平滑肌细胞膜上的 β_2 受体数目减少,疗效降低,引起哮喘反跳,病情加重。故本类药物不宜长期连续应用,必要时可与其他平喘药交替使用。

肾 上 腺 素

肾上腺素(adrenaline)对 α 和 β 受体均有强大的激动作用。主要激动 β_2 受体平喘,平喘作用快而强,但可激动心脏 β_1 受体引起心动过速,甚至心律失常,对血管 α 受体的激动作用可引起收缩压明显增高,加重心脏负担,故不常用。主要用于控制哮喘急性发作,用法为皮下注射给药,数分钟见效,维持时间为 1~2 h。

异 丙 肾 上 腺 素

异丙肾上腺素(Isoprenaline)又称喘息定,对 β_1 和 β_2 受体均具有明显激动作用,对 α 受体几乎无作用,其松弛支气管平滑肌的作用比肾上腺素的强。口服无效,吸入给药 1 min 起效,作用快、强,可维持 1~2 h,主要用于支气管哮喘急性发作。

常见不良反应为 β_1 受体激动所致的心率加快、心悸,有肌震颤现象,与激动骨骼肌上的 β_2 受体有关。长期反复应用平喘作用降低。

麻 黄 碱

麻黄碱(ephedrine)的作用与肾上腺素的相似,但作用较弱,其特点是口服有效,作用缓慢、温和、持久。有快速耐受性，麻黄碱可兴奋中枢，引起失眠，故已少用，仅与其他药物配伍治疗轻症哮喘、喘息性气管炎和预防哮喘发作。

2. 选择性β₂受体激动药 β₂受体激动药对β₂受体有较强的选择性，对α受体无作用。口服有效，作用可维持4～6 h。采用吸入给药法，几乎无心血管不良反应，是目前临床较常用的平喘药，但剂量大时，仍可引起心悸、头晕、手指震颤（激动骨骼肌β₂受体）等。

沙丁胺醇

沙丁胺醇(salbutamol)又称舒喘灵，对β₂受体作用强于β₁受体，对α受体无作用，平喘作用与异丙肾上腺素相似，兴奋心脏作用仅为异丙肾上腺素的1/10。口服0.5 h起效，2～3 h达最大效应，可维持4～6 h。气雾吸入5 min起效，作用最强时间在1～1.5 h，维持3～4 h。本药对支气管扩张作用强而持久，对心血管系统影响很小，是目前较为安全常用的平喘药。常见的不良反应有恶心、多汗、头晕、肌肉震颤、心悸等。

克仑特罗

克仑特罗(clenbuterol)又称氨哮素、氨双氯喘通。为强效选择性β₂受体激动药，松弛支气管平滑肌作用为沙丁胺醇的100倍，口服吸收迅速而完全，10～20 min起效，2～3 h达到血药峰浓度，维持4～6 h。气雾吸入5～10 min起效，维持2～4 h。适用于防治哮喘、喘息性气管炎，以及伴可逆性气管阻塞的慢性支气管炎和肺气肿等。心血管系统不良反应较少，少数患者有心悸、手指震颤、口干、头晕等现象，继续用药一般能逐渐消失。心脏病、高血压、甲状腺功能亢进患者慎用。

特布他林

特布他林(terbutaline,间羟舒喘灵)的作用与沙丁胺醇的相似。本药既可口服，又可注射。皮下注射5～15 min生效，0.5～1 h达高峰，持续1.5～5 h，气雾吸入后5～15 min见效，作用持续4 h左右。重复用药易致蓄积作用。临床用于支气管哮喘及其他伴有支气管痉挛的肺部疾病。

福莫特罗

福莫特罗(formoterol)为一种新型长效选择性β₂受体激动药，作用强而持久，吸入后约2 min起效，2 h达高峰，持续12 h；除具有较强松弛支气管平滑肌作用外，也有明显的抗炎作用，可明显抑制抗原诱发的嗜酸性粒细胞聚集与浸润、血管通透性增强以及迟发性气道痉挛反应。主要用于慢性哮喘与慢性阻塞性肺部疾病。因其为长效制剂，特别适用于哮喘夜间发作患者。不良反应与其他β受体激动药相似。

（二）茶碱类

茶碱难溶于水，临床常用其复盐或衍生物。近年来研制了多种茶碱类控释剂和缓释剂，使其作用维持时间明显延长。

氨 茶 碱

【药理作用】

1. 松弛气道平滑肌 氨茶碱(aminophylline)具有较强的直接松弛气道平滑肌作用。有效浓度为10～20 mg/L，但其作用强度不及β受体激动药。作用机制为：①抑制磷酸二酯酶的活性，使气道平滑肌细胞内cAMP的含量提高，气道平滑肌张力降低，气道扩张；②促进内源性肾上腺素和去甲肾上腺素的释放，引起气道平滑肌松弛；③阻断腺苷的作用，

194

腺苷是哮喘发作时收缩气管介质之一,茶碱类是腺苷受体阻断药,可能对抗内源性腺苷诱发的支气管收缩。

2. 改善呼吸功能 能增加膈肌收缩力,还具有呼吸兴奋作用,使呼吸深度增强,但呼吸频率不增加。

3. 强心作用 增强心肌收缩力,增加心输出量,并能降低右心房压力,增加冠状动脉血流量;此外还有微弱的利尿作用。

【临床应用】

(1)主要用于支气管哮喘 急性哮喘采用氨茶碱缓慢静脉注射,可缓解气道痉挛,改善通气功能;对慢性哮喘病例,茶碱类可用于预防发作和维持治疗。在哮喘持续状态,肾上腺素受体激动药配伍用茶碱类药物,可提高疗效。

(2)慢性阻塞性肺疾病 长期应用可明显改善气促症状,并改善肺功能。

(3)心源性哮喘的喘息症状。

(4)中枢性睡眠呼吸暂停综合征 能使通气功能明显改善。

【不良反应及用药监护】

1. 毒性反应 氨茶碱 安全范围较小,静脉注射过速或过量,易引起心脏毒性,可致心悸、血压下降、心律失常、头晕、兴奋不安甚至惊厥等。故应稀释后缓慢静注,并严格控制剂量。有条件时应监测氨茶碱的血药浓度。

2. 局部刺激 氨茶碱为强碱性药,局部刺激大,口服刺激胃肠明显,可致恶心、呕吐,故宜饭后服用。不宜与酸性药物配伍。

3. 中枢兴奋 可导致失眠和不安,必要时可睡前服用镇静催眠药对抗。

儿童慎用,老年及心、肝、肾功能不全者减量使用。

(三)M 胆碱受体阻断药

各种刺激引起内源性乙酰胆碱的释放是诱发哮喘的重要因素。阻断 M 胆碱受体对哮喘有一定疗效。阿托品、东莨菪碱、山莨菪碱等非选择性 M 胆碱受体阻断药对支气管平滑肌选择性低,起效慢,不良反应多,临床不用于哮喘治疗。目前用于哮喘治疗的为阿托品衍生物,临床应用的有异丙托溴铵等。

异丙托溴铵

异丙托溴铵(ipratropium bromide)又名异丙阿托品,为阿托品的异丙基衍生物,对呼吸道平滑肌具有较高的选择性。雾化吸入时用 0.025%,每次吸入 40~80 mg,不易从气道吸收,口服也不易从消化道吸收,只在局部发挥舒张平滑肌作用,故没有阿托品样的全身性不良反应,也不影响痰液分泌,主要用于防治支气管哮喘和喘息型慢性支气管炎。

二、抗炎性平喘药

糖皮质激素类药物

糖皮质激素类药物是目前治疗哮喘最有效的抗炎药物,是治疗哮喘持续状态或危重发作的重要抢救药物。近年应用于吸入治疗方法,充分发挥了糖皮质激素类药物对气道的抗炎作用,也避免了全身性不良反应。但近年来发现长期吸入糖皮质激素类药物能使气道上皮基底膜变厚,平滑肌增生,不可逆地增加气道反应性。

倍 氯 米 松

倍氯米松(beclomethasone)为地塞米松的衍生物,其局部抗炎作用强于地塞米松数百倍,气雾吸入,直接作用于气道发挥抗炎平喘作用,能取得满意疗效,且无明显不良反应,每日吸入 0.4 mg 倍氯米松与口服强的松龙每日 7.5 mg 的疗效相当。药效高峰在用药后 10 天出现,故需预先用药。长期应用也不抑制肾上腺皮质功能。可以长期低剂量或短期高剂量应用于中度或重度哮喘患者。哮喘持续状态的患者因不能吸入足够的气雾,不能发挥作用,故不宜应用。常用量对肾上腺皮质功能无影响。长期吸入可发生口腔真菌感染,宜多漱口,以防感染。

布 地 萘 德

布地萘德(budesonide)是不含卤素的吸入型糖皮质激素,局部抗炎作用、应用及不良反应与倍氯米松相同。用于控制或预防哮喘发作。对糖皮质激素依赖型哮喘患者,本药是一个可替代口服激素的较理想的药物。

三、抗过敏平喘药

抗过敏平喘药(过敏介质阻释药)主要作用是阻止过敏反应靶细胞释放过敏介质,从而发挥平喘作用。

色 甘 酸 钠

【药理作用】

1. 稳定肥大细胞膜 色甘酸钠(cromolyn sodium,咽泰)抑制肥大细胞释放组胺及慢反应物质等过敏活性物质。

2. 直接抑制引起气管痉挛的某些反射 色甘酸钠应用后,能防止二氧化硫、冷空气等刺激引起的支气管痉挛,并能抑制运动性哮喘发作。

3. 抑制非特异性支气管高反应性 哮喘患者的气道对物理或化学刺激的反应较正常人敏感,微弱刺激即能引起气道痉挛性收缩。色甘酸钠能明显抑制这种非特异性支气管高反应性。

【临床应用】 口服仅 1% 吸收,临床主要用其微粒粉末以吸入方式给药,主要用于哮喘的预防性治疗,能防止变态反应或运动引起的速发和迟发性哮喘反应。应用 2～3 天,能降低支气管的高反应性。也可用于过敏性鼻炎、溃疡性结肠炎及其他胃肠道过敏性疾病。

【不良反应及用药监护】 几乎无毒副作用。少数患者因粉末刺激可引起气急、胸闷,甚至诱发支气管哮喘,可以同时吸入少量异丙肾上腺素预防。

四、平喘药的用药监护

平喘药的用药监护见表 19-3。

表 19-3 平喘药的用药监护

用药步骤	用药监护要点
用药前	1.熟悉常用平喘药的适应证和禁忌证,了解各种剂型和用法
	2.告知患者引起哮喘发作的相关因素
	3.告知患者哮喘的防治知识,认识规范治疗的重要性
	4.告知患者气雾吸入的方法及注意事项

续表

用药步骤	用药监护要点
用药中	1.沙丁胺醇在使用过程中应监测患者的心率、血压,长期使用可产生耐受性
	2.氨茶碱在使用过程中要注意剂量和给药速度,静脉注射过快或浓度过高可引起心脏毒性反应,出现心悸、心律失常、血压骤降,甚至心脏骤停
	3.倍氯米松长期局部用药可引起声音嘶哑、咽部白色念珠菌感染。每次用药后及时漱口可减少发生率
	4.酮替酚用于预防哮喘发作,起效慢,也可用于其他过敏性疾病的治疗
用药后	1.密切观察用药后的疗效和不良反应
	2.注意观察患者病情变化

知识链接

如何正确使用气雾剂?

先让患者张口、微仰头,用力呼尽气,然后推动气闸,同时进行深而缓慢地吸气,尽量让气雾随气流方向进入气管深部,喷后屏气5~10 s,再把口闭紧,用鼻缓慢呼气,间隔2~3 min,再次喷雾。哮喘平息后,用清水漱口,避免药液沉积在口腔、食管等处产生副作用。同时注意每次气雾剂使用的剂量,不宜过大。

小 结

咳、痰、喘是呼吸系统的常见三大症状。镇咳、祛痰、平喘是呼吸系统疾病对症治疗的重要措施。

镇咳药通过选择性抑制咳嗽中枢或抑制咳嗽反射的外周途径而呈现镇咳作用,主要用于各种刺激性干咳,多痰者禁用。

祛痰药可增加呼吸道分泌使痰液稀释、降低痰液黏稠度,以利于痰液的排出,主要用于各种原因的痰液黏稠不易咳出者。

平喘药是指能使支气管扩张的药物,此类药物可从多个环节作用于支气管,激动支气管平滑肌细胞膜上的 β_2 受体,直接松弛支气管平滑肌,抗炎、抗免疫、降低气道反应性,选择性阻滞支气管平滑肌上的 M 受体,稳定肥大细胞膜。平喘药用于各种原因引起的哮喘及喘息性支气管炎的防治,局部用药可减少全身性的不良反应。

能力检测

一、选择题

A₁型题

1. 具有成瘾性的镇咳药是(　　　)。

A. 可待因　　B. 右美沙芬　C. 喷托维林　D. 苯丙哌林　E. 苯佐那酯

2. 治疗急性哮喘发作宜选用(　　)。

A. 茶碱类　　B. 沙丁胺醇　C. 倍氯米松　D. 色甘酸钠　E. 异丙托溴铵

3. 某患者哮喘发作,用异丙肾上腺素治疗,最常出现的不良反应是(　　)。

A. 心动过缓　B. 心动过速　C. 嗜睡　　　D. 血压升高　E. 直立性低血压

4. 关于氨茶碱的应用描述不正确的是(　　)。

A. 为支气管扩张剂　　　　　　　　B. 常用的给药途径为肌内注射

C. 静脉注射时应稀释后慢推　　　　D. 速度过快可引起头晕、心律失常

E. 浓度过高可导致血压下降、心跳骤停

A_2 型题

5. 患者,男,56 岁,患高血压伴支气管哮喘,在治疗哮喘时,不宜选择的药物是(　　)。

A. 沙丁胺醇　　　　　　B. 肾上腺素　　　　　　C. 异丙托溴铵

D. 氨茶碱　　　　　　　E. 糖皮质激素

6. 患者刘某,手术后呼吸道有黏痰不易咳出,可以用下列哪种药物治疗?(　　)

A. 乙酰半胱氨酸　　　　B. 可待因　　　　　　　C. 氯化铵

D. 溴己新　　　　　　　E. 氨茶碱

A_3/A_4 型题

(7~8 题共用题干)

患者,女,28 岁。因外出春游去植物园,出现咳嗽、咳痰并伴喘息 1 天入院。体检:体温 36.5℃,脉搏 90 次/分,呼吸 28 次/分,血压 110/80mmHg,喘息貌,口唇发绀,肺部可闻及广泛的哮鸣音。

7. 下面哪种是预防哮喘发作的首选药?(　　)

A. 氨茶碱　　　　　　　B. β_2 受体激动药　　　C. 色甘酸钠

D. 倍氯米松　　　　　　E. 异丙托溴铵

8. 对患者采取的护理措施错误的是(　　)。

A. 每日饮水量应在 2000 mL 以上　　　B. 在病室内摆放鲜花

C. 遵医嘱给予祛痰药物　　　　　　　　D. 遵医嘱给予糖皮质激素

E. 避免食用鱼、虾等食物

二、思考题

1. 简述平喘药物的分类及代表药物。

2. 简述沙丁胺醇与氨茶碱平喘作用的特点。

(依巴代提·买提肉孜)

第二十章
作用于消化系统的药物

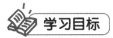 **学习目标**

　　掌握：抗消化性溃疡药作用特点、临床应用、不良反应及用药监护。

　　熟悉：止吐药及胃肠动力药、泻药与止泻药、硫酸镁的药理作用、临床应用、不良反应及用药监护。

　　了解：消化系统药物的不良反应及用药监护。

第一节　抗消化性溃疡药

　　消化性溃疡是一种常见病，是主要发生在胃或十二指肠的常见慢性疾病。抗消化性溃疡药是一类能减轻溃疡病症状、促进溃疡愈合、防止和减少溃疡病复发、防止和减少并发症的药物。目前认为溃疡病发生是"攻击因子"（胃酸、胃蛋白酶、幽门螺杆菌感染等）的作用增强、"防御因子"（胃黏液、HCO_3^- 的分泌等）受损所引起。抗消化性溃疡药物的主要作用：①降低胃液中胃酸浓度，减少胃蛋白酶活性，从而减少"攻击因子"的作用；②增强胃肠黏膜的保护功能，修复或增强胃的"防御因子"。目前常用的抗溃疡药物的主要作用是减少胃酸分泌，提高胃内 pH 值和杀灭幽门螺杆菌。目前常用抗消化性溃疡药物有以下几类。

　　（1）抗酸药　如碳酸氢钠、氢氧化铝等。

　　（2）抑制胃酸分泌药　①H_2受体阻断药，如西咪替丁、雷尼替丁等；②M_1受体阻断药，如哌仑西平等；③胃泌素受体阻断药，如丙谷胺等；④H^+-K^+-ATP 酶抑制药，如奥美拉唑、兰索拉唑、潘多拉唑等。

　　（3）增强胃黏膜屏障功能药物　如硫糖铝、枸橼酸铋钾、米索前列醇等。

　　（4）抗幽门螺杆菌药物　如阿莫西林、克拉霉素、甲硝唑、四环素、庆大霉素等抗菌药物。

一、抗酸药

　　抗酸药为弱碱性物质，口服后在胃内直接中和胃酸，升高胃内 pH 值。随着胃内 pH 值升高，胃蛋白酶活性降低，从而缓解溃疡病的疼痛等症状。此外，随着胃内 pH 值的提高，胃黏膜出血时间明显缩短。有些抗酸药如氢氧化铝、三硅酸镁等还能形成胶状保护膜，覆盖于溃疡面和胃黏膜，起保护溃疡面和胃黏膜作用。常用抗酸药作用特点（表 20-1）。

表 20-1　常用抗酸药作用特点比较

药　　物	作 用 特 点	不良反应及用药监护
碳酸钙	抗酸作用较强,作用快而持久	可产生 CO_2 气体引起嗳气、腹胀
氧化镁	中和胃酸作用强,作用缓和而持久	产生的氯化镁可引起腹泻
氢氧化镁	抗酸作用较强、较快,对溃疡面有保护作用	Mg^{2+} 有导泻作用,肾功能不全可引起血镁过高,应慎用或禁用
三硅酸镁	中和胃酸作用慢、弱、持久,对溃疡面有保护作用	Mg^{2+} 有导泻作用,肾功能不全应慎用或禁用
氢氧化铝	抗酸作用较强、起效缓慢,作用持久	长期服用影响肠道对磷酸盐的吸收
碳酸氢钠	作用强,起效快而作用短暂	可产生 CO_2 气体引起嗳气、腹胀,导致碱血症和碱化尿液

目前,抗酸药物较少单药应用,大多组成复方制剂,复方制剂可增强抗酸作用,减少不良反应。

二、抑制胃酸分泌药

胃酸是由胃壁细胞合成分泌的,胃壁细胞上存在 M_1 胆碱受体、H_2 受体及胃泌素受体,当这些受体被激动后,均可通过激活质子泵(H^+-K^+-ATP 酶),将 H^+ 泵出胃壁细胞外,进入胃腔与 Cl^- 结合成为胃酸。因此,凡能阻断上述受体或抑制质子泵的药物,均可抑制胃酸分泌,促进溃疡愈合。胃酸分泌抑制药的作用部位如下(图20-1)。

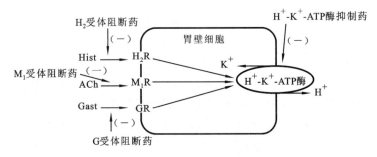

图 20-1　抑制胃酸分泌药的作用部位

注:ACh—乙酰胆碱;Hist—组胺;Gast—胃泌素;M_1R—M_1 胆碱受体;H_2R—H_2 受体;GR—胃泌素受体。

(一) H_2 受体阻断药

西 咪 替 丁

西咪替丁(cimetidine,甲氰咪胍)为用于临床的第一代 H_2 受体阻断药。

【药理作用】

1. 抑制胃酸分泌　可阻断壁细胞上的 H_2 受体,明显抑制基础胃酸和各种刺激(如食物、组胺等)引起的胃酸分泌。

2. 免疫调节作用　阻断 T 细胞上的 H_2 受体,对免疫功能有调节作用。

【临床应用】　治疗十二指肠溃疡、胃溃疡,卓-艾综合征和反流性食管炎;静脉滴注治疗急性胃黏膜出血和应激性溃疡。也可以用于各种原因引起的免疫功能低下以及抗肿瘤的辅助治疗。对皮肤瘙痒也有一定的疗效。

【不良反应及用药监护】

1. 消化系统反应 恶心、呕吐、腹泻、便秘,长期使用可引起肝肾功能损害。突然停药可引起溃疡穿孔,可能与其反跳现象有关。

2. 中枢神经系统反应 头痛、眩晕、焦虑、定向力障碍、语言不清和幻觉等。肝肾功能不良及老年患者尤易发生。

3. 造血系统反应 少数人可出现粒细胞缺乏和再生障碍性贫血等。

4. 其他 有抗雄激素作用,出现精子数减少,性功能减退,男性乳腺发育,女性溢乳等。

5. 用药监护

(1)本药停药后复发率较高,目前认为采用长期服药或反复足量短期疗法可显著降低复发率。肝肾功能不良者、孕妇及哺乳期妇女忌用,儿童慎用。用药期间注意进行血常规检查和肝、肾功能检查。

(2)本药能抑制胃酸分泌,与硫糖铝合用可使后者的疗效降低。本药为药酶抑制剂,能减少华法林、苯妥英钠、地西泮、茶碱类、吲哚美辛、普萘洛尔等的代谢,合用应注意调整以上药物的用量。

(3)本药有掩盖胃癌的可能性,须在医生确诊后用药。

雷尼替丁

雷尼替丁(ranitidine,甲硝呋胍)为第二代 H_2 受体阻断药。抑制胃酸分泌作用和胃黏膜保护作用与西咪替丁相似,但抗酸作用较强,为西咪替丁的 $4\sim10$ 倍,对肝药酶的抑制作用较西咪替丁弱,治疗量不改变血催乳素、雄激素浓度。对胃及十二指肠溃疡的疗效高,不良反应少而轻。常见的不良反应有头痛、头晕、幻觉、躁狂等,静脉滴注可致心动过缓,偶见白细胞、血小板减少、血转氨酶升高、男性乳房发育等,停药后恢复。

法莫替丁

法莫替丁(famotidine)为第三代 H_2 受体阻断药。作用与西咪替丁相似,但抑制胃酸分泌作用更强,约为西咪替丁的 $40\sim50$ 倍,为雷尼替丁的 $7\sim8$ 倍,不抑制肝药酶,无抗雄激素作用,也不影响血催乳素浓度。

尼扎替丁和罗沙替丁两药与雷尼替丁相似,均可用于治疗消化性溃疡病。

(二)M_1 受体阻断药

哌仑西平

哌仑西平(pirenzepine)主要阻断胃壁细胞上的 M_1 受体,抑制胃酸及胃蛋白酶的分泌,保护胃黏膜,主要用于胃及十二指肠溃疡。不良反应以消化道症状为多见,主要是口干、视物模糊、头痛、眩晕、嗜睡等。替仑西平与哌仑西平相似,作用较强,作用持续时间较长,治疗溃疡病时睡前服用。不良反应较少而轻。

(三)胃泌素受体阻断药

丙 谷 胺

丙谷胺(proglumide)化学结构与胃泌素的结构相似,与胃泌素竞争胃泌素受体,抑制胃酸分泌;同时也促进胃黏膜黏液合成,增强胃黏膜的黏液和碳酸氢盐屏障,从而发挥抗溃疡病作用。本品无明显副作用,偶有口干、失眠、腹胀、下肢酸胀等不良反应。

(四)H^+-K^+-ATP 酶抑制药(质子泵抑制药)

奥 美 拉 唑

奥美拉唑(omeprazole,洛赛克,losec)为第一个问世的质子泵抑制药。

【药理作用】

1. 抑制胃酸分泌 通过抑制胃壁细胞 H^+-K^+-ATP 酶,阻断了胃酸形成的最后步骤,使胃壁细胞 H^+ 不能转运到胃腔形成胃酸,使胃酸含量大大减少。对基础胃酸分泌及各种刺激引起的胃酸分泌均有很强的抑制作用。

2. 促进溃疡愈合 奥美拉唑能增加胃黏膜血流量和促进胃黏膜生长,有利于溃疡愈合。

3. 抗幽门螺杆菌作用 与阿莫西林、克拉霉素等抗生素联合应用,可杀灭幽门螺杆菌,明显降低复发率。

【临床应用】

(1) 治疗胃、十二指肠溃疡。

(2) 其他 反流性食管炎、卓-艾综合征、急性胃黏膜出血。

【不良反应及用药监护】 本药不良反应发生率较低,主要有头痛、头昏、失眠、外周神经炎等神经系统症状;在消化系统方面可见口干、恶心、呕吐、腹胀、便秘等;其他可见男性乳腺发育,转氨酶增高、皮疹、溶血性贫血等。

用药时应注意:①本品是肝药酶抑制剂,与华法林、地西泮、苯妥英钠等药合用,可使上述药物体内代谢减慢,应注意调整剂量;②严重肾功能不全者及婴幼儿禁用。严重肝功能不全者慎用。对本药过敏者禁用;③长期服用者,可能发生胃部的癌前病变,应定期检查胃黏膜有无肿瘤样增生。

兰索拉唑(lansoprazole)为第二代质子泵抑制药。抑制胃酸分泌、升高血胃泌素、胃黏膜保护作用及抗幽门螺杆菌作用与奥美拉唑相似,但抑制胃酸分泌作用及抗幽门螺杆菌作用比奥美拉唑的强。

潘多拉唑(pantoprazole)与雷贝拉唑(rabeprazole)为第三代质子泵抑制药。潘多拉唑口服后吸收迅速,虽然半衰期短,然而一旦胃酸分泌抑制作用完成,可持续很长时间。两药的抗溃疡病作用与奥美拉唑相似。研究显示,雷贝拉唑在抗胃酸分泌能力和缓解症状,治愈黏膜损害的临床效果方面远优于其他抗酸药物,不良反应轻微。

三、胃黏膜保护药

硫 糖 铝

硫糖铝(sucralfate,胃溃宁)为无味的白色粉末,口服不吸收,在胃液酸性环境中形成胶冻状,牢固黏附于胃、十二指肠黏膜表面,在溃疡面形成保护屏障;还能抑制胃蛋白酶的活性;促进胃黏液和 HCO_3^- 的分泌;抑制幽门螺杆菌的繁殖,均有利于黏膜上皮的再生和溃疡的愈合。

硫糖铝常用于胃、十二指肠溃疡、反流性食管炎及慢性胃炎的治疗。

应注意:①本药在酸性环境中起保护胃、十二指肠黏膜作用,故不宜与碱性药合用;②与布洛芬、吲哚美辛、氨茶碱、四环素、地高辛合用,能减低上述药物的生物利用度;③可减少甲状腺素的吸收。

枸橼酸铋钾

枸橼酸铋钾(colloidal bismuth subcirate,胶体次枸橼酸铋)口服后很难吸收,极少量的铋吸收后主要分布在肝、肾等组织中,经肾排泄。

【药理作用】

1. 增强黏膜的防御功能 在胃液酸性条件下,能形成坚固的氧化铋沉着于溃疡的表面形成保护膜,抵御胃酸、胃蛋白酶的消化作用,有利于溃疡的愈合;抑制胃蛋白酶活性,促进胃黏液和碳酸氢盐分泌。

2. 杀灭幽门螺杆菌 能使菌体膨胀、破裂而死亡。

【临床应用】 用于胃和十二指肠溃疡、慢性胃炎等。疗效与 H_2 受体阻断药相似,但复发率低。

【不良反应与用药监护】

(1) 偶有消化道反应,服药期间可使口腔、舌、粪便染黑。告诉患者服药后会出现黑便,以免患者误以为溃疡出血。

(2) 用药前、后 30 min 不要喝牛奶或服用抗酸药及其他碱性药物。

(3) 严重肝、肾功能不全、孕妇和哺乳妇女禁用。

米索前列醇

米索前列醇(misoprostol,喜克溃)有保护胃黏膜和抑制胃酸分泌的作用,对基础胃酸分泌、组胺、五肽胃泌素等刺激引起的胃酸分泌均有抑制作用,促进黏液和碳酸氢盐分泌,增强黏液-碳酸氢盐屏障和黏膜细胞对损伤因子的抵抗力;促进胃黏膜受损上皮细胞的重建和增殖,增强细胞屏障;还有增加胃黏膜血流等抗溃疡作用。主要不良反应为腹痛、腹泻、恶心、腹部不适,也可见头痛、头晕等。本药因收缩子宫,孕妇禁用。

四、抗幽门螺杆菌药

幽门螺杆菌在胃、十二指肠的黏液层与黏膜细胞之间,对黏膜产生损伤作用。在引发溃疡的复杂机制中幽门螺杆菌是一个重要的因素,因此杀灭该菌是治疗消化性溃疡和慢性胃炎的重要环节,但该菌对抗菌药的抵抗力较强,须多种抗菌药联合使用。常用的抗幽门螺杆菌药分为两类,一类为抗溃疡病药,如含铋制剂、H^+-K^+-ATP 酶抑制药、硫糖铝等,抗幽门螺杆菌作用较弱,单用疗效较差。第二类为抗菌药,如阿莫西林、克拉霉素、甲硝唑、呋喃唑酮、庆大霉素、四环素等。

五、抗消化性溃疡药的用药监护

抗消化性溃疡药的用药监护见表 20-2。

表 20-2 抗消化性溃疡药的用药监护

用药步骤	用药监护要点
用药前	1.熟悉常用抗消化性溃疡药的适应证和禁忌证,了解各种剂型和用法
	2.告知患者消化性溃疡病的防治知识

用药步骤	用药监护要点
用药中	1.进行用药依从性教育,指导消化性溃疡患者坚持规范用药
	2.消化性溃疡采取联合用药时要注意服药间隔时间,用药时间不正确可能会影响治疗效果
	3.西咪替丁长期使用突然停药可引起反跳性胃酸分泌增加,在停药时要注意观察
用药后	1.密切观察用药后的疗效和不良反应
	2.指导患者正确进行饮食,增强机体抵抗力
	3.指导患者规范用药,降低复发率

第二节　助消化药

助消化药多为消化液各种成分或促进消化液分泌的药物,能促进食物消化。常用助消化药的特点(表 20-3)。

表 20-3　常用助消化药的特点

药　物	药理作用和临床应用	不良反应及用药监护
稀盐酸 (acid hydrochloric dilute)	增强胃蛋白酶的活性,促进胰液和胆汁分泌。用于各种胃酸缺乏症及发酵性消化不良	用水稀释后服用,以免刺激胃黏膜,常与胃蛋白酶合用
胃蛋白酶 (pepsin)	常与稀盐酸同服,辅助治疗胃酸分泌不足,消化酶分泌不足引起的消化不良和其他胃肠疾病	常与稀盐酸合用,不能与抗酸药物配伍
胰酶 (pancreatin)	在中性或弱碱性环境中消化功能增强,用于胰腺分泌不足引起的消化不良等	整片吞服,与碳酸氢钠同服可增加疗效。偶见皮疹等过敏反应
乳酶生 (latasin)	干燥的活的乳酸杆菌制剂,抑制肠内腐败菌繁殖,减少发酵和产气。用于消化不良,腹泻及小儿消化不良性腹泻	饭前服。不宜与抗菌药、抗酸药及吸附药同时服用,以免影响疗效

第三节　止吐药及胃肠动力药

恶心、呕吐可由多种因素引起,如恶性肿瘤的化学治疗、胃肠疾病、内耳眩晕症、晕动病、外科手术等。呕吐是呕吐中枢的一种复杂调整过程,所涉及的受体有 5-羟色胺受体、多巴胺(D_2)受体、M 胆碱受体、H_1 受体等。这些受体的阻断药都有可能发挥止吐作用,所以临床上有多种止吐药物。

1. H_1 受体阻断药　苯海拉明、茶苯海明(晕海宁、乘晕宁)、异丙嗪等。

2. M 受体阻断药 东莨菪碱、阿托品等。

3. 多巴胺(D_2)受体阻断药

(1)抗精神病药 氯丙嗪、氟哌啶醇等。

(2)胃肠动力药 多潘立酮、甲氧氯普胺等。

4. 5-羟色胺受体阻断药 昂丹司琼、格拉司琼、托烷司琼等。

5. 其他 西沙必利、舒必利等。

甲氧氯普胺

甲氧氯普胺(metoclopramide,胃复安)口服易吸收,血浆蛋白结合率低,经肝脏代谢后,经肾排泄。

【药理作用和临床应用】 本品是第一代胃肠动力药,通过阻断中枢和胃肠壁细胞上的多巴胺受体,增加胃肠运动,可引起从食管到近端小肠平滑肌运动,增加贲门括约肌张力,松弛幽门,加速胃排空。临床用于治疗各种原因引起的呕吐、顽固性呃逆、胃肠功能失调所致的食欲不振、消化不良及胃胀气,也可用于反流性食管炎、胆汁反流性胃炎及产后少乳等。

【不良反应及用药监护】

(1)较常见的不良反应有嗜睡、疲倦无力等,其他不良反应有便秘、腹泻、皮疹、溢乳及男性乳房发育等轻微反应。

(2)长期使用可引起锥体外系反应,主要表现为肌震颤、斜颈、发音困难、共济失调等,可用抗胆碱药苯海索等治疗。注射给药可引起直立性低血压,应注意。

(3)不宜与吩噻嗪类、M 受体阻断药合用,以免降低疗效,加重不良反应,孕妇禁用。

多潘立酮

多潘立酮(domperidone,吗丁啉)属于第二代胃肠动力药,其特点是不易通过血脑屏障,几乎无锥体外系反应,具有胃肠推动和止吐作用。它对胃肠运动的作用类似甲氧氯普胺,它阻断胃肠 D_2 受体,加强胃肠蠕动,促进胃的排空,协调胃肠运动,防止食物反流。用于治疗各种轻度胃瘫,尤其用于治疗食后消化不良、恶心、呕吐和胃潴留;对偏头痛、颅外伤、放射治疗及肿瘤化疗引起的恶心、呕吐有效。不良反应包括:头痛、眩晕、嗜睡、腹痛、腹泻等。婴幼儿及孕妇慎用。

西沙必利

西沙必利(cisapride)对胃和小肠作用类似甲氧氯普胺,能促进肠壁肌层神经丛释放乙酰胆碱,促进食管、胃、小肠直至结肠的运动,无锥体外系、催乳素释放和胃酸分泌的不良反应。用于胃运动减弱和各种胃轻瘫;可以治疗胃肠反流性疾病、反流性食管炎,也可治疗慢性自发性便秘和结肠运动减弱。

昂丹司琼

昂丹司琼(ondansetron)选择性阻断中枢及迷走神经传入纤维 5-羟色胺受体,产生明显的止吐作用。对一些强致吐作用的化疗药(如顺铂、环磷酰胺、阿霉素)引起的呕吐有迅速强大的抑制作用,但对晕动病引起的呕吐无效。临床用于化疗、放疗引起的恶心、呕吐。不良反应有头痛、疲劳、便秘或腹泻。

格拉司琼(granisetron)选择性阻断 5-羟色胺受体,作用类似于昂丹司琼,但作用更强。

托烷司琼(tropisetron)具有高度的 5-羟色胺受体选择性阻断作用,作用和用途与昂丹司琼相似。

止吐药及胃肠动力药的用药监护

止吐药及胃肠动力药的用药监护见表 20-4。

表 20-4   止吐药及胃肠动力药的用药监护

用药步骤	用药监护要点
用药前	1.熟悉止吐及胃肠动力药的适应证和禁忌证,了解各种剂型和用法
	2.告知患者有关呕吐的知识
用药中	1.进行用药依从性教育,指导患者坚持规范用药
	2.甲氧氯普胺可引起体位性低血压,用药期间活动时要注意
用药后	1.密切观察用药后的疗效和不良反应
	2.告知患者饮食注意事项
	3.指导患者正确用药,达到最佳治疗效果

第四节   泻   药

泻药是一类促进肠蠕动,加速肠内容物排出或润滑肠壁、软化粪便、促进排便通畅的药物。按其作用机制可分为三类。

一、容积性泻药

硫   酸   镁

硫酸镁(magnesium sulfate,泻盐)口服后肠道吸收很少,经过肾脏排泄,其排泄速度与血镁浓度和肾功能相关。

【药理作用和临床应用】

1. 导泻作用   口服不易吸收,Mg^{2+} 和 SO_4^{2-} 在肠内形成高渗溶液而阻止肠内水分的吸收,使肠腔容积增大刺激肠壁,反射性地引起肠蠕动加强而导泻。主要用于药物和食物中毒时排除肠内容物。服用驱肠虫药后,也可用它导泻,可排除肠内虫体及残留药物,但中枢抑制药中毒应选用硫酸钠导泻,因少量 Mg^{2+} 吸收后,对中枢神经有抑制作用而加重中毒。

2. 利胆作用   口服高浓度(33%)的硫酸镁溶液或用导管插入十二指肠,由于刺激肠黏膜,反射性地引起胆总管括约肌松弛,胆囊收缩,促进胆汁排出,呈现利胆作用。可用于阻塞性黄疸、慢性胆囊炎和胆石症。

3. 抗惊厥作用   注射硫酸镁后,由于血中 Mg^{2+} 浓度升高,可引起中枢抑制和骨骼肌松弛而产生抗惊厥作用。Mg^{2+} 的肌松作用是对抗 Ca^{2+} 参与神经递质的释放和骨骼肌收缩引起的。可作为抗惊厥药用于各种原因引起的惊厥(小儿高热惊厥、破伤风等),尤其是子痫。

4. 扩张血管   注射给药时 Mg^{2+} 可直接扩张外周血管,降低血压且降压作用迅速,用于治疗高血压危象、高血压脑病和妊娠高血压综合征。

5. 消除局部水肿 50％的硫酸镁热敷患处，可改善局部血液循环，有消除局部水肿的功效。

【不良反应及用药监护】

（1）硫酸镁注射过量或静注速度快，使血 Mg^{2+} 过高可引起中毒，出现中枢抑制、腱反射消失、血压急剧下降、呼吸抑制等。一旦出现中毒应立刻人工呼吸并静脉注射钙盐解救。

（2）导泻作用一般于服药后 1～6 h 出现，所以宜清晨空腹服，并大量饮水以加速导泻作用和防止脱水。利胆作用一般于饭前或两餐前服。硫酸镁用于导泻时，因刺激肠壁可引起盆腔充血，故孕妇、月经期妇女禁用。中枢抑制药口服中毒须用硫酸钠导泻。

（3）吸收后镁主要经肾排泄，故肾脏功能不全者禁用。

此类药物还有硫酸钠（芒硝），其导泻作用及用法和硫酸镁相同，但作用稍弱，用于中枢抑制药中毒导泻以排出肠内容物。

二、接触性泻药

酚 酞

酚酞（phenolphthalein，果导）几乎不溶于水，口服后在肠内遇碱性肠液形成可溶性钠盐，作用于结肠，促进肠蠕动而起缓泻作用，服后 6～8 h 排出软便，适用于习惯性便秘。该药口服约 15％被吸收后经肾排泄，可使碱性的尿液呈现红色，部分药物由胆汁排出。因有肝肠循环，故一次服药作用可维持 3～4 d。不良反应较少，偶有皮疹、过敏性肠炎及出血现象。婴儿禁用，幼儿及妇女慎用。

比沙可啶（bisacodyl）与酚酞同属二苯甲烷类刺激性泻药，口服刺激结肠推进性蠕动而导泻。主要用于急、慢性便秘，也可用于腹部 X 线、内窥镜检查及腹腔术前需排空肠内容物者。多次应用可有腹痛，孕妇禁用。

三、润滑性泻药

液 状 石 蜡

液状石蜡（liquid paraffin）为矿物油，口服后在肠内不易消化和吸收，可润滑肠壁和软化粪便。适用于老年人、儿童、体弱者的便秘，也可用于腹部及肛门术后、疝、高血压、痔疮患者的便秘。久用可影响脂溶性维生素和钙、磷的吸收。婴幼儿禁用。

甘 油

甘油（glycerol）常用其栓剂由肛门给药，由于高渗透压刺激直肠可引起排便反射，并有局部润滑作用，用药后数分钟即可排便，且不影响营养物质的吸收。适用于儿童及老年人的便秘。

四、泻药的用药监护

泻药的用药监护见表 20-5。

表 20-5　泻药的用药监护

用药步骤	用药监护要点
用药前	1.熟悉泻药的适应证和禁忌证,了解各种剂型和用法
	2.告知患者便秘的危害及防治知识
用药中	1.进行用药依从性教育,指导患者坚持规范用药
	2.过量使用泻药可造成脱水,用药中要注意补充水分
	3.硫酸镁静脉使用过量或给药速度过快可引起中毒,要注意观察患者的血压、呼吸等的变化
用药后	1.密切观察用药后的疗效和不良反应
	2.指导患者养成良好的饮食习惯,减少便秘的发生,以配合药物治疗

第五节　止　泻　药

目前临床上常用的止泻药分为两大类。①抑制胃肠蠕动药:地芬诺酯、洛哌丁胺等。②收敛吸附药:双八面体蒙脱石、碱式碳酸铋、鞣酸蛋白、活性炭等。常用止泻药的特点如表 20-6 所示。

表 20-6　常用止泻药的特点

药　　物	药理作用和临床应用	不良反应及用药监护
地芬诺酯 (diphenoxylate,止泻宁)	为哌替啶的衍生物,减少肠蠕动而止泻。主要用于急性功能性腹泻	偶见口干、恶心、嗜睡、烦躁、失眠等,减量或停药后即消失,长期大量使用可成瘾
洛哌丁胺(loperamide,易蒙停)	为氟哌啶醇的衍生物,抑制肠蠕动的作用迅速而强大,适用于急、慢性腹泻	皮疹、瘙痒、食欲不振、恶心、头晕、乏力等。孕妇、哺乳妇女慎用
碱式碳酸铋 (bismuth subcarbonate)	具有收敛和保护作用,口服后在肠内形成保护膜而引起止泻作用,用于一般性腹泻	可引起便秘,应于控制感染后使用本药
鞣酸蛋白 (tannalbin,收敛剂)	口服后可分解出鞣酸,能使肠黏膜表面形成保护膜而起止泻作用,可用于腹泻	不宜与胰酶、胃蛋白酶、乳酶生等同服,可影响药效
药用炭 (medicinal charcoal)	吸附大量气体、毒物,减轻对肠壁的刺激,起止泻作用。用于腹泻、胃肠胀气和食物中毒等	偶见恶心、呕吐。不宜与抗生素、乳酶生、胰酶等合用
双八面体蒙脱石 (dioctahedral smectite,思密达)	口服后可将多种病原体吸附于肠腔的表面,随肠蠕动排出体外。用于急、慢性腹泻,儿童急性腹泻疗效较佳	本药不宜和其他药物同服,以免影响吸收。必须合用时,应在服用本药 1 h 后。偶有轻微便秘

第六节　肝胆疾病用药

一、利胆药

利胆药是促进胆汁分泌或胆囊排空的药物,可分为三类。

(一)促胆汁分泌药

去 氢 胆 酸

去氢胆酸(dehydrocholic)为胆酸的衍生物。本药口服能促进胆汁的分泌,增加胆汁中的水分和胆汁总量,而固体成分并不增加,使胆汁变稀,可消除胆汁淤滞,预防胆道感染和促进胆道小结石的排出。适用于胆囊炎、胆石症患者,不良反应有口干、皮肤瘙痒等。胆道完全阻塞和严重肝肾功能不全者禁用。

(二)促胆囊排空药

硫 酸 镁

高浓度(33%)的硫酸镁溶液口服或灌入十二指肠,反射性地引起胆囊收缩,促进胆汁排出。临床用于治疗胆囊炎、胆石症、十二指肠引流检查。

(三)溶解胆石药

熊去氧胆酸

熊去氧胆酸(ursodeoxycholic acid)能促进胆汁酸的分泌,并能抑制胆固醇的合成分泌,降低胆汁中的胆固醇含量,可防止胆固醇结石的形成。长期服用对已形成的胆固醇结石有逐渐溶解作用,胆结石越大,溶解率越低。可用于胆固醇型结石症、胆囊炎等,不良反应有腹泻、头痛、皮肤瘙痒等。

鹅去氧胆酸

鹅去氧胆酸(chenodeoxycholic acid)可降低胆固醇分泌、合成,因而减低胆汁中胆固醇含量和促进胆固醇结石溶解。治疗量可引起腹泻,可减半使用。用药6个月期间,一些患者转氨酶活性升高。禁用于胆管疾病或肠炎疾病、梗阻性肝胆疾病。可能有致畸作用,妊娠妇女禁用,哺乳者不用。

二、治疗肝昏迷药

肝昏迷又称肝性脑病,是由于肝功能衰竭,代谢功能障碍,不能清除血液中有毒的代谢产物导致中枢神经系统功能障碍出现昏迷。乳果糖、谷氨酸、鸟氨酸门冬氨酸等可降低血氨治疗外源性血氨增高所致的肝性脑病,但对血氨不增高的肝性脑病无效。常用治疗肝性脑病药物的特点见表20-7。

表 20-7　治疗肝性脑病药物作用特点

药　　物	药理作用和临床应用	不良反应及用药监护
乳果糖 (lactulose)	在结肠被分解为乳酸和醋酸,使氨转变为离子,引起渗透性泻下;细菌利用氨进行蛋白合成,改善氮代谢	对本药过敏者、阑尾炎、胃肠梗阻、不明原因腹痛、尿毒症及糖尿病酸中毒者禁用。剂量过大可致腹泻
14-氨基酸注射液-800 (14-amino acid injection-800)	主要用于肝硬化、肝昏迷的治疗	滴注过快可引起恶心、呕吐等不良反应,对年老及危重患者尤应注意
谷氨酸 (glutamic acid)	与血氨形成谷酰胺,能解除代谢过程中氨的毒害作用,预防和治疗肝昏迷	静脉滴注过速可引起流涎、潮红、呕吐,过量可发生低血钾、碱中毒的危险
鸟氨酸门冬氨酸 (L-ornithine-L-aspartate)	激活肝脏解毒功能,增强肝脏的排毒功能,迅速降低过高的血氨,促进肝细胞自身的修复和再生,从而有效地改善肝功能	大剂量静注(超过40 g/L)会有轻、中度的消化道反应。严重肾功能不全患者禁用

知识链接

幽门螺杆菌与消化性溃疡

1979 年,病理学医生罗宾·沃伦在慢性胃炎患者的胃黏膜组织切片上观察到一种弯曲状细菌,并且发现这种细菌邻近的胃黏膜总是有炎症存在,因而意识到这种细菌和慢性胃炎可能有密切关系。

1981 年,消化科临床医生巴里·马歇尔与罗宾·沃伦合作,他们以 100 例接受胃镜检查及活检的胃病患者为对象进行研究,证明这种细菌的存在确实与胃炎、胃溃疡有关。为了进一步证实这种细菌就是导致胃炎的罪魁祸首,巴里·马歇尔和另一位医生 Morris 喝下含有这种细菌的培养液,结果大病一场。

2005 年度诺贝尔生理学或医学奖授予这两位科学家以表彰他们发现了幽门螺杆菌以及这种细菌在胃炎和胃溃疡等疾病中的作用。

小　结

消化系统疾病是常见病、多发病,药物治疗是临床重要的治疗手段之一。合理选用药物中和胃酸、抑制胃蛋白酶的活性,并有效地杀灭幽门螺杆菌是治疗消化性溃疡的关键。合理选用作用于消化系统的药物可明显缓解恶心、呕吐、腹泻、消化不良、便秘等消化系统疾病常见症状。本章还介绍了肝胆疾病的辅助治疗药物。

能力检测

一、选择题

A_1 型题

1. 西咪替丁抑制胃酸分泌的机制是( )。

A. 阻断 M 受体   B. 阻断 H_2 受体   C. 阻断 H_1 受体

D. 保护胃黏膜   E. 中和胃酸

2. 能选择性阻断 M_1 受体、抑制胃酸分泌的药物是( )。

A. 阿托品   B. 哌仑西平   C. 丙谷胺   D. 西咪替丁   E. 奥美拉唑

3. 有关硫糖铝的叙述错误项是( )。

A. pH<4 时,可聚合成胶冻状   B. 聚合物可附着于黏膜和溃疡面

C. 能直接与胃蛋白酶结合   D. 减少胃黏液和碳酸氢盐的分泌

E. 促进黏膜上皮细胞的更新

4. 牛奶、抗酸药可干扰其作用的药物是( )。

A. 哌仑西平   B. 丙谷胺   C. 法莫替丁   D. 奥美拉唑   E. 枸橼酸铋钾

5. 易造成流产的胃黏膜保护药是( )。

A. 米索前列醇   B. 硫糖铝   C. 奥美拉唑

D. 枸橼酸铋钾   E. 雷尼替丁

6. 能吸附大量毒物、气体的止泻药是( )。

A. 药用炭   B. 阿片制剂   C. 地芬诺酯   D. 次碳酸铋   E. 鞣酸蛋白

A_2 型题

7. 患者李某,长期服用非甾体类抗炎药,造成消化性溃疡,宜用下列何药治疗?
( )

A. 米索前列醇   B. 氢氧化铝   C. 奥美拉唑

D. 哌仑西平   E. 雷尼替丁

A_3/A_4 型题

(8~9 题共用题干)

某患者误服苯巴比妥中毒(服药 2 h),为排除肠内毒物,给予导泻处理。

8. 宜选用何药?( )

A. 液体石蜡   B. 硫酸镁   C. 硫酸钠   D. 酚酞   E. 氯化铵

9. 应如何给药?( )

A. 洗胃   B. 口服   C. 灌肠   D. 静脉注射   E. 肌内注射

(10~11 题共用题干)

患者,男,32 岁,婚后 5 年未育。自述近几天嗳气、反酸较严重,并有上腹饱胀感伴有进食后疼痛,钡餐透视示胃溃疡。

10. 此时患者不宜选用( )。

A. 西咪替丁   B. 雷尼替丁   C. 法莫替丁   D. 哌仑西平   E. 枸橼酸铋钾

11. 可能的原因( )。

A. 对抗雄激素作用   B. 疗效较差

C. 能抑制细胞色素 P_{450} 活性   D. 引起肝损伤

E. 引起明显头痛、头晕

二、思考题

1. 简述抗消化性溃疡药的分类及代表药物。

2. 简述各类抗消化性溃疡药的作用机制。

3. 简述泻药的分类及硫酸镁的药理作用、临床应用、不良反应及用药监护。

(闫丽珍)

第二十一章

组胺和抗组胺药

学习目标

掌握：H_1 受体阻断药和 H_2 受体阻断药的药理作用、临床应用、不良反应及用药监护。

熟悉：常用 H_1 受体阻断药的作用特点。

了解：组胺及组胺受体的兴奋效应。

第一节　组　　胺

组胺（histamine）是广泛分布于体内的具有多种生理活性的重要自体活性物质之一。天然组胺以无活性形式（结合型）存在于肥大细胞和嗜碱粒细胞中，在外来致敏原（如海鲜、花粉、灰尘等）、组织损伤、炎症、神经刺激、某些药物或一些抗原、抗体反应条件下，肥大细胞和嗜碱性粒细胞脱颗粒，组胺以活性（游离型）形式释放。

组胺作用强大，作用范围广泛，主要表现在对心血管系统、平滑肌、胃腺和神经系统的作用。组胺首先与靶细胞上特异性组胺受体（H_1、H_2 和 H_3）结合，然后才能产生药理作用。组胺受体的分布及效应见表 21-1。组胺本身无治疗用途，仅作为诊断用药，但其拮抗剂临床应用广泛。

表 21-1　组胺受体的分布及效应

受体亚型	分　　布	效　　应
H_1	支气管、胃肠、子宫平滑肌	收缩
	皮肤血管	扩张
	心房肌	收缩加强
	房室结	传导减慢
H_2	胃壁细胞	胃酸分泌增加
	血管	扩张
	心室肌	收缩增强
	窦房结	心率加快
H_3	中枢及外周神经末梢	负反馈调节组胺合成与释放

第二节 抗组胺药

抗组胺药是能与组胺竞争体内同一组胺受体,产生拮抗组胺作用的药物。根据药物选择性不同,抗组胺药可分为 H_1 受体阻断药、H_2 受体阻断药和 H_3 受体阻断药。其中前两类药物在临床中应用广泛。

一、H_1 受体阻断药

目前有第一代、第二代药物供临床使用。常用的第一代药物如苯海拉明(diphenhydramine,苯那君)、异丙嗪(promethazine,非那根)、曲吡那敏(pyribenzamine,扑敏宁)、氯苯那敏(chlorpheniramine,扑尔敏)等,因对中枢活性强、受体特异性差,导致明显的镇静和抗胆碱作用,表现出"(困)倦、耐(药)、(作用时间)短、(口鼻眼)干"的缺点。为克服这些不足,人们开发出了第二代药物,此类药物难以透过血脑屏障,几乎无中枢抑制作用,如西替利嗪(cetirizine,仙特敏)、美喹他嗪(mequitazine,甲喹吩嗪)、阿司咪唑(astemizole,息斯敏)、阿伐斯汀(mizolastine)等。这些药物的优点是:大多长效;无嗜睡作用;对喷嚏、清涕和鼻痒效果好。缺点是:对鼻塞效果较差。第一代、第二代 H_1 受体阻断药药理作用和临床应用基本相似,常用 H_1 受体阻断药的比较和作用特点见表 21-2 和表 21-3。

表 21-2　常用 H_1 受体阻断药的比较

药　物	抗组胺	镇静催眠	抗晕止吐	抗胆碱	作用持续时间/h
第一代 H_1 受体阻断药					
苯海拉明	++	+++	++	+++	6~12
异丙嗪	++	+++	++	+++	4~6
氯苯那敏	+++	+	—	++	4~6
曲吡那敏	+++	++	—	—	4~6
第二代 H_1 受体阻断药					
西替利嗪	+++	—	—	—	7~10
阿司咪唑	+++	—	—	—	12
左卡巴斯汀	+++	—	—	—	10×24
特非那定	+++	—	—	—	12~24
依巴斯汀	+++	—	—	—	24

注:+++表示作用强;++表示作用中等;+表示作用弱;—表示无作用。

表 21-3　常用 H_1 受体阻断药的作用特点

药　　物	药理作用和临床应用	不良反应及用药监护
第一代 H_1 受体阻断药		
苯海拉明	皮肤黏膜的过敏症状、晕动病、失眠症等	镇静、嗜睡、头晕、乏力、精神不振。用药期间不宜驾驶或高空作业
异丙嗪	皮肤黏膜过敏症状、晕动病、冬眠合剂组成成分、复方止咳平喘药组成成分	嗜睡、乏力、头晕、口干等。与食物和牛奶同服可减轻胃刺激。静脉滴注时应避光
氯苯那敏	皮肤黏膜过敏	嗜睡、乏力、胃肠反应等。与食物和牛奶同服可减轻胃刺激
曲吡那敏	皮肤黏膜过敏症状、哮喘	嗜睡、乏力、胃肠道反应等。不宜嚼碎
第二代 H_1 受体阻断药		
西替利嗪	季节性和常年性过敏性鼻炎、季节性结膜炎、瘙痒和荨麻疹	少见。肾功能损害者需减量
左卡巴斯汀	过敏性鼻炎、过敏性结膜炎	一过性局部刺激,如鼻眼刺痛和烧灼感。12 岁以下儿童不宜使用。用前必须摇匀
阿司咪唑	过敏性鼻炎、过敏性结膜炎、其他过敏症状	过量或与肝药酶抑制药合用易致心律失常,饭前 1～2 h 服用
特非那定	过敏性鼻炎、过敏性皮肤病、荨麻疹、枯草热	头痛、胃肠道反应、过量可致心律失常。饭后服用
依巴斯汀	常年性、季节性过敏性鼻炎、慢性荨麻疹、湿疹、皮炎	罕见心动过速、尿潴留、皮疹、水肿、肝功能异常等。心律失常、肝肾功能不全、哮喘病、皮肤瘙痒等人慎用

【药理作用】

1. H_1 受体阻断作用　本类药物能选择性地与 H_1 受体结合,使组胺不能与 H_1 受体结合,完全对抗组胺的平滑肌兴奋、血管扩张和通透性增加的作用,从而防止因毛细血管通透性增加所致的水肿、瘙痒和支气管平滑肌收缩等;对组胺的降压作用和心脏作用只能部分对抗,因 H_2 受体也参与心血管功能的调节,需同时应用 H_2 受体阻断药才能完全对抗。本类药物对 H_2 受体几乎无作用,也不能阻断肥大细胞释放组胺及组胺所致的胃酸分泌增多。

2. 中枢抑制作用　此类药物多数可通过血脑屏障,可有不同程度的中枢抑制作用,尤以第一代药物苯海拉明和异丙嗪作用最强,表现为镇静、嗜睡。其抑制中枢作用可能是由于阻断了中枢 H_1 受体,拮抗了内源性组胺介导的觉醒反应所致。第二代药物不易通过血脑屏障,故无中枢抑制作用。

3. 抗胆碱作用　本类药物的中枢抗胆碱作用通过抑制延脑催吐化学感受器和前庭神经,发挥抗晕止吐作用,外周抗胆碱作用可引起阿托品样不良反应,如便秘、尿潴留和视力模糊等。

【临床应用】

1. 皮肤黏膜变态反应性疾病　H_1 受体阻断药对荨麻疹、枯草热、过敏性鼻炎等疗效较好,可作为首选药物,对昆虫咬伤所致的皮肤瘙痒和水肿亦有效。对血清病、药疹和接触性皮炎也有一定的疗效。对支气管哮喘几乎无效,因组胺可能不是引起哮喘的主要因素;对过敏性休克也无效。

2. 晕动病及呕吐　苯海拉明、异丙嗪等对晕动病、放射病呕吐及妊娠呕吐等均有镇吐作用,防治晕动病时,需在乘车或乘船前半小时服用才有效。

3. 失眠症　苯海拉明和异丙嗪可短期用于治疗失眠,是治疗变态反应性疾病所致失眠的首选药。

4. 其他　异丙嗪与氯丙嗪、哌替啶组成冬眠合剂,用于人工冬眠。

【不良反应及用药监护】

1. 中枢神经系统反应　第一代 H_1 受体阻断药多见镇静、嗜睡、乏力等中枢抑制现象,以苯海拉明和异丙嗪最为明显,驾驶员或高空作业者工作期间不宜使用。第二代 H_1 受体阻断药无明显的中枢抑制作用。

2. 消化道反应　口干、厌食、恶心、呕吐、便秘、腹泻、胃部不适及胃痛等。

3. 其他反应　阿司咪唑与特非那定过量可致严重的心律失常。第一代药物具有抗胆碱作用,表现为阿托品样作用,如视力模糊、排尿困难等。局部外敷易致皮炎。

4. 用药监护注意事项

(1) 用药前应告知患者可能出现的不良反应,如头晕、乏力等,无力时应搀扶患者,嗜睡常在数天内消失,在反应未消失前不应从事驾驶工作、高空作业、操作机器等,反应严重时应及时告诉医生。

(2) 为减少胃肠道反应,告知患者可在进餐时服药或将药物与牛奶同服。

(3) 肌内注射者应做深部肌注。

(4) 老年患者服用,睡时应放置床栏,以免跌到床下。

(5) 不宜给儿童、孕妇、哺乳期妇女及抽搐患者服用,美克洛嗪可致动物畸形,孕妇禁用。

(6) 禁用于青光眼、前列腺肥大、溃疡病。

二、H_2 受体阻断药

H_2 受体阻断药如西咪替丁、雷尼替丁、法莫替丁和尼扎替丁等已广泛应用于临床,他们多可选择性地阻断 H_2 受体,不影响 H_1 受体。本类药物通过阻断胃壁细胞的 H_2 受体而抑制组胺引起的胃酸分泌。对促胃泌素、M 受体激动剂、咖啡因刺激引起的胃酸分泌也有抑制作用。主要用于治疗消化性溃疡。

H_2 受体阻断药的其他药理作用:阻断免疫活性细胞 H_2 受体,调节机体的免疫功能,从而能逆转组胺的免疫抑制作用;阻断心血管系统的 H_2 受体,从而能对抗组胺的心肌收缩力增强、心率加快的作用;能部分地对抗组胺引起的舒张血管作用和降低血压作用。

三、抗组胺药的用药监护

抗组胺药的用药监护见表 21-4。

表 21-4　抗组胺药的用药监护

用药步骤	用药监护要点
用药前	告知患者可能出现的不良反应,如困倦、头晕、无力等
用药中	1.本类药物主要口服给药,苯海拉明、氯苯那敏可肌内注射,异丙嗪可肌内注射或静脉注射。因有刺激性,应深部肌内注射
	2.服药期间避免高空作业、操作机器、驾驶车船等,不宜与其他中枢抑制药合用
	3.儿童服用本类药物有时可引起惊厥,妊娠期和哺乳期妇女慎用
用药后	服药后过敏症状无明显改善时,不可随意加大剂量,应及时就医

知识链接

　　晕动病是晕车、晕船、晕机等的总称,是指乘坐交通工具时,人体内耳前庭平衡感受器受到过度运动刺激,前庭器官产生过量生物电,影响神经中枢而出现的出冷汗、恶心、呕吐、头晕等症状群。确切地讲,晕动病不是真正的疾病,绝大多数人是可以矫治的。最好的矫治办法是经常进行旅行锻炼以提高平衡器官和神经系统对不规则运动的适应能力。此外,经常参加有助于调节人体位置平衡的体育锻炼,如做原地深蹲起、前后滚翻、荡秋千、登软梯、打球、游泳等也可提高平衡器官对不规则体位改变的适应能力。

小　结

　　组胺是广泛分布于体内的自体活性物质之一。组胺以活性形式释放与 H_1 受体结合,就会引起过敏反应。H_1 受体阻断药通过竞争性地与组胺 H_1 受体结合,产生抗过敏作用。此外,第一代 H_1 受体阻断药可抑制中枢,产生镇静、抗胆碱作用。而第二代 H_1 受体阻断药难以通过血脑屏障,几乎无中枢抑制作用。苯海拉明、异丙嗪有较强的中枢抗胆碱作用,可抗晕动病及止吐。组胺与 H_2 受体结合,就会引起胃酸分泌增加。

能力检测

一、选择题

A_1 型题

1. H_1 受体阻断药最常见的不良反应是(　　)。

A. 胃肠反应　　　　　B. 头痛、失眠　　　　　C. 镇静、嗜睡

D. 过敏反应　　　　　E. 粒细胞减少

2. H_1 受体阻断药最常用于哪种变态反应性疾病?(　　)

A. 过敏性休克　　　　B. 支气管哮喘　　　　　C. 荨麻疹

D. 接触性皮炎　　　　E. 药物性皮疹

3. 下列何药不是组胺受体阻断药?(　　)

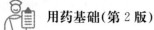

A. 异丙嗪　　 B. 氯丙嗪　　 C. 西替利嗪　 D. 西咪替丁　 E. 特非那定

A₂型题

4. 一位过敏性鼻炎的患者,现急于开车执行任务,宜选用的药物是(　　)。

A. 苯海拉明　 B. 异丙嗪　　 C. 氯苯那敏　 D. 赛庚啶　　 E. 特非那定

5. 刘女士,38岁,因准备出差而请医生开药以预防晕车,选用下列哪种药物为宜?
(　　)

A. 氯苯那敏　 B. 特非那定　 C. 西替利嗪　 D. 苯海拉明　 E. 阿司咪唑

二、思考题

简述 H₁受体阻断药的临床应用、不良反应及用药监护。

(闫丽珍)

第二十二章
子宫平滑肌兴奋药和抑制药

📖 **学习目标**

掌握：缩宫素的药理作用、临床应用、不良反应及用药监护。

熟悉：麦角生物碱类的临床应用、不良反应及用药监护。

了解：前列腺素类的药理作用与临床应用。

第一节　子宫平滑肌兴奋药

子宫平滑肌兴奋药是一类选择性兴奋子宫平滑肌，使子宫产生节律性收缩或强直性收缩的药物。前者主要用于催产或引产，后者主要用于产后止血或促进子宫修复等。其作用可因子宫生理状态、药物种类及使用剂量的不同而有所差异，如果应用不当，可能造成子宫破裂与胎儿窒息的严重后果。故必须根据不同用药目的合理选用药物，严格掌握适应证和剂量。

临床常用的药物有垂体后叶素类、前列腺素类和麦角生物碱类。

一、垂体后叶素类

缩　宫　素

缩宫素（oxytocin）又名催产素，是神经垂体分泌的一种多肽类激素，也可人工合成。

【药理作用】

1. 兴奋子宫　缩宫素直接兴奋子宫平滑肌，加强其收缩。其作用特点如下。①作用与剂量相关。小剂量缩宫素加强子宫（特别是妊娠末期的子宫）的节律性收缩，使收缩振幅加大，张力稍增加，其收缩与正常分娩相似，使子宫底部肌肉发生节律性收缩，同时又能使子宫颈平滑肌松弛，以促进胎儿娩出；随着剂量加大，将引起子宫肌张力持续增高，最后可致强直性收缩，这对胎儿和母体不利。②子宫平滑肌对缩宫素的敏感性与体内雌激素和孕激素水平有密切关系。雌激素可提高敏感性，孕激素则降低敏感性。在妊娠早期，孕激素水平高，敏感性低，妊娠后期雌激素水平高，敏感性高。临产时子宫最为敏感，分娩后子宫的敏感性又逐渐降低。

2. 促进排乳　通过兴奋乳腺缩宫素受体，使乳腺泡周围的肌上皮细胞（平滑肌）收缩，促进排乳。

3. 其他作用 大剂量还能短暂地松弛血管平滑肌,引起血压下降,并有微弱抗利尿作用。

【体内过程】 口服后在消化道易被消化酶破坏,故口服无效。能经鼻腔及口腔黏膜吸收。肌内注射吸收良好,3～5 min 内生效,维持 20～30 min。可透过胎盘。大部分经肝及肾破坏。

【临床应用】

1. 催产和引产 对于无产道障碍仅宫缩无力的难产,可用小剂量(2～5 U)缩宫素加强子宫的节律性收缩,促进分娩。对于死胎、过期妊娠、患严重心脏病或肺结核等疾病的孕妇,需提前中断妊娠者,可用缩宫素引产。必须密切观察,根据子宫收缩和胎心情况调整滴注速度。

2. 产后止血 产后出血时立即皮下或肌内注射较大剂量缩宫素(5～10 U),迅速引起子宫强直性收缩,压迫子宫肌层内血管而止血。但缩宫素作用不持久,应加用麦角制剂维持子宫收缩状态。

3. 催乳 哺乳前 2～3 min,以枸橼酸缩宫素鼻腔喷雾吸入或滴入,可促进乳汁排出。

【不良反应及用药监护】 缩宫素过量引起子宫高频率甚至持续性强直收缩,可致胎儿窒息或子宫破裂,因此作催产或引产时,必须注意:①严格掌握剂量,避免发生子宫强直性收缩;②严格掌握禁忌证,凡产道异常、胎位不正、头盆不称、前置胎盘,以及三次妊娠以上的经产妇或有剖宫产史者禁用,以防引起子宫破裂或胎儿窒息。

垂体后叶素

垂体后叶素(pituitrin)是从牛、猪的垂体后叶中提取的粗制品,内含缩宫素和加压素,对子宫平滑肌的选择性不高,产科已少用。它所含的加压素能与肾远曲小管和集合管的受体结合,增加对水分的再吸收,使尿量明显减少,可用于治疗尿崩症。加压素还能收缩血管(特别是毛细血管和小动脉),在肺出血时可用来收缩肺小动脉而止血,也能收缩冠状血管。此外,加压素尚有升高血压和兴奋胃肠道平滑肌的作用。

不良反应有面色苍白、心悸、胸闷、恶心、腹痛及过敏反应等。高血压、冠心病、肺心病、心力衰竭者禁用。

二、前列腺素类

前 列 腺 素

前列腺素(prostaglandins,PGs)是一类广泛存在于体内的不饱和脂肪酸。对心血管系统、呼吸系统、消化系统以及生殖系统等有广泛的生理和药理作用。作为子宫兴奋药的有:地诺前列酮(dinoprostone PGE$_2$)、地诺前列素(dinoprost PGF$_{2a}$)、硫前列酮(sulprostone)、卡前列素(carboprost)。

【药理作用和临床应用】 对各期妊娠子宫都有显著兴奋作用,分娩前更敏感。PGE$_2$、PGF$_{2a}$对妊娠初、中期子宫的作用强于缩宫素,引起子宫近似生理性分娩的收缩,同时使宫颈松弛。用于早期、中期流产和足月引产。

【不良反应及用药监护】

1. 消化道兴奋症状 恶心、呕吐、腹痛等胃肠道兴奋现象。

2. 兴奋支气管平滑肌 PGF_{2a} 可兴奋支气管平滑肌,哮喘者不宜用。

3. 升高眼压 PGE_2 可升高眼压,青光眼患者不宜用。

引产时的禁忌证和用药监护同缩宫素。

三、麦角生物碱类

麦角生物碱

麦角(ergot)是寄生在黑麦中的一种麦角菌的干燥菌核。目前可用人工培养方法生产。麦角中含多种生物碱,均为麦角酸的衍生物。根据其结构可分为两类:①胺生物碱类,如麦角新碱和甲基麦角新碱;②肽生物碱类,如麦角胺和麦角毒。

【药理作用】

1. 兴奋子宫 麦角生物碱类能选择性地兴奋子宫平滑肌,其作用取决于子宫的机能状态,妊娠子宫比未妊娠子宫敏感,在临产时或新产后,子宫最敏感。作用强而持久,剂量稍大即可引起子宫强直性收缩,对子宫体和子宫颈的兴奋作用无明显差别。因此,不宜用于催产和引产。麦角新碱的作用最快、最强。

2. 收缩血管 肽生物碱类,特别是麦角胺,能直接收缩动、静脉血管,大剂量还会损伤血管内皮细胞,长期服用可导致肢端干性坏疽。

【临床应用】

1. 子宫出血 产后或其他原因引起的子宫出血都可用麦角新碱止血,它能使子宫平滑肌强直性收缩,机械地压迫血管而止血。

2. 产后子宫复原 产后的最初 10 天子宫复原很快,如复原缓慢容易发生子宫出血或感染。因此,须服用麦角制剂等子宫兴奋药以加速子宫复原。常用麦角流浸膏。

3. 偏头痛 麦角胺能收缩脑血管,减少动脉搏动的幅度,合用咖啡因有协同作用。

【不良反应及用药监护】 注射麦角新碱可致呕吐、血压升高等,伴有妊娠毒血症产妇的产后慎用。麦角流浸膏中含有麦角毒和麦角胺,长期应用可损害血管内皮细胞,特别是肝脏病或外周血管有病者更为敏感。此外,麦角新碱偶致过敏反应。麦角制剂禁用于催产和引产,血管硬化和冠心病患者慎用。

第二节 子宫平滑肌抑制药

子宫平滑肌抑制药又称为抗分娩药,主要用于痛经和防止早产。子宫平滑肌含有 β 肾上腺素受体,且以 β_2 受体占优势。许多常见 β_2 受体激动药如沙丁胺醇等都有松弛子宫平滑肌的作用,用于防治早产。利托君(Ritodrine)是常用子宫松弛药,其化学结构与异丙肾上腺素相似,对非妊娠和妊娠子宫都有抑制作用,可用于防治早产。除 β_2 受体激动药外,钙通道阻滞药也有良好的子宫平滑肌松弛作用,具有开发的前途。硫酸镁可明显抑制子宫平滑肌的收缩,妊娠期间应用硫酸镁可防治早产、妊娠高血压综合征,对 β_2 受体激动药禁用的产妇,可用本药防治早产。

第三节 子宫平滑肌兴奋药和抑制药的用药监护

子宫平滑肌兴奋药和抑制药的用药监护见表 22-1。

表 22-1　子宫平滑肌兴奋药和抑制药的用药监护

用药步骤	用药监护要点
用药前	了解患者孕产史、用药史、过敏史,检查孕产妇的血压、脉搏、体温、宫缩频率、间隔时间、胎心音,严格掌握用药指征
用药中	1. 催产或引产时,严格掌握子宫收缩药的剂量和给药速度,并根据宫缩及胎儿情况随时调整
	2. 静脉滴注过程中,每 10～15 min 听胎心音,测产妇血压、脉搏各一次,检查宫缩和宫口打开情况。若胎心音减弱或心率超过 150 次/分,立即报告医师
用药后	注意患者血压、精神等情况

小 结

　　小剂量缩宫素主要用于催产和引产,较大剂量可用于产后止血。用于催产和引产时必须严格掌握适应证及剂量,以免发生子宫强直性收缩而引起胎儿窒息或子宫破裂。麦角生物碱类主要用于子宫出血的止血和产后子宫复原。前列腺素类可用于妊娠各期的引产。子宫平滑肌抑制药利托君可松弛子宫平滑肌,可用于防治早产。

能力检测

一、选择题

A_1 型题

1. 缩宫素适用于(　　)。

A. 产道、胎位均正常,但宫缩乏力　　　　　　B. 产道障碍

C. 有头盆不称　　　　　　　　　　　　　　D. 有前置胎盘

E. 有剖腹产史

2. 缩宫素用于催产时宜采用(　　)。

A. 皮下注射　　　　　　B. 肌内注射　　　　　　C. 静脉注射

D. 静脉滴注　　　　　　E. 宫腔内注射

3. 能降低子宫平滑肌对催产素的敏感性的药物是(　　)。

A. 雌激素　　　　　　　B. 孕激素　　　　　　　C. 糖皮质激素

D. 维生素　　　　　　　E. 抗生素

4. 产后子宫复原宜选用(　　)。

A. 麦角新碱　　　　　　B. 麦角毒　　　　　　　C. 麦角胺

D. 二氢麦角碱　　　　　E. 缩宫素

5. 小剂量缩宫素对子宫的作用特点是(　　)。

A. 对子宫体兴奋作用强而对子宫颈作用弱　　B. 引起强直性收缩

C. 作用强度不受雌激素的影响　　　　　　　D. 作用强度不受孕激素的影响

E. 引起非节律性收缩

6. 麦角新碱用于产后止血是因为(　　)。

A. 收缩血管　　　　　B. 使子宫强直性收缩　　　C. 促进凝血过程

D. 使子宫节律性收缩　　E. 促进子宫内膜修复

A₂型题

7. 患者,女,26岁。足月妊娠,昨晚8时发动分娩,开始时子宫收缩力良好,但当宫口打开至3 cm时,宫缩减弱,持续时间缩短,间歇时间长,每当阵缩达高峰时按压子宫壁,感觉不够硬且可被压下陷,宫颈不再持续扩张。宜选用何药催产?(　　　)

A. 小剂量缩宫素静脉滴注　　　　　B. 大剂量缩宫素肌内注射

C. 麦角新碱　　　　　　　　　　　D. 麦角胺

E. 垂体后叶素

8. 患者,女,25岁。足月自然产一男婴,在胎儿娩出后4 h出现阴道大量出血,应选择(　　　)。

A. 麦角新碱＋缩宫素　　　B. 米非司酮　　　　　C. 前列腺素

D. 麦角新碱＋前列腺素　　E. 利托君

二、思考题

简述缩宫素和麦角新碱对子宫的兴奋作用的特点及临床应用。

(依巴代提·买提肉孜)

第二十三章
肾上腺皮质激素类药

📖 学习目标

掌握：掌握糖皮质激素的药理作用、临床应用、不良反应及用药监护。

熟悉：糖皮质激素的合理应用。

了解：盐皮质激素的药理作用、促皮质素及皮质激素抑制药的临床应用。

肾上腺皮质激素（adrenocortical hormones，皮质激素）是肾上腺皮质所分泌激素的总称，在化学结构上均属甾体类（steroid，类固醇）化合物。肾上腺皮质由外向内依次分为球状带、束状带及网状带三层。球状带合成盐皮质激素，束状带合成糖皮质激素，网状带合成性激素。肾上腺皮质激素的分泌和生成受促肾上腺皮质激素（ACTH，促皮质激素）的调节，而 ACTH 的分泌受昼夜节律的影响。临床常用的肾上腺皮质激素主要是糖皮质激素。

第一节　糖皮质激素

糖皮质激素的作用广泛而复杂，且随剂量不同而变化。生理情况下的糖皮质激素主要影响正常物质（如糖、脂肪、蛋白质、水盐等）代谢过程。缺乏时可引起代谢失调以致死亡。应激状态时，机体分泌大量的糖皮质激素，通过允许作用等调节机体适应内、外环境变化所产生的强烈刺激。超出生理剂量时，糖皮质激素除影响物质代谢以外，还具有多种药理作用，临床应用广泛，但使用不当或者长期大剂量使用会出现多种不良反应和并发症，甚至危及生命。按其作用时间长短分为短效、中效和长效三类，具体见表 23-1。

表 23-1　常用糖皮质激素类药物作用的比较

分类及药物	水盐代谢（比值）	糖代谢（比值）	抗炎作用（比值）	等效剂量/mg	半衰期/h
短效	—	—	—	—	—
氢化可的松	1.0	1.0	1.0	20	8～12
可的松	0.8	0.8	0.8	25	8～12
中效	—	—	—	—	—
泼尼松	0.6	3.5	3.5	5	12～36
泼尼松龙	0.6	4.0	4.0	5	12～36

续表

分类及药物	水盐代谢（比值）	糖代谢（比值）	抗炎作用（比值）	等效剂量/mg	半衰期/h
长效	—	—	—	—	—
地塞米松	0	30	30	0.75	36～54
倍他米松	0	30～35	25～35	0.6	36～54
外用	—		—	—	—
氟氢可的松	125		12		
氟氢松	—		40		

本类药物主要在肝内代谢,大部分由肾排泄。可的松和泼尼松需在肝内分别转化为氢化可的松和泼尼松龙才能发挥作用,故严重肝病患者宜使用氢化可的松或泼尼松龙。

【药理作用】

1. 抗炎作用 糖皮质激素有强大的抗炎作用,能对抗各种原因如物理、化学、生理、免疫等所引起的炎症。在炎症早期可减轻渗出、水肿、毛细血管扩张、白细胞浸润及吞噬反应,从而改善红、肿、热、痛等症状;在炎症后期可抑制毛细血管和成纤维细胞的增生,延缓肉芽组织生成,防止粘连及瘢痕形成,减轻后遗症。但必须注意,炎症反应是机体的一种防御性反应,炎症后期的反应更是组织修复的重要过程。因此,糖皮质激素在抑制炎症、减轻症状的同时,也降低机体的防御功能,可致感染扩散、阻碍创口愈合。

现认为糖皮质激素的抗炎作用机制是基因效应。糖皮质激素与靶细胞胞浆内的糖皮质激素受体结合后,通过诱导或抑制参与炎症的靶基因转录,影响 mRNA 及蛋白质的合成而产生以下主要抗炎效应:①抑制炎症介质的产生和释放;②抑制 NO 生成;③抑制细胞因子的产生;④抑制黏附分子的作用;⑤诱导炎性细胞的凋亡。

2. 抗毒作用 糖皮质激素可提高机体对内毒素的耐受力,减轻其对机体造成的损伤,缓解毒血症症状。对严重感染和癌症晚期的发热具有良好的解热作用,此作用与其稳定溶酶体膜、减少内热源的释放及降低下丘脑体温调节中枢对内热源的敏感性有关。但其既不杀灭细菌和病毒,也不能中和、破坏细菌内毒素,对细菌外毒素无效。

3. 抗免疫 糖皮质激素对免疫过程的许多环节均有抑制作用:①抑制巨噬细胞对抗原的吞噬和处理;②使敏感动物由于淋巴细胞破坏和解体,导致血中淋巴细胞迅速减少;③干扰淋巴组织在抗原作用下的分解和增殖,阻断致敏 T 淋巴细胞所诱发的单核细胞和巨噬细胞的聚集等。

4. 抗休克 大剂量的皮质激素类药物具有抗休克的作用,特别是中毒性休克的治疗,一般认为其作用与下列因素有关:①扩张痉挛收缩的血管和加强心脏收缩;②降低血管对某些缩血管活性物质的敏感性,使微循环血流动力学恢复正常,改善休克状态;③稳定溶酶体膜,减少心肌抑制因子(myocardia-depressant factor,MDF)的形成;④提高机体对细菌内毒素的耐受力。

5. 对物质代谢的影响

(1)糖代谢 糖皮质激素促进糖原异生;减慢葡萄糖分解为 CO_2 的氧化过程;减少机体组织对葡萄糖的利用,增加肝糖原、肌糖原含量并升高血糖。

(2)蛋白质代谢 糖皮质激素促进胸腺、骨、肌肉等组织的蛋白质分解,增高尿中氮的排泄,并抑制蛋白质的合成,长期应用可导致生长减慢、肌肉消瘦、皮肤变薄、骨质疏松、淋巴组织萎缩和伤口愈合延缓等。因此,在治疗蛋白质严重损失的肾病患者时,要合用蛋白质同化类激素来促进蛋白质合成和减少氨基酸分解,促进肌肉增生。

(3)脂肪代谢　糖皮质激素可促进脂肪分解,抑制其合成。长期大剂量应用能增高血中胆固醇含量,并激活四肢皮下的脂酶,使四肢皮下脂肪分解,重新分布于面部、胸、背及臀部,形成向心性肥胖。表现为满月脸,水牛背。症状为脸圆、背厚、躯干部发胖、四肢消瘦。

(4)水和电解质代谢　糖皮质激素也有较弱的和盐皮质激素类似的作用,能保钠排钾,但较弱。此外,它能增加肾小球滤过率和拮抗抗利尿素,故可利尿。肾上腺皮质功能不全的患者,排水能力明显降低,严重时可出现水中毒,如补充适量的糖皮质激素即可得到缓解。糖皮质激素过多时还可引起低血钙,长期应用可致骨质脱钙。

6. 其他作用

(1)血液与造血系统　糖皮质激素能刺激骨髓造血机能,使红细胞和血红蛋白含量增加,大剂量可使血小板增多并提高纤维蛋白原浓度,缩短凝血时间;促使中性白细胞数增多,但却降低其游走、吞噬、消化及糖酵解等功能,因而减弱对炎症区的浸润与吞噬活动。使淋巴组织萎缩,淋巴细胞减少。

(2)中枢神经系统　能提高中枢神经系统的兴奋性,出现欣快感、激动、失眠等,偶可诱发精神失常。大剂量对儿童能致惊厥。

(3)消化系统　能使胃酸和胃蛋白酶分泌增多,提高食欲,促进消化,但大剂量应用可诱发或加重溃疡病。

(4)骨骼　长期大量应用糖皮质激素类药物可出现骨质疏松,特别是脊椎骨,故可有腰背痛,甚至发生压缩性骨折、楔形及鱼骨样畸形。其作用机制可能是糖皮质激素抑制成骨细胞的活力,减少骨中胶原的合成,促进胶原和骨基质的分解,使骨质形成发生障碍。

(5)允许作用　糖皮质激素对有些组织细胞虽无直激活性,但可给其他激素发挥作用创造有利条件,称为允许作用。如糖皮质激素可增强儿茶酚胺的血管收缩作用和胰高血糖素的血糖升高作用等。

(6)退热作用　用于严重的中毒性感染,常有迅速而良好的退热作用。可能与其能抑制体温中枢对致热原的反应,稳定溶酶体膜,减少内源性致热的释放有关。但是在发热诊断未明前,不可滥用,以免掩盖症状使诊断发生困难。

【临床应用】

1. 替代疗法　用于急、慢性肾上腺皮质功能减退症(包括肾上腺危象、艾迪生病)、脑垂体前叶功能减退及肾上腺次全切除术后作替代疗法。①慢性肾上腺皮质功能不全症:原发性肾上腺皮质功能不全多发生于肾上腺次全切除术后,以及肾上腺感染性、自身免疫性疾病,或发生于出血、创伤之后。继发性肾上腺皮质功能不全则多数属于垂体病变引起。②急性肾上腺皮质功能不全(肾上腺危象)应紧急处理。③先天性肾上腺增生症。

2. 严重感染或炎症

(1)**严重急性感染**　严重急性感染如中毒性菌痢、暴发型流行性脑膜炎、中毒性肺炎、重症伤寒、急性粟粒性肺结核、猩红热及败血症等。在应用有效的抗菌药物治疗感染的同时,可用糖皮质激素作辅助治疗,因其能够提高机体对有害刺激的耐受性,减轻中毒反应,从而为抢救争取了时间。病毒性感染一般不选用糖皮质激素,因为目前缺乏有效的抗病毒药物,使用糖皮质激素后可减低机体的防御能力反使感染扩散而加剧。但对严重传染性肝炎、流行性腮腺炎、麻疹和乙型脑炎等,病情危急时,亦可考虑应用。

（2）防止某些炎症后遗症　对于人体重要器官或组织的炎症，如结核性脑膜炎、脑炎、心包炎、风湿性心瓣膜炎、损伤性关节炎、睾丸炎以及烧伤后瘢痕挛缩等，为了防止组织粘连或者瘢痕的形成等后遗症的发生，应早期应用皮质激素，达到预防后遗症发生的目的。对虹膜炎、角膜炎、视网膜炎和视神经炎等非特异性眼炎，应用后也可迅速消炎止痛、防止角膜混浊和瘢痕粘连的发生。有角膜溃疡的患者禁用。

3. 自身免疫性疾病、过敏性疾病及器官移植的排斥反应

（1）自身免疫性疾病　严重风湿热、风湿性心肌炎、风湿性及类风湿性关节炎、全身性红斑狼疮、结节性动脉周围炎、皮肌炎、慢性活动性肝炎、重症肌无力、与自主免疫有关的慢性溃疡性结肠炎、自身免疫性贫血和肾病综合征等自身免疫性疾病应用糖皮质激素后可缓解症状，但不能根治。对于多发性皮肌炎，糖皮质激素为首选药物。一般采用综合疗法，不宜单用，以免引起不良反应。

（2）过敏性疾病　荨麻疹、枯草热、血清热、血管神经性水肿、过敏性鼻炎、支气管哮喘和过敏性休克等过敏性疾病一般发作快，消失也快，应以肾上腺受体激动药和抗组胺药治疗，病情严重或无效时，也可应用皮质激素辅助治疗，能抑制抗原-抗体反应所致的组织损害和炎症。糖皮质激素防治哮喘效果亦较好，且安全可靠，极少发生副作用。

（3）器官移植的排斥反应　对异体器官移植手术后所产生的免疫性排斥反应，可使用糖皮质激素预防。若已发生排斥反应，治疗时可采用大剂量氢化可的松静脉滴注，排斥反应控制后再逐步减少剂量至最小维持量，并改为口服。如与其他免疫抑制剂合用，疗效更好。

4. 抗休克

治疗感染中毒性休克时，在有效的抗菌药物治疗下，可及早、短时间突击使用大剂量糖皮质激素，待微循环改善、脱离休克状态时停用；且尽可能在抗菌药物之后使用，停药也应在撤去抗菌药物之前。对过敏性休克，皮质激素为次选药，可与首选药肾上腺素合用；对于病情严重或者发展较快的过敏性休克患者，可同时静脉滴注氢化可的松。

5. 血液系统疾病

可用于急性淋巴细胞性白血病、再生障碍性贫血、粒细胞减少症、血小板减少症和过敏性紫癜等的治疗，但停药后易复发。较多应用于治疗儿童急性淋巴细胞性白血病，目前采取与抗肿瘤药联合的多药并用的方案。但对急性非淋巴细胞白血病的疗效较差。

6. 局部应用

对接触性皮炎、湿疹、肛门搔痒、牛皮癣等都有效，但对天疱疮及剥脱性皮炎等严重病例仍需全身用药。

【不良反应及用药监护】

1. 长期大剂量应用引起的不良反应

（1）医源性肾上腺皮质功能亢进　此不良反应又称为类肾上腺皮质功能亢进综合征，多因物质代谢和水盐代谢紊乱所致，表现为满月脸、水牛背、向心性肥胖、皮肤变薄、痤疮、多毛、水肿、低血钾、高血压、糖尿等。停药后可自行消退，必要时采取对症治疗，如应用降压药、降糖药、氯化钾、低盐、低糖、高蛋白饮食等。糖尿病、肾上腺皮质功能亢进症患者禁用。

（2）消化系统并发症　使胃酸、胃蛋白酶分泌增加，抑制胃黏液分泌，降低胃肠黏膜的抵抗力，故可诱发或加重胃、十二指肠溃疡，甚至造成消化道出血或穿孔。长期应用可考虑用抗酸药或抗胆碱药物,不宜与能引起胃出血的药物如阿司匹林等合用。少数患者可出现胰腺炎或脂肪肝。活动性消化性溃疡病,新近胃肠吻合术者禁用。

(3)诱发或加重感染 因皮质激素抑制机体防御功能所致。长期应用常可诱发感染或使体内潜在病灶扩散,特别是在原有疾病已使抵抗力降低(如肾病综合征者)时更易产生。还可使原来静止的结核病灶扩散、恶化。故结核病患者必要时应并用抗结核药。抗菌药不能控制的感染如水痘、真菌感染等禁用。

(4)心血管系统并发症 长期应用可引起高血压和动脉粥样硬化。严重高血压患者禁用。

(5)骨质疏松、肌肉萎缩、伤口愈合迟缓等 与激素促进蛋白质分解、抑制其合成及增加钙、磷排泄有关。骨质疏松多见于儿童、老人和绝经妇女,严重者可有自发性骨折。因抑制生长素分泌和造成负氮平衡,还可影响生长发育。故骨折、创伤修复期患者禁用。

(6)其他 有精神病或癫痫病史者禁用或慎用,对孕妇偶可引起畸胎。

2. 停药反应

(1)医源性肾上腺皮质功能不全 糖皮质激素长期应用尤其是连日给药的患者,减量过快或突然停药时,由于皮质激素的反馈性抑制脑垂体前叶对 ACTH 的分泌,可引起肾上腺皮质萎缩和机能不全,需半年甚至 1~2 年才能恢复。

(2)反跳现象 因患者对激素产生了依赖性或病情尚未完全控制,突然停药或减量过快而致原病复发或恶化。常需加大剂量再进行治疗,待症状缓解后再逐渐减量、停药。

【用法及疗程】 宜根据病情、个体差异、药物的作用和不良反应特点确定制剂、剂量、用药方法及疗程。

1. 大剂量冲击疗法 用于严重中毒性感染及各种休克等急性、重度、危及生命的疾病的抢救。需要注意的是,大剂量应用时宜用氢氧化铝凝胶等以防止急性消化道出血。

2. 一般剂量长期疗法 用于结缔组织病、肾病综合征、顽固性支气管哮喘、中心性视网膜炎、各种恶性淋巴瘤、淋巴细胞性白血病等反复发作、病程范围广泛的慢性病。一般开始时用泼尼松口服 10~20 mg 或相应剂量的其他糖皮质激素制剂,每日 3 次,产生临床疗效后,逐渐减量,一般每隔 3~7 天,减少剂量 5~10 mg,直至最小维持量(相当于氢化可的松 37.5 mg),持续数月。维持量有两种给药方法。①每日晨给药法:每日晨 7~8 时给药一次,应用短效糖皮质激素类药物如可的松、氢化可的松。②隔晨给药法:每隔一日,7~8时给药一次,应用中效的糖皮质激素类药物如泼尼松、泼尼松龙;此时不用长效的糖皮质素类药物治疗,以免引起对下丘脑-垂体-肾上腺轴的抑制。在长期应用糖皮质激素治疗的过程中,如遇下列情况之一者,应当撤去或停用糖皮质激素:①因治疗效果差,不宜再用糖皮质激素,应改换药物;②因严重不良反应或并发症,难以继续用药的患者;③维持量已经降至正常基础需要量,如泼尼松每日 5.0~7.5 mg,经过长期观察,病情已经稳定的患者。

3. 小剂量替代疗法 用于垂体前叶功能减退、艾迪生病及肾上腺皮质次全切除术后。这是一种针对病因的治疗,须长期应用,剂量一般在生理日分泌剂量范围,如可的松每日12.5~25 mg,或氢化可的松每日 10~20 mg。

【禁忌证】 严重的精神病(过去或现在)和癫痫、角膜溃疡、活动性消化性溃疡病、新近胃肠吻合术、骨折、创伤修复期、肾上腺皮质机能亢进症、糖尿病、严重高血压、孕妇、抗菌药物不能控制的感染,如麻疹、水痘、真菌感染等。

第二节　盐皮质激素

盐皮质激素(mineralocorticoid)是由肾上腺皮质球状带细胞分泌的类固醇激素,主要有醛固酮和去氧皮质酮两种。主要生理作用是维持人体内水和电解质的平衡。

醛固酮主要促进远曲小管中 Na^+、Cl^- 的重吸收和 K^+、H^+ 的排出,其中保 Na^+ 的作用是原发的。此外,醛固酮对唾液腺、汗腺、肌肉和胃肠道黏膜细胞也同样有保 Na^+、排 K^+ 的作用。故醛固酮分泌过多可使唾液、汗液和粪中 Na^+ 降低而 K^+ 增高。去氧皮质酮具有与醛固酮相似的保钠排钾作用,对糖代谢几乎无影响。

临床上,去氧皮质酮与糖皮质激素(如可的松或氢化可的松)合用作为替代疗法,治疗慢性肾上腺皮质机能减退症,以纠正患者失钠、失水和钾潴留等,从而恢复水和电解质的平衡。替代疗法的同时,须每日补充食盐 $6\sim10$ g。如伴有其他疾病(如活动性结核病者),尚需积极进行抗结核等原发疾病的治疗。

第三节　促皮质素及皮质激素抑制药

一、促皮质素

促皮质素(ACTH)也称为促肾上腺皮质激素是维持肾上腺正常形态和功能的重要激素。它的合成和分泌是垂体前叶在下丘脑促皮质素释放激素(CRH)的作用下,在腺垂体嗜碱细胞内合成的。糖皮质激素对下丘脑及垂体前叶起着长负反馈作用,抑制 CRH 及 ACTH 的分泌。在生理情况下,下丘脑、垂体和肾上腺三者处于相对的动态平衡中,ACTH 缺乏,将引起肾上腺皮质萎缩、分泌功能减退。ACTH 还有控制本身释放的短负反馈调节,ACTH 口服后在胃内被胃蛋白酶破坏而失效,只能注射应用。血浆半衰期约为 10 min。一般在 ACTH 给药后 2 h,肾上腺皮质才开始分泌氢化可的松。临床上可应用于诊断脑垂体前叶-肾上腺皮质功能状态及检测长期使用糖皮质激素的停药前、后皮质功能水平,以防因停药而发生皮质功能不全。

二、皮质激素抑制药

皮质激素抑制剂(肾上腺皮质激素合成阻滞药)可代替外科的肾上腺皮质切除术,临床常用的药物有米托坦、美替拉酮、氨鲁米特、酮康唑。此类药物的主要不良反应是引起食欲减退、恶心、呕吐、嗜睡、共济失调等,偶有皮疹和发热反应。

米　托　坦

米托坦(mitotane,又称双氯苯二氯乙烷)能选择性地作用于肾上腺皮质细胞,对肾上腺皮质的正常细胞或瘤细胞都有损伤作用。尤其是它能选择性地作用于肾上腺皮质束状带及网状带细胞,使其萎缩、坏死。用药后血、尿中氢化可的松及其他代谢物减少。但是,不影响球状带,所以醛固酮分泌不受影响。

口服可以吸收,分布于全身各部。主要用于无法切除的皮质癌、切除复发癌以及皮质癌术后辅导治疗。不良反应有食欲缺乏、恶心、腹泻、头痛、嗜睡、眩晕、中枢抑制、运动失调、皮疹等,减少剂量这些症状可以消失。若由于严重肾上腺功能不全而出现休克,或严重的创伤时,可给予肾上腺皮质类固醇类药物。

美替拉酮

美替拉酮(metyrapone)又称甲吡酮,能干扰皮质酮、皮质醇的合成,使体内氢化可的松的生成减少。临床用于治疗肾上腺皮质肿瘤和产生 ACTH 的肿瘤所引起的氢化可的松过多症和皮质癌。还可用于垂体释放 ACTH 功能试验。不良反应较少,可有眩晕、消化道反应等。

氨鲁米特

氨鲁米特(aminoglutethimide)能有效减少肾上腺肿瘤和 ACTH 过度分泌时氢化可的松的增多。也能与美替拉酮合用,治疗由垂体所致 ACTH 过度分泌诱发的库欣综合征。为了防止肾上腺皮质功能不足,可给予生理剂量的氢化可的松。

酮 康 唑

酮康唑(ketoconazole)可以阻断真菌类固醇的合成,是一种抗真菌药,但人体对其敏感性远较真菌低,因此其对人体类固醇合成的抑制作用仅仅在高剂量的时候才会出现。目前,酮康唑主要用于治疗肾上腺皮质功能亢进综合征(库欣综合征)和前列腺癌。

第四节　糖皮质激素类药物的合理应用

糖皮质激素类药物的药理作用广泛,长期或大剂量应用时,临床不良反应多见而且严重,不恰当的临床应用还可以掩盖疾病的某些重要症状,导致临床判断失误,因此,合理应用糖皮质激素类药物非常必要。合理应用糖皮质激素的基本原则主要涉及以下几个方面。

(1) 严格控制禁忌证　重度高血压、严重糖尿病、老年骨质疏松症、骨折、创伤修复期、角膜溃疡、肾上腺皮质功能亢进、活动性消化性溃疡、抗菌药物不能控制的病毒感染或真菌感染、妊娠早期、严重精神病和癫痫等,都属于糖皮质激素的绝对禁忌证,这些患者应尽量避免使用糖皮质激素。特殊情况,病情危急的适应证伴有上述症状不得不使用时,待危急情况过去后,应尽早停药或减少药量。

(2) 严格掌握适应证并制订合理治疗方案　糖皮质激素有抑制自身免疫的药理作用,但并不适用于所有自身免疫病治疗,如慢性淋巴细胞浸润性甲状腺炎(桥本病)、1 型糖尿病、寻常型银屑病等。给药剂量也很重要,生理剂量和药理剂量的糖皮质激素具有不同的作用,应按不同治疗目的选择剂量。①小剂量替代疗法用于垂体前叶功能减退、原发性慢性肾上腺皮质功能减退症及肾上腺皮质次全切除术后。一般须终身用药,要求剂量在生理日分泌剂量范围。②大剂量冲击疗法仅用于严重中毒性感染、过敏性休克、严重哮喘持续状态、过敏性喉头水肿、狼疮性脑病、重症大疱性皮肤病、重症药疹等急性、重度、危及生命的疾病的抢救。疗程小于 5 天;冲击治疗须配合其他有效治疗措施,可迅速停药,若无效,大部分情况下不可在短时间内重复冲击治疗。并且要注意的是,大剂量应用时宜防止急性消化道出血。③一般剂量短程治疗,疗程小于 1 个月,包括应激性治疗。适用于感染或变态反应类疾病,如结核性脑膜炎及胸膜炎、剥脱性皮炎或器官移植急性排斥反应等。短程治疗须配合其他治疗措施,停药时需逐渐减量直至停药。④一般剂量中程治疗,疗程 3 个月以内。适用于病程较长且多器官受累性疾病,如风湿热等。生效后减至维持剂量,停药时需要逐渐递减。⑤一般剂量长程治疗,疗程大于 3 个月。适用于器官移植后排斥反应的预防和治疗及反复发作、多器官受累的慢性自身免疫病,如系统性红斑狼疮、溶血性贫血、系统性血管炎、结节病、大疱性皮肤病等。维持治疗可采用每日或隔日给药,停药前亦应逐步过渡到隔日疗法后逐渐停药。在长期应用糖皮质激素治疗的过程中,如遇下列情况之一者,应当撤去或停用糖皮质激素:①因治疗效果差,不宜再用糖皮质激素的患者;②因严重不良反应或并发症,难以继续用药的患者;③维持量已经降至正常基础需要量(如泼尼松每日 5.0~7.5 mg),经过长期观察,病情已经稳定的患者。

(3)根据病情选择适宜药物 糖皮质激素制剂包括短效的可的松、氢化可的松;中效的泼尼松、泼尼松龙、甲基泼尼松龙和长效的地塞米松、倍他米松,以及用于吸入治疗的二丙酸倍氯米松等。需要根据病情选用适宜的糖皮质激素。各种糖皮质激素的药效学和药动学特点不同,应根据不同疾病和各种糖皮质激素的特点正确选用糖皮质激素品种。如严重肝病患者不宜使用可的松和泼尼松,因为它们需要在肝内分别转化为氢化可的松和泼尼松龙才能发挥作用,宜直接使用氢化可的松或泼尼松龙。

(4)严防不良反应 糖皮质激素的不良反应与用药品种、剂量、疗程、剂型及用法等明显相关,在使用中应密切监测不良反应,如感染、代谢紊乱、体重增加、出血倾向、血压异常、骨质疏松、股骨头坏死等,小儿应监测生长和发育情况。出现严重不良反应时应及时处理。

(5)避免突然停药 连续使用治疗剂量的糖皮质激素治疗超过 5~7 天者不应突然停药,以免引起反跳现象。出现反跳的表现是患者出现发热、肌痛、关节痛、乏力等症状,或原有疾病复发或病情转向恶化。这是由于长期或大剂量使用激素导致机体产生依赖,减量过快或突然停药会造成肾上腺皮质功能不全,从而引起反跳现象。

(6)注意与其他药物的相互作用 ①非甾体消炎镇痛药可加强糖皮质激素的致溃疡作用。②可增强对乙酰氨基酚的肝毒性。③与强心苷合用,可增加洋地黄毒性及心律失常的发生。④与两性霉素 B 或碳酸酐酶抑制剂合用时,可加重低钾血症,应注意血钾和心脏功能变化,长期与碳酸酐酶抑制剂合用,易发生低血钙和骨质疏松。⑤与排钾利尿药合用,可致严重低血钾,并由于水钠潴留而减弱利尿药的排钠利尿作用。⑥与制酸药合用,可减少泼尼松或地塞米松的吸收。⑦与抗胆碱能药(如阿托品)长期合用,可导致眼压增高。⑧三环类抗抑郁药可使糖皮质激素引起的精神症状加重。⑨与降糖药如胰岛素合用时,因可使糖尿病患者血糖升高,应适当调整降糖药剂量。⑩甲状腺激素可使糖皮质激素的代谢清除率增加,故甲状腺激素或抗甲状腺药与糖皮质激素合用时,应适当调整后者的剂量。

(7)重视疾病的综合治疗 许多情况下,糖皮质激素治疗仅是疾病综合治疗的一部分,应结合患者实际情况,联合应用其他治疗手段,如严重感染者,在积极有效的抗感染治疗和各种支持治疗的前提下,为缓解症状,确实需要的可使用糖皮质激素。

(8)避免儿童、妊娠、哺乳期妇女滥用糖皮质激素。

第五节　糖皮质激素类药的用药监护

糖皮质激素类药物作用比较广泛,对多种疾病都有良好的治疗效果,有时甚至是挽救濒危患者生命的重要手段。同时,本类药物如果使用不当时又能够产生许多不良反应。因此,要做到合理应用糖皮质激素类药物,必须注意以下几点:①严格掌握适应证,注意不良反应和禁忌证;②根据患者的病情结合药物作用特点,选择最合适的制剂、剂量、用药方法和疗程,尽量减少或避免不良反应,以求最好的疗效;③长期应用时应定期检查血压、心率和眼底,必要时应检测血钾、血糖与尿糖,以防低血钾和高血压,并给予低糖、高蛋白、高维生素饮食和及时补充维生素 D 与钙制剂。

糖皮质激素类药的合理应用及用药监护见表 23-2。

表 23-2 糖皮质激素类药的合理应用及用药监护

用药步骤	用药监护要点
用药前	1.掌握常用糖皮质激素类药的适应证、不良反应和禁忌证,了解各种剂型和用法
	2.告知患者糖皮质激素类药的适应证及用药目的、方法、饮食
用药中	1.糖皮质激素类不良反应多。长期大量用药可出现医源性肾上腺皮质功能亢进综合征、诱发或加重感染、诱发或加重溃疡、诱发高血压和动脉粥样硬化、诱发糖尿病、诱发精神失常或癫痫发作、骨质疏松,突然停药可引起停药反应,用药期间应注意监测血钾、血糖、尿常规、心电图、肝肾功能等
	2.盐皮质激素目前临床常将小剂量的去氧皮质酮与氢化可的松合用作为替代疗法,用于慢性肾上腺皮质功能不全症
	3.促皮质素临床用于诊断腺垂体-肾上腺皮质功能水平及防止因长期使用糖皮质激素而发生皮质萎缩和功能不全;皮质激素抑制剂主要用于不宜手术切除的肾上腺皮质癌、切除后的复发癌以及皮质癌术后的辅助治疗,也可用于垂体性肾上腺皮质功能亢进综合征
用药后	1.密切观察用药后的疗效和不良反应
	2.指导患者养成良好的习惯,以配合药物治疗

小　结

糖皮质激素类药物影响糖、脂肪、蛋白质、水盐等物质代谢,并具有四抗作用,即抗炎、抗免疫、抗休克、抗毒。此类药物临床用于严重感染或炎症、自身免疫性疾病、血液系统疾病、抗休克及替代疗法等。长期使用可出现医源性肾上腺皮质功能亢进、诱发或加重溃疡、感染、糖尿病、精神病、高血压等;突然停药,可以出现医源性肾上腺皮质功能不全、反跳现象等。合理应用糖皮质激素非常必要,基本原则主要包括严格控制禁忌证、严格掌握适应证并制订合理治疗方案、根据病情选择适宜药物、严防不良反应、避免突然停药、注意与其他药物的相互作用、重视疾病的综合治疗,避免儿童、妊娠、哺乳期妇女滥用糖皮质激素。米托坦、美替拉酮、氨鲁米特、酮康唑常用于治疗库欣综合征。

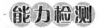

能力检测

一、选择题

A₁ 型题

1. 糖皮质激素类药与脂肪代谢相关的不良反应是(　　)。

A. 向心性肥胖　　　　　　B. 高血压　　　　　　C. 精神失常

D. 多毛　　　　　　　　　E. 骨质疏松

2. 糖皮质激素类药与水盐代谢相关的不良反应是（ ）。

A. 痤疮　　　　B. 多毛　　　　C. 胃、十二指肠溃疡

D. 向心性肥胖　　E. 高血压

3. 急性严重中毒性感染时,糖皮质激素治疗采用（ ）。

A. 大剂量突击静脉滴注　　B. 大剂量肌内注射

C. 小剂量多次给药　　D. 一次负荷量,然后给予维持量

E. 较长时间大剂量给药

4. 糖皮质激素对血液和造血系统的作用是（ ）。

A. 刺激骨髓造血机能　　B. 使红细胞与血红蛋白减少

C. 使中性粒细胞减少　　D. 使血小板减少

E. 淋巴细胞增加

A₃/A₄型题

（5～6题共用题干）

某患者发热、咳嗽、咳痰,诊断为中毒性肺炎,首选足量有效抗微生物药治疗。

5. 症状未见好转,应及早使用（ ）。

A. 氢化可的松　　B. 输血　　C. 补充维生素

D. 脂肪乳剂　　E. 抗病毒药物

6. 症状缓解后应立即（ ）。

A. 加用祛痰药　　B. 停用肾上腺皮质激素　　C. 加用镇咳药物

D. 使用阿司匹林类药物　　E. 使用抗病毒药物

（7～9题共用题干）

某患者,女,50岁,有轻度甲状腺功能亢进病史2年,并患有支气管哮喘,用下列药物半年,出现皮肤变薄,多毛,糖尿。

7. 应是哪一药物的不良反应?（ ）

A. 卡比马唑　　B. 强的松　　C. 沙丁胺醇

D. 甲硫氧嘧啶　　E. 氨茶碱

8. 长期应用该药停药后,肾上腺皮质对ACTH起反应功能的恢复约需（ ）。

A. 停药后立即恢复　　B. 1周　　C. 1个月

D. 2个月　　E. 半年以上

9. 如突然停药会出现反跳现象,其原因是（ ）。

A. 患者对激素产生依赖性或病情未充分控制　　B. ACTH分泌突然增高

C. 肾上腺皮质功能亢进　　D. 甲状腺功能亢进

E. 垂体功能亢进

二、思考题

1. 简述糖皮质激素的药理作用、临床应用、不良反应及用药监护。

2. 简述糖皮质激素治疗严重细菌性感染时,为什么要合用足量有效的抗菌药物? 用药期间应注意什么?

（王雅君）

第二十四章
甲状腺激素和抗甲状腺药

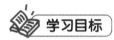 学习目标

掌握:甲状腺激素及抗甲状腺药硫脲类药物的药理作用、临床应用、不良反应及用药监护。

熟悉:抗甲状腺药碘及碘化物、β受体阻断药的临床应用、不良反应及用药监护。

了解:抗甲状腺药的分类。

第一节 甲状腺激素

甲状腺是人体最大的内分泌腺,主要由大小不同的、呈囊状的腺泡所组成。甲状腺激素是由甲状腺上皮细胞合成和分泌的生物活性物质,属多肽类激素,是维持机体正常代谢、促进生长发育所必需的激素,影响全身各器官系统的功能和代谢状态,包括甲状腺素(四碘甲状腺原氨酸,T_4)和三碘甲状腺原氨酸(T_3)。正常人每日释放 T_4 与 T_3 量分别为 75 μg 及 25 μg。T_3 是甲状腺激素主要生理活性物质,其活性是 T_4 的 4 倍。T_4 需转变成 T_3 后才具有活性。

甲状腺激素分泌过多或过少都可引起疾病。分泌过少引起甲状腺功能减退(甲减),需补充甲状腺激素;分泌过多则引起甲状腺功能亢进(甲亢),甲状腺功能亢进是多种原因导致的一种代谢紊乱综合征,可用手术疗法,也可用抗甲状腺药来暂时或长期消除甲状腺功能亢进症状。

【甲状腺激素的合成、储存与分泌、调节】

1. 合成

① 碘的摄取:将血液循环中的碘离子(I^-)通过碘泵主动摄取到甲状腺细胞。②碘的活化:碘离子在过氧化物酶的作用下被氧化成活性碘(I^0)。③酪氨酸的碘化:活性碘与甲状腺球蛋白(TG)上的酪氨酸残基结合,生成一碘酪氨酸(MIT)和二碘酪氨酸(DIT)。④碘化酪氨酸的耦联:在过氧化物酶的作用下,一分子 MIT 和一分子 DIT 耦联生成 T_3,两分子 DIT 耦联成 T_4。

2. 储存与分泌 合成的 T_3、T_4 储存于甲状腺腺泡腔内的胶质中,在蛋白水解酶作用下,TG 分解并释出 T_3、T_4 进入血液。

3. 调节 甲状腺激素受下丘脑-垂体-甲状腺轴的调节。在下丘脑分泌的促甲状腺释

放激素(THR)的作用下,腺垂体分泌促甲状腺激素(TSH),TSH 能促进甲状腺细胞增生,合成 T_3、T_4,并释放入血。同时,当血中游离的 T_3、T_4 浓度过高时,又可对下丘脑与腺垂体产生负反馈性调节作用,以降低血中的 T_3、T_4 浓度。

【药理作用】

1. 维持正常的生长发育 甲状腺激素能促进蛋白质合成及骨骼、中枢神经系统的生长发育。小儿甲状腺功能减退可引起呆小症(克汀病),患儿身材矮小、肢体粗短、发育缓慢、智力低下。成人甲状腺功能减退时,则引起黏液性水肿,表现为中枢神经兴奋性降低、记忆力减退等。

2. 促进代谢 甲状腺激素可促进蛋白质、糖、脂肪和水盐代谢,促进细胞内的物质氧化过程,增加组织耗氧量,使基础代谢率升高。甲状腺功能亢进时有怕热、多汗等症状。

3. 提高交感神经系统的敏感性 甲状腺激素能维持中枢神经系统和交感神经的兴奋性,提高血管对儿茶酚胺的敏感性,对心率和血压有明显的影响,表现为神经过敏、烦躁、震颤、心率加快、心排出量增加及血压升高等,这与 β 肾上腺素受体数目增多有关。

【临床应用】 主要用于甲状腺功能低下的替代补充治疗。

1. 小儿呆小症 对婴幼儿的治疗越早越好,若尽早诊治,发育仍可正常,若治疗过晚,躯体虽可发育正常,但智力仍然低下。应以预防为主,孕妇摄入足够的含碘化合物,可有效预防婴幼儿呆小症的发生。

2. 成人黏液性水肿 服用甲状腺激素后可消除水肿、脉缓、困倦等临床症状。一般用甲状腺片,从小剂量开始,渐增加至足量。

3. 单纯性甲状腺肿 由于缺碘所致者应补碘,原因不明者可给予适量甲状腺激素,以补充内源性激素的不足,并可抑制促甲状腺激素(TSH)分泌,缓解腺体代偿性增生肥大。

4. 其他 ① 甲状腺功能亢进患者服用抗甲状腺药时,加服 T_4 有利于减轻突眼、甲状腺肿大以及防止甲状腺功能低下。因 T_4 不易通过胎盘屏障,不能防止抗甲状腺药剂量过大对胎儿甲状腺功能的影响,故甲状腺功能亢进孕妇一般不加服 T_4。②甲状腺癌术后应用 T_4,可抑制残余甲状腺癌变组织,减少复发,用量需较大。③T_3 抑制试验,对摄碘率高者作鉴别诊断用。服用 T_3 后,摄碘率比用药前对照值下降 50% 以上者,为单纯性甲状腺肿;摄碘率下降小于 50% 者为甲状腺功能亢进。

【不良反应及用药监护】 甲状腺激素过量可引起心悸、手震颤、多汗、体重减轻、失眠、神经过敏等甲状腺功能亢进症状,重者可腹泻、呕吐、发热、脉搏快而不规则,甚至有心绞痛、心力衰竭、肌肉震颤或痉挛。一旦出现上述现象,应立即停药,用 β 受体阻断药对抗,停药 1 周后再从小剂量开始应用。此类药物能增强抗凝剂的作用,对同时使用抗凝剂的患者应观察其是否有出血现象。

甲状腺激素类药物最好清晨空腹服用,以免影响睡眠。药物应放在棕色瓶内,室温下避光保存。高血压、冠心病、糖尿病、快速性心律失常者禁用,孕妇及哺乳期妇女慎用。

第二节　抗甲状腺药

抗甲状腺药是通过阻止或减少甲状腺激素的合成与释放,治疗甲状腺功能亢进的药物。常用的药物有硫脲类、碘及碘化物、放射性碘和 β 受体阻断药。其中硫脲类是治疗甲状腺功能亢进所必需的,可单独用于治疗甲状腺功能亢进,或作为甲状腺次全切除术的术前准备,或为放射性碘治疗的辅助治疗。

一、硫脲类

硫脲类是最常用的抗甲状腺药。本类药物包括甲硫氧嘧啶(MTU)、丙硫氧嘧啶(PTU)、甲巯咪唑(他巴唑)和卡比马唑(甲亢平)等。

【药理作用】

1. 抑制甲状腺激素的合成 硫脲类药物通过抑制甲状腺细胞内过氧化酶的活性,减少甲状腺激素的合成。但对已经合成的甲状腺激素没有影响,需待储存的甲状腺激素消耗完方能逐渐显效,一般服药 2～3 周后甲状腺功能亢进症状开始缓解,1～3 个月后基础代谢率恢复正常。长期用药后,由于 T_3 和 T_4 水平下降,可反馈性增加 TSH 的分泌,引起腺体代偿性增生,腺体肥大、充血,甚至产生压迫症状。

2. 抑制外周组织中 T_4 转化为 T_3 硫脲类药物能快速降低血清中生物活性较强的 T_3 的水平,更适合用于重症甲状腺功能亢进、甲状腺功能亢进危象的辅助治疗。

3. 免疫抑制作用 目前认为甲状腺功能亢进的发病与自身免疫机制异常,即产生甲状腺刺激性免疫球蛋白(TSI)有关。该类药物除能控制高代谢症状外,还能降低血循环中TSI,故对甲状腺功能亢进病因也有一定的治疗作用。

【临床应用】

1. 甲状腺功能亢进的内科治疗 适用于轻度甲状腺功能亢进和不宜手术或[131]I 治疗的患者,如儿童、青少年、术后复发、中重度甲状腺功能亢进而年老体弱或兼有心脏、肝脏、出血性疾病的患者。开始以较大剂量给药,以对抗甲状腺激素合成,产生最大抑制。经1～3 个月,基础代谢率接近正常后改为维持量,疗程为1～2 年或更长。内科治疗可使40％～70％的患者不再复发。

2. 甲状腺手术术前准备 为了减少麻醉和术后并发症,防治术后发生甲状腺危象,术前用本药可使甲状腺功能恢复到正常或接近正常水平。由于用硫脲类后 TSH 分泌增多,使腺体增生,组织脆而充血,不利于手术的进行,须在术前两周加服碘剂,使腺体坚实,减少充血,以利于手术的进行。

3. 甲状腺危象的治疗 甲状腺功能亢进患者因感染、外伤、手术、情绪激动等应激诱因可导致甲状腺激素突然大量释放,使病情急剧恶化,使患者发生高热、虚脱、心力衰竭、肺水肿、水和电解质紊乱等,严重时可致死亡,称为甲状腺危象。此时应立即给予大剂量碘剂以抑制其释放,同时应用硫脲类药物,虽不能迅速控制症状,但能阻断甲状腺激素的合成,剂量约为治疗量的 2 倍,一般应用时间不超过 1 周。

【不良反应及用药监护】

1. 过敏反应 过敏反应常表现为皮肤瘙痒、药疹等,少数伴发热,多数情况下不需停药症状即可消失。

2. 粒细胞缺乏症 此为严重的不良反应,发病率为 0.3％,一般发生在治疗后的2～3 个月内。若用药后出现咽痛、发热、肌肉痛、感染等症状,应立即停药并检查血常规。

3. 甲状腺功能减退 长期过量应用时可发生。应定时复查,及时调整药量。孕妇慎用,哺乳期妇女禁用。

4. 甲状腺肿大 硫脲类能促使甲状腺激素分泌增加,刺激甲状腺组织增生,血管扩张,严重时产生压迫症状。也可使结节性甲状腺肿合并甲状腺功能亢进的患者有癌变的可能。

该药物易进入乳汁和通过胎盘,妊娠期妇女慎用或不用,哺乳期妇女禁用;结节性甲状腺肿合并甲状腺功能亢进及甲状腺癌患者禁用。

二、碘及碘化物

碘及碘化物是治疗甲状腺病最古老的药物,不同剂量的碘化物对甲状腺功能可产生不同的作用。

【药理作用】

1. 小剂量碘用于治疗单纯性甲状腺肿 小剂量碘是合成甲状腺激素的必要原料,可防治单纯性甲状腺肿。对早期病例疗效较好,如腺体太大已有压迫症状者,应考虑手术治疗。在食盐中加入适量比例碘化物可有效预防该病发生。

2. 大剂量碘有抗甲状腺作用 大剂量碘对甲状腺功能亢进患者和正常人都能产生抗甲状腺作用,且作用快而强,用药 $1\sim2$ 天起效,$10\sim15$ 天达最大效应。其通过抑制 T_3、T_4 释放入血,抑制促甲状腺激素(TSH)的分泌,使腺体缩小、变硬,血管减少,有利于手术的顺利进行。若与硫脲类合用,可用于甲状腺功能亢进患者术前准备及甲状腺危象的治疗。碘的抗甲状腺作用有自限性,腺泡细胞内碘离子浓度高到一定程度后,细胞摄碘能力自动降低,因而失去上述效应,病情又可复发。

【临床应用】

1. 防治单纯性甲状腺肿 在缺碘地区食盐中添加万分之一或十万分之一的碘化钾或碘化钠,可有效防止发病。

2. 甲状腺手术术前准备 一般在术前 2 周给予复方碘溶液,因为大剂量碘能抑制 TSH 促进腺体增生的作用,使腺体缩小、变硬,血管减少,从而有利于手术进行及减少出血。

3. 甲状腺危象的治疗 可将碘化物加到 10% 葡萄糖溶液中静脉滴注,也可服用复方碘溶液,其抗甲状腺作用发生迅速,并在 2 周内逐渐停服,需同时配合服用硫脲类药物。

【不良反应及用药监护】

1. 过敏反应 可于用药后立即或几小时后发生,主要表现为血管神经性水肿、上呼吸道水肿及严重喉头水肿。停药后可消退,必要时给予抗过敏治疗。

2. 慢性碘中毒 表现为口腔及咽喉烧灼感、唾液分泌增多、眼刺激症状等。

3. 诱发甲状腺功能紊乱 长期服用碘化物可诱发甲状腺功能亢进,也可诱发甲状腺功能减退和甲状腺肿。碘还可进入乳汁并通过胎盘引起新生儿甲状腺肿,故孕妇及乳母应慎用。

三、放射性碘

临床上应用的放射性碘是[131]I,能释放β射线(占 99%)和γ射线(占 1%)。

【药理作用】 甲状腺具有高度摄碘能力,口服或静脉注射含[131]I 溶液后,[131]I 可被甲状腺摄取和富集,并可产生 β 射线(占 99%),β 射线在组织内的射程仅 $0.5\sim2$ nm,因此其辐射作用只限于甲状腺内,又因增生组织对射线敏感性大,β 射线主要破坏甲状腺实质,而损伤很少波及其他组织,故[131]I 起到类似手术切除部分甲状腺的作用。[131]I 也可产生少量 γ 射线(占 1%),可在体外测得,故可在甲状腺摄碘功能测定时使用。

【临床应用】

1. 甲状腺功能亢进的治疗　^{131}I适用于甲状腺功能亢进但不宜手术者,其他药物治疗无效或对其他药物过敏的患者。疗效多在用药后3～4周出现,故用药前2周应合用硫脲类药物。

2. 甲状腺摄碘功能测定　小剂量^{131}I可用于测定甲状腺摄碘功能。口服^{131}I后分别于3 h及24 h测定甲状腺放射性,计算摄碘率。甲状腺功能亢进时3 h摄碘率超过30%～50%,24 h超过45%～50%,摄碘高峰时间前移;而甲状腺功能减退时,摄碘率低,摄碘高峰时间后延。

【不良反应及用药监护】　剂量过大易导致甲状腺功能减退,故应严格掌握剂量和密切观察有无不良反应,一旦发生甲状腺功能减退可补充甲状腺激素。少数患者服药后有憋气及甲状腺部位疼痛,重症病例或剂量过大时,可从被破坏的腺体放出大量激素而发生甲状腺危象,宜先用其他抗甲状腺药物控制病情,再用放射性碘治疗。服^{131}I前2～4周应避免用碘剂及其他含碘食物。卵巢也是碘的集中场所,可能对遗传产生影响。^{131}I是否有致癌和诱发白血病作用尚待确定。因此禁用于妊娠甲状腺功能亢进、儿童甲状腺功能亢进及重症甲状腺功能亢进。

四、β受体阻断药

【药理作用】　普萘洛尔等β受体阻断药是甲状腺功能亢进及甲状腺危象的辅助治疗药。通过阻断β受体而改善甲状腺功能亢进所致的心率加快、心收缩力增强等交感神经激活症状,也能适当减少甲状腺素的分泌。普萘洛尔与氧烯洛尔还能减少T_3生成。

【临床应用】　适用于不宜用其他抗甲状腺药,不宜手术的甲状腺功能亢进患者;甲状腺危象时,静脉注射能帮助患者度过危险期;通常选用无内在拟交感活性的药物。应用大量β受体阻断药做甲状腺术前准备,不会致腺体增大、变脆,2周后即可进行手术,本类药物常与硫脲类合用做术前准备。

第三节　抗甲状腺药的用药监护

抗甲状腺药的用药监护见表24-1。

表 24-1　抗甲状腺药的用药监护

用药步骤	用药监护要点
用药前	1.熟悉常用抗甲状腺药的适应证和禁忌证,了解各种剂型和用法
	2.告知患者甲状腺功能亢进症的防治知识
用药中	1.进行用药依从性教育,指导甲状腺功能亢进症患者合理用药
	2.硫脲类药物可引起过敏反应、甲状腺功能减退症、甲状腺肿大、粒细胞缺乏,用药期间应定期进行血常规检查,当中性粒细胞计数小于$0.5×10^9/L$时,应报告医生处理
用药后	1.密切观察用药后的疗效和不良反应
	2.注意监测脉搏、心率,避免甲状腺危象发生

小　结

甲状腺激素具有维持生长发育和促进代谢等作用,临床上用做替代疗法,主要用于小儿呆小症、成人黏液性水肿、单纯性甲状腺肿。抗甲状腺药有硫脲类、碘及碘化物、放射性碘和β受体阻断药等,主要用于甲状腺功能亢进的治疗。硫脲类通过抑制甲状腺细胞内过氧化酶的活性而抑制甲状腺激素的合成,适用于甲状腺功能亢进的内科治疗及甲状腺功能亢进手术术前准备。大剂量的碘及碘化物是通过抑制蛋白水解酶的活性,减少甲状腺激素的释放而发挥抗甲状腺激素作用,临床上用于甲状腺功能亢进手术术前准备和甲状腺功能亢进危象的治疗。

能力检测

一、选择题

A_1型题

1. 硫脲类药物的基本作用是(　　)。

A. 直接作用于甲状腺组织,使之萎缩、坏死

B. 抑制甲状腺球蛋白水解酶

C. 抑制下丘脑-垂体-甲状腺轴,使 T_3、T_4合成下降

D. 抑制碘泵,使甲状腺细胞摄取碘化物受阻

E. 抑制过氧化物酶,使 T_3、T_4合成受抑制

2. 硫氧嘧啶类的严重不良反应是(　　)。

A. 粒细胞减少　　　　　　B. 骨质疏松　　　　　　C. 高血压

D. 低血糖　　　　　　　　E. 中性粒细胞增多

3. 治疗黏液性水肿的药物是(　　)。

A. 甲硫氧嘧啶　　　　　　B. 丙硫氧嘧啶　　　　　　C. 卡比马唑

D. 甲状腺素　　　　　　　E. 碘制剂

4. 下列药物中不属于抗甲状腺药的是(　　)。

A. 甲硫氧嘧啶　　　　　　B. 丙硫氧嘧啶　　　　　　C. 卡比马唑

D. 甲巯咪唑　　　　　　　E. 苯乙双胍

5. 有关碘剂作用的正确说法是(　　)。

A. 小剂量促进甲状腺激素的合成,大剂量促进甲状腺激素的释放

B. 小剂量抑制甲状腺激素的合成,大剂量抑制甲状腺激素的释放

C. 大剂量促进甲状腺激素的合成,小剂量促进甲状腺激素的释放

D. 小剂量促进甲状腺激素的合成,也促进甲状腺激素的释放

E. 小剂量促进甲状腺激素的合成,大剂量抑制甲状腺激素的释放

6. 治疗呆小症的药物是(　　)。

A. 甲硫氧嘧啶　　　　　　B. 丙硫氧嘧啶　　　　　　C. 卡比马唑

D. 甲状腺素　　　　　　　E. 小剂量碘制剂

A₂ 型题

7. 王女士,62 岁。有甲状腺功能低下病史 7 年,黏液性水肿 2 年。本次发病前患者表现为怕冷、乏力,皮肤干燥无汗、食欲不振、便秘、嘶哑、嗜睡,进而呼吸频率减慢,心率 55 次/分,血压 90/60mmHg,腱反射消失,昏迷。处理措施是静脉注射(   )。

A. 肾上腺素   B. 多巴胺   C. 胰岛素

D. 三碘甲状腺原氨酸 E. 布美他尼

A₃/A₄ 型题

(8~9 题共用题干)

张某,女,35 岁,患原发性甲状腺功能亢进 3 年,经多方治疗病情仍难控制,需行甲状腺部分切除术。

8. 术前准备药物有丙硫氧嘧啶,该药物的基本作用是(   )。

A. 抑制碘泵   B. 抑制 Na^+-K^+ 泵

C. 抑制甲状腺过氧化物酶   D. 抑制甲状腺蛋白水解酶

E. 阻断甲状腺激素受体

9. 用于术前准备,可使腺体缩小变硬、血管减少而有利于手术进行的药物是(   )。

A. 甲巯咪唑   B. 丙硫氧嘧啶   C. ¹³¹I

D. 卡比马唑   E. 碘化物

(10~12 题共用题干)

患者,女,甲状腺肿大伴多汗、多食、消瘦、心悸、烦躁,根据放射性核素扫描及血 T₃、T₄ 检查,诊断为甲状腺功能亢进。

10. 该患者应选用以下何药进行治疗?(   )

A. 甲状腺素   B. 丙硫氧嘧啶   C. 小剂量碘剂

D. 胰岛素   E. 肾上腺皮质激素

11. 治疗期间应定期复查(   )。

A. 尿常规   B. 肝肾功能   C. 血常规

D. 心电图   E. 甲状腺扫描

12. 服药一段时间后,症状控制不好,甲状腺肿大明显,需行手术治疗,此时应(   )。

A. 服用碘剂   B. 继续服用抗甲状腺药物 C. 用普萘洛尔控制心率

D. 辅助治疗   E. 用氯苯那敏预防过敏

二、思考题

1. 简述硫脲类、碘制剂抗甲状腺作用的特点和临床应用。

2. 简述大剂量碘与小剂量碘的临床应用有何不同。

(黄燕娟)

第二十五章
胰岛素和口服降血糖药

📖 学习目标

掌握:胰岛素的药理作用、临床应用、不良反应及用药监护。
熟悉:甲苯磺丁脲和二甲双胍的药理作用、临床应用、不良反应及用药监护。
了解:其他口服降血糖药的药理作用、临床应用、不良反应及用药监护。

糖尿病是由于体内胰岛素绝对或相对不足而导致的以长期血糖水平增高为特征的代谢紊乱症群。目前糖尿病发病率持续上升,已经成为全世界发病率和死亡率最高的五种疾病之一。糖尿病的危害主要源于它的高发并发症,其后果相当严重,是导致糖尿病患者痛苦、死亡的主要因素。糖尿病主要分为 1 型糖尿病(胰岛素依赖型糖尿病,IDDM)和 2 型糖尿病(非胰岛素依赖型糖尿病,NIDDM)。其中 1 型糖尿病多发生于青少年,因 β 细胞破坏,导致胰岛素的绝对缺乏,依赖外源性胰岛素补充以维持生命。2 型糖尿病多见于中、老年人,有些患者胰岛素的分泌量并不低,甚至还偏高,临床表现为机体对胰岛素不够敏感,即胰岛素抵抗;有些患者胰岛素的分泌不足并伴有胰岛素抵抗。常用于治疗糖尿病的药物包括胰岛素和口服降血糖药。

第一节　胰　岛　素

胰岛素为酸性蛋白质,由胰岛 β 细胞分泌。目前市场上出现的胰岛素产品主要有动物胰岛素(第一代)、重组胰岛素(第二代)、胰岛素类似物(第三代)。

【药理作用】

1. 降低血糖　胰岛素可促进葡萄糖的转运,加速葡萄糖的无氧酵解和有氧氧化,促进糖原的合成及储存;抑制糖原分解及糖原异生。

2. 促进脂肪合成,减少酮体生成　胰岛素促进脂肪合成并抑制脂肪分解,从而减少游离脂肪酸和酮体的生成;增加脂肪酸和葡萄糖的转运,使其利用增加。

3. 促进蛋白质合成　胰岛素可促使氨基酸进入细胞内,增加核酸和蛋白质的合成,抑制蛋白质的分解。

4. 促进钾离子转运　胰岛素可激活 Na^+-K^+-ATP 酶,促进 K^+ 内流,增加细胞内 K^+ 浓度,降低血钾。

【临床应用】

1. 糖尿病 胰岛素对各型糖尿病均有效。临床主要应用于:①1 型糖尿病,胰岛素是唯一有效的药物;②2 型糖尿病饮食控制、口服降糖药控制无效的患者;③糖尿病应急状态,如合并感染、手术、外伤、妊娠、分娩、甲亢等;④糖尿病伴严重并发症,如酮症酸中毒、高渗性非酮症性糖尿病昏迷。酮症酸中毒治疗原则是立即给予足够的胰岛素,纠正水、电解质紊乱等异常和去除诱因。高渗性非酮症性糖尿病昏迷治疗原则是纠正高血糖、高渗状态及酸中毒,适当补钾,但是不宜使用大剂量胰岛素,以免血糖下降过快,细胞外液中水分向高渗的细胞内转移,导致或加重脑水肿。

2. 高血钾症或纠正细胞内缺钾 ① 胰岛素与葡萄糖合用可促进 K^+ 从细胞外进入细胞内,排除体内多余钾。可用于治疗高血钾症。②合用胰岛素、葡萄糖、氯化钾(GIK 极化液)以纠正细胞内缺钾,防治心肌梗死等心肌病变时的心律失常。

3. 能量合剂 胰岛素与 ATP 及辅酶 A 组成能量合剂用于急慢性胰腺炎、肝硬化、心力衰竭、肾炎等患者的辅助治疗,以增加食欲,恢复体力。

【不良反应及用药监护】

1. 低血糖症 低血糖症是最常见的不良反应,常常发生在胰岛素过量、未按时进食和运动过量的情况下。为防止低血糖症的严重后果,应教会患者熟知反应,以便及早发现及时摄食,或饮用糖水等。严重者应立即静脉注射 50% 葡萄糖。在糖尿病患者中必须鉴别低血糖昏迷、酮症酸中毒性昏迷及非酮症性糖尿病昏迷。

2. 过敏反应 局部过敏表现为注射 0.5～1 h 后出现局部肿胀、发热、发痒、红斑,少数患者可出现荨麻疹、血管神经性水肿,偶尔可见过敏性休克,多见于使用动物制剂胰岛素,可更换纯度高的制剂种类,重组胰岛素更好。必要时可用 H_1 受体阻断药及糖皮质激素治疗。

3. 胰岛素抵抗 有少数患者连续应用胰岛素后,机体出现对胰岛素的敏感性降低的现象。可分为如下两型。①急性型:常由于情绪激动或并发感染、创伤、手术等应激状态所致。此时血中抗胰岛素物质增多,或因酮症酸中毒时,血中大量游离脂肪酸和酮体的存在妨碍了葡萄糖的摄取和利用。出现急性抵抗时,应去除诱因,并在短时间内增加胰岛素用量。②慢性型:临床上指每日需用 200 U 以上的胰岛素并且无并发症者。可能是体内产生了抗胰岛素受体抗体,对此可用免疫抑制剂控制症状,能使患者对胰岛素的敏感性恢复正常;也可能是胰岛素受体数量的变化,如高胰岛素血症时,靶细胞膜上胰岛素受体数目减少;还可能是靶细胞膜上葡萄糖转运系统失常。此时换用其他动物胰岛素或改用高纯度胰岛素,并适当调整剂量常有效。

4. 皮下注射部位脂肪萎缩 多见于注射部位,注意更换注射部位和应用高纯度胰岛素制剂可减少脂肪萎缩的发生。

5. 注意事项

(1) 胰岛素的抽取:口服无效,注射给药每次注射尽量用同一型号的 1 mL 注射器以保证剂量的绝度准确。

(2) 注射的最佳部位:上臂前外侧、下肢骨前外侧,只能由前面或外侧面进行大腿注射,内侧有较多的血管和神经分布。臀部外上 1/4 区(即肌内注射部位)、腹部(脐周围与腰周围部位,在肚脐两侧的一个手掌的距离内注射。越往身体两侧皮下层越薄,越容易扎至肌肉层),其中以腹部吸收速度最快。如注射后需立即进行运动,应避免在上下肢注射,以免过快吸收引起低血糖,每次注射须更换部位,1个月内不要在同一部位注射 2 次,以免局部皮下脂肪萎缩硬化。

(3)注射剂量调整:根据血糖和尿糖检测结果,调整胰岛素剂量 1 次,直至血糖不超过"＋＋",防止胰岛素过量或不足。胰岛素过量就是在午夜至凌晨时发生低血糖,随即调节激素分泌增加,使血糖陡升,以致凌晨血糖、尿糖异常增高,只需减少胰岛素用量即可消除。当胰岛素用量不足时可发生"清晨现象",指在清晨 5—9 时呈现血糖和尿糖增高,可加大夜间胰岛素注射剂量或将注射时间稍后移即可。

(4)存放方法:胰岛素须保存在温度低于 10℃ 的冷藏器内,在 2～8℃ 的冰箱中可保持活性不变 2～3 年,即使已部分抽吸使用的胰岛素也是如此。使用时,温度不超过 30℃ 和高于 2℃ 的地方均可,但须避光,以防失效。正在使用中的胰岛素,只要放在室内阴凉处就可以了。开瓶使用中的瓶装胰岛素可以放在冰箱的冷藏室中,保存约 3 个月。使用中的胰岛素笔芯不要和胰岛素笔一起放回冷藏室中,可随身携带保存 4 周。

(5)药物相互作用:①糖皮质激素、甲状腺激素、肾上腺素等均可升高血糖,合用可降低胰岛素的作用。②噻嗪类利尿药抑制内源性胰岛素分泌,可使血糖升高,拮抗胰岛素降血糖作用。③水杨酸盐、磺胺类、口服抗凝血药、甲氨蝶呤等可与胰岛素竞争血浆蛋白,使血中游离胰岛素水平升高,增强胰岛素的作用。④β 受体阻断药可阻止肾上腺素的升高血糖反应,与胰岛素合用可增加低血糖危险性,掩盖低血糖症状,合用时应注意调整胰岛素的剂量。胰岛素制剂的特点如表 25-1 所示。

表 25-1 胰岛素制剂的特点

分类	药物	给药途径	作用时间			给药时间
			开始	高峰	维持	
短效	普通胰岛素	静脉注射	—	0.5 h	0.5～1 h	急救时餐前 30 min
		皮下注射	0.5～1 h	2～4 h	5～10 h	一日 3 次
中效	低精蛋白锌胰岛素	皮下注射	2～4 h	8～12 h	18～24 h	早、晚餐前 60 min
	珠精蛋白锌胰岛素	皮下注射	2～4 h	6～12 h	12～18 h	早、晚餐前 60 min
长效	精蛋白锌胰岛素	皮下注射	4～6 h	16～18 h	24～36 h	早、晚餐前 60 min

胰岛素的用药监护

胰岛素的用药监护见表 25-2。

表 25-2 胰岛素的用药监护

用药步骤	用药监护要点
用药前	1.熟悉胰岛素制剂的适应证和禁忌证,了解各种剂型和用法
	2.告知患者糖尿病的防治知识
用药中	1.普通胰岛素静脉滴注时易出现低血糖反应
	2.中效、长效胰岛素可出现耐受性、脂肪萎缩,动物来源胰岛素易出现过敏反应
用药后	1.密切观察用药后的疗效和不良反应
	2.指导患者注意饮食及生活习惯,以配合药物治疗

第二节 口服降血糖药

口服药方便,但作用弱,起效慢,不能代替胰岛素,常用于轻、中度患者。常用口服降血糖的药物包括磺酰脲类、双胍类、α-葡萄糖苷酶抑制剂、胰岛素增敏剂和餐时血糖调节剂。

一、磺酰脲类

本类药物具有磺酰脲结构,目前已经发展到第3代:第1代药物如甲苯磺丁脲、氯磺丙脲,不良反应多;第2代如格列苯脲(优降糖)、格列吡嗪,作用增加数十倍;第3代如格列齐特(达美康)可使血小板黏附力下降,改善微循环。

【药理作用】

1. 降血糖作用 对正常人和胰岛功能尚存的糖尿病患者均有降血糖作用,对1型糖尿病及胰岛功能完全丧失的患者无效。

2. 抗利尿作用 如氯磺丙脲通过促进抗利尿激素的分泌并增强其作用,减少水的排泄,而产生抗利尿作用。

3. 影响凝血功能 如格列齐特能降低血小板黏附力,抑制血小板聚集,还可刺激纤溶酶原的生成,恢复纤溶活性,改善微循环。

【临床应用】

1. 糖尿病 用于胰岛功能尚存但单用饮食控制无效的轻、中度2型糖尿病的治疗。

2. 尿崩症 氯磺丙脲能明显减少尿量。

【不良反应及用药监护】

1. 胃肠反应 常见食欲不振、恶心、呕吐、腹痛、腹泻等,可改饭后服药,从小剂量开始加服抗酸剂可减轻或防止这些症状。

2. 低血糖反应 常因药物过量所致,较严重的是出现持久性低血糖反应。尤以氯磺丙脲多见,老人及肝肾功能不全者易发生,故老年糖尿病患者不宜用氯磺丙脲。

3. 过敏反应 可见皮疹、红斑、瘙痒、荨麻疹等。少数可发生粒细胞减少、血小板减少及溶血性贫血等,偶见肝损害。用药期间需定期检查血常规和肝功能。

4. 黄疸、肝功能损害 故肝、肾功能不全者禁用。

5. 药物相互作用 ①保泰松、水杨酸钠、吲哚美辛、青霉素、双香豆素、氯霉素、西咪替丁、磺胺类药等可通过与磺酰脲类药物竞争血浆蛋白,合用时可使游离型的磺酰脲类药物浓度升高,增强其降血糖作用。②氯丙嗪、糖皮质激素、甲状腺激素、苯妥英钠、利福平、噻嗪类利尿药等因抑制胰岛素的释放,而降低磺酰脲类药物的降血糖作用。③β受体阻断剂可掩盖降血糖反应。

二、双胍类

二甲双胍

二甲双胍(metformin),又称甲福明。

【药理作用】 能明显降低糖尿病患者的血糖,对正常人的血糖无影响,当胰岛功能完全丧失时,仍有降血糖作用。其作用主要可能是通过抑制葡萄糖在肠道的吸收,增加组织中糖的无氧酵解,减少肝内糖异生,减少葡萄糖生成,促进组织对葡萄糖的摄取,增强胰岛素的作用,抑制胰高血糖素的释放,使血糖降低。

【临床应用】 主要用于轻、中度 2 型糖尿病单用饮食控制无效者,由于能降低甘油三酯和胆固醇,并减轻体重,尤其适用于肥胖患者。对某些磺酰脲类无效的病例有效,如果与磺酰脲类降血糖药合用有协调作用,较各自的效果更好。

【不良反应及用药监护】 主要表现为食欲不振、恶心、呕吐、腹部不适、口中有金属味等消化道反应。有时有乏力、疲惫、体重减轻、头晕、皮疹。2 型糖尿病伴有酮症酸中毒、肝肾功能不全、心力衰竭、呼吸功能衰竭、急性心肌梗死、严重感染和外伤、重大手术以及临床有低血压和缺氧情况者禁用。1 型糖尿病患者不能单独使用,既往有乳酸性酸中毒史者慎用,进行肾脏造影者应于前三日停用本品,孕妇及哺乳期妇女禁用,70 岁以上患者可能出现乳酸性酸中毒,宜慎用。

三、α-葡萄糖苷酶抑制剂

阿 卡 波 糖

阿卡波糖(acarbose),又称拜糖平。

【药理作用】 可降低糖尿病患者的餐后血糖。其可在小肠上皮刷状缘与碳水化合物竞争水解碳水化合物的糖苷水解酶,从而减慢碳水化合物水解及产生葡萄糖的速度并延缓葡萄糖吸收。

【临床应用】 用于配合饮食控制的糖尿病、单纯饮食控制失败的糖尿病及与其他口服降糖药合用治疗 2 型糖尿病。

【不良反应及用药监护】 主要为胃肠道反应,从小剂量开始服用,以减轻胃部不适。应避免与抗酸药或消化酶制剂同时服用。饭前即刻吞服或与第一口主食一起咀嚼服用。同时接受胰岛素或其他降糖药治疗的患者,如果因为本品减少了胰岛素需求而产生低血糖时,必须服用葡萄糖而不是普通糖来调节。孕妇及哺乳妇禁用,患肠炎、肠梗阻及有腹部手术史的患者禁用,18 岁以下的患者禁用,对本品过敏者禁用。

四、胰岛素增敏剂

胰岛素增敏药对改善糖尿病患者的胰岛素抵抗状态、对糖尿病治疗有重要意义。药物有罗格列酮、吡格列酮等。

本类药物能改善胰岛素抵抗、降低胰高血糖血症、降低高血糖和纠正脂质代谢紊乱,并能预防 2 型糖尿病血管并发症。临床上常用于对胰岛素抵抗的糖尿病和 2 型糖尿病。常见不良反应有嗜睡、水肿和胃肠道反应等。

五、餐时血糖调节剂

瑞格列奈是一种非磺酰脲类的促胰岛素分泌剂,最大的优点是促进糖尿病患者胰岛素生理性分泌曲线的恢复。并对功能受损的胰岛细胞起到保护作用,餐前用药;该药主要用于 2 型糖尿病患者,老年糖尿病患者也可服用,且适用于糖尿病肾病者。与双胍类合用有协同作用,因其结构中不含硫,故对磺脲类药物过敏者仍可使用。

用药基础(第2版)

六、口服降糖药的用药监护

口服降糖药的用药监护见表 25-3。

表 25-3　口服降糖药的用药监护

用药步骤	用药监护要点
用药前	1.熟悉常用口服降血糖药的适应证和禁忌证,了解其剂型和用法
	2.告知患者 2 型糖尿病的防治知识
用药中	1.双胍类药物用药时可出现危及生命的酮血症和乳酸血症
	2.磺酰脲类药物可引起胃肠反应、过敏反应、中枢神经系统反应及持久性的低血糖症,需定期检查肝功能和血象,老人及肝、肾功能不良者慎用;格列齐特、格列吡嗪能抑制血小板黏附、聚集,减少血小板数目、刺激纤溶酶原的合成并恢复纤溶活性
	3.氯磺丙脲能促进抗利尿激素(ADH)分泌和增强其作用而产生抗利尿作用
用药后	1.密切观察用药后的疗效和不良反应
	2.指导患者注意饮食及生活习惯,以配合药物治疗

小　结

　　治疗糖尿病的药物包括胰岛素和口服降血糖药。胰岛素口服无效,中、长效制剂不能静脉注射。胰岛素具有四大药理作用:降低血糖,促进脂肪合成,促进蛋白质合成和减少酮体生成,促进钾离子转运。胰岛素的四个主要用途为治疗各型糖尿病、降低血钾、纠正细胞内缺钾、作为能量合剂。胰岛素的四个不良反应为低血糖症、过敏反应、胰岛素抵抗、皮下注射部位脂肪萎缩。一般可通过相应措施避免不良反应的发生,或减低其发生概率。

　　口服降血糖药主要有磺酰脲类、双胍类、α-葡萄糖苷酶抑制剂、胰岛素增敏剂以及餐时血糖调节剂,临床上主要用于 2 型糖尿病。

能力检测

一、选择题

A₁型题

1. 胰岛素的药理作用的描述下列哪一项是不正确的?(　　)

A. 促进糖原分解　　　　　　　　　B. 促进氨基酸的转运和蛋白质合成

C. 促进脂肪合成并抑制其分解　　　D. 抑制蛋白质分解

E. 促进葡萄糖的氧化和酵解

2. 可促进抗利尿激素分泌的降血糖药是(　　)。

A. 格列齐特　　　　　B. 格列吡嗪　　　　　C. 甲苯磺丁脲

D. 二甲双胍　　　　　E. 氯磺丙脲

3. 胰岛素临床不可用于(　　)。

A. 胰岛素依赖型糖尿病

B. 糖尿病并发各种症状

C. 非胰岛素依赖型糖尿病用口服降血糖药未控制者

D. 合并重度感染、消耗性疾病等糖尿病

E. 尿崩症

4. 可造成乳酸血症的降血糖药是（   ）。

A. 格列吡嗪　　　　　　　B. 氯磺丙脲　　　　　　　C. 格列本脲

D. 甲苯磺丁脲　　　　　　E. 二甲双胍

A_3 / A_4 型题

（5～7 题共用题干）

某男，20 岁，1 型糖尿病患者，在治疗过程中出现心悸、出汗、饥饿感、意识模糊。

5. 患者最可能发生的问题是（   ）。

A. 过敏反应　　　　　　　B. 心律失常　　　　　　　C. 自主神经功能紊乱

D. 低血糖　　　　　　　　E. 周围神经炎

6. 引起该现象的常见原因是（   ）。

A. 注射胰岛素剂量过大　　　　　　　B. 每日运动量适中

C. 注射胰岛素与进餐时间密切配合　　D. 每餐按规定进食量进食

E. 并发冠心病及脑血管病

7. 护士应立即采取的措施是（   ）。

A. 使用胰岛素　　　　　　B. 报告值班医生　　　　　　C. 做心电图检查

D. 静脉注射 50％葡萄糖　E. 静脉滴注生理盐水并等待医嘱

二、思考题

1. 简述治疗 2 型糖尿病有几类，各自的作用特点如何。

2. 简述胰岛素、磺酰脲类、双胍类药物的主要不良反应及用药监护。

（王雅君）

第二十六章
性激素类药和避孕药

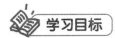 学习目标

掌握：口服避孕药的药理作用、不良反应及用药监护。

了解：雌激素类药物、抗雌激素类药物、雄激素类药物、同化激素类药物和孕激素类药物的药理作用特点。

性激素为性腺分泌的激素，包括雌激素、孕激素和雄激素，均属于甾体化合物。目前临床上应用的是人工合成品及其衍生物。常用的避孕药多为雌激素与孕激素的复合制剂。

第一节　雌激素类药和抗雌激素类药

雌激素类药指具有雌激素样作用的药物，包括雌二醇的衍生物炔雌醇、炔雌醚和戊酸雌二醇，以及非甾体类药物己烯雌酚等。抗雌激素类药指能与雌激素受体结合，具有竞争性拮抗雌激素作用的药物，包括氯米芬、他莫昔芬和雷洛昔芬。

一、雌激素类药

卵巢分泌的雌激素有雌二醇。从孕妇尿中提取的雌酮、雌三醇及其他雌激素，多为雌激素的肝脏代谢产物。天然雌激素活性较低，近年来以雌二醇为母体，人工合成许多高效的衍生物，主要有炔雌醇、炔雌醚及戊酸雌二醇等，它们均有类固醇样结构。此外，也曾合成一些结构简单的非甾体类具有雌激素样作用的药物，如己烯雌酚。

【药理作用】

1. 对未成年女性　雌激素促进女性性器官的发育和成熟，维持女性第二特征，如子宫发育、乳腺腺管增生及脂肪分布变化等。

2. 对成熟女性　雌激素继续保持其女性第二特征，并在孕激素协同下，使子宫内膜产生周期性变化，形成月经周期，增强子宫平滑肌对缩宫素的敏感性。也可使阴道上皮增生，浅表皮细胞角化。

3. 内分泌调节功能　较大剂量的雌激素可抑制下丘脑-垂体系统，抑制促性腺激素释放激素的分泌，发挥抗排卵作用；在乳腺水平时干扰催乳素的作用，与抑制乳汁分泌有关；还有抗雄激素作用。

4. 影响水、盐代谢　有轻度水、钠潴留作用，使血压升高；能增加骨骼的钙盐沉积，加

速骨骺闭合;对青春期生长发育有促进作用,并能预防围绝经期妇女骨质丢失。

5. 其他 可降低低密度脂蛋白,升高高密度脂蛋白,可降低糖耐量,还可增加某些凝血因子的活性,促进血液凝固。

【临床应用】

1. 绝经期综合征 更年期妇女由于卵巢功能降低,雌激素分泌不足,垂体促性腺激素分泌增多,产生内分泌平衡失调所致的一系列症状,如面颈红热、恶心、失眠、情绪不安等,称更年期综合征。应用雌激素替代疗法,可抑制垂体促性腺激素的分泌,从而减轻其症状;对于绝经后和老年性骨质疏松症,也可用雌激素减少骨质吸收,防止骨折发生;对因雌激素缺乏引起的老年性阴道炎和女阴干枯症,局部用药有效。

2. 卵巢功能不全和闭经 原发性和继发性卵巢功能低下者,用雌激素替代疗法,可促进子宫、外生殖器及第二性征的发育。雌激素与孕激素合用,可产生人工月经。

3. 功能性子宫出血 雌激素可促进子宫内膜增生,修复出血创面而止血,也可适当配伍孕激素,以调整月经周期。

4. 乳房胀痛及退乳 部分妇女停止授乳后可发生乳房胀痛,可用大剂量雌激素抑制乳汁分泌,克服胀痛,俗称回奶。由于此时垂体分泌的催乳素并不减少,故认为大剂量雌激素类药物抑制泌乳主要是在乳腺水平干扰催乳素的作用。

5. 晚期乳腺癌 绝经5年以上的乳腺癌可用雌激素治疗,缓解率可达40%左右。但绝经期以前的患者禁用,因为这时反可能促进肿瘤的生长。

6. 前列腺癌 大剂量雌激素类药物可使症状改善,肿瘤病灶退化。这是其抑制垂体促性腺激素分泌,使睾丸萎缩而抑制雄激素的产生所致,也有抗雄激素的作用参与。

7. 痤疮 青春期痤疮是由于雄激素分泌过多,刺激皮脂腺分泌,引起腺管阻塞及继发感染所致。雌激素可抑制雄激素分泌,并可拮抗雄激素作用。

8. 避孕 与孕激素合用。

【不良反应及用药监护】

(1)常见恶心、呕吐、食欲不振等。从小剂量开始,逐渐增加剂量可减轻此反应。

(2)长期大量应用可引起子宫内膜过度增生及子宫出血,故有子宫出血倾向者及子宫内膜炎患者慎用。

(3)可引起胆汁淤积性黄疸,故肝功能不良者慎用。

(4)长期大量应用可导致水、钠潴留,引起高血压、水肿、心力衰竭。

二、抗雌激素类药

本类药物竞争性拮抗雌激素受体,发挥抗雌激素作用,又称为选择性雌激素受体调节剂。常用的药物包括氯米芬、他莫昔芬、雷洛昔芬等。同时,该类药物的另一个显著特点是对生殖系统表现为雌激素拮抗作用,而对骨骼系统及心血管系统则发挥拟雌激素样作用,这对雌激素的替代治疗具有重要意义。

氯米芬有较弱的内在活性(拟雌激素活性),能促进人的垂体前叶分泌促性腺激素,从而诱使排卵。用于功能性不孕症、功能性子宫出血、月经不调、晚期乳腺癌及长期应用避孕药后发生的闭经等。长期、大剂量服用可引起卵巢肥大,卵巢囊肿患者禁用。

他莫西芬与乳腺细胞的雌激素受体结合,抑制依赖雌激素生长的肿瘤细胞,用于绝经期后晚期乳腺癌患者。

雷洛昔芬是选择性雌激素受体调节药的第二代产品,用于绝经后妇女的骨质疏松症。

三、雌激素类药及抗雌激素药的用药监护

雌激素类药及抗雌激素药的用药监护见表 26-1。

表 26-1　雌激素类药及抗雌激素药的用药监护

用药步骤	用药监护要点
用药前	1.熟悉常用雌激素类药及抗雌激素药的适应证和禁忌证,了解各种剂型和用法
	2.告知患者药物作用原理
用药中	1.雌激素类药用药时可出现恶心、呕吐,可有血压升高、水肿、子宫出血等。有肝毒性,用药期间应注意监测肝功能等
	2.氯米芬主要用于不孕症、闭经、乳房纤维囊性疾病和晚期乳癌等
用药后	1.密切观察用药后的疗效和不良反应
	2.指导患者注意卫生习惯,以配合药物治疗

第二节　孕激素类药

孕激素主要由卵巢黄体分泌,妊娠 3～4 个月后,黄体逐渐萎缩而由胎盘分泌,直至分娩。天然孕激素为黄体酮(又称孕酮),含量很低,且口服无效。临床应用的孕激素均系人工合成及其衍生物。孕激素分为两类,即 17α-羟孕酮类(如甲羟孕酮、甲地孕酮、羟孕酮乙酸酯等)和 19-去甲睾酮类(如炔诺酮、双醋炔诺酮、炔诺孕酮等)。

【药理作用】

1. 生殖系统　① 月经后期,孕激素在雌激素作用的基础上,促进子宫内膜继续增厚、充血、腺体增生并分支,由增殖期转为分泌期,有利于受精卵的着床和胚胎发育。②与缩宫素竞争受体,降低子宫对缩宫素的敏感性,可抑制子宫收缩起到保胎的作用。③与雌激素一起促进乳腺腺泡发育,为哺乳做准备。④一定量的孕激素可抑制 LH 分泌,从而抑制排卵。

2. 代谢　通过竞争对抗醛固酮的作用,增加 Na^+ 和 Cl^- 排泄,产生利尿作用。

3. 升高体温　可轻度升高体温,使月经周期的黄体相基础体温升高。

【临床应用】

1. 功能性子宫出血　黄体功能不足可引起子宫内膜不规则成熟与脱落,导致子宫持续性的出血。应用孕激素可使子宫内膜同步转为分泌期,在月经期有助于子宫内膜全部脱落。

2. 痛经和子宫内膜异位症　雌、孕激素复合避孕药可抑制子宫痉挛性收缩而止痛。还可使异位的子宫内膜萎缩退化。

3. 先兆流产和习惯性流产　对黄体功能不足所致流产,可用大剂量孕激素安胎,但对习惯性流产,疗效不确切。19-去甲睾酮类激素不宜用于先兆流产和习惯性流产的治疗,因其具有雄激素样作用,使女性胎儿男性化。

4. 子宫内膜腺癌、前列腺肥大和前列腺癌　大剂量孕激素可使子宫内膜癌细胞分泌

耗竭而致退化。大剂量孕激素可反馈地抑制垂体前叶分泌间质细胞刺激激素（ICSH），减少睾酮的分泌，促进前列腺细胞萎缩退化。

【不良反应及用药监护】 较少，偶见恶心、呕吐、头痛、乳房胀痛及腹痛。黄体酮有时可致生殖器畸形。长期应用可引起子宫内膜萎缩，月经量减少，并易发阴道真菌感染。大剂量 19-去甲睾酮类可引起肝功能障碍。

孕激素类药的用药监护

孕激素类药的用药监护见表 26-2。

表 26-2　孕激素类药的用药监护

用药步骤	用药监护要点
用药前	1.熟悉常用孕激素类药的适应证和禁忌证，了解各种剂型和用法
	2.告知患者药物作用原理
用药中	孕激素类药用药时可出现头晕、恶心及乳房胀痛等。长期应用可引起子宫内膜萎缩，月经量减少
用药后	1.密切观察用药后的疗效和不良反应
	2.指导患者注意卫生习惯，以配合药物治疗

第三节　雄激素类药和同化激素类药

一、雄激素类药

雄激素类药是指具有雄激素样作用的药物。天然雄激素主要是由睾丸间质细胞分泌的睾酮（睾丸素）。肾上腺皮质、卵巢和胎盘也分泌少量的睾酮。临床上多用人工合成的睾酮衍生物，如甲睾酮、丙酸睾酮和苯乙酸睾酮等。

【药理作用】

1. 生殖系统　促进男性性器官及附性器官的发育和成熟，促进和维持男性第二性征形成，促进精子的形成和成熟。

2. 抗雌激素作用　大剂量反馈抑制垂体前叶分泌促性腺激素，减少女性雌激素分泌，抑制子宫内膜生长及卵巢功能，并有直接抗雌激素作用。

3. 同化作用　能明显促进蛋白质合成（同化作用），减少蛋白质分解（异化作用），造成正氮平衡，从而促进肌肉增长，体重增加，减少尿氮排泄，同时有水、钠、钙、磷潴留作用。

4. 骨髓造血功能　骨髓造血功能低下时，大剂量的雄激素促进肾脏分泌促红细胞生成素，也可直接刺激骨髓造血功能，故使红细胞生成增加。

【临床应用】

1. 睾丸功能不全　对无睾症（先天或后天两侧睾丸缺损）或类无睾丸症（睾丸功能不足）、男子性功能低下者，可用做替代疗法。

2. 功能性子宫出血　利用其抗雌激素作用使子宫平滑肌及其血管收缩、子宫内膜萎缩而止血。对严重出血病例，可注射己烯雌酚、黄体酮和丙酸睾酮三药的混合物，可达到止血目的，但停药后易出现撤退性出血。

3. 晚期乳腺癌 雄激素可缓解部分患者的病情,这可能与其抗雌激素活性有关,也可能与其抑制垂体前叶分泌促性腺激素,因而减少雌激素的分泌有关;还可以对抗催乳素对癌组织的刺激作用。其治疗效果与癌细胞中的雌激素受体含量有关,含量高者,疗效较好。

4. 再生障碍性贫血及其他贫血 用丙酸睾酮或甲睾酮可使骨髓造血机能改善,产生治疗作用。

5. 虚弱 由于雄激素的同化作用,小剂量的雄激素用来治疗各种消耗性疾病、骨质疏松、生长延缓、长期卧床、损伤、放疗等虚弱情况,使患者食欲增加,加快体质恢复。

【不良反应及用药监护】

1. 性功能改变 女性长期应用可引起痤疮、多毛、声音变粗、闭经、乳腺退化等男性化改变。男性可发生性欲亢进,也可出现女性化,这是由于雄激素在性腺外组织转化为雌激素所致,长期用药后的负反馈作用使睾丸萎缩,精子生成减少。

2. 胆汁淤积性黄疸 17α 位由烷基取代的睾酮类药物干扰肝内毛细血管的排泄功能,引起胆汁淤积性黄疸,如发现应立即停药。

二、同化激素类药

同化激素类药是人工合成的睾酮衍生物,其雄激素活性大为减弱,而促进蛋白质合成的同化作用增强,用于女性患者,男性化现象明显减少。临床上应用的同化激素有苯丙酸诺龙(nandrolone phenylpropionate)、司坦唑醇(stanozolol,康力龙)等。

临床上主要用于蛋白质合成或吸收不足、蛋白质分解亢进或损失过多等慢性消耗性疾病,如严重烧伤、手术恢复期、营养不良、骨折不易愈合、老年性骨质疏松、小儿发育不良等,服用时应同时增加食物中的蛋白质成分。本类药物属体育竞赛中的一类违禁药品。

长期应用可引起水、钠潴留及女性轻微男性化现象。肾炎、心力衰竭和肝功能不良者慎用,妊娠期妇女及前列腺癌患者禁用。

三、雄激素类药和同化激素类药的用药监护

雄激素类药和同化激素类药的用药监护见表 26-3。

表 26-3 雄激素类药和同化激素类药的用药监护

用药步骤	用药监护要点
用药前	1.熟悉常用雄激素类药的适应证和禁忌证,了解各种剂型和用法
	2.告知患者药物作用原理
用药中	1.天然雄激素、人工合成的睾酮衍生物用药时可引起男性化、胆汁郁积性黄疸,水钠潴留等。有肝毒性,用药期间应注意监测肝功能等
	2.同化激素类药主要用于蛋白质合成或吸收不足、蛋白质分解亢进或损失过多等慢性消耗性疾病
用药后	1.密切观察用药后的疗效和不良反应
	2.指导患者注意卫生习惯,以配合药物治疗

第四节 避 孕 药

目前常用的避孕药根据对生殖过程作用环节的不同,分为抑制排卵、阻碍受精、干扰孕卵着床、影响精子生成几类。

一、主要抑制排卵的避孕药

此类药物有不同类型的雌激素和孕激素类组成的复合型甾体激素避孕药,主要抑制排卵,是目前临床上最常用的女性避孕药。服用避孕药是目前避孕方法中比较安全、有效且使用方便的较理想的避孕方式。

【药理作用】

1. 抑制排卵 使用外源性雌激素及孕激素后,血中性激素水平升高,通过负反馈机制抑制下丘脑、垂体释放促性腺激素释放激素、促卵泡激素、黄体生成素,从而抑制排卵。

2. 干扰生殖过程的其他环节 大剂量的该类药阻碍子宫内膜正常发育,致腺体数量减少,腺体分泌不足,内膜萎缩,不利于受精卵着床;使子宫颈上皮黏液分泌减少,黏稠度增加,不利于精子进入宫腔,受精机会减少;抑制子宫和输卵管的正常蠕动,减慢其运行速度,使其不能及时到达子宫着床发育。如按规定用药,避孕效果达 99% 以上,停药后生殖能力很快恢复正常。

【不良反应及用药监护】

1. 类早孕反应 用药初期可出现恶心、呕吐、食欲减退等,一般不需特殊处理,继续用药症状可减轻或消失,严重者可加服维生素 B 和东莨菪碱。

2. 子宫不规则出血 可加服炔雌醇。

3. 乳汁分泌减少、闭经 哺乳期妇女用药可使乳汁分泌减少,还可能发生闭经,如连续 2 个月闭经,应停药。

4. 凝血功能亢进 可诱发血栓性静脉炎、肺栓塞或脑血管栓塞等。

5. 其他 出现痤疮、皮肤色素沉积、轻度肝脏损害等。

二、其他避孕药

1. 抗着床避孕药 此类药物也称探亲避孕药,可使子宫内膜发生各种功能和形态变化,阻碍孕卵着床。我国多用大剂量炔诺酮(5 mg/次)、甲地孕酮(2 mg/次)或双炔失碳酯(53 号抗孕片)。本类药物不受月经周期的限制。用法是同居当晚或事后服用。14 天以内必须连服 14 片。

2. 男性避孕药 棉酚可破坏睾丸细精管的生精上皮,使精子数量减少,直至无精子生成。停药后可逐渐恢复。不良反应有胃肠道刺激症状、心悸及肝功能改变等,还可引起低血钾症状,因其可出现不可逆性精子生成障碍,限制了其使用。

3. 外用避孕药 常用的为一些具有杀精作用的药物,如孟苯醇醚和烷苯醇醚。该药物放入阴道深部能快速溶解发挥杀精作用。同时扩散到宫颈口处形成黏液,阻碍精子运动。

4. 抗早孕药 米非司酮为孕激素受体拮抗药,并能增加子宫对前列腺的敏感性,妊娠早期使用,可破坏蜕膜,子宫平滑肌收缩增强,宫颈软化、扩张,诱发流产。临床上常用于抗早孕、房事后紧急避孕,也可用于诱发分娩。少数用药者可发生严重出血,应在医生指导下用药。本类药物还有前列腺素衍生物(如卡前列素、吉美前列素、硫前列酮等)。

三、避孕药的用药监护

避孕药的用药监护见表26-4。

表 26-4 避孕药的用药监护

用药步骤	用药监护要点
用药前	1.熟悉常用避孕药的适应证和禁忌证,了解各种剂型和用法
	2.告知患者药物作用原理及用药方法
用药中	1.主要抑制排卵的药物用药时可出现类早孕反应、子宫不规则出血、闭经、血凝功能亢进、皮肤色素沉着、血压升高;哺乳期的妇女可使乳汁减少等
	2.探亲避孕药一般于同居当晚或事后服用
用药后	密切观察用药后的疗效和不良反应

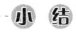

小　结

性激素主要包括雌激素、孕激素和雄激素。目前,临床应用的性激素类药物是人工合成及其衍生物。常用的避孕药大多属于雌激素和孕激素的复合制剂。服用避孕药是目前避孕方法中比较安全、有效且使用方便的较理想的避孕方式。

能力检测

一、选择题

A_1型题

1. 雌激素的临床用途有(　　)。

A. 痛经　　　　　　　　B. 功能性子宫出血　　　　　C. 消耗性疾病

D. 先兆流产　　　　　　E. 绝经期前的乳腺癌

2. 雌激素类药和孕激素类药均可用于(　　)。

A. 前列腺癌　　　　　　B. 绝经期综合征　　　　　　C. 乳房胀痛

D. 晚期乳腺癌　　　　　E. 痤疮

3. 主要抑制排卵的短效口服避孕药是(　　)。

A. 苯丙酸诺龙　　　　　B. 丙酸睾酮　　　　　　　　C. 复方炔诺酮

D. 炔诺酮　　　　　　　E. 炔雌醇

4. 抑制排卵避孕药的较常见的不良反应是(　　)。

A. 子宫不规则出血　　　B. 闭经　　　　　　　　　　C. 类早孕反应

D. 哺乳妇女乳汁减少　　E. 乳房肿块

5. 孕激素避孕的主要环节是(　　)。

A. 抑制排卵　　　　　　B. 抗孕卵着床　　　　　　　C. 影响子宫收缩

D. 影响胎盘功能　　　　E. 杀灭精子

A$_2$型题

6. 患者,女,60岁,患老年性阴道炎,该患者询问护士发病原因,护士告知直接影响阴道自净作用的激素下降,该激素是(   )。

A. 雌激素　　　B. 孕激素　　　C. 促性激素　　D. 促卵泡素　　E. 促性激素释放激素

A$_3$/A$_4$型题

(7～8题共用题干)

患者,女,46岁,近期月经紊乱,潮热,出汗,情绪低落,记忆力减退。诊断:围绝经期(更年期)综合征。予以补充雌激素替代疗法。

7. 护士应该指导患者预防骨质疏松症,每天喝牛奶同时补充(   )。

A. 维生素 A　　B. 维生素 B　　C. 维生素 C　　D. 维生素 D$_3$　　E. 维生素 E

8. 告知患者激素替代疗法的禁忌证是(   )。

A. 不明原因的子宫出血　　　　　B. 冠心病　　　　　　　　C. 子宫肌瘤切除

D. 骨质疏松　　　　　　　　　　E. 更年期绝经综合征

二、思考题

1. 简述性激素类药有哪些,各有何临床应用。

2. 简述避孕药的药理作用、临床应用、不良反应及用药监护。

(黄燕娟)

第二十七章
抗菌药物概论

📖 **学习目标**

掌握：抗菌药物的基本概念。

熟悉：抗菌药物的作用机制及合理应用。

了解：细菌产生耐药性的机制。

病原体包括病原微生物（如细菌、螺旋体、衣原体、支原体、立克次体、放线菌、真菌、病毒等）、寄生虫及恶性肿瘤细胞。应用化学药物抑制或杀灭机体内的病原体，消除或缓解由他们所致疾病的治疗称为化学治疗（chemotherapy），简称为化疗。化疗过程中所用的药物称为化疗药物，包括抗病原微生物药（抗菌药、抗真菌药和抗病毒药）、抗寄生虫药和抗恶性肿瘤药。化学治疗的目的是利用他们对病原体具有强大的选择性抑制或杀灭作用，而对机体无显著毒性和损害性，在临床上可发挥其对病原体所致疾病的防治作用。

在应用抗菌药物时，应注意到机体、药物及病原体三者之间的相互关系。感染性疾病的罹患与康复是病原体与机体相互斗争的结果。病原体在疾病的发生上无疑起着重要作用，但人体的免疫功能与反应性对疾病的发生、发展与转归也有重要作用。抗菌药物可杀灭或抑制病原体，但如果使用不当，可使病原体对药物产生耐药性，药物也可对机体发生不良反应。因此，必须注意抗菌药物、机体与病原体的相互关系，使三者关系向有利于机体方面转化（图 27-1）。

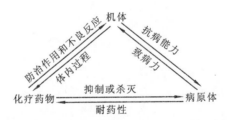

图 27-1 机体、化疗药物及病原体三者之间的相互关系

第一节 常用术语

抗菌药（antibacterial drugs）是指对细菌有抑制或杀灭作用的药物，包括抗生素及人工

合成抗菌药物。

抗生素(antibiotics)是某些微生物(细菌、真菌和放线菌属)产生的、具有抑制或杀灭其他微生物作用的物质(代谢产物),包括天然抗生素和人工半合成抗生素。人工半合成抗生素是对天然抗生素进行结构改造后的产品。

抗菌谱(antibacterial spectrum)是指抗菌药的抗菌范围,是临床上选用抗菌药物的重要依据。某些抗菌药物仅作用于某一菌种或局限于某一菌属,称为窄谱抗菌药,如异烟肼只对结核分枝杆菌有效,对其他细菌无效。另一些药物抗菌范围广,称为广谱抗菌药,如四环素和氯霉素等,它们不仅对革兰阳性细菌和革兰阴性细菌有抗菌作用,且对衣原体、支原体、立克次体及某些原虫等也有抑制作用。

抗菌活性(antibacterial activity)是指抗菌药物抑制或杀灭细菌的能力。凡能够抑制细菌生长的最低药物浓度称为最低抑菌浓度(minimal inhibitory concentration,MIC);凡能够杀灭细菌的最低药物浓度称为最低杀菌浓度(minimal bactericidal concentration,MBC)。MIC 和 MBC 可供临床用药参考。

抑菌药(bacteriostatic drugs)是指仅具有抑制细菌生长繁殖的能力而无杀灭作用的药物,如四环素类、磺胺类、氯霉素和红霉素等。

杀菌药(bactericidal drugs)是指具有杀灭细菌作用的药物,如青霉素类、头孢菌素类、氨基糖苷类等。

化疗指数(chemotherapeutic index,CI)是衡量化疗药物临床应用价值和安全性的重要参数,常以化疗药物的半数致死量(median lethal dose,LD_{50})与治疗感染实验动物的半数有效量(median effective dose,ED_{50})之比(LD_{50}/ED_{50}),或者以 5% 的致死剂量(LD_5)与 95% 的有效治疗剂量(ED_{95})之比值(LD_5/ED_{95})表示。一般认为化疗指数大于 3~5 才有临床意义。化疗指数愈大,表明该化疗药物的治疗效果愈好,而对机体的毒性愈小,则临床应用的价值也就愈高。但并非化疗指数大的药物是绝对安全的,如青霉素化疗指数极大,对机体几乎无毒性,但其引起的过敏性休克可导致死亡。

抗生素后效应(post antibiotics effect PAE)是指抗生素与细菌短暂接触,当药物浓度下降至最低抑菌浓度(MIC)以下甚至消失后,细菌的生长繁殖仍受到持续抑制的效应。一般 PAE 时间越长,其抗菌活性越强。

第二节 抗菌药物的作用机制

抗菌药物选择性作用于细菌某些特殊的靶位,干扰了细菌正常的生化代谢过程,影响其结构和功能,致使其失去生长繁殖的能力而达到抑制、杀灭的作用(图 27-2)。常用抗菌药物的作用机制可归纳为以下几方面。

一、抑制细菌细胞壁的合成

细菌细胞壁主要由肽聚糖(也称为黏肽)层及以外的脂蛋白、外膜和脂多糖共同构成,肽聚糖层为主要构成成分,决定细菌形状,保护细菌不被菌体内高渗透压破坏。革兰阳性菌的细胞壁厚,黏肽含量高,胞浆渗透压高;革兰阴性菌细胞壁黏肽层较薄,黏肽含量少,胞浆渗透压较低。如 β-内酰胺类抗生素与细胞膜上的作用靶点青霉素结合蛋白(PBPs)结合,抑制转肽酶的转肽作用,影响黏肽的最终合成,导致细胞壁的缺损,菌体因内部高渗,水

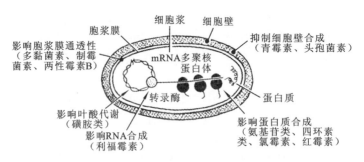

图 27-2 细菌结构与抗菌药物作用部位示意图

分不断进入,引起菌体膨胀破裂死亡。

二、影响细菌细胞膜通透性

细菌的细胞膜是一种半透膜,具有选择性运输和屏障作用,可以阻止细胞浆内的重要生命物质漏出膜外。通过抑制细胞膜功能发挥抗菌作用的抗生素,主要包括多黏菌素、制霉菌素和酮康唑等,能选择性地与细胞膜内的磷脂相结合,使细胞膜的通透性增加,细菌体内重要的成分外漏,导致细菌死亡。

三、影响细菌蛋白质的合成

细菌核糖体为 70S,由 30S 亚基和 50S 亚基组成。某些抗生素对细菌核糖体具有高度选择性,抑制蛋白质的合成,产生抑菌或杀菌作用。其中氯霉素、林可霉素类及大环内酯类抗生素作用于 50S 亚基,而四环素类和氨基糖苷类抗生素则作用于 30S 亚基。哺乳动物细胞的核糖体为 80S,由 40S 亚基和 60S 亚基组成,二者的生理、生化功能不同,故上述药物在常用剂量下对人体细胞蛋白质合成过程影响小。

四、影响叶酸代谢

细菌生长繁殖所需的叶酸必须由细菌利用对氨基苯甲酸为原料自身合成。磺胺类与甲氧苄啶可分别抑制细菌叶酸合成过程中的二氢叶酸合成酶和二氢叶酸还原酶的活性,妨碍细菌体内的叶酸代谢,使叶酸缺乏,细菌体内氨基酸、核苷酸的合成受阻,最终核酸、核蛋白的合成受到影响,细菌生长繁殖被抑制。

五、影响核酸代谢

喹诺酮类主要抑制细菌 DNA 复制过程中的 DNA 回旋酶,阻碍细菌 DNA 复制而产生杀菌作用。利福平抑制依赖于 DNA 的 RNA 多聚酶,从而阻碍 mRNA 的合成而杀灭细菌。

第三节　细菌耐药性及其产生机制

一、耐药性

耐药性又称抗药性,一般是指细菌与药物反复接触后,细菌对药物的敏感性下降甚至消失,致使药物对耐药菌的疗效降低或无效。细菌的耐药性可分为固有耐药性(天然耐药性)和获得耐药性。随着抗菌药物的大量、广泛使用,细菌耐药性也相应增多,应当引起高度重视。

二、耐药性产生的机制

(一)产生灭活酶

细菌可产生改变药物结构的酶,使抗菌药物在与细菌作用前,就被细菌产生的酶所破坏,从而失去抗菌活性。

1. 水解酶 细菌对 β-内酰胺类抗生素(青霉素类和头孢菌素类)的耐药主要是能产生 β-内酰胺酶,使 β-内酰胺环裂开(水解)而丧失抗菌作用。β-内酰胺酶分两种。

(1)青霉素酶:主要水解青霉素类抗生素的酶,属窄谱 β-内酰胺酶。

(2)头孢菌素酶:既能水解青霉素类又能水解头孢菌素类抗生素的酶,属广谱 β-内酰胺酶。

2. 合成酶(钝化酶) 可将某些化学基团结合到抗菌药的某些基团上,使抗菌药失活,不能进入细菌体内,也不易与靶部位结合。氨基糖苷类抗生素主要的耐药机制与此酶有关。

(二)降低细胞膜通透性

细菌细胞膜主要是由类脂质和蛋白质分子构成的一种半透膜,具有渗透屏障和运输物质的功能。多黏菌素类抗生素具有表面活性物质,能选择性地与细菌细胞膜中的磷脂结合。它们能使细胞膜通透性增加,导致菌体内的蛋白质、核苷酸、氨基酸、糖和盐类等重要物质外漏,从而导致细菌死亡。

(三)改变靶位结构

降低靶蛋白与抗菌药物的亲和力,或产生新的低亲和力的结合蛋白。如革兰阳性菌对 β-内酰胺类抗生素耐药,是菌体内作用靶位青霉素结合蛋白(PBPs)与药物结合亲和力下降,PBPs 数量减少,或出现新的低亲和力的 PBPs,使药物不能与靶部位结合。对链霉素耐药的细菌,是由于细菌体内核糖体 30S 亚基上链霉素作用靶点 P_{10} 蛋白发生构象变化,使链霉素不能与之结合而发生耐药,从而使抗菌药物不能发挥其抗菌作用。

(四)药物主动外排系统活性增强

使药物进入菌体内的速度小于排出速度,药物在菌体体内浓度降低而耐药。

(五)细菌改变代谢途径

如对磺胺类药物耐药的细菌,对氨基苯甲酸产量增多,也可能与耐药菌株直接利用外源性叶酸有关。

第四节 抗菌药物的合理应用

抗菌药物的应用如同双刃剑,既使许多致死感染性疾病得以控制,又引起各种不良反应与药源性疾病,甚至致残或危及生命,所以抗菌药物临床的合理应用颇为重要。

一、抗菌药物应用临床的基本原则

1. 严格根据适应证选药　要做到对症用药,判断医嘱用药是否是通过细菌学诊断确定病原(感染因素),配合体外药敏试验及结合临床诊断等资料选药。对于原因不明的发热或病毒性感染,不宜轻易应用抗菌药物,因易掩盖临床典型的疾病症状和难以检出病原菌而延误正确的诊断及治疗。

2. 足量用药、疗程适当　剂量过小,不但无治疗作用,反而易使细菌产生耐药性;剂量过大,不仅造成浪费,还会带来严重的毒副作用。

3. 因人而异选用药物　不同生理功能、病理状态下药物的体内过程存在着较大的差异,在选择抗菌药物时,应充分考虑患者的生理功能与病理状态。老年人应用抗菌药物尤其如氨基糖苷类时宜减少剂量,或根据监测血药浓度调整剂量。早产儿、新生儿体内酶系发育不完全,抗菌药物依体重计算给药,氯霉素应禁用于早产儿、新生儿;氨基糖苷类和β-内酰胺类抗生素也应按日龄调整给药剂量或给药间隔时间。

4. 注意避免局部用药　除主要供作局部应用的磺胺米隆、磺胺嘧啶银、杆菌肽等外,应尽量避免抗菌药物的皮肤、黏膜的局部应用,因易产生耐药菌或发生过敏反应。

5. 预防性应用抗菌药物应限于可能出现的且其后果严重的细菌感染　目前多数抗菌药物的预防性用药实属不合理用药或滥用。预防应用应有明确的指征,且限于经临床实践证实确实有效的少数情况。

二、抗菌药物的联合应用

1. 联合用药的目的　利用药物间的协同作用而减少用药剂量和提高疗效,从而减少或降低药物的不良反应,延迟和减少细菌耐药性的产生。

2. 联合用药的结果　在体外或动物实验中可发生无关、相加、增强和拮抗四种情况。无关指联合应用后的作用强度未超过其中较强的单一药物的作用;相加是指联合用药后的作用强度仅是各药作用之和;增强是指联合用药后的作用强度超过各药之和;拮抗是指联合用药后的作用强度小于单一药物。

根据抗菌药物作用性质可将抗菌药物分为四种作用类型。

一类(Ⅰ类):细菌繁殖期杀菌药,如β-内酰胺类抗生素等。

二类(Ⅱ类):细菌静止期杀菌药,如氨基糖苷类抗生素等。

三类(Ⅲ类):快速抑菌药,如大环内酯类抗生素等。

四类(Ⅳ类):慢效抑菌药,如磺胺类抗菌药物等。

一类抗菌药物与二类抗菌药物合用,抗菌作用增强;一类抗菌药物与三类抗菌药物合用,抗菌作用出现拮抗;一类抗菌药物与四类抗菌药物合用,一般会产生作用相加;二类抗菌药物与三类抗菌药物合用,一般会出现作用相加或增强。

上述不同类型的抗菌药物合用的结果,不是绝对的,只是在体外或特定的动物实验条件下观察的结果,对临床应用有一定的指导意义,但与临床应用不完全一致,尚有一定的距离。

3. 联合用药的指征　未明确病原菌的严重细菌感染,在明确病原菌之前,为扩大抗菌谱而联合用药,一经确诊即须调整用药;单一抗菌药物难以控制的混合感染、败血症、心内膜炎等;长期用药易产生耐药性的疾病,如结核病、慢性骨髓炎等;减少药物的不良反应,降低药物的毒性,如两性霉素 B 治疗隐球菌性脑膜炎时与氟胞嘧啶合用,可减少两性霉素 B 的用量,降低其毒性;脑膜炎、骨髓炎等特殊部位的细菌感染,可联合渗透性较强的药物,如用青霉素治疗细菌性脑膜炎时,可联合易穿透血脑屏障的磺胺类药物等。

三、肝、肾功能损害时抗菌药物的应用

肝脏是人体对药物进行代谢的最重要的器官,肝功能不良时,肝脏对药物的代谢作用降低,游离药物增加,使药物作用增强或不良反应增加。对有慢性肝病或肝功能减退的患者,应避免应用或禁用、慎用主要经肝代谢(如磺胺类、哌拉西林、酮康唑等),具有肝肠循环(如四环素类、红霉素等)及对肝脏有损害(如利福平、异烟肼、林可霉素、两性霉素 B 等)的抗菌药物。如肝功能不良时,氯霉素代谢减少,血药浓度升高,药物半衰期延长,以增加对造血系统的毒性。

肾脏是人体最主要的药物排泄器官,肾功能不良可造成许多抗菌药物及其代谢产物在体内的蓄积,发生毒性反应,因此,对有肾功能不良患者抗菌药物的应用宜根据肾功能减退的轻、中、重程度,分别给予常用量的 $1/2 \sim 2/3$、$1/5 \sim 1/2$ 和 $1/10 \sim 1/5$。对主要经肾排泄或对肾脏有损害的抗菌药物宜采用不同的方法。氯霉素、磺胺类、四环素宜避免应用。林可霉素类、两性霉素 B 及青霉素对中度肾功能减退者宜减少剂量。万古霉素、多黏菌素、头孢菌素等应按肾功能减退程度调整给药剂量或给药间隔时间。氨基糖苷类最好能监测血药浓度而制订个体化给药方案。

小 结

化疗药物包括抗病原微生物药、抗寄生虫药和抗恶性肿瘤药。应用化学药物抑制或杀灭机体内的病原体,消除或缓解由他们所致疾病的治疗称为化学治疗(chemotherapy),简称为化疗。抗菌药物包括抗生素及人工合成抗菌药物,常用于防治细菌所致疾病。使用时注意抗菌药物、机体与病原体三者的相互关系。常用抗菌药物的作用机制可归纳为以下几方面:抑制细菌细胞壁的合成,影响细菌细胞膜通透性,影响细菌蛋白质的合成,影响叶酸代谢,影响核酸代谢。不合理使用抗菌药物,细菌容易产生耐药性,应注意抗菌药物的合理应用。

能力检测

一、选择题

A_1 型题

1. 下列有关药物、机体、病原体三者之间关系的叙述,错误的是(   )。
A. 药物对机体有防治作用和不良反应
B. 机体对病原体有抵抗能力
C. 机体对药物有耐药性
D. 药物对病原体有抑制作用或杀灭作用
E. 病原体对药物有耐药性
2. 化学治疗药的概念是(   )。

A. 治疗各种疾病的化学药物　　　　　B. 治疗恶性肿瘤的化学药物

C. 人工合成的化学药物　　　　　　　D. 防治病原微生物引起感染的化学药物

E. 防治病原微生物、寄生虫和恶性肿瘤的药物

3. 化疗指数是指(　　)。

A. ED_{50}/LD_{50}　　　　　　　　B. ED_{90}/LD_{90}　　　　　　　　C. LD_{50}/ED_{50}

D. LD_{90}/ED_{90}　　　　　　　　E. ED_{95}/LD_{95}

4. 药物的抗菌范围称为(　　)。

A. 抗菌谱　　B. 抗菌活性　C. 耐药性　　D. 抗菌机制　E. 化疗指数

5. 药物抑制或杀灭病原微生物的能力称(　　)。

A. 抗菌药物　B. 抗菌谱　　C. 抗菌活性　D. 耐受性　　E. 抗生素后效应

6. 对细菌耐药性的叙述,正确的是(　　)。

A. 细菌毒性大

B. 细菌与药物多次接触后,对药物敏感性下降甚至消失

C. 细菌与药物一次接触后,对药物敏感性下降

D. 是药物不良反应的一种表现

E. 是药物对细菌缺乏选择性

二、思考题

1. 简述抗生素、抗生素后效应的概念。

2. 简述抗菌药的作用机制。

(林春英)

第二十八章

β-内酰胺类抗生素

📖 **学习目标**

掌握：青霉素 G 和头孢菌素类药物的抗菌作用、临床应用、不良反应及用药监护。

熟悉：半合成青霉素的抗菌作用、临床应用、不良反应及用药监护。

了解：其他 β-内酰胺类抗生素的作用特点及临床应用。

β-内酰胺类抗生素是指分子结构中含有 β-内酰胺环的一类抗生素,包括青霉素类、头孢菌素类和其他 β-内酰胺类抗生素。

β-内酰胺类抗生素中,除极少数为纯天然品外,绝大多数是由培养液中获取母核,再经半合成改造制得,形成了许多抗菌谱和临床药理学特性各异的抗生素。它们杀灭繁殖期细菌能力强、毒性低、适应证广,且品种较多,是临床上最常用的抗生素之一。

多数 β-内酰胺类抗生素为繁殖期杀菌药,具有相似的抗菌机制,通过抑制细菌细胞壁黏肽的合成,致细菌细胞壁缺损,而发挥抗菌作用。细菌通过产生 β-内酰胺酶等途径对此类抗生素可产生耐药性。

第一节 青霉素类抗生素

本类抗生素的基本结构是由母核 6-氨基青霉烷酸(6-APA)和侧链组成,母核中的 β-内酰胺环对抗菌活性起重要作用。

一、天然青霉素

青 霉 素 G

青霉素 G(penicillin G)因含有苄基,又称苄青霉素。为青霉菌培养液中提取获得,常用其钠盐或钾盐,其晶粉在室温中稳定,易溶于水,但其水溶液不稳定,在室温中放置 24 h 大部分降解生成具有抗原性的产物而失效,常做成粉针剂。故临床应用时需临时新鲜配制,用注射用水或等渗氯化钠注射液溶解。易被酸、碱、醇和金属离子破坏,严禁与碱性药液(如碳酸氢钠、氨茶碱)配伍。

青霉素 G 不耐酸,口服易被破坏,多注射给药。主要分布于细胞外液,并能广泛分布于

关节腔、浆膜腔、肝、肾等组织中。房水和脑脊液中的含量较低，但炎症时，透入脑脊液和房水的量可提高并达到有效浓度。原形经肾排泄，肾功能不良者 $t_{1/2}$ 延长。

为延长青霉素 G 的作用时间，可采用溶解度小的普鲁卡因青霉素或苄星青霉素，但仅用于轻症患者或预防感染。本品也可与丙磺舒合用，后者能与青霉素 G 竞争肾小管分泌，从而提高青霉素 G 的血药浓度，延长其作用时间。

【抗菌作用】　青霉素 G 的抗菌谱较窄，抗菌作用很强。对下列细菌有高度抗菌活性：①革兰阳性球菌，如溶血性链球菌、敏感的肺炎链球菌和厌氧的阳性球菌、不产青霉素酶的金黄色葡萄球菌；②革兰阴性球菌，如脑膜炎奈瑟球菌、淋病奈瑟球菌；③革兰阳性杆菌，如白喉棒状杆菌、炭疽芽孢杆菌、破伤风梭菌、产气荚膜梭菌等；④螺旋体，如梅毒螺旋体、钩端螺旋体等；⑤放线菌属。青霉素 G 对病毒、真菌、立克次体、阿米巴原虫无效。

青霉素的杀菌特点有如下几项。①对革兰阳性细菌杀菌作用强，革兰阴性细菌作用弱。因革兰阳性细菌细胞壁黏肽含量高，约占 60%，菌体内渗透压较高，因此青霉素对其作用强。而革兰阴性细菌的细胞壁主要由磷脂蛋白和脂多糖组成，黏肽含量少，不到10%，且菌体内渗透压较低，外层又具有青霉素不易透过的大量的磷脂蛋白，故青霉素对革兰阴性细菌不敏感。②对繁殖期正大量合成细胞壁的细菌作用强，是繁殖期杀菌剂，对静止期细菌无作用。青霉素只抑制细菌细胞壁的合成，对已经合成了的细胞壁并无作用，所以对繁殖期细菌的作用较对静止期细菌强。③对敏感菌有杀灭作用，对人及哺乳动物毒性小，因其无细胞壁。④青霉素 G 对 β-内酰胺酶不稳定，金黄色葡萄球菌等产酶细菌对青霉素 G 耐药。

【临床应用】　本药常采用肌内注射或静脉滴注给药，为治疗敏感的革兰阳性球菌和杆菌、革兰阴性球菌、螺旋体、放线菌所致感染的首选药。

1. 革兰阳性球菌感染

（1）溶血性链球菌引起的咽炎、扁桃体炎、中耳炎、蜂窝织炎、丹毒、心内膜炎、猩红热、产后热等。草绿色链球菌引起的心内膜炎，由于病灶部位形成赘生物，药物难以透入，常需特大剂量静脉滴注才能有效。

（2）肺炎链球菌引起的大叶性肺炎、支气管炎、脓胸等。

（3）敏感葡萄球菌引起的疖、痈、败血症等。对耐药金葡菌引起的感染可选用耐酶的青霉素制剂或头孢菌素类。

2. 革兰阳性杆菌感染　治疗白喉、破伤风、气性坏疽的首选药，但因青霉素对这些细菌所产生的外毒素无效，所以必须及时配合相应的抗毒素血清。

3. 革兰阴性球菌感染　如脑膜炎奈瑟菌引起的流行性脑脊膜炎，青霉素和磺胺嘧啶并列为首选药，需要说明的是青霉素也可用于肺炎克氏菌、肺炎链球菌等引起的脑膜炎。淋病奈瑟菌所致的生殖道淋病因耐药菌株增多，应根据药敏试验确定是否使用。

4. 螺旋体感染　梅毒的首选药。钩端螺旋体病必须早期使用。

5. 放线菌病　宜大剂量、长疗程使用，必要时需做外科引流或切开感染灶。

【不良反应及用药监护】

1. 过敏反应　青霉素 G 引起的过敏反应是所有抗生素中较为常见且居首位的不良反应。可见药物热、药疹、血管神经性水肿、血清病样反应、溶血性贫血、粒细胞减少、剥脱性皮炎等，最严重且危及患者生命的是过敏性休克，症状为呼吸困难、发绀、血压下降、昏迷、肢体强直，最后惊厥，可短时间内导致死亡。各种给药途径均可引起过敏反应，其中以注射给药发生率最高。

防治措施:①详细询问病史(用药史、过敏史、家族史),对青霉素过敏者禁用;②皮肤过敏试验阳性反应者禁用,本类药物存在交叉过敏,不同批次的药物可能含有的致敏原不同,故更换药物品种或生产批次不同的同一品种或停药 3 天以上者,须重新做皮肤过敏试验;③注射液需临用现配;④避免饥饿时注射或局部用药;⑤注射后观察 30 min,无反应后方可离去;⑥备好急救药品和器材,如肾上腺素、氢化可的松(或地塞米松)、血管活性药物等,此外尚需备好气管插管、气管切开包等;⑦一旦发生过敏性休克,应就地抢救,立即肌内或皮下注射 0.1% 肾上腺素 0.5～1 mL(小儿剂量酌减),必要时可重复注射或用 5% 葡萄糖生理盐水稀释作静脉注射,并根据需要进行输液、给氧、静脉滴注肾上腺皮质激素等。影响到呼吸功能的严重患者,行人工呼吸或气管切开术,保证呼吸功能。

2. 局部反应 肌内注射青霉素钾盐可引起疼痛、硬结或红肿,可改用钠盐。少数者发生周围神经炎。

3. 赫氏反应 青霉素治疗梅毒、钩端螺旋体病、炭疽病等时,可出现症状加剧的现象,一般发生在开始治疗后 6～8 h,表现为全身不适、寒战、发热、咽痛、肋间痛、心率加快,症状于 12～24 h 后消失。偶有病情加重甚至危及生命者。可能为形成螺旋体抗原-抗体复合物或螺旋体释放非内毒素致热原。

4. 水、电解质紊乱 大剂量应用青霉素钠或钾盐,可致高血钠、高血钾等表现。尤其肾功能不全者易出现。应注意监测血清离子浓度。

5. 青霉素脑病 鞘内注射或大剂量静脉滴注,可引起腱反射亢进、肌肉痉挛、抽搐、昏迷等神经系统反应,多见于老年人、婴儿及肾功能不全者。

二、半合成青霉素

为弥补青霉素抗菌谱窄、不耐酸、不耐酶、易发生过敏反应等特点,在青霉素母核上引入不同侧链,可得到多种半合成青霉素。根据半合成青霉素的特点,可分为耐酸、耐酶、广谱、抗革兰阴性菌、抗铜绿假单胞菌等不同品种。其抗菌机制、不良反应与青霉素 G 相似并有交叉过敏反应,故使用前都应用青霉素 G 进行皮试。

(一)耐酸青霉素类

青霉素 V

青霉素 V 又称苯氧甲青霉素,是广泛使用的口服青霉素类药,耐酸,但不耐青霉素酶,抗菌谱与青霉素 G 相同,抗菌活性较青霉素 G 弱。其多用于治疗溶血性 A 型链球菌、肺炎球菌引起的感染,以及敏感细菌所致的软组织感染、风湿热,不宜用于严重感染的治疗。

(二)耐酶青霉素类

耐酶青霉素类包括苯唑西林(oxacillin,新青霉素Ⅱ)、氯唑西林(cloxacillin)、双氯西林(dicloxacillin)和氟氯西林(flucloxacillin)等。

对产青霉素酶金黄色葡萄球菌的抗菌作用,以双氯西林最强,其次为氟氯西林、氯唑西林和苯唑西林。本类青霉素耐酸、耐酶,可口服,胃肠吸收好,以双氯西林吸收最好,氯唑西林次之。对革兰阳性细菌的作用不及青霉素 G,对革兰阴性肠道杆菌或肠道球菌亦无明显作用,主要用于耐青霉素 G 的金黄色葡萄球和表皮葡萄球菌所致多种感染以及需长期用药的慢性感染,如皮肤软组织感染、败血症、心内膜炎、肺炎、肝脓肿等的治疗。

(三)广谱青霉素类

对革兰阳性菌和革兰阴性菌均有效,耐酸、不耐酶,对耐药金黄色葡萄球菌和假单胞菌无效。

氨苄西林

氨苄西林(ampicillin)对革兰阳性菌的杀菌效果略逊于青霉素 G,对草绿色链球菌及肠球菌作用较佳,其他则较差。对革兰阴性菌的作用较强,对肠球菌的作用优于青霉素 G。对流感杆菌、大肠杆菌、伤寒及副伤寒杆菌、痢疾杆菌有效,但易产生耐药性。肺炎杆菌、吲哚变形杆菌、铜绿假单胞菌对氨苄西林不敏感。胆汁中药物浓度为血清浓度的数倍,透过血脑屏障能力差,但炎症时可增加透过。

本药临床上主要用于治疗敏感菌所致的呼吸道、胃肠道、泌尿生殖道、软组织感染,心内膜炎、脑膜炎、败血症等。

阿莫西林

阿莫西林(amoxycillin,羟氨苄青霉素)抗菌活性与氨苄西林相似,但杀菌作用较迅速且强,对肺炎球菌和变形杆菌的杀菌作用较氨苄西林强。

本药临床上主要用于敏感菌引起的呼吸系统、泌尿生殖道感染,伤寒杆菌和其他沙菌属感染,肺炎链球菌、溶血性链球菌、流感杆菌等引起的耳鼻喉科感染、皮肤软组织感染等。也可联合其他药物进行慢性活动性胃炎、十二指肠溃疡幽门螺杆菌根除治疗。

(四)抗铜绿假单胞菌广谱青霉素类

羧基类广谱青霉素抗铜绿假单胞菌的作用,以呋布西林最强,其次分别为替卡西林、磺苄西林和羧苄西林。

羧苄西林

羧苄西林(carbenicillin)对革兰阳性菌的作用类似于氨苄西林但稍弱,对革兰阴性菌的抗菌谱较氨苄西林广,尤其对铜绿假单胞菌有特效。不耐青霉素酶,对耐药金黄色葡萄球菌无效。不耐酸,口服不吸收。适用于铜绿假单胞菌感染,变形杆菌、大肠埃希菌等所致的尿路感染,肺部及胸腔感染,败血症、胆道感染及细菌性脑膜炎。但其抗菌活性低,单用易产生耐药性,常与庆大霉素合用有协同作用,但不能混合静脉注射,以防药物相互作用而使药效降低。

哌拉西林

哌拉西林(piperacillin)口服不吸收,可肌内注射和静脉滴注给药。对铜绿假单胞菌等革兰阴性菌的抗菌作用强大,较氨苄西林和羧苄西林为强;对革兰阳性菌的作用与氨苄西林相似,脆弱类杆菌和多种厌氧菌对本药也敏感。不耐酶,对产青霉素酶的金黄色葡萄球菌无效。

本药临床上主要用于铜绿假单胞菌感染以及其他敏感菌引起的呼吸道、泌尿道、胆道感染及败血症的治疗。

(五)抗革兰阴性菌的青霉素类

本类药物供口服的有匹美西林(pivmecillinam,美西林双酯),供注射的有美西林(mecillinam)、替莫西林(temocillin)等。

本类药物主要作用于革兰阴性菌,对某些肠杆菌科细菌抗菌活性较强,如对大肠杆菌抗菌活性较氨苄西林强十倍至数十倍;肺炎杆菌、枸橼酸杆菌、沙门菌属及志贺菌属也较敏感。而大多革兰阳性菌等则已耐药。

临床上主要用于革兰阴性杆菌引起的泌尿生殖道、皮肤及软组织感染的治疗。

第二节 头孢菌素类抗生素

头孢菌素类(cephalosporins)是指化学结构中有 7-氨基头孢烷酸(7-ACA)母核的一类抗生素。天然品由头孢子菌培养液中获得;将 7-ACA 侧链加以半合成改造而得到一系列抗菌谱广、抗菌作用强、对 β-内酰胺酶稳定、过敏反应少(与青霉素类有部分交叉过敏反应)的抗生素。

根据头孢菌素的抗菌谱、对 β-内酰胺酶的稳定性、抗革兰阴性菌活性、对肾脏的毒性作用及临床应用的差异,将头孢菌类分为四代产品。

第一代头孢菌素:头孢噻吩(cefalothin)、头孢唑啉(cefazolin)、头孢氨苄(cefalexin)、头孢拉定(cefradin)等。

第二代头孢菌素:头孢呋辛(cefuroxime)、头孢孟多(cefamandole)、头孢克洛(cefaclor)、头孢丙烯(cefprozil)等。

第三代头孢菌素:头孢噻肟(cefotaxime)、头孢曲松(ceftriaxone)、头孢他定(ceftazidime)、头孢哌酮(cefoperazone)等。

第四代头孢菌素:头孢匹罗(cefpirome)、头孢吡肟(cefepime)、头孢利定(efolidin)、头孢噻利(cefoselis)等。

【体内过程】 大多需注射给药,但头孢拉定、头孢氨苄、头孢克洛耐酸可口服,能透入多种组织中,且能通过胎盘屏障。第三代头孢菌素可透过血脑屏障,在脑脊液中能达到有效药物浓度。多数头孢菌素半衰期较短,在 0.5~3 h 之间,第三代药物头孢曲松的半衰期可达 8 h。主要经肾脏排泄,尿中浓度较高,能影响青霉素排泄的药物也能影响头孢菌素的排泄。头孢曲松、头孢哌酮主要由肝胆系统排泄。

【抗菌作用】 头孢菌素类药物为杀菌药,抗菌机制与青霉素类相似。细菌对头孢菌素类药物可产生耐药性,与青霉素存在部分交叉耐药。作用特点如下所述。

第一代头孢菌素:①抗菌谱较窄,对革兰阳性菌包括对青霉素耐药的产酶金黄色葡萄球菌的抗菌作用较第二、三代强,对革兰阴性菌的作用较弱,对铜绿假单胞菌和厌氧菌无效;②对青霉素酶稳定,但可被革兰阴性菌的 β-内酰胺酶所破坏;③脑脊液浓度低,有一定的肾毒性。

第二代头孢菌素:①抗菌谱较广,对革兰阳性菌的作用稍逊第一代头孢菌素,对多数革兰阴性菌的作用却明显增强,部分对厌氧菌有高效,但对铜绿假单胞菌无效;②对多种 β-内酰胺酶较稳定;③肾毒性较第一代有所降低。

第三代头孢菌素:①抗菌谱更广,对革兰阳性球菌的抗菌作用不如第一代和第二代头孢菌素,对革兰阴性菌的作用较第二代更广泛、强大,对消化球菌、铜绿假单胞菌、厌氧菌等均有不同程度的抗菌作用,其中,头孢他定是最强的抗铜绿假单胞菌药;②血浆半衰期较长,体内分布广泛,组织穿透力强,有一定量渗入脑脊液中;③对多种 β-内酰胺酶高度稳定,基本无肾毒性。

第四代头孢菌素:①抗菌谱更为广泛,对革兰阴性菌的抗菌作用优于第三代,部分品种抗葡萄球菌的作用增强,对铜绿假单胞菌的作用强于头孢他定,对某些第三代头孢菌素耐药菌仍有抗菌活性,对多数厌氧菌有抗菌活性;②对多种 β-内酰胺酶高度稳定;③基本无肾毒性。

【临床应用】

第一代头孢菌素:口服制剂用于敏感菌引起的轻度和单纯中度感染,包括呼吸道、泌尿道、皮肤及软组织感染;注射制剂用于治疗敏感菌引起的中度和重度感染。

第二代头孢菌素:敏感菌所致的肺炎、胆道感染和其他组织器官感染;部分药物(如头孢呋辛、头孢孟多)对脑膜炎、败血症也有效。

第三代头孢菌素:多种革兰阳性菌、革兰阴性菌所致的尿路感染及危及生命的败血症、脑膜炎(包括新生儿脑膜炎和肠杆菌科细菌所致成人脑膜炎)、骨髓炎、肺炎等。为避免细菌对第三代头孢菌素产生耐药性,第三代头孢菌素一般不作首选药物。

第四代头孢菌素:对第三代头孢菌素耐药的细菌引起的感染,或由敏感菌引起的用其他抗菌药物难以控制的严重感染。

【不良反应及用药监护】

1. **过敏反应** 多为皮疹,过敏性休克罕见,与青霉素类有交叉过敏现象。用药前须做皮肤过敏试验,对青霉素类过敏或过敏体质者慎用。如发生过敏性休克,可参照青霉素过敏性休克处理方法进行抢救。

2. **肾毒性** 第一代头孢菌素可损害近曲小管,大剂量使用时可出现肾毒性。绝大多数头孢菌素经肾排泄,虽第二、三代头孢菌素对肾脏很少或基本无毒性,但仍偶见血尿素氮、血肌酐值增高,少尿,蛋白尿等。与氨基糖苷类抗生素、强效利尿药等药物合用时,可加重肾脏损害。故长期使用应定期检查肾功能。

3. **胃肠道反应及菌群失调** 口服给药可有恶心、食欲减退、腹泻等反应。有胃肠道疾病病史者特别是溃疡性结肠炎或抗生素相关性结肠炎者慎用。大剂量且长期应用第三代、第四代头孢菌素偶可致菌群失调,引起二重感染,如伪膜性肠炎、念珠菌感染等。

4. **双硫仑("戒酒硫"或"醉酒")样反应** 患者表现为面部潮红、发热、头痛、恶心、呕吐、口中有大蒜样气味等,甚至休克,严重者可致呼吸抑制、心肌梗死、急性心力衰竭、惊厥及死亡,一般在用药与饮酒后 15～30 min 发生。故应用本类药物治疗期间或停药后 3 天内,均应避免饮酒或进食含乙醇的制品。

5. **凝血功能障碍及造血系统毒性** 头孢哌酮、头孢孟多可致低凝血酶原症或血小板减少,患者可有出血症状,可用维生素 K 防治。偶见红细胞或白细胞减少、血小板减少、嗜酸性粒细胞增多等。

6. **其他** ①肝脏毒性,第二代头孢菌素类药物头孢克洛可致氨基转移酶增高,大剂量应用可致转氨酶、碱性磷酸酶、血胆红素等升高。②大剂量使用可能发生头晕、头痛、可逆性中毒性精神病等中枢神经系统反应。

第三节 其他 β-内酰胺类抗生素

一、头孢霉素类

临床常用药物有头孢西丁、头孢美唑、头孢替坦、头孢拉宗及头孢米诺等。头孢西丁是代表药物，抗菌谱和抗菌活性与第二代头孢菌素类相似，对革兰阳性菌和革兰阴性菌均有较强的杀菌作用，对厌氧菌作用强，对 β-内酰胺酶高度稳定，故对耐青霉素金黄色葡萄球菌、头孢菌素的耐药菌有较强的抗菌作用。沙雷菌属、肠杆菌、铜绿假单胞菌对其耐药。临床上主要用于革兰阴性菌和厌氧菌混合所致的腹腔、盆腔及妇科的感染等。本药不良反应有皮疹、静脉炎、蛋白尿、嗜酸性粒细胞增多症等，肌内注射局部疼痛明显。

二、碳青霉烯类

亚胺培南（imipenem）抗菌活性极高，易被肾肽酶（脱氢肽酶-1）水解失效。西司他丁为肾肽酶抑制剂，本身无抗菌作用，具有保护亚胺培南在肾脏中不受破坏或较少破坏，并抑制亚胺培南进入肾小管上皮组织，减少其排泄和肾毒性。两药合用，使亚胺培南具有了真正的实用价值。对革兰阴性菌及革兰阳性菌的需氧和厌氧菌都有抗菌作用。对 β-内酰胺酶较稳定，与其他 β-内酰胺类相比，较少出现交叉耐药性现象。

临床上使用的是亚胺培南与西司他丁 1∶1 配伍的制剂，称泰能（tienam），只供注射用。同类药物有帕尼培南、美罗培南等。

本药临床上主要用于敏感菌引起的腹膜炎、肝胆系感染、妇科感染、尿路感染、皮肤和软组织感染、骨关节感染，心内膜炎、败血症及各种手术感染的预防和治疗。

消化道不良反应有恶心、呕吐、腹泻等。大剂量应用，可见肌痉挛、精神障碍，特别是原有中枢神经系统损伤和肾功能不全患者。不宜用于中枢神经系统感染患者及 3 个月以下的婴儿感染，且哺乳期妇女应用时应停止哺乳。

三、单环 β-内酰胺类

氨曲南（aztreonam）是人工合成的第一个应用于临床的单环 β-内酰胺类抗生素，对革兰阴性菌有强大的抗菌作用，对革兰阳性菌作用弱，抗菌活性相当于第三代头孢菌素，对 β-内酰胺酶稳定，临床疗效好，不良反应少。与氨基糖苷类抗生素有协同作用。

本药在临床上主要用于治疗由革兰阴性需氧菌引起的感染。其不良反应少且轻，主要为皮疹、胃肠不适等。

四、氧头孢烯类

拉氧头孢（latamoxef）抗菌性能与第三代头孢菌素相似，抗菌谱广，革兰阳性菌对其中度敏感，对革兰阴性菌作用强，如流感杆菌、大肠杆菌、枸橼酸杆菌、沙雷杆菌对它高度敏感。对厌氧菌中的脆弱类杆菌的作用较头孢西丁强 2～8 倍，对 β-内酰胺酶稳定性高。但因其减少凝血酶原造成血小板功能障碍而导致出血，严重者可致死亡，所以临床应用受到了很大限制。主要用于治疗敏感菌引起的败血症、脑膜炎、呼吸道、肝胆道、泌尿生殖道等严重感染。

第四节　β-内酰胺酶抑制药及复方制剂

β-内酰胺酶抑制药的自身抗菌作用微弱,但能与 β-内酰胺酶形成稳定复合物,抑制酶的活性,与 β-内酰胺类抗生素产生协同作用,扩大其抗菌谱,增强其抗菌作用。抗菌作用增强程度取决于配伍使用的 β-内酰胺类抗菌药。复方中含青霉素类者需做皮肤过敏试验。代表药有克拉维酸、舒巴坦、他唑巴坦等。

克拉维酸

克拉维酸(clavulanic acid,棒酸)是由链霉菌培养液中获得的,为广谱 β-内酰胺酶抑制药。抗菌谱广,抗菌活性低,口服吸收好,且不受食物、牛奶和氢氧化铝等影响,与多种 β-内酰胺类抗生素合用以增强抗菌作用。已上市的有口服克拉维酸/阿莫西林(奥格门汀,augmentin),与替卡西林合用的注射剂有替门汀(timentin),临床上主要用于治疗耐药金黄色葡萄球菌引起的感染。

舒巴坦

舒巴坦(sulbactam,青霉烷砜)为半合成的 β-内酰胺酶抑制剂,化学稳定性优于克拉维酸。已上市的联合注射剂有舒巴坦/氨苄西林(优立新,unasyn)、舒巴坦/头孢哌酮(舒普深,sulperazone)和舒巴坦/头孢噻肟(新治菌,newcefotoxin)。上述制剂已被用于混合性腹腔内和盆腔感染的治疗。

他唑巴坦

他唑巴坦(tazobactam,三唑巴坦)为舒巴坦衍生物,抑酶作用强于克拉维酸和舒巴坦,已上市的联合注射剂有他唑巴坦/哌拉西林(他唑星,tazocin)。

第五节　β-内酰胺类抗生素的用药监护

β-内酰胺类抗生素的用药监护见表 28-1。

表 28-1　β-内酰胺类抗生素的用药监护

用药步骤	用药监护要点
用药前	1. 熟悉青霉素类抗生素的适应证和禁忌证,了解各种剂型和用法
	2. 应清楚患者是否为青霉素敏感菌感染以及感染的程度、症状等
	3. 告知患者本类药有可能出现的不良反应,减轻患者的心理压力
	4. 用药前必须做皮试
用药中	1. 遵医嘱用药
	2. 长期大剂量运用青霉素钾盐或钠盐,应注意监测血清钾和血清钠水平
	3. 注意观察患者是否出现皮肤过敏症状或呼吸状态的改变,如有异常,及时报告医生并采取措施
用药后	1. 对药效作出评价,感染是否得到控制,血象是否恢复正常
	2. 指导患者饮食,注意休息

小 结

β-内酰胺类抗生素包括青霉素类、头孢菌素类和其他 β-内酰胺类抗生素。此类药物具有相似的抗菌机制,为繁殖期杀菌药,细菌通过产生 β-内酰胺酶等途径对此类抗生素可产生耐药性。青霉素类分为天然青霉素和半合成青霉素,天然青霉素代表药是青霉素 G,临床上主要首选用于敏感的革兰阳性球菌和杆菌、革兰阴性球菌、螺旋体、放线菌感染的治疗,主要不良反应是过敏反应,严重的会出现过敏性休克,因此使用该药时要备好急救药品和器材。半合成青霉素可分为耐酸、耐酶、广谱、抗革兰阴性菌、抗铜绿假单胞菌等不同品种,使用前都应用青霉素 G 进行皮肤过敏试验。头孢菌素类分为四代产品,抗菌谱广、抗菌作用强、对 β-内酰胺酶稳定、过敏反应少(与青霉素类有部分交叉过敏反应)。β-内酰胺酶抑制药与 β-内酰胺类抗生素合用,产生协同作用,可扩大其抗菌谱,增强其抗菌作用。

能力检测

一、选择题

A₁ 型题

1. 下列哪种情况禁做青霉素皮试?(　　　)

A. 从未用过青霉素　　　　　　　　　B. 直系亲属对青霉素过敏

C. 曾用过青霉素已停药 7 日　　　　　D. 过敏体质

E. 有青霉素过敏史

2. 对接受青霉素治疗的患者,停药超过几天须重做皮试?(　　　)

A. 8 天　　　B. 7 天　　　C. 6 天　　　D. 5 天　　　E. 3 天

3. 为了预防青霉素过敏反应,青霉素溶液应(　　　)。

A. 前一班为下一班溶解好备用　　　　B. 上班后自己溶解好备用

C. 现配现用　　　　　　　　　　　　D. 溶解后放冰箱内备用 1 天

E. 溶解后放冰箱,7 天内均可用

4. β-内酰胺类抗菌药物作用机制是(　　　)。

A. 影响叶酸代谢　　　B. 增加细胞膜的通透性　　　C. 阻碍细菌 DNA 合成

D. 影响细菌蛋白质的合成　　　E. 抑制细菌细胞壁的合成

5. 青霉素 G 最严重的不良反应是(　　　)。

A. 过敏性休克　　　　　B. 腹泻、恶心、呕吐　　　　C. 听力减退

D. 二重感染　　　　　　E. 肝、肾损害

A₂ 型题

6. 患者,男,28 岁,以突然畏寒、高热、咳嗽 1 天就诊。体检:右下肺呼吸音低,可闻及湿啰音,胸片示右下肺有大片炎性阴影,拟诊为肺炎链球菌肺炎,首选的药物为(　　　)。

A. 头孢菌素　　B. 林可霉素　　C. 链霉素　　D. 青霉素 G　　E. 氯霉素

7. 某患者,因感冒体温达 39.5℃,医嘱青霉素皮试,皮试后 5 min 患者突然倒地,面色苍白,呼吸微弱,脉搏细弱,意识丧失。首先应(　　　)。

A. 立即通知医生　　　　　B. 立即针刺人中　　　　　C. 肌内注射洛贝林

D. 皮下注射肾上腺素　　　E. 氧气吸入,保暖

8. 张某,近几天高热,全身酸痛、软弱无力、结膜充血、腓肠肌压痛、表浅淋巴结肿大。诊断为钩端螺旋体病,应首选(　　)。

A. 四环素　　B. 红霉素　　C. 青霉素 G　D. 庆大霉素　E. 头孢孟多

A_3/A_4 型题

(9~10 题共用题干)

患者,女,20 岁。因患大叶性肺炎医生给予青霉素治疗,护士注入皮试液 5 min 后,患者出现呼吸困难、胸闷、面色苍白、皮肤瘙痒、发绀、脉搏细微、血压下降、烦躁不安等反应。

9. 此反应属于(　　)。

A. 毒性反应　　　　　　B. 血清病型反应　　　　　　C. 呼吸道过敏反应

D. 过敏性休克　　　　　E. 皮肤组织过敏反应

10. 发生此反应的原因是(　　)。

A. 用药剂量过大　　　　B. 患者的高敏性　　　　　　C. 产生戒断症状

D. 患者为过敏体质　　　E. 继发反应

二、思考题

1. 试述青霉素 G 的作用机制、临床应用、不良反应及用药监护。

2. 比较第一、二、三、四代头孢菌素的抗菌作用及临床应用特点。

(林春英)

第二十九章
大环内酯类、林可霉素类及其他抗生素

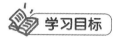 学习目标

掌握：红霉素类药物的抗菌作用、临床应用、不良反应及用药监护。

熟悉：林可霉素类抗生素的作用特点、临床应用、不良反应及用药监护。

了解：万古霉素类的抗菌作用及临床应用。

第一节　大环内酯类抗生素

大环内酯类（macrolides）抗生素为化学结构中含有一个 14～16 元大坏内酯母核的抗生素，按药物来源，可分为天然品及半合成品两类，其中红霉素、螺旋霉素、麦迪霉素等为天然品，克拉霉素、罗红霉素、阿奇霉素等为半合成品。

一、大环内酯类抗生素的共同特点

（1）抗菌谱略广于青霉素 G：其主要作用于需氧革兰阳性菌及革兰阴性菌等，对某些革兰阴性菌（如流感嗜血杆菌、卡他莫拉菌等）有效，增强了对厌氧菌、空肠弯曲菌、军团菌、弓形虫、衣原体和支原体等病原体的作用。

（2）抗菌作用机制相同：大环内酯类抗生素不可逆地与细菌核糖体 50S 亚基（大环内酯类药物作用靶点）结合，抑制蛋白质合成，从而显现抑制细菌的效应。

（3）均属碱性抗生素，天然大环内酯类不耐酸，口服其酯衍生物可增加生物利用度；碱性环境可增加其抗菌活性，治疗尿路感染常需碱化尿液；血中药物浓度低，但组织中浓度相对较高，皮下组织、胆汁及痰中明显超过血中药物浓度；半合成大环内酯类的药代动力学性质得到改进，对胃酸稳定，口服生物利用度明显提高，其中某些药物半衰期（$t_{1/2}$）显著延长（如阿奇霉素 $t_{1/2}$ 可长达 48 h），可不必碱化尿液，血液、体液及组织细胞内药物浓度高，其中以罗红霉素的血药浓度最高。

（4）细菌对本类药物间有不完全交叉耐药性，但半合成大环内酯类对耐红霉素菌株仍有良好效果。

二、常用药物

红霉素

红霉素(erythromycin)不耐酸,在酸性溶液中易被破坏而活性降低,口服制剂为肠溶片或酯化产物。肠溶型药物生物利用度不高,静脉给药能提高血药浓度。体内分布广泛,能扩散进入前列腺,并能在肝脏和巨噬细胞中聚积,胆汁中浓度约为血药浓度的 30 倍,药物不能通过血脑屏障。但脑膜有炎症时,药物可进入脑脊液。红霉素经胆汁排泄,有肝肠循环,不足 10% 的药物原形从尿中排泄,少量药物也可经乳汁和粪便排泄。

【抗菌作用】 红霉素为快速抑菌药,抗菌谱与青霉素相似而略广,对革兰阳性菌(如葡萄球菌、化脓性链球菌、草绿色链球菌、肺炎链球菌、白喉杆菌等)有较强的抑制作用,对部分革兰阴性菌(如脑膜炎奈瑟菌、淋病奈瑟菌、百日咳杆菌、军团菌、流感嗜血杆菌等)高度敏感。此外,对某些螺旋体、立克次体、肺炎支原体及螺杆菌也有抗菌作用,金黄色葡萄球菌对红霉素易产生耐药性。

【临床应用】 本品是临床上治疗支原体肺炎、军团菌病、百日咳、白喉带菌者的首选药,常用于治疗耐青霉素的金黄色葡萄球菌感染和对青霉素过敏者,亦用于治疗厌氧菌引起的口腔感染和肺炎支原体、衣原体等非典型病原体所致的呼吸道、泌尿生殖道感染。

【不良反应及用药监护】

1. **胃肠道反应** 表现有恶心、呕吐、腹痛、腹胀、腹泻等,严重时患者难以耐受,与红霉素诱导胃动素释放有关。

2. **局部刺激** 肌内注射局部刺激性大,可引起疼痛及硬结,静脉注射可发生静脉炎。静脉滴注不宜过快,浓度不应超过 0.1%,以减少血栓性静脉炎的发生。红霉素为白色或类白色的结晶或粉末,应先以注射用水溶解乳糖酸红霉素,切不可用生理盐水或其他无机盐溶液溶解,因无机离子可引起沉淀。待溶解后则可用等渗葡萄糖注射液或生理盐水稀释供静脉滴注。

3. **肝损害** 红霉素酯化物的肝损害发生率较高,表现为转氨酶升高、肝大及胆汁淤积性黄疸等。应定期检查肝功能,肝功能不良者禁用。

4. **耳毒性** 大剂量应用(大于 4.0 g/d 时),老年人及肾功能不良者易于发生,可出现听力下降、耳鸣、暂时性耳聋,前庭功能也可受累。孕妇、哺乳期妇女、老年人、肾功能不良者慎用。

5. **心脏毒性** 在静脉滴注速度过快时易于发生,出现心电图异常、严重心律失常及尖端扭转型室性心动过速,可致晕厥或猝死。药物可抑制茶碱代谢清除,提高其血浓度,这常发生在合用若干天以后。应注意监测。

6. **过敏反应** 主要表现为药物热、过敏性药疹、荨麻疹、嗜酸性粒细胞增多等。

阿奇霉素

阿奇霉素(azithromycin)与红霉素相比,抗菌谱有所扩大,抗菌活性增强。对某些细菌表现为快速的杀菌作用。除保留抗革兰阳性菌作用外,对革兰阴性菌、厌氧菌以及支原体、衣原体、螺旋体、弓形体等也有强大的抗菌作用。组织穿透力强,组织中浓度明显高于血药浓度,$t_{1/2}$ 可达 35~48 h,是大环内酯类药物中药物半衰期最长者。

本药多用于较严重的敏感菌所致的呼吸道、皮肤、软组织及泌尿生殖道感染。肝功能不良者、孕妇及哺乳期妇女慎用，过敏者禁用。

罗 红 霉 素

罗红霉素(roxithromycin)抗菌谱及抗菌作用与红霉素相似。对肺炎支原体、衣原体有较强的作用；对淋病奈瑟菌、脑膜炎奈瑟菌、百日咳杆菌、螺旋体的抑制作用较弱。罗红霉素血药浓度明显高于红霉素，是大环内酯类抗生素中血药浓度最高的，组织和体液中有较高浓度，肺组织浓度最高。

罗红霉素主要用于治疗敏感菌所致的急性呼吸系统感染、五官科感染及儿科各种感染。也用于支原体肺炎、衣原体引起的泌尿道感染等的治疗。

克 拉 霉 素

克拉霉素(clarithromycin)为罗红霉素甲基衍生物，抗菌谱与之相似。它对需氧革兰阳性球菌、嗜肺军团菌，肺炎衣原体的抗菌活性最强。对沙眼衣原体、肺炎支原体和流感杆菌、厌氧菌的作用亦强于红霉素。还可在治疗消化性溃疡时，用于防治幽门螺杆菌感染。

克拉霉素主要用于呼吸道感染、泌尿生殖道感染及皮肤、软组织感染的治疗。

乙酰螺旋霉素

乙酰螺旋霉素(acetylspiramycin)耐酸，口服吸收在体内变成具有抗菌活性的螺旋霉素，在胆汁、尿液、支气管分泌物、肺组织及前列腺中的药物浓度高，并能透过胎盘。乙酰螺旋霉素主要用于防治呼吸道和皮肤、软组织感染，也可用于军团菌病、弓形体病的治疗。

三.大环内酯类抗生素的用药监护

大环内酯类抗生素的用药监护见表29-1。

表 29-1 大环内酯类抗生素的用药监护

用药步骤	用药监护要点
用药前	1.熟悉大环内酯类抗生素的适应证和禁忌证，了解各种剂型和用法
	2.告知患者细菌感染的防治知识
用药中	1.进行用药依从性教育，指导患者坚持规范用药
	2.红霉素胃肠道反应大，饭后服用可减轻，肠溶片应整片吞服，且不能与酸性药同服
	3.用药期间多饮水，注意监测肝功能和耳毒性
	4.静脉滴注速度不宜过快
用药后	1.密切观察用药后的疗效和不良反应
	2.指导患者饮食和休息
	3.注意观察患者的病情变化

第二节 林可霉素类抗生素

林可霉素类抗生素包括林可霉素(lincomycin,洁霉素)和克林霉素(clindamycin,氯洁霉素)，两药有相同的抗菌谱和抗菌机制，但克林霉素抗菌作用更强，口服吸收效果好，且毒性较低，故为临床常用药。

本类抗生素为窄谱抑菌剂,抗菌谱与红霉素相似而较窄,对革兰阳性菌,如金黄色葡萄球菌(包括耐青霉素的菌株)、化脓性链球菌、肺炎链球菌及大多数厌氧菌有良好的抗菌作用。抗菌机制与大环内酯类相同。大多数细菌对林可霉素和克林霉素存在完全交叉耐药性,也与大环内酯类存在部分交叉耐药性。

本类抗生素主要用于对β-内酰胺类抗生素无效或过敏的金黄色葡萄球菌感染的治疗,对金黄色葡萄球菌引起的骨髓炎和关节感染为首选药;还可用于厌氧菌或厌氧菌与需氧菌的混合感染,如盆腔炎、腹膜炎、吸入性肺炎等。

口服或注射常发生胃肠道反应,表现为恶心、呕吐、腹泻等,一般症状轻微;严重时可引起伪膜性肠炎,这与难辨梭状芽孢杆菌大量繁殖和产生外毒素有关,有致死的可能。大剂量静脉滴注或静脉注射速度过快,可致血压下降,甚至心跳、呼吸暂停,故不宜大量、快速静脉给药。

第三节　万古霉素及去甲万古霉素

万古霉素类属糖肽类抗生素,包括万古霉素(vancomycin)、去甲万古霉素(norvancomycin)和替考拉宁(teicoplanin)。三种药物作用相似,过去很少使用,但近年来却因能够杀灭耐甲氧西林金黄色葡萄球菌(MRSA)和耐甲氧西林表皮葡萄球菌(MRSE)而得到广泛应用。

万古霉素和去甲万古霉素口服不吸收,肌内注射可引起剧烈疼痛和组织坏死,故只宜稀释后缓慢静脉给药。

抗菌谱窄,对革兰阳性菌有强大的杀菌作用,尤其是对MRSA、MRSE。抗菌机制是万古霉素与细胞壁前体肽聚糖结合,阻断细胞壁合成,造成细胞壁缺损而杀灭细菌,特别是对正在分裂增殖的细菌呈现快速杀菌作用。一般不易产生耐药性,与其他抗生素也无交叉耐药。但近年来已发现对万古霉素耐药的葡萄球菌、肠球菌及乳酸杆菌,应引起注意。

临床上一般不作为一线药物应用,仅用于严重革兰阳性菌感染的治疗,特别是MRSA、MRSE和肠球菌属所致的感染,还可用于对β-内酰胺过敏的患者。

不良反应多且严重。主要表现为耳毒性、肾毒性。耳毒性为本品最严重的毒性反应,大剂量应用出现耳鸣、听力减退甚至耳聋,监测听力常能较早发现耳毒性;及早停药尚能恢复功能,部分患者停药后仍可继续进展至耳聋。有一定肾毒性,与氨基糖苷类药物合用更易发生。其他尚有过敏反应、注射部位静脉炎等。

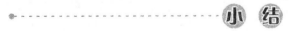
小　结

红霉素属大环内酯类抗生素,抗菌谱与青霉素相似而略广,可治疗呼吸道、皮肤、软组织等感染,首选用于治疗支原体肺炎、军团菌病、百日咳、白喉带菌者,是对青霉素过敏者的替代药物,主要不良反应是胃肠道反应,局部刺激性大。近年来新开发的大环内酯类抗生素(如阿奇霉素、罗红霉素等)抗菌活性增强,对支原体、衣原体的作用也明显增强,且不易被胃酸破坏,生物利用度高,血药浓度高,药物半衰期延长,不良反应也相应减少。

林可霉素类抗生素包括林可霉素和克林霉素,两药有相同的抗菌谱和抗菌机制,但克林霉素抗菌作用更强,口服吸收效果好,且毒性较低,故临床上常使用,是治疗金黄色葡萄球菌引起的骨髓炎和关节感染的首选用药。

能力检测

一、选择题

A_1 型题

1. 治疗急、慢性骨及关节感染宜首选的口服药物是（　　）。

A. 青霉素 G　　　　　　　　B. 多黏霉素 B　　　　　　　　C. 克林霉素

D. 红霉素　　　　　　　　　E. 阿莫西林

2. 支原体肺炎治疗应选择的抗生素是（　　）。

A. 青霉素　　　B. 氨苄西林　　C. 头孢噻肟　　D. 庆大霉素　　E. 红霉素

A_2 型题

3. 患者，女，10 岁，因高热伴呼吸困难 5 天入院，查体可闻及广泛小水泡音，诊断为"支气管肺炎"，青霉素皮试阳性，可选用（　　）。

A. 阿奇霉素　　B. 四环素　　　C. 头孢噻肟　　D. 多西环素　　E. 氯霉素

4. 夏某，近几天有咽部疼痛或不适感，咽中度红肿，全身轻度发热、乏力、食欲减退，扁桃体上有片状假膜，细菌学检查发现白喉杆菌，诊断为普通型白喉。最好选用下列哪种治疗方案？（　　）

A. 红霉素＋白喉抗毒素 G　　　　　　　　B. 庆大霉素＋白喉抗毒素 B

C. 土霉素＋白喉抗毒素　　　　　　　　　D. 磺胺甲噁唑＋甲氧苄啶

E. 青霉素＋白喉抗毒素

5. 李某，外伤入院，近几日出现局限性骨痛，发热和不适，X 线可见骨破坏，软组织肿胀，诊断为急性金黄色葡萄球菌骨髓炎，首选的口服药物是（　　）。

A. 青霉素 G　　　　　　　　B. 多黏霉素 B　　　　　　　　C. 克林霉素

D. 红霉素　　　　　　　　　E. 阿莫西林

A_3/A_4 型题

（6～7 题共用题干）

张某，近几日出现全身不适感、肌痛胸痛干咳，黏液含血丝，高热、呼吸困难、精神错乱、定向力障碍、昏迷、腹痛呕吐和水泻或黏液便、无脓血。诊断为军团菌病。

6. 应选择哪个药物？（　　）

A. 链霉素　　　B. 红霉素　　　C. 青霉素　　　D. 四环素　　　E. 庆大霉素

7. 该药物的主要不良反应是（　　）。

A. 肝损害　　　　　　　　B. 过敏反应　　　　　　　　C. 胃肠道反应

D. 二重感染　　　　　　　E. 骨髓抑制

二、思考题

1. 简述红霉素的不良反应及用药监护。

2. 简述林可霉素类的抗菌特点及临床应用。

（林春英）

第三十章
氨基糖苷类和多黏菌素类抗生素

第一节　氨基糖苷类抗生素

氨基糖苷类抗生素分为天然和半合成两大类。天然来源的有庆大霉素、链霉素、卡那霉素、妥布霉素、大观霉素、新霉素、西索米星、小诺米星等,半合成的有阿米卡星、奈替米星等。由于结构上的共性,决定这类抗生素具有一些共同特点。

一、氨基糖苷类抗生素的共同特点

【化学性质】　氨基糖苷类抗生素为有机碱,除链霉素水溶液性质不稳定外,其他药物水溶液性质均稳定,解离度大,脂溶性小。在碱性溶液里抗菌活性增强,其盐易溶于水。

【药动学特点】　本类药物极性大,脂溶性小,口服难吸收,仅用于肠道感染。全身感染必须注射给药,吸收迅速完全,30~90 min达到峰浓度。除链霉素外,很少与血浆蛋白结合。穿透力弱,难透血脑屏障,甚至脑膜有炎症时也难在脑脊液中达到有效浓度。主要分布于细胞外液,在肾皮质及内耳内、外淋巴中浓度高,为引起肾、耳毒性的主要原因。可通过胎盘,孕妇慎用。在体内不代谢,主要以原形经肾排泄,尿药浓度高而有利于尿路感染治疗。在碱性环境中,抗菌作用增强,Ca^{2+}、Mg^{2+}等阳离子可抑制其抗菌活性。

【抗菌作用】

1. 抗菌谱　对各种需氧革兰阴性杆菌,如大肠埃希菌、克雷伯菌属、变形杆菌及肠杆菌属、志贺菌属等有强大抗菌活性;对枸橼酸菌属、沙雷菌属、不动杆菌属也有一定的抗菌活性;对革兰阴性球菌(如脑膜炎奈瑟菌、淋病奈瑟菌等)作用较差;对厌氧菌无效。

铜绿假单胞菌对庆大霉素、妥布霉素、阿米卡星、奈替米星敏感;结核分枝杆菌对链霉素敏感,对阿米卡星、卡那霉素较敏感。

2. 抗菌机制　本类药能阻碍细菌蛋白质合成的多个环节,抑制蛋白质合成或造成蛋白质合成紊乱,并能增加细菌细胞膜的通透性,使细菌体内重要物质外漏而死亡,为静止期杀菌剂。

3. 耐药性 细菌在各药间存在部分或完全交叉耐药性。

【临床应用】 本类药物主要用于敏感需氧革兰阴性杆菌所致的全身性感染,如呼吸道、泌尿道、胃肠道、皮肤软组织、烧伤、创伤及骨关节感染等。

【不良反应及用药监护】 所有氨基糖苷类均有耳毒性和肾毒性,尤其是儿童和老人更易引起。毒性的产生与服药剂量和时程有关,也随药物不同而异,甚至在停药后,亦可出现不可逆的毒性反应。

1. 耳毒性 耳毒性包括前庭功能障碍和耳蜗听神经损伤。前庭功能障碍表现为头昏、恶心、呕吐、视力减退、眼球震颤和共济失调,其发病率顺序依次为新霉素>卡那霉素>链霉素>西索米星>庆大霉素>妥布霉素>奈替米星。耳蜗听神经损伤表现为耳鸣、听力减退和永久性耳聋,其发病率顺序依次为新霉素>卡那霉素>阿米卡星>西索米星>庆大霉素>妥布霉素>链霉素。但这两类症状并非绝对,有可能两者兼有。有时临床自觉症状不明显,需要仪器检查前庭功能或听力才可发现,这些"亚临床耳毒性反应"的发病率为10%～20%。本类药物可通过胎盘屏障,造成胎儿第八对脑神经损害,成为先天性耳聋的重要原因。

耳毒性发生机制与高浓度的药物阻碍了内耳柯蒂氏器内、外毛细胞的糖代谢和能量利用,导致细胞膜 Na^+-K^+-ATP 酶功能障碍,使毛细胞受损。

防治措施:①应用本类抗生素时应注意询问患者是否有耳鸣、眩晕等先兆症状;②定期做听力监测,"亚临床耳毒性"表现为先高频听力受影响,然后波及低频听力;③避免同时使用有耳毒性的药物(如呋塞米、依他尼酸、红霉素、甘露醇、镇吐药、顺铂等),H_1 受体阻断剂苯海拉明等可掩盖其耳毒性,也应避免合用;④注意给药剂量,最好监测治疗剂量的血药浓度;⑤老年人、儿童、肾功能不全者慎用。本药可通过胎盘屏障,所以孕妇慎用或禁用。

2. 肾毒性 由于本类药物主要以原形由肾脏排泄和在肾皮质内蓄积的关系,主要损害近曲小管上皮细胞,轻则引起肾小管肿胀,重则产生肾小管急性坏死,但一般不损伤肾小球。肾毒性通常表现为蛋白尿、管型尿、血尿等,严重时可产生氮质血症和导致肾功能减退。肾功能减退可使氨基糖苷类抗生素血浆浓度升高,这又进一步加重肾功能损伤和耳毒性。药物对肾小管的损害程度取决于药物在肾皮质中的聚积量和其对肾小管的损伤能力,其发病率顺序依次为新霉素>卡那霉素>庆大霉素>妥布霉素>阿米卡星>奈替米星>链霉素。

肾毒性大多数为可逆性,停药后可逐渐恢复,应注意及时停药。定期检查肾功能,避免同时应用头孢菌素类、万古霉素、多黏菌素、杆菌肽、两性霉素 B 等能增加肾毒性的药物,并注意给药剂量,监测血药浓度。

3. 神经-肌肉阻滞作用 与剂量及给药途径有关。常见于大剂量腹膜内或胸膜内应用后,偶见于肌内或静脉注射后。可引起心肌抑制、血压下降、肢体瘫痪和呼吸衰竭,此毒性在临床上易被误诊为过敏性休克,需注意鉴别。原因可能是药物与钙离子络合,或与钙离子竞争,抑制神经末梢乙酰胆碱的释放并降低突触后膜对乙酰胆碱的敏感性,造成神经-肌肉接头传递阻断,引起呼吸肌麻痹,可致呼吸停止。肾功能减退、血钙过低,同时使用肌松剂、全身麻醉药时易发生,重症肌无力患者尤易发生。

防治措施:此类药物不宜静脉注射;避免合用肌肉松弛药、全麻药等;血钙过低、重症肌无力患者禁用或慎用;一旦发生神经肌肉阻滞,立即注射新斯的明和葡萄糖酸钙。

4. 过敏反应　可有皮疹、发热、血管神经性水肿。其中链霉素过敏反应发生率较高,可引起过敏性休克,发生率仅低于青霉素,应予注意。接触性皮炎是新霉素局部应用最常见的不良反应。

给药前应询问过敏史,做皮肤过敏试验,给药中注意观察过敏反应发生的先兆并准备好急救所需药品及器械。一旦发生,应静脉注射肾上腺素、葡萄糖酸钙等抢救。

二、常用药物

庆 大 霉 素

庆大霉素(gentamicin)口服吸收极少,肌内注射吸收快而完全,局部应用或局部冲洗后也可经体表少量吸收。吸收后主要分布于细胞外液,蛋白结合率低,支气管分泌物、脑脊液、蛛网膜下腔、眼组织及房水中药物浓度低,可通过胎盘屏障,在肾皮质中可蓄积,药物浓度达血药浓度的多倍。在体内极少被代谢,药物原形经肾小球滤过,从尿中排泄,尿中药物浓度高,停药 20 d 仍可在尿中检测到庆大霉素。血液透析和腹膜透析可清除相当的药物。

【抗菌作用】　对革兰阴性杆菌和金黄色葡萄球菌具有抗菌作用,是治疗各种革兰阴性杆菌感染的主要抗菌药,在氨基糖苷类中为首选药。抗菌谱包括肠杆菌属、变形杆菌、克雷伯杆菌、沙雷菌属、沙门菌属、铜绿假单胞菌、志贺菌属、金黄色葡萄球菌等,以及肺炎链球菌、化脓性链球菌、肠球菌等。庆大霉素与 β-内酰胺类抗生素联合对肠球菌有协同抗菌作用。

【临床应用】　本药临床上主要用于敏感细菌引起的感染。

1. 严重革兰阴性杆菌感染,或病因未明的革兰阴性杆菌混合感染　与广谱半合成青霉素类或头孢菌素类抗生素合用。

2. 铜绿假单胞菌所致的严重感染　与羧苄西林合用,但两药不可同时混合静脉滴注,因羧苄西林可使庆大霉素的活力降低。

3. 肠球菌、革兰阴性杆菌或铜绿假单胞菌所致的心内膜炎　与青霉素、氨苄西林或其他 β-内酰胺类抗生素联合使用。

4. 盆腔、腹腔需氧与厌氧菌混合感染　与甲硝唑或氯霉素联合应用。

5. 预防术后感染　用于尿路、人工心瓣膜手术前。

6. 局部用药　用于眼科、皮肤科、耳鼻喉科和外科的局部感染,但因可致光敏感反应,大面积应用易致吸收毒性,故少作局部应用。

7. 肠道感染或肠道术前准备　口服可用于敏感菌所致的肠炎、胃炎、菌痢及术前清洁肠道。

【不良反应及用药监护】　不良反应有前庭神经功能损害,但较链霉素少见,对肾脏毒性则较多见,对前庭功能的损伤大于对听神经的损伤,一般为双侧受累,多于用药 1～2 周内发生,少数患者于停药数周后迟发。肾毒性次于耳毒性,表现为蛋白尿、多尿,少尿和急性肾功能衰竭少见,肾毒性可部分恢复,个别患者发展为尿毒症,甚至死亡。此外,庆大霉素也可有消化道反应,如恶心、呕吐、食欲减退等。

链 霉 素

链霉素(streptomycin)肌内注射吸收快而完全,主要分布于细胞外液,渗透性较好,可进入胸腔、腹腔、结核性空洞及干酪化脓腔,且可达有效药物浓度。不易透过血脑屏障,当脑膜炎时,可进入脑脊液中。可过胎盘屏障,尿中浓度较高。药物主要经肾小球滤过从尿中排泄,少量经胆汁、乳汁、唾液和汗液排泄。大部分药物可经血液透析而清除。

【抗菌作用】 抗菌谱广,对多数革兰阴性菌(如大肠杆菌、肺炎杆菌、肠杆菌属、沙门菌属、志贺菌属、布鲁菌属、克雷伯菌属、巴斯德菌属、奈瑟菌属、流感嗜血杆菌、鼠疫杆菌等)有较好的抗菌作用。具有强大的抗结核分枝杆菌活性。对铜绿假单胞菌的抗菌活性最低。革兰阳性球菌中除少数敏感金黄色葡萄球菌对链霉素敏感外,各类链球菌均对其耐药。链霉素与青霉素联合对除高度耐药肠球菌外,对敏感肠球菌呈协同抗菌作用。

【临床应用】
1. 首选药 土拉菌病(兔热病)、鼠疫(与四环素联合)。
2. 布鲁杆菌病 与四环素联合应用。
3. 感染性心内膜炎 与青霉素合用治疗草绿色链球菌、肠球菌引起的感染性心内膜炎。
4. 治疗多重耐药的结核病 与异烟肼、利福平联合,用于结核病的初治阶段,可延缓耐药性的发生。
5. 预防呼吸、胃肠及泌尿系统术后敏感细菌感染 与氨苄西林合用。

【不良反应及用药监护】 毒性反应与药物剂量、疗程相关,每日剂量小于 1 g,疗程短于 1 个月,则不良反应较少。链霉素治疗时常可出现前庭功能损害,少数患者可出现迟发性或进行性听神经损害,听力下降甚至永久性耳聋。链霉素治疗时还可发生过敏性休克,通常于注射后 10 min 内突然出现,抢救措施是静脉注射葡萄糖酸钙和肾上腺素,发病率虽较青霉素少,但死亡率却很高。因此,注射前应做皮肤敏感试验,阴性者才能用药。对肾脏的毒性虽为氨基糖苷类中最轻者,但肾功能不全者仍应慎用。

卡 那 霉 素

卡那霉素(kanamicin)的毒性在本类抗生素中仅次于新霉素且耐药性多见,已不作为细菌感染治疗的首选药,不宜长期、大剂量使用。可口服做腹部手术术前的肠道消毒。有减少肠道细菌产氨的作用,对肝硬化所致的肝昏迷有一定的预防治疗效果。肌内注射用于敏感菌引起的感染,如肺炎、败血症、泌尿道感染等。可与其他抗结核药物合用于结核病患者的治疗。

阿 米 卡 星

阿米卡星(amikacin,丁氨卡那霉素)是抗菌谱最广的氨基糖苷类抗生素,其突出优点是对许多肠道革兰阴性菌和铜绿假单胞菌所产生的钝化酶稳定,故对一些耐常用氨基糖苷类的菌株(包括铜绿假单胞菌)所致感染仍然有效,为治疗此类感染的首选药物,与羧苄西林或头孢噻吩合用,治疗中性粒细胞减少或其他免疫缺陷者感染,疗效满意。与 β-内酰胺类有协同作用。

妥 布 霉 素

妥布霉素(tobramycin)抗菌作用与庆大霉素相似,但铜绿假单胞菌的作用较庆大霉素强 2~5 倍,而且对庆大霉素耐药者仍有效。其主要用于治疗各种严重的革兰阴性杆菌感染,但一般不作为首选药。对铜绿假单胞菌感染或需较长时间用药者,可与抗铜绿假单胞菌的青霉素类或头孢菌素类药物合用。本药的不良反应与庆大霉素相似,较庆大霉素为轻。

奈 替 米 星

奈替米星(netilmicin)的显著特点是对多种氨基糖苷类钝化酶稳定,因此对耐甲氧西林的金黄色葡萄球菌(MRSA)及对常用氨基糖苷类耐药菌有较好抗菌活性。临床上常用于敏感菌所致的严重感染,但不用于非复杂性、初发的、其他安全有效口服抗菌药物能有效控制的尿路感染。其耳毒性、肾毒性均较低,但不可任意加大剂量或延长疗程。若每日剂量大于 6 mg/kg 或疗程长于 15 d,则有可能发生耳毒性、肾毒性。

小 诺 霉 素

小诺霉素(micronomicin)的特点是临床耐药率更低,对氨基糖苷类中阿米卡星耐药的菌株对该药仍然敏感,但若对该药产生耐药性的菌株对上述几类药均有耐药性。该药的抗菌谱与庆大霉素相似,对支原体也有效。

三、氨基糖苷类抗生素的用药监护

氨基糖苷类抗生素的用药监护见表 30-1。

表 30-1　氨基糖苷类抗生素的用药监护

用药步骤	用药监护要点
用药前	1.熟悉常用氨基糖苷类抗生素的适应证和禁忌证,了解各种剂型和用法
	2.使用之前应询问其过敏史,也应做皮试
用药中	1.用药过程中应注意观察耳鸣、眩晕等早期症状,并进行听功能检测,避免与增加耳毒性的药物合用。对小儿和老年人用药更要谨慎
	2.据患者个体情况调整用药剂量,并定期进行肾功能检查,如出现蛋白尿、管型尿、血液尿素氮、肌酐升高,尿量每 8 h 少于 240 mL 等现象时应立即停药。忌与肾毒性药物合用
	3.为防治出现神经肌肉接头阻滞,不宜静脉注射给药或尽量避免大剂量给药
用药后	1.密切观察用药后的疗效和不良反应
	2.指导患者饮食,注意休息和体位
	3.注意观察患者的病情变化

第二节　多黏菌素类抗生素

多黏菌素类(polymyxins)抗生素是从多黏杆菌培养液中提取的一组抗生素,有多黏菌素 A、B、C、D、E、M 等多种,其中多黏菌素 B、多黏菌素 E 和多黏菌素 M 少量用于临床,其余因毒性过大而被淘汰。多黏菌素 B、多黏菌素 E 的毒性亦大,目前主要供局部应用,全身应用多被氨基糖苷类抗生素、氟喹诺酮类及 β-内酰胺类抗生素所取代。

【抗菌作用】　属窄谱抗生素,对某些革兰阴性杆菌有强大抗菌活性,对大肠杆菌、肠杆菌属、克雷伯菌属、铜绿假单胞菌高度敏感。但沙门菌属、变形杆菌、脆弱类杆菌、革兰阴性球菌和革兰阳性菌均对其耐药。其主要作用于细菌细胞膜,其多肽上带正电荷的氨基与细胞外膜的磷脂中带负电荷的磷酸根结合,使细胞膜结构破坏,通透性增大,核酸等重要物质外漏而死亡;也可进入细胞质,影响核质和核糖体的功能;属慢效杀菌药,对生长繁殖期和静止期细菌均有杀菌作用。

多黏菌素类抗生素一般不易产生耐药性,若产生则在多黏菌素 B、多黏菌素 E 间表现为交叉耐药。

【临床应用】 多黏菌素类一般不作为首选药物,目前主要用于治疗耐新型氨基糖苷类抗生素和 β-内酰胺类抗生素的铜绿假单胞菌和其他敏感的革兰阴性杆菌引起的严重感染。对严重原发的铜绿假单胞菌败血症、泌尿系统感染或烧伤创面的铜绿假单胞菌感染有较好的疗效。对其他抗菌药物耐药的革兰阴性杆菌,如大肠杆菌、肺炎杆菌引起的脑膜炎、败血症有一定的疗效。与利福平、磺胺类抗菌药物合用,有产生协同抗菌作用,用于多重耐药的革兰阴性杆菌引起的院内感染。口服可用于肠道手术术前准备或白血病伴有中性粒细胞缺乏者,预防细菌感染。局部给药可用于敏感的革兰阴性杆菌引起的创面、皮肤、五官等部位的感染。

虽然目前临床已很少应用,但因其抗菌作用强和不易产生耐药性,故当敏感革兰阴性杆菌感染时,对其他抗菌药耐药或疗效不佳时,仍可选作为治疗药;口服用于肠道手术术前消毒、大肠杆菌性肠炎及对其他抗菌药耐药的细菌性痢疾;局部常用于敏感菌的眼、耳、皮肤、黏膜感染及烧伤后皮肤铜绿假单胞菌感染。

【不良反应及用药监护】

1. 肾毒性 肾毒性是常见不良反应,表现为蛋白尿、血尿、管型尿,严重者可现出血中肌酐、尿素氮水平升高甚至可发生急性肾小管坏死,停药可恢复,常发生于用药 4 天内,也有停药后肾功能损害继续存在并加重者。不宜与其他肾毒性药物(如氨基糖苷类、万古霉素、甲氧西林等)合用,静脉滴注速度不宜过快,注射剂量不宜过大,疗程不宜超过 10～14 天,肾功能减退者慎用。

2. 神经毒性 多黏菌素引起的神经毒性也常见,轻者表现为面部麻木、头晕和周围神经炎,重者可出现共济失调、意识障碍、昏迷等,滴耳可引起耳聋。大量或快速静脉滴注可发生神经肌肉阻滞,导致呼吸抑制,常无先兆,且症状发展迅速。为非竞争性阻滞,不能用新斯的明治疗,只能进行人工呼吸抢救。

3. 变态反应 主要表现为皮疹、药物热、瘙痒等,吸入气管可引起支气管痉挛。

4. 其他 肌内注射可引起长时间的局部疼痛,静脉注射可引起静脉炎,偶见肝毒性和白细胞减少。

第三节 杆 菌 肽

杆菌肽对革兰阳性菌有强大的抗菌作用,对脑膜炎奈瑟菌、淋病奈瑟菌等革兰阳性球菌、螺旋体、放线菌等亦有一定作用。杆菌肽可阻碍细胞壁的合成,对细菌细胞膜也有损伤作用。

临床上可用于治疗耐青霉素金黄色葡萄球菌所致的各种感染,但因全身用药肾毒性严重,故目前临床上仅限于局部使用。

小 结

氨基糖苷类抗生素分为天然和半合成两大类,它们在体内过程、抗菌谱、抗菌机制、不良反应等方面均相似。此类抗生素抑制细菌蛋白质合成的全过程,是静止期杀菌药,主要不良反应是耳毒性、肾毒性、神经-肌肉阻滞作用、过敏反应。易致过敏性休克的是链霉素,抢救措施是静脉注射葡萄糖酸钙和肾上腺素。一般革兰阴性杆菌感染首选庆大霉素;兔热病、鼠疫首选链霉素;一般氨基糖苷类耐药株的感染首选阿米卡星。多黏菌素类抗生素毒性较大,目前临床应用较少。

能力检测

一、选择题

A_1型题

1. 不属于氨基糖苷类抗生素的药物是(   )。

A. 链霉素   B. 妥布霉素   C. 西索米星

D. 奈替米星   E. 阿奇霉素

2. 氨基糖苷类抗生素对哪类细菌无效?(   )

A. 厌氧菌   B. 铜绿假单胞菌   C. 结核杆菌

D. 革兰阴性菌   E. 革兰阳性菌

3. 氨基糖苷类抗生素主要分布于(   )。

A. 脑脊液   B. 浆膜腔   C. 血浆

D. 细胞内液   E. 细胞外液

4. 氨基糖苷类药物中过敏性休克发生率最高的是(   )。

A. 庆大霉素   B. 链霉素   C. 新霉素   D. 卡那霉素   E. 妥布霉素

5. 链霉素与呋塞米合用会引起(   )。

A. 肾毒性增加   B. 耳毒性增加   C. 抗菌作用增强

D. 利尿作用增强   E. 无明显作用

A_2型题

6. 赵某,近几日发热、淋巴结肿大、皮肤溃疡、眼结膜充血、溃疡,呼吸道和消化道炎症及毒血症等,诊断为兔热病,应首选(   )。

A. 链霉素   B. 庆大霉素   C. 丁胺卡那霉素

D. 妥布霉素   E. 新霉素

7. 钱某,近几天出现发热、淋巴结肿大、出血倾向及严重毒血症症状。诊断为鼠疫。应首选(   )。

A. 链霉素   B. 庆大霉素   C. 丁胺卡那霉素

D. 妥布霉素   E. 新霉素

A_3/A_4型题

(8~9题共用题干)

李某,夏天吃了放置时间长的西瓜后腹痛、腹泻次数增多,诊断为细菌性感染。

8. 口服可用于肠道感染的药物是(   )。

A. 青霉素   B. 红霉素   C. 庆大霉素   D. 氯霉素   E. 链霉素

9. 该药属于哪一类抗生素?(   )

A. 青霉素类   B. 头孢菌素类   C. 大环内酯类

D. 氨基糖苷类   E. 四环素类

二、思考题

1. 简述氨基糖苷类抗生素不良反应及用药监护。
2. 简述氨基糖苷类抗生素共同特点。

（林春英）

第三十一章
四环素类抗生素和氯霉素

📖 **学习目标**

掌握:四环素类抗生素和氯霉素的临床应用、不良反应及用药监护。
熟悉:四环素类抗生素和氯霉素的抗菌作用。
了解:四环素类抗生素和氯霉素的作用机制、体内过程。

第一节 四环素类抗生素

四环素类(tetracyclines)属广谱抗生素,可分为天然品和半合成品两类。天然品有四环素(tetracycline)、土霉素(terramycin)等,半合成品有多西环素(doxycycline,强力霉素)、米诺霉素(minocycline,二甲胺四环素)和美他环素(metacycline,甲烯土霉素)等。本类药物在碱性溶液中易被破坏,在酸性溶液中较为稳定。其水溶液不稳定,需临时配制。

一、天然四环素类

四环素(tetracyclines)和土霉素(terramycin)二者均由链霉菌培养液提取,特性基本相似。

【体内过程】 口服吸收不完全,易受食物、胃酸、药物等的影响,多价金属离子 Ca^{2+}、Mg^{2+}、Fe^{2+}、Al^{3+} 等可与四环素形成络合物,影响其吸收。口服吸收量有一定限度,每次 0.5 g,每天 4 次,超过此剂量也不会增加血药浓度。血浆蛋白结合率较高,为 $55\% \sim 70\%$,吸收后可广泛分布于组织和体液中,易渗入胸水、腹水中,可透过胎盘屏障,也能分布到乳汁,易沉积于骨和牙组织,但不易透过血脑屏障。四环素存在肝肠循环,胆汁浓度高于血药浓度 $10 \sim 20$ 倍。$t_{1/2}$ 为 8.5 h,60% 以原形经肾脏排泄,尿中浓度较高。

【抗菌作用】 四环素类属快速抑菌剂,但在高浓度时对某些细菌呈杀菌作用。对肺炎支原体、立克次体、衣原体、螺旋体有强大抑制作用,对阿米巴原虫亦有间接抑制作用,对革兰阳性菌抑制作用强于革兰阴性菌。

抗菌机制是与细菌核糖体 30S 亚基的 A 位靶点特异性结合,从而阻碍肽链的延长,抑制蛋白质的合成。

细菌对该类药物耐药状况严重,金黄色葡萄球菌、大肠埃希菌、痢疾志贺菌、肺炎球菌普遍对其耐药。天然品之间存在交叉耐药。

【临床应用】 由于细菌对四环素耐药性明显增多且和其他高效低毒的新型抗菌药陆续应用于临床,以及本类药物的特殊不良反应,四环素的临床应用明显受到限制。目前仍可作为立克次体感染(斑疹伤寒、恙虫病)、支原体肺炎及衣原体所致鹦鹉热、性病淋巴肉芽肿、非淋菌性尿道炎等的首选药。

【不良反应和用药监护】

1. 胃肠道反应 多因药物直接刺激胃肠神经所致,表现为恶心、呕吐、腹泻、腹胀等,并随剂量增加而加剧,饭后服用可减轻。因局部刺激性大,不宜用于肌内注射,稀释后可用于静脉给药。与含有钙、镁、铁等离子的药物合用时,可与离子形成不溶性络合物,减少药物吸收,所以四环素类不与含有多价金属离子的药物同服,也不宜与牛奶、豆制品等同服。

2. 二重感染 正常人的口腔、鼻腔、肠道等处有多种微生物寄生,由于相互竞争而维持相对平衡的共生状态。长期使用广谱抗生素时,敏感菌株的生长受到抑制,不敏感菌株则在体内大量繁殖,从而造成新的感染,称为二重感染或菌群交替症。四环素类为广谱抗生素,在肠道吸收不完全,在肠腔药物浓度高,易引起二重感染。常见的有念珠菌性口腔炎、难辨梭状芽孢杆菌引起的伪膜性肠炎,一般多发生于老年人、儿童及体弱者,一旦发生应立即停药,并给予其他有效抗菌药或抗真菌药治疗。

3. 对骨骼和牙齿生长的影响 四环素类易与新形成的牙及骨骼组织中沉积的钙结合,从而引起牙釉质变黄和发育不全。四环素对乳牙影响最大的时期为妊娠中期至出生后4~6个月,对恒牙影响最大的时期为出生6个月至5岁,8岁以前儿童均易受到四环素类的影响,以1岁以内最为严重。故8岁以下儿童禁用。

4. 肝肾损害 大剂量口服或静脉给药(2 g/d以上)可致肝肾损害,易发生于孕妇,特别是伴有肾盂肾炎的孕妇,易出现致死性肝中毒,故孕妇禁用。肝肾功能不全者慎用。

5. 其他 偶见过敏反应,也可引起光过敏反应和前庭反应,停药24~48 h可恢复。

二、半合成四环素类

多西环素(doxycycline,强力霉素)和米诺环素(minocycline,二甲胺四环素)脂溶性高,口服吸收快而完全,受食物和多价金属离子影响小,生物利用度约90%,穿透力较强,广泛分布于组织和体液,在胸导管淋巴液、腹水、眼和前列腺中浓度较高,胆汁中浓度最高(为血药浓度的10~20倍)。有效血药浓度可维持24 h,每天服用一次即可。抗菌谱和抗菌机制与四环素相似,抗菌强度为四环素的2~10倍,与天然四环素类药物之间无明显交叉耐药性。米诺环素对耐天然四环素和耐青霉素类的金黄色葡萄球菌、大肠埃希菌、链球菌等仍然有效。多西环素的临床适应证和四环素相同,是四环素类药物中的首选药。

本类药物不良反应与天然四环素相似。多西环素胃肠道反应常见,可有恶心、呕吐、厌食、口腔炎、舌炎等,应饭后服用。二重感染、皮疹少见。米诺环素可产生前庭反应,首次服用时出现迅速,停药24~48 h后症状可消失。因此服药期间不宜从事高空作业、驾驶等。

三、四环素类抗生素的用药监护

四环素类抗生素的用药监护见表31-1。

表 31-1　四环素类抗生素的用药监护

用药步骤	用药监护要点
用药前	1.熟悉四环素类抗生素的适应证和禁忌证,了解各种剂型和用法
	2.告知患者感染性疾病的防治知识
用药中	1.本品耐药现象严重,不良反应多。仅在病原菌对该品敏感时选用该类药物
	2.与食物同服或减少用量用可缓解胃肠道反应
	3.避免长期应本品用造成二重感染,一旦发生应立即停药,使用抗真菌药或万古霉素、甲硝唑治疗
	4.肝肾功能不全者禁用
用药后	1.密切观察用药后的疗效和不良反应
	2.嘱咐患者加强体育锻炼,提高机体的免疫力

第二节　氯　霉　素

氯　霉　素

氯霉素(chloramphenicol)是从委内瑞拉链丝菌培养液中提取的抗生素。

【体内过程】　氯霉素口服在肠道上部吸收迅速而完全,分布广泛,脑脊液中药物浓度较其他抗生素高。主要在肝内代谢,经肾脏从尿中排泄。

【抗菌作用】　本药属广谱抗生素,其抗菌活性对革兰阴性菌较革兰阳性菌强。伤寒、副伤寒、肺炎支原体、沙眼衣原体及立克次体对氯霉素敏感。对厌氧菌(如脆弱类杆菌、梭形杆菌、产气荚膜梭菌、破伤风杆菌等)也有较强的作用。但对分枝杆菌、真菌、病毒和原虫无作用。

本药的抗菌机制主要是药物与细菌 50s 亚基结合,抑制肽链延长,障碍蛋白质合成,属速效抑菌剂。

【临床应用】　尽管氯霉素具有严重不良反应和已出现耐药菌株,但由于其易于透过血脑屏障和血眼屏障、组织穿透力强和对细胞内病菌有效等特性,目前临床上仍应用于治疗某些严重感染。

1. 细菌性脑膜炎和脑脓肿　对脑膜炎奈瑟菌、肺炎链球菌和流感嗜血杆菌引起的脑膜炎,因在脑脊液中有较高浓度而具有杀菌作用,特别是对耐氨苄西林菌株或对青霉素过敏患者的感染。氯霉素和青霉素联用是治疗脑脓肿的首选方案。

2. 伤寒、副伤寒　氯霉素曾经是治疗伤寒、副伤寒的首选药,现因氟喹诺酮类和第三代头孢菌素类具有高效低毒、复发少等特点,已不再作为首选药。

3. 细菌性眼部感染　局部滴眼用于敏感菌引起的沙眼、角膜炎、结膜炎、眼内感染及全眼感染。

【不良反应及用药监护】

1. 血液系统毒性　① 可逆性血细胞减少:主要表现为贫血、白细胞减少症或血小板减少症,少数可发展为粒细胞性白血病。此毒性较为常见,儿童多于成人,发病率和严重程度与剂量、疗程成明显正相关,可在治疗过程中出现,停药 2~3 周后可自行恢复。②再生障碍性贫血:为特异性反应,与服药剂量和疗程无关,一般是不可逆的,发病率低,但死亡率高于50%。为防止血液系统毒性,用药期间应严密监测血象,每隔3天检查血常规一次,一旦出现红细胞、白细胞和血小板数量减少,应及时停药;每天剂量小于1g,疗程一般不超过5~7天。

2. 灰婴综合征 新生儿和早产儿在用药2~9天内发生的循环衰竭,患儿出现呕吐、呼吸困难、血压下降、代谢性酸中毒、皮肤发绀、苍白等,称之为"灰婴综合征"。40%患儿在出现症状2天左右死亡。主要原因是新生儿或早产儿肝脏葡萄糖醛酸转移酶缺乏,肾脏排泄功能低下,氯霉素代谢缓慢,在体内蓄积而引起中毒所致。严重肝病和肝功能极度低下患者也可能发生类似不良反应。

3. 其他 有二重感染、皮疹、药物热、血管神经性水肿等,偶见球后视神经炎、视力障碍、中毒性精神病等,也可发生溶血性贫血。

本品孕妇禁用,肝肾功能减退者、葡萄糖-6-磷酸脱氢酶缺乏者、婴儿、哺乳期妇女及老年患者慎用。

小 结

四环素类抗生素和氯霉素均是广谱抗生素,对革兰阴性及革兰阳性细菌、支原体、衣原体、立克次体有较强的抑制作用。两类药物都是通过阻碍细菌肽链延长,从而抑制蛋白质合成,起到抑菌作用。

目前临床上多选用半合成四环素类抗生素用于治疗立克次体、支原体、衣原体及螺旋体引起的感染,本类药物的主要不良反应有胃肠道反应、二重感染及抑制骨骼和牙齿生长。氯霉素类主要用于治疗细菌性脑膜炎和脑脓肿,局部也应用于细菌性眼部感染,严重不良反应有血液系统毒性和灰婴综合征。

能力检测

一、选择题

A₁型题

1. 四环素首选用于哪一项感染?（   ）
A. 肺炎支原体　　　　B. 大肠杆菌　　　　C. 伤寒杆菌
D. 肺炎球菌　　　　　E. 立克次体

2. 四环素类的不良反应中错误项是（   ）。
A. 口服引起胃肠道反应　　　B. 可导致幼儿乳牙釉质发育不全、牙齿发黄
C. 可引起二重感染　　　　　D. 不引起过敏反应
E. 长期大量静滴,可引起严重肝损害

3. 易导致新生儿灰婴综合征的是（   ）。
A. 链霉素　　B. 庆大霉素　　C. 红霉素　　D. 氯霉素　　E. 氨苯蝶啶

4. 8岁以下儿童不宜服用四环素类,因该药有下列不良反应（   ）。
A. 影响骨牙发育　　　B. 抑制骨髓功能　　　C. 灰婴综合征
D. 咳嗽　　　　　　　E. 耳鸣

5. 下列哪个药物可与多价金属离子形成络合物而影响吸收?( )

A. 链霉素   B. 庆大霉素   C. 红霉素   D. 氯霉素   E. 四环素

A_2 型题

6. 李某,突发高热、皮疹、眼结膜充血并有焦痂,查体发现焦痂附近的淋巴结肿大,肝脾肿大,诊断为恙虫病。应首选哪个药物治疗?( )

A. 西索米星   B. 螺旋霉素   C. 四环素   D. 红霉素   E. 妥布霉素

A_3/A_4 型题

(7~8 题共用题干)

肖某,近几日出现发热,呈稽留热型,并伴有全身不适、乏力、食欲减退和咳嗽等症状,细菌学检查后诊断为伤寒。

7. 应首选哪个药物治疗?( )

A. 四环素   B. 螺旋霉素   C. 氯霉素   D. 红霉素   E. 庆大霉素

8. 该药最严重的不良反应是( )。

A. 再生障碍性贫血   B. 二重感染   C. 皮疹

D. 药物热   E. 血管神经性水肿

(9~10 题共用题干)

患者,男,16 岁。因伤寒服用氯霉素,一周后查血象发现有严重贫血和白细胞、血小板减少。

9. 这种现象发生的原因可能是( )。

A. 氯霉素破坏了红细胞   B. 氯霉素缩短了红细胞的寿命

C. 氯霉素抑制了骨髓造血功能   D. 氯霉素引起了变态反应

E. 氯霉素抑制了肝药酶

10. 氯霉素应用时,护理人员应进行用药护理,请问下列哪项是错误的?( )

A. 用药前、后及用药期间应系统监护血象   B. 应严格掌握适应证

C. 一般不作首选药   D. 可长期用药

E. 新生儿尤其是早产儿、孕妇、哺乳期妇女禁用

二、思考题

试述四环素类抗生素和氯霉素的不良反应及用药监护。

(鲁福德)

第三十二章
人工合成抗菌药

📖 **学习目标**

掌握：喹诺酮类药物的作用特点、临床应用、不良反应及用药监护，各代表药的特点。磺胺类药物的临床应用、不良反应及用药监护。

熟悉：喹诺酮类和磺胺类药物的抗菌作用。磺胺类药物与甲氧苄啶合用的意义。

了解：喹诺酮类和磺胺类药物的抗菌机制、体内过程。磺胺类药物分类。硝基呋喃类药物的特点。

人工合成的抗菌药物包括喹诺酮类、磺胺类、甲氧苄啶类及硝基呋喃类等。磺胺类药物不良反应较多，且近年来耐药性增加，临床上部分用途已被其他抗菌药物所取代。但因价格低廉、性质稳定等优点而仍在使用。硝基呋喃类有良好的抗厌氧菌作用，且对一些革兰阴性菌和革兰阳性菌均有作用，但对产气杆菌、铜绿假单胞菌、变形杆菌等不敏感，目前较为少用。

第一节 喹 诺 酮 类

一、概述

喹诺酮类（quinolones）是人工合成抗菌药，对细菌 DNA 回旋酶（DNA gyrase）具有选择性抑制作用。根据其临床应用的先后及抗菌性能分为四代，各代药物药动学特点、抗菌作用及不良反应等方面均有不同。第一代以萘啶酸（nalidixic acid）为代表，1962 年应用于临床，因抗菌谱窄、副作用多，仅用于泌尿道感染，现已被淘汰；第二代以吡哌酸（pipemidic acid）为代表，抗菌活性强于萘啶酸，抗菌谱也有所扩大，不良反应较少，用于敏感菌的所致泌尿道感染与肠道感染；第三代含氟喹诺酮类药物，称为氟喹诺酮（fluoroquinolone），具有抗菌谱广、抗菌活力强、口服吸收好、不良反应少等特点，常用的有诺氟沙星、培氟沙星、环丙沙星、氟罗沙星等；第四代多指 20 世纪 90 年代后期研制的，如莫西沙星、吉米沙星等最新的含氟喹诺酮类药，抗菌谱进一步扩大，抗菌活性更强，对绝大多数致病菌都有效。

【体内过程】 含氟喹诺酮类大部分药物口服吸收好，血药浓度高。除诺氟沙星和环丙沙星外，其余药物生物利用度均达到了 80% 以上。血浆蛋白结合率低，体内分布广，在全身组织和体液中均可达有效抗菌浓度。药物半衰期相对较长,大多数药物主要以原形经肾从尿中排泄,尿中药物浓度高。氧氟沙星和环丙沙星在胆汁中药物浓度可高出血药浓度几倍。

【抗菌作用】 本类药物为杀菌剂,抗菌后效应较长。第一代产品抗菌谱较窄,仅对大肠埃希菌、沙门菌属、变形杆菌属、志贺菌属的部分菌株有抗菌活性,对铜绿假单胞菌抗菌活性较低。第二代产品对肠杆科细菌具有强大抗菌活性,如产气杆菌、克雷伯菌、伤寒沙门菌属、志贺菌属、变形杆菌属等,对不动杆菌属和铜绿假单胞菌抗菌活性较第一代强,但较对肠杆菌弱。第三代产品除对革兰阴性菌抗菌活性进一步增强外,抗菌谱扩大到金黄色葡萄球菌、溶血链球菌、肺炎链球菌、肠球菌等革兰阳性菌及支原体、衣原体、结核杆菌和军团菌等。第四代产品抗菌谱还包括厌氧菌,对革兰阳性菌和铜绿假单胞菌抗菌活性明显提高。

抗菌机制主要是抑制细菌 DNA 螺旋酶,使 DNA 解旋切口不能封口,单链 DNA 暴露,导致 mRNA 及蛋白质合成失控,细菌死亡。哺乳动物细胞内不含 DNA 螺旋酶,而含有与之结构相似的拓扑异构酶。喹诺酮类药物也可与哺乳动物细胞内的拓扑异构酶相结合,除第一代药物外,本类药物与细菌 DNA 螺旋酶的亲和力远大于与哺乳动物细胞拓扑异构酶的亲和力,故在治疗剂量下,药物的毒性甚低。

喹诺酮类与其他抗菌药之间不存在交叉耐药性,但同类药物之间存在交叉耐药性。

【临床应用】 目前临床上主要应用作用强、毒性低的含氟喹诺酮类,可用于治疗各种敏感菌引起的感染。伤寒沙门菌对该类药物敏感性高,可取代氯霉素作为治疗伤寒、副伤寒的首选药,也可替代青霉素和头孢菌素等用于治疗全身感染。

【不良反应及用药监护】 氟喹诺酮类不良反应发生率低,平均仅为 5% 左右,能被大多数患者所耐受。

1. 胃肠道反应 胃肠道反应为最常见不良反应,主要表现为恶心、呕吐、食欲减退、上腹部不适、稀便等。

2. 中枢神经系统反应 其发生率仅次于胃肠道反应,主要表现有头晕、头痛、失眠、嗜睡等,以失眠最为多见。少数严重者可出现复视、抽搐、幻觉、幻视等,有中枢神经系统疾病,特别是癫痫患者应避免使用。

3. 变态反应 可出项皮肤瘙痒、皮疹和血管神经性水肿,个别患者出现过敏性皮炎。用药期间应避免阳光和紫外线照射。

4. 致畸及影响幼儿软骨发育 故孕妇和 14 岁以下儿童不宜使用。

5. 其他 偶见血清转氨酶、血清淀粉酶、血肌酐、血尿素氮和碱性磷酸酶升高。

二、常用氟喹诺酮类药物

诺 氟 沙 星

诺氟沙星(norfloxacin)又名氟哌酸,是第一个含氟喹诺酮类药物。口服吸收迅速,生物利用度为 35%～45%,尿道、肠道、胆汁中药物浓度高于血药浓度。临床上主要用于敏感细菌引起的泌尿道、胆道、肠道、皮肤、耳、鼻、喉、口腔等部位的感染,对无并发症的急性淋病有效。

环 丙 沙 星

环丙沙星(ciprofloxacin)又名环丙氟哌酸,为氟喹诺酮类中应用最广的药物,生物利用度为 60%～70%,在组织中的浓度常超过血药浓度,胆汁中药物浓度可高出血药浓度 10 倍左右,脑脊液中的浓度可达血药浓度 30% 以上,尿中药物浓度高。

本药是广谱、高效杀菌药。对革兰阴性菌体外抑菌作用是喹诺酮类中最强的药物之一,对肠杆菌科细菌、铜绿假单胞菌、军团菌、链球菌、耐甲氧西林的金黄色葡萄球菌等的抗菌活性强,对某些耐氨基糖苷类抗生素、第三代头孢菌素类抗生素的革兰阴性菌及革兰阳性菌仍然敏感,对结核分枝杆菌敏感,且与其他抗结核分枝杆菌的药物之间无交叉耐药性。临床上主要用于治疗敏感细菌引起的泌尿道、呼吸道、胆道、骨关节、皮肤及软组织等部位感染。

氧 氟 沙 星

氧氟沙星(ofloxacin)又名氟嗪酸,为高效广谱抗菌药。吸收快而完全,生物利用度高,体内分布广泛,在全身组织和体液中均可达有效抗菌浓度。脑脊液中药物浓度高,可达血药浓度的 30%～50%。75%～90% 的药物以原形经肾从尿中排泄,尿中药物浓度高,居喹诺酮类药物之首。临床上主要用于治疗敏感细菌引起的泌尿道、胃肠道、呼吸道、胆道感染。对伤寒、副伤寒包括多重耐药菌株所致感染者疗效肯定,对结核分枝杆菌抗菌作用强,与其他抗结核药联合应用于多重耐药结核分枝杆菌感染的治疗。

左氧氟沙星

左氧氟沙星(levofloxacin)为氧氟沙星的左旋光学异构体,生物利用度高(接近100%)。抗菌活性是氧氟沙星的 2 倍。最突出特点是不良反应远低于氧氟沙星,发生率仅为 2.8%,是目前临床应用的氟喹诺酮类药物中最小者,主要为胃肠道反应。

氟 罗 沙 星

氟罗沙星(fleroxacin)口服吸收完全,生物利用度可达到 100%。体内抗菌活性远远超过诺氟沙星、氧氟沙星和环丙沙星。临床上主要用于敏感菌及衣原体引起的呼吸道、泌尿道、胆道等的感染,如淋球菌尿道炎、细菌性肠炎等。不良反应发生率可高达 20%,主要是胃肠道反应和神经系统反应。

司 帕 沙 星

司帕沙星(sparfloxacin)具有广谱、强效、长效等特点。体内分布广,半衰期约 16 h。对革兰阳性菌、革兰阴性菌和厌氧菌、分枝杆菌、衣原体、支原体均具有很强的抗菌作用,其中对革兰阳性菌抗菌活性是环丙沙星的 2～4 倍。对耐青霉素、头孢菌素的肺炎链球菌仍然有效。主要用于治疗呼吸道、泌尿道、肠道、胆道、皮肤软组织等的感染,也用于治疗耐异烟肼、利福平的结核分枝杆菌感染。

曲 伐 沙 星

曲伐沙星(trovafloxacin)为第四代喹诺酮类,口服吸收良好,分布广泛,主要经胆汁排泄。曲伐沙星对革兰阴性菌和厌氧菌的抗菌活性较其他喹诺酮类药物明显增强,对耐青霉素肺炎链球菌、化脓性链球菌、粪肠球菌抗菌活性是喹诺酮类中最强的药物。对多数革兰阳性菌和厌氧菌的抗菌活性明显优于环丙沙星和司帕沙星。对肠杆菌、铜绿假单胞菌的抗菌活性与环丙沙星相似。

莫 西 沙 星

莫西沙星(moxifloxacin)为第四代喹诺酮类广谱抗菌药。它既保留了前三代对革兰阴性菌的抗菌活性,又明显增强了对革兰阳性菌的抗菌活性,特别是增强了对厌氧菌的抗菌活性,对结核分枝杆菌、支原体、衣原体也具有较强抗菌活性。临床上可应用于敏感菌所致的急慢性支气管炎和上呼吸道感染、社区获得性肺炎和医院获得性肺炎、耐多药的肺结核病,也可用于泌尿生殖道和皮肤、软组织感染等。

三、喹诺酮类药的用药监护

喹诺酮类药的用药监护见表32-1。

表 32-1　喹诺酮类药的用药监护

用药步骤	用药监护要点
用药前	1.熟悉喹诺酮类的适应证和禁忌证,了解各种剂型和用法
	2.告知患者感染性疾病的防治知识
用药中	1.进行用药依从性教育,指导患者坚持规范用药
	2.本品可导致骨、关节损伤　在儿童中引起关节痛及肿胀,引起软骨发育异常,14岁以下儿童、孕妇、哺乳期妇女禁用
	3.在应用主要经肾排泄的药物如氧氟沙星和依诺沙星时应减量,减少对肾脏的损伤
	4.用药期间应避免直接暴露在阳光下
	5.尽量饭后服用,减少胃肠道损伤
用药后	1.密切观察用药后的疗效和不良反应
	2.指导患者加强体育锻炼,以防止继发感染

第二节　磺胺类药与甲氧苄啶

一、磺胺类药

磺胺类药属抑菌剂,是第一个用于人体的人工合成抗菌药。近年来由于耐药菌株增多,不良反应较多及抗生素的问世,临床应用逐渐减少。但由于本类药物对流行性脑膜炎、鼠疫等感染性疾病具有独特的疗效,且能人工合成而价廉,性质稳定,尤其是与甲氧苄啶(TMP)合用,能增强抗菌活性,减少耐药性,使临床疗效提高而重新受到重视。

【分类】　根据口服吸收程度和临床应用,将磺胺类药物分为三类。

1. 肠道易吸收的磺胺药　根据 $t_{1/2}$ 长短分为短效、中效和长效类。①短效类:$t_{1/2}$ 为5～6 h,如磺胺二甲嘧啶(SM$_2$)、磺胺异噁唑(SIZ)。②中效类:$t_{1/2}$ 为 10～24 h,如磺胺嘧啶(SD)、磺胺甲基异噁唑(SMZ)。③长效类:$t_{1/2}$ 为 24 h 以上,如磺胺甲氧嘧啶(SMD)、磺胺多辛(SDM)等。

2. 肠道难吸收的磺胺药　柳氮磺吡啶(SASP)、磺胺噻唑(PST)。

3. 外用磺胺药　磺胺醋酰(SA)、磺胺嘧啶银盐(SD-Ag)、磺胺米隆。

【体内过程】　肠道易吸收类:吸收快而完全,广泛分布,易透过血脑屏障,主要用于全身感染。肠道难吸收类:因口服难吸收而在肠腔内保持高浓度,仅用于肠道感染或肠道手术术前预防感染。

【抗菌作用】 磺胺类药物抗菌谱较广,对大多数革兰阳性菌和革兰阴性菌有良好的抑制作用,对链球菌、肺炎球菌、脑膜炎奈瑟菌、淋球菌、鼠疫杆菌和流感杆菌较敏感,其次是大肠杆菌、变形杆菌属、志贺菌属和沙门菌属,对沙眼衣原体、疟原虫也有抑制作用。对病毒、支原体、衣原体和螺旋体无效。

磺胺类药物通过抑制细菌叶酸代谢而呈现抑菌作用。细菌不能直接利用环境中的叶酸,只能利用对氨基苯甲酸(PABA)和二氢蝶啶为原料,在二氢叶酸合成酶的作用下生成二氢叶酸,在二氢叶酸还原酶催化下,二氢叶酸被还原为四氢叶酸。四氢叶酸作为一碳基团载体的辅酶参与核酸代谢(图 32-1)。

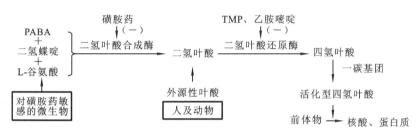

图 32-1 磺胺药和甲氧苄啶抗菌机制

磺胺类药物的化学结构与 PABA 结构相似,能竞争性地与二氢叶酸合成酶结合,阻碍了二氢叶酸的合成,产生抑菌作用。PABA 与二氢叶酸合成酶的亲和力较磺胺药强数千倍,故应用磺胺药时应首剂加倍。脓液及坏死组织内含大量 PABA,局麻药普鲁卡因在体内也可水解产生 PABA,它们均能降低磺胺药的疗效。

细菌对磺胺类药物容易产生耐药性,特别是在用量不足、用药不规律时更易产生。磺胺类药物之间有交叉耐药性。

【临床应用】

1. 全身感染 磺胺嘧啶口服易吸收,血浆蛋白结合率低,易透过血脑屏障,在脑脊液中浓度可达血药浓度的 80%,为治疗或预防脑膜炎球菌所致的流行性脑膜炎的首选药。与甲氧苄啶合用(双嘧啶片)抗菌活性增强。

磺胺甲噁唑又名新诺明,脑脊液中浓度低于磺胺嘧啶,但仍可用于预防流行性脑膜炎。尿中浓度与磺胺嘧啶相似,故也适用于敏感细菌引起的泌尿道感染。主要和甲氧苄啶合用(复方新诺明)产生协同抗菌作用。

2. 肠道感染 柳氮磺吡啶,本身无抗菌活性,肠道难吸收,在肠道细菌的作用下水解成磺胺吡啶和 5-氨基水杨酸,发挥抗菌、抗感染和免疫抑制作用,适用于治疗慢性炎症性肠道疾病,如节段性回肠炎和溃疡性结肠炎。

3. 局部感染 磺胺米隆,抗菌谱广,对铜绿假单胞菌有效,其抗菌作用不受脓液和坏死组织的影响,又能渗入烧伤的焦痂中,外用可用于烧伤、烫伤和大面积创伤后感染。

磺胺嘧啶银又名烧伤宁,对铜绿假单胞菌抗菌作用强于磺胺米隆,其抗菌作用同样不受脓液和坏死组织的影响。银盐有收敛作用,易使创面干燥结痂,外用可用于烧伤和烫伤创面的感染。

磺胺醋酰,其钠盐无刺激性,穿透力强,滴眼用于眼部感染,如沙眼、结膜炎和角膜炎。

【不良反应及用药监护】

1. 泌尿系统损害 可引起结晶尿、血尿、管形尿,以 SD 较常见。因磺胺药及其乙酰化物在尿中溶解度小,尤其在酸性尿中易析出结晶而损害肾脏。大量久服磺胺类药物时,宜加服等量碳酸氢钠,以碱化尿液增加磺胺药物及其乙酰化物的溶解度,同时多饮水可降低尿中药物浓度。用药期间应定期做尿常规检查。

2. 过敏反应 如皮疹、药热、固定性药疹等。用药前需询问过敏史。

3. 血液系统损害 偶见粒细胞减少、血小板减少、再生障碍性贫血等。葡萄糖-6-磷酸脱氢酶缺乏者易引起溶血性贫血。

4. 神经系统反应 少数患者出现头晕、头痛、乏力、精神不振及全身乏力等,驾驶员及高空作业者慎用。

5. 其他 可引起恶心、呕吐、上腹部不适和食欲不振,餐后服用或同服碳酸氢钠可减轻反应。

二、甲氧苄啶

甲氧苄啶(trimethoprim,TMP)又名磺胺增效剂,属抑菌药。是二氢叶酸还原酶抑制剂,抗菌谱与磺胺类相似,抗菌作用较强。TMP口服吸收快而完全,分布广泛,脑脊液中药物浓度较高,尿中药物浓度是血药浓度的100倍。TMP与细菌二氢叶酸还原酶亲和力高,故对人体毒性小。长期大剂量使用甲氧苄啶时,可出现白细胞、血小板减少,巨幼红细胞性贫血。可能有致畸作用,妊娠早期禁用。本药单独应用易产生耐药性,临床上常与SMZ及SD配伍,复方制剂分别称为复方新诺明和双嘧啶片。

TMP与磺胺类合用的意义:①抗菌谱相似,主要适应证相同;②合用既可使细菌叶酸代谢受到双重阻断作用,也可大大地增强抗菌作用,甚至可有杀菌作用;③减少耐药菌的产生;④药代动力学特性相似,吸收后药物分布全身,主要器官内药物浓度均可达到有效治疗浓度;⑤TMP毒性小,合用可减少磺胺药和自身用量,以减少不良反应的发生。

三、磺胺类药的用药监护

磺胺类药的用药监护见表32-2。

表 32-2　磺胺类药的用药监护

用药步骤	用药监护要点
用药前	1.熟悉磺胺类药的适应证和禁忌证,了解各种剂型和用法
	2.告知患者感染性疾病的防治知识
用药中	1.服药过程中适量增加饮水量,同服等量的碳酸氢钠以碱化尿液而预防结晶尿
	2.有过敏史者禁用。一旦发现应立即停药,严重者宜用糖皮质激素治疗
	3.用药期间应定期检查血常规
	4.驾驶员及高空作业者慎用
	5.肝、肾功能损害者应避免使用
	6.餐后服用或同服碳酸氢钠可减轻胃肠道反应
用药后	1.密切观察用药后的疗效和不良反应
	2.指导患者加强体育锻炼,以防止继发感染

第三节　硝基呋喃类

硝基呋喃类抗菌谱广,不易引起耐药性,常用的有呋喃妥因和呋喃唑酮。

呋喃妥因(nitrofurantoin,呋喃坦啶)为杀菌药,抗菌谱广,对多数革兰阳性菌和革兰阴性菌有较强作用,对铜绿假单胞菌无效。口服吸收迅速,50%在组织内破坏,其余部分原形经肾排出。其在尿中浓度高,特别是在酸性尿中抗菌活性增强,适用于泌尿道感染。常见的不良反应为胃肠道反应,长期应用可出现肺纤维化。葡萄糖-6-磷酸脱氢酶缺乏者、不足1个月的婴儿及妊娠3个月的孕妇禁用。

呋喃唑酮(furazolidone,痢特灵)口服吸收很少(约5%),故肠道内保持着较高的药物浓度。主要用于防治细菌性痢疾、霍乱等肠道感染,亦可用于幽门螺杆菌所致胃窦炎的治疗。不良反应主要为胃肠道反应。

小　结

含氟喹诺酮类药物是近年来发展较快的人工合成抗菌药,具有高效、广谱、吸收快而完全、生物利用度高、穿透力强、分布广、不良反应少等特点。本类药物对革兰阴性菌具有强大抗菌活性,对革兰阳性菌也有良好抗菌作用,某些药物对铜绿假单胞菌、结核杆菌、支原体、衣原体和厌氧菌也有作用。其抗菌机制主要是抑制细菌DNA螺旋酶。临床上应用广泛,可用于治疗各种敏感菌所致的感染。不良反应主要有胃肠道反应、中枢神经系统反应、变态反应、致畸及影响幼儿软骨发育等。

磺胺类药因耐药性和不良反应较多,现临床应用逐渐减少。该类药属广谱抑菌药,对大多数革兰阳性菌和革兰阴性菌有良好的抑制作用。抗菌机制主要为抑制细菌叶酸代谢,干扰叶酸合成。磺胺类药常用于治疗全身感染,在脑脊液和尿液中药物浓度较高,故临床上主要应用于敏感菌引起的脑膜炎、脑脓肿或尿路感染。柳氮磺吡啶在肠道浓度高,常用于节段性回肠炎和溃疡性结肠炎。磺胺米隆和磺胺嘧啶银可外用于烧伤和烫伤,主要不良反应有泌尿系统损害、过敏反应和血液系统损害。甲氧苄啶主要和磺胺类药物合用。

能力检测

一、选择题

A₁型题

1. 治疗流行性脑脊髓膜炎首选药是(　　)。

A. 头孢菌素　B. 红霉素　　C. 多西环素　D. 磺胺嘧啶　E. 磺胺甲噁唑

2. 氟喹诺酮类药物抗菌机制是(　　)。

A. 抑制敏感菌二氢叶酸还原酶　　　　B. 阻止敏感菌细胞壁合成

C. 使敏感菌细胞壁缺损　　　　　　　D. 抑制敏感菌DNA回旋酶

E. 抑制敏感菌蛋白质合成

3. 小儿禁用喹诺酮类的原因在于该类药物易引起(　　)。

A. 关节病变　　　　　　B. 胃肠道反应　　　　　　C. 过敏反应

D. 肝功能损害 E. 肾功能损害

4. 磺胺药的抗菌机制是( )。

A. 抑制菌体细胞壁合成 B. 抑制菌体蛋白质合成 C. 影响胞浆膜通透性

D. 抑制叶酸代谢 E. 抑制菌体核酸合成

5. TMP的抗菌机制是( )。

A. 破坏细菌细胞壁 B. 抑制敏感菌二氢叶酸合成酶

C. 抑制敏感菌二氢叶酸还原酶 D. 改变细菌细胞膜通透性

E. 增强机体抵抗力

6. 磺胺甲噁唑口服用于全身感染时加服碳酸氢钠的原因是( )。

A. 增强抗菌作用 B. 防止过敏反应

C. 预防在尿中析出结晶损伤肾 D. 防止代谢酸中毒

E. 减少口服时的刺激

A_2型题

7. 梁某,突发高热伴发冷、寒战,继之出现腹痛、腹泻和里急后重,大便开始为稀便,很快转变为黏液脓血便,有左下压痛及肠鸣音亢进,诊断为急性细菌性痢疾,最好选用下列何种抗菌药控制感染?( )

A. 利福平 B. 诺氟沙星 C. 红霉素

D. 氨苄青霉素 E. 呋喃妥因

A_3/A_4型题

(8~9题共用题干)

患者,男,43岁,因肠道感染服用磺胺甲噁唑。

8. 护士指导其服药后多饮水的目的是( )。

A. 避免难以溶解,影响吸收 B. 减轻服药引起的恶心

C. 避免结晶析出,堵塞肾小管 D. 增加药物疗效

E. 避免损害肝脏功能

9. 预防磺胺药产生肾毒性的措施不包括( )。

A. 长期用药应定期作尿液检查 B. 多饮水

C. 老年人及肾功能不全者慎用或禁用 D. 与碳酸氢钠同服

E. 酸化尿液

二、思考题

1. 简述喹诺酮类药物的抗菌作用机制及临床应用。

2. 简述磺胺类药物的分类及代表药物。

3. 简述磺胺甲噁唑与甲氧苄啶合用的原因。

(鲁福德)

第三十三章
抗病毒药和抗真菌药

📖 **学习目标**

熟悉:抗病毒药齐多夫定、拉米夫定、利巴韦林和干扰素的临床应用、不良反应及用药监护。抗真菌药两性霉素B、酮康唑、伊曲康唑的临床应用、不良反应及用药监护。

了解:其他药物的临床应用、不良反应及用药监护。

第一节　抗病毒药

病毒包括 DNA 及 RNA 病毒,病毒吸附至宿主细胞并穿入后,利用宿主细胞代谢系统进行增殖代谢,按照自身基因提供的遗传信息合成核酸和蛋白质,病毒颗粒装配成熟后从细胞内释放出来。理想的抗病毒药物能深入宿主细胞,在抑制病毒复制的同时又不损害宿主细胞的功能。由于病毒有严格的胞内寄生特性及复制时依赖宿主细胞的许多功能,所以抗病毒药物发展缓慢且疗效欠佳。抗病毒药按作用机制,分为以下几类:①阻断病毒与宿主细胞受体的结合,如免疫球蛋白等;②阻止病毒穿入细胞或脱壳,如盐酸金刚烷胺、金刚乙胺等;③抑制病毒的生物合成,如利巴韦林、阿昔洛韦、阿糖腺苷等;④产生增强宿主抗病能力的效应蛋白,如干扰素等。

一、抗人类免疫缺陷病毒药

齐多夫定

齐多夫定(zidovudine,ZDV)为脱氧胸苷衍生物,是在 1987 年获准的第一个用于治疗艾滋病的药物。它对人类免疫缺陷病毒(HIV)有抑制作用,可降低 HIV 患者的发病率,并可延长其生命,也可减少母婴垂直感染。竞争性抑制细胞的 RNA 逆转录酶,能插入到病毒 DNA 链中而抑制 DNA 链的延长,起到抑制病毒复制的作用。

本药为治疗艾滋病(获得性免疫缺陷综合征,AIDS)的首选药,与其他核苷类和非核苷类 HIV 逆转录酶抑制剂合用可获较好疗效。对于已怀孕的感染者,需从怀孕第 14 周给药至第 34 周。此外,齐多夫定也能治疗 HIV 诱发的痴呆、血栓性血小板减少症。最常见的不良反应是骨髓抑制,可出现贫血、中性粒细胞减少和血小板减少等,也可有胃肠道反应、头痛等。剂量过大可出现焦虑、精神错乱、震颤。肝功能不良者更易发生不良反应。

拉 米 夫 定

拉米夫定(lamivudine,3TC)为胞嘧啶衍生物,对乙型肝炎病毒(HBV)抑制作用强大,对 HIV 也有抑制作用,是目前治疗 HBV 感染最有效的药物之一,与干扰素合用有协同作用。与齐多夫定合用可治疗 HIV 感染,但停药后会复发。不良反应主要有乏力、失眠、头痛、咳嗽、胃肠不适等,一般病情较轻时可自行缓解。孕妇禁用。

去 羟 肌 苷

去羟肌苷(didanosine)为脱氧腺苷衍生物,为治疗 HIV 感染的一线药物,可应用于不能耐受齐多夫定或齐多夫定治疗无效的 AIDS 患者。不良反应发生率较高,儿童高于成人,主要有外周神经炎、胰腺炎等。

司 坦 夫 定

司坦夫定(stavudine)为脱氧胸苷衍生物,抗 HIV 作用较强,主要应用于不能耐受齐多夫定或齐多夫定治疗无效的患者。与去羟肌苷或拉米夫定合用有协同作用。不良反应主要是外周神经炎,偶见胰腺炎、关节痛等。

HIV 蛋白酶抑制剂

HIV 蛋白酶抑制剂包括沙奎那韦(saquinavir)、茚地那韦(indinavir,IDV)、利托那韦(ritonavir,RTV)、奈非那韦(nelfinavir,NFV)等,是目前联合用药治疗艾滋病的主要药物。HIV 蛋白前体在蛋白酶的催化下裂解为有感染性的成熟蛋白,HIV 蛋白酶抑制剂阻止前体蛋白的裂解,导致无感染性蛋白前体的堆积,而产生抗病毒作用。因本类药物生物利用度低(其中沙奎那韦最低,仅 4%),不良反应多,易产生耐药性,较少单用。与逆转录酶抑制剂合用可产生协同抗病毒作用。

二、其他抗病毒药

利 巴 韦 林

利巴韦林(riavirin)又名三唑核苷、病毒唑,为广谱抗病毒药。对多种病毒包括 DNA 病毒和 RNA 病毒均有抑制作用。抗 RNA 病毒作用较强,对甲型、乙型流感病毒最敏感,对呼吸道合胞病毒、副流感病毒、麻疹病毒、拉萨热病毒、甲型肝炎病毒(HAV)和丙型肝炎病毒(HCV)等均有抑制作用。本药气雾吸入多用于幼儿呼吸道合胞病毒性肺炎和支气管炎,也可用于流感,其他病毒感染则通过静脉给药进行治疗。对甲型及丙型肝炎有一定疗效,治疗丙型肝炎时常与 α-干扰素合用。不良反应主要有胃肠道反应,血清胆红素升高,大剂量长期应用可引起贫血、白细胞减少。有致畸作用,孕妇禁用。

阿 昔 洛 韦

阿昔洛韦(aciclovir,ACV)又名无环鸟苷,具有广谱抗疱疹病毒作用,对单纯疱疹病毒、水痘带状疱疹病毒和 EB 病毒有强大的抑制作用,是治疗单纯疱疹病毒感染首选药。临床上局部用于治疗疱疹性角膜炎、单纯疱疹和带状疱疹,静脉给药可用于治疗疱疹性脑膜炎、生殖器疱疹,对免疫缺陷或免疫抑制患者,可预防单纯疱疹病毒、水痘和带状疱疹病毒感染的发生。与免疫调节剂(α-干扰素)合用治疗乙型肝炎有效。

常见不良反应为胃肠道反应,偶有皮疹和头痛。静脉给药偶有局部刺激症状、静脉炎。

孕妇禁用。

更 昔 洛 韦

更昔洛韦(ganciclovir)对巨细胞病毒抑制作用强,对单纯疱疹病毒和带状疱疹病毒抑制作用与阿昔洛韦相近。因对骨髓抑制作用较强,不良反应发生率高,临床上只用于严重巨细胞病毒感染的治疗和预防。用药期间注意监测血象。

阿 糖 腺 苷

阿糖腺苷(vidarabine,ara-A)为嘌呤类衍生物,具有广谱抗病毒作用。对疱疹病毒、水痘病毒有明显抑制作用。本药可用于单纯疱疹病毒脑炎、新生儿单纯疱疹病毒感染及免疫缺陷患者的水痘和带状疱疹病毒感染,但目前上述适应证大多数已被阿昔洛韦所取代,后者更安全有效。局部用药可治疗单纯疱疹病毒角膜炎。

不良反应常见于消化道反应,静脉注射时可出现震颤、共济失调、眩晕等神经系统反应。动物实验有致畸和致突变作用。孕妇、婴儿禁用。

干 扰 素

干扰素(interferon,IFN)是宿主细胞在病毒感染或受到其他刺激后,体内产生的具有抗病毒效应的蛋白质,也称为"抗病毒蛋白"。干扰素具有广谱抗病毒作用,对多种病毒有非特异性抑制作用,还有免疫调节和抗恶性肿瘤作用。本药主要用于带状疱疹病毒感染、小儿病毒性肺炎、流行性腮腺炎、病毒性脑膜炎、慢性活动性肝炎、巨细胞病毒感染等的治疗,也可用于免疫缺乏合并其他病毒感染引起的感冒等。不良反应少,少数患者可出现发热、寒战、乏力、肌肉痛等。也可致白细胞减少、血小板减少、氨基转移酶增高等。

三、抗病毒药的用药监护

抗病毒药的用药监护见表 33-1。

表 33-1 抗病毒药的用药监护

用药步骤	用药监护要点
用药前	1. 熟悉常用抗病毒药的适应证和禁忌证,了解各种剂型和用法
	2. 告知患者获得性免疫缺陷综合征防治知识
用药中	1. 进行用药依从性教育,指导获得性免疫缺陷综合征患者坚持规范用药
	2. 不定时、不定量服用抗病毒药,可能导致 HIV 产生耐药性,降低治疗效果,甚至导致治疗失败
	3. 齐多夫定等药物有抑制骨髓造血功能,可出现贫血、中性粒细胞和血小板减少,用药期间应定期进行血常规检查,当中性粒细胞计数小于 $0.5×10^9$/L 时,应报告医生处理
	4. 长期用药应注意是否出现耐药性,在停药或更换药物时注意有无反跳现象
用药后	1. 密切观察用药后的疗效和不良反应
	2. 指导无症状 HIV 感染者应注意个人卫生,避免过度疲劳,在保证正常工作、学习、生活的前提下,适当限制活动范围,以防止继发感染
	3. 定期或不定期进行访视及医学观察,每隔 3~6 个月进行一次临床及免疫学检查,出现症状及时隔离治疗

第二节　抗真菌药

真菌感染一般分为浅表真菌感染和深部真菌感染。浅表真菌病通常是由各种癣菌引起，主要侵犯皮肤、毛发、指(趾)甲等，引起各种癣症，发病率高，危险性小。深部真菌感染主要由念珠菌、隐球菌等引起，主要侵犯内脏器官和深部组织，发病率低，但危险性大，常危及生命。

两性霉素 B

两性霉素 B(amphotericin B)是多烯类抗真菌抗生素，具有嗜脂性和嗜水性两种特性。

【体内过程】　口服、肌内注射均难吸收，需静脉给药。生物利用度仅为 5%，不易透过血脑屏障，主要在肝内代谢，药物在体内消除缓慢。

【抗菌作用】　两性霉素 B 为广谱抗真菌药，对多种深部真菌(如新型隐球菌、球孢子菌、白色念珠菌及荚膜组织胞浆菌等)有强大抑制作用，高浓度时有杀菌作用。抗真菌机制为选择性与真菌细胞膜上的麦角固醇结合，以增加膜的通透性，导致胞内重要物质外漏，真菌死亡。细菌的细胞膜不含麦角固醇，故对细菌无效。

【临床应用】　本药目前仍是治疗深部真菌感染的首选药。主要用于各种真菌性肺炎、脑膜炎、心内膜炎等。治疗真菌性脑膜炎除静脉给药外，还需鞘内注射给药，疗效较好。口服仅用于肠道真菌感染。局部应用可治疗皮肤、指甲及黏膜等浅部真菌感染。

【不良反应及用药监护】　毒性大，不良反应多。静脉滴注时可出现寒战、高热、头痛、恶心、呕吐，有时可有血压下降、眩晕等。肾毒性呈剂量依赖型，几乎见于所有患者，表现为尿中可见红细胞、白细胞、蛋白、血中尿素氮及肌酐水平升高。可发生红细胞性贫血、血小板减少等血液系统毒性反应。静脉滴注过快可引起心动过速、心室颤动或心跳骤停等心血管系统反应。鞘内注射可引起严重头痛、发热、颈项强直、下肢疼痛等神经系统毒性。因大量钾离子排出，可致低血钾。用药期间应注意监测血钾、血常规、尿常规、心电图、肝肾功能等。

制 霉 菌 素

制霉菌素(nystatin)为广谱抗真菌抗生素，对白色念珠菌的抗菌活性最强，对隐球菌、滴虫有抑制作用，对皮肤癣菌无作用。口服不吸收，用于防治消化道念珠菌感染。局部用药对口腔、皮肤、阴道念珠菌病有效。静脉给药毒性过大，故不用于全身感染。较大剂量口服时，可有恶心、呕吐、腹泻等。局部用药刺激性小，阴道用药可见白带增多。

氟 胞 嘧 啶

氟胞嘧啶(flucytosine)口服吸收良好，分布广泛，可透过血脑屏障。对隐球菌、念珠菌和拟酵母菌等抗菌活性高，主要用于念珠菌和隐球菌感染，单用易产生耐药性，与两素合用可产生协同效应。不良反应较少，主要为胃肠道反应，表现为恶心、呕吐、腹泻等。有骨髓抑制作用，导致白细胞、血小板减少。孕妇禁用。

克 霉 唑

克霉唑(clotrimazole)又名三苯甲咪唑，为人工合成的咪唑类抗真菌药。抗真菌作用与两性霉素 B 相似。口服吸收差，仅局部用于治疗浅表真菌病或皮肤黏膜的念珠菌感染，如体癣、手足癣及阴道炎等,对头癣无效。

酮 康 唑

酮康唑(ketoconnazole)属咪唑类广谱抗真菌药,吸收后可渗透至皮肤的角质层,对深部真菌有强大抗菌活性。常用于治疗多种浅表和深部真菌感染,效果相当于或优于两性霉素 B。也可用于真菌性败血症、肺炎等。对免疫功能低下和真菌性脑膜炎患者效果不佳。

不良反应多见,主要为胃肠道反应、肝损伤、性激素代谢紊乱、皮疹等。现本品主要供外用。

氟 康 唑

氟康唑(fluconazole)属三唑类抗真菌药,具有广谱、高效、低毒的特点。对白色念珠菌、新型隐球菌、皮炎芽生菌、荚膜组织胞浆菌及多种皮肤癣菌抗菌作用均较明显。体内抗菌活性强度是酮康唑的 10~20 倍,口服和静脉给药均有效。主要用于治疗各种念珠菌、新型隐球菌引起的脑膜炎及艾滋病患者口腔、消化道念珠菌感染。还可用来治疗各种皮肤癣、甲癣。也可用来预防器官移植、白血病、白细胞减少等患者出现的真菌感染。本药毒性较低,常见有胃肠道反应,偶见脱发,一过性的尿素氮、肌酐及转氨酶升高。禁用于哺乳期妇女与儿童,妊娠期妇女慎用。

伊 曲 康 唑

伊曲康唑(itraconzole)属三唑类衍生物,为广谱抗真菌药。主要应用于深部真菌感染,对孢子菌、芽生菌、组织胞浆菌、曲霉菌、隐球菌感染均有明显疗效。也可用于浅表真菌感染,如体癣、股癣、手足癣、指甲(趾)癣等。不良反应较轻,主要表现为胃肠道反应、头痛、皮肤瘙痒等,偶见一过性转氨酶升高。

特 比 萘 芬

特比萘芬(terbinafine)为合成的烯丙胺类抗真菌药,作为第二线药使用,有选择性高、杀菌作用强、抗菌谱广、毒性低等特点。对各种浅表真菌(如表皮癣菌属、小孢子菌属、毛癣菌属等)作用强,对白色念珠菌作用稍差。可应用于体癣、股癣、手足癣及甲癣的治疗。不良反应较少,有胃肠反应、头痛等,也可出现荨麻疹及一过性转氨酶升高。

抗真菌药的用药监护

抗真菌药的用药监护见表 33-2。

表 33-2 抗真菌药的用药监护

用药步骤	用药监护要点
用药前	1.熟悉常用抗真菌药的适应证和禁忌证,了解各种剂型和用法
	2.告知患者真菌感染的防治知识
用药中	1.两性霉素 B 毒性大,不良反应多。静脉滴注时可出现寒战、高热、头痛、恶心、呕吐,有时可有血压下降、眩晕等。有肾毒性和血液系统毒性,用药期间应注意监测血钾、血常规、尿常规、心电图、肝肾功能等
	2.唑类抗真菌药主要用于浅部真菌感染

续表

用药步骤	用药监护要点
用药后	1.密切观察用药后的疗效和不良反应
	2.指导患者注意卫生习惯,以配合药物治疗

小 结

抗病毒药齐多夫定、拉米夫定和 HIV 蛋白酶抑制剂主要抑制 HIV,是治疗 AIDS 的主要用药,拉米夫定对 HBV 也有效,它们的主要不良反应是胃肠道反应。利巴韦林等属广谱抗病毒药,对大多数病毒有效。干扰素既具有广谱抗病毒作用,还有免疫调节和抗恶性肿瘤作用。

抗真菌药两性霉素 B 是治疗深部真菌感染的首选药,但其毒性较大。克霉唑、酮康唑等属广谱抗真菌药,主要应用于浅表真菌感染,不良反应主要为胃肠道反应。

能力检测

一、选择题

A$_1$ 型题

1. 以下为广谱抗病毒药的是(　　)。

A. 去羟肌苷　B. 利巴韦林　C. 拉米夫定　D. 氟胞嘧啶　E. 齐多夫定

2. 既可抗乙肝病毒,又可以抗 HIV 病毒的药物为(　　)。

A. 阿昔洛韦　B. 利巴韦林　C. 拉米夫定　D. 干扰素　　E. 阿糖腺苷

3. 通常只采用静脉滴注的药物是(　　)。

A. 制霉菌素　　　　　B. 两性霉素 B　　　　　C. 克霉唑

D. 酮康唑　　　　　　E. 特比萘芬

4. 可能引起内分泌异常的抗真菌药是(　　)。

A. 伊曲康唑　　　　　B. 两性霉素 B　　　　　C. 克霉唑

D. 酮康唑　　　　　　E. 氟康唑

A$_2$ 型题

5. 张某,有吸毒史,近几天出现发烧、头晕、无力、咽痛、关节疼痛、皮疹、全身浅表淋巴结肿大等症状,诊断为艾滋病。应选用的药物是(　　)。

A. 利巴韦林　B. 更昔洛韦　C. 齐多夫定　D. 阿昔洛韦　E. 干扰素

6. 李某,面部、生殖器等局部皮肤黏膜成簇出现单房性的小水疱,诊断为单纯疱疹病毒感染,应首选的药物是(　　)。

A. 利福平　　B. 阿昔洛韦　C. 利巴韦林　D. 碘苷　　E. 吗啉胍

7. 夏某,近几天出现干咳、胸痛、呼吸短促、声音嘶哑、发热、盗汗、体重减轻,稍有发绀,间或咯血。X 线检查可见肺野有多数散在的浸润或结节性病变,肺门淋巴结肿大。诊断为组织胞浆菌感染。应首选的药物是(　　)。

A. 制霉菌素　B. 氟康唑　　C. 克霉唑　　D. 酮康唑　　E. 伊曲康唑

A_3/A_4 型题

(8～9题共用题干)

段某,器官移植后出现昏睡、淡漠或谵语,体温呈稽留热,高达 40℃,胶冻样痰,黏稠。肺部体征包括叩诊浊音和听诊呼吸音增强,可有管状呼吸音和中小水泡音。X 线主要表现为双肺中下叶小斑片状或不规则片状影,诊断为深部真菌性肺炎。

8. 应选用下列哪个药物?(　　)

A. 利巴韦林 　　　　　　B. 两性霉素 B 　　　　　　C. 克霉唑

D. 酮康唑 　　　　　　　E. 特比萘芬

9. 该药的毒性不包括(　　)。

A. 高血钾 　　　　　　　B. 肝肾功能损害 　　　　　　C. 呕吐、厌食

D. 低血压、贫血 　　　　E. 寒战、发热、头痛

二、思考题

1. 简述常用抗真菌药的作用特点。

2. 简述常用抗病毒药的临床应用、不良反应及用药监护。

(丁玉华)

第三十四章
抗结核病药和抗麻风病药

📖 **学习目标**

掌握：第一线抗结核病药异烟肼和利福平的药理作用、临床应用、不良反应及用药监护。抗结核病药的应用原则。

熟悉：第二线抗结核病药的药理作用、临床应用、不良反应及用药监护。

了解：常用抗麻风病药的作用特点及临床应用。

第一节 抗结核病药

结核病是由结核分枝杆菌引起的慢性传染病，可累及全身各个组织和器官，其中以肺结核最多见。此外，还有骨结核、肠结核、肾结核、结核性脑膜炎、结核性胸膜炎等，统称肺外结核。抗结核病药能抑制或杀灭结核分枝杆菌，是综合治疗结核病的主要措施之一。

临床上常将疗效高、不良反应较少的异烟肼、利福平、乙胺丁醇、吡嗪酰胺、链霉素等称为第一线抗结核病药，大多数结核患者用第一线药物可以治愈。其余毒性较大、疗效较低的称为第二线抗结核病药，如对氨基水杨酸、丙硫异烟胺等，主要用于对一线抗结核药产生耐药性时的替换治疗。

一、第一线抗结核病药

异 烟 肼

异烟肼（isoniazid，INH）又名雷米封（rimifon），具有选择性高、杀菌力强、疗效高、毒性小、口服方便、价格低廉等优点。

【药理作用】 本品有强大的抗结核分枝杆菌作用，使结核分枝杆菌细胞壁的脂质减少，细胞壁的屏障作用降低，对结核分枝杆菌有高度选择性。

【临床应用】 本品为目前治疗各种类型结核病的首选药，单用治疗或预防早期轻症肺结核，为增强疗效、缩短疗程、延缓耐药性的产生，常与其他第一线抗结核病药联用。对急性粟粒性结核和结核性脑膜炎需大剂量，必要时采用静脉滴注，静脉滴注时应新鲜配制。

【不良反应及用药监护】

1. 神经系统毒性 长期或大剂量应用可导致周围神经炎和中枢神经症状，表现为四肢麻木、刺痛、震颤，以及头痛、头晕、兴奋，甚至惊厥、神经错乱等。同服维生素 B_6 可以防治该不良反应的发生。

2. 肝毒性 用药期间可出现转氨酶升高、黄疸、多发性肝小叶坏死，故用药期间应定期查肝功能，如出现发热、肝区不适等要及时报告医生。肝功能不良者慎用。

3. 其他 可致过敏反应，如药物热、皮疹；偶尔可引起粒细胞缺乏、血小板减少、再生障碍性贫血等。因本品可抑制乙醇代谢，故用药期间不宜饮酒。因本品可干扰正常糖代谢，糖尿病患者要注意血糖的变化，以防止糖尿病病情恶化。癫痫、精神病患者及孕妇慎用。

利 福 平

利福平（rifampicin）是人工半合成的利福霉素类衍生物，具有高效、低毒、口服方便等优点。

【药理作用】 本品抗菌谱广，对结核分枝杆菌、麻风杆菌、革兰阳性菌尤其耐药性金葡菌有较强的抗菌作用；对革兰阴性菌、某些病毒和沙眼衣原体也有抑制作用。单用利福平易产生耐药性，但与其他抗结核病药无交叉耐药。在体内利福平可增强异烟肼和链霉素的抗结核分枝杆菌作用，与异烟肼、乙胺丁醇等合用有协同作用，并能延缓耐药性的产生。

【临床应用】 本品是目前治疗结核病最有效的药物之一，常与其他抗结核病药合用以增强疗效，以防止耐药性的产生，治疗各种结核病及重症患者。本药还可治疗麻风病及重症胆道感染，局部用药多用于沙眼、病毒性角膜炎和急性结膜炎的治疗。

【不良反应及用药监护】 本品胃肠道反应包括恶心、呕吐、腹痛等，多不严重。可有肝损伤，表现为黄疸、肝大，慢性肝病、酒精中毒或与异烟肼合用时较易发生，肝功能正常者较少见，用药期间应定期检查肝功能。偶有皮疹、药热、血小板和白细胞减少等过敏反应。有致畸胎作用，妊娠早期的妇女禁用和肝功能不良者慎用。利福平胶囊遇湿不稳定，光照易发生氧化，一旦发现药物变色、变质不宜服用。因药物及其代谢物为橘红色，用药者的粪、尿、泪、汗、痰、乳汁等可染成橘红色，应告知患者。

乙 胺 丁 醇

乙胺丁醇（ethambutol）口服吸收良好，体内分布广，半衰期 3～4 h。主要以原形经肾排泄，对肾脏有一定毒性，肾功能不全时可引起蓄积中毒，应禁用。

【药理作用】 本品对几乎所有类型的结核分枝杆菌均具高度抗菌活性，对繁殖期结核分枝杆菌有较强的抑制作用。对大多数耐异烟肼和链霉素的结核分枝杆菌仍有效，称为抗结核药的"增敏剂"。单用可产生耐药性，降低疗效。

【临床应用】 本品多用于各型肺结核和肺外结核，特别适用于经链霉素和异烟肼治疗无效的患者。与异烟肼和利福平合用治疗初治患者，与利福平和卷曲霉素合用治疗复治患者。

【不良反应及用药监护】 本品长期大量用药可致视神经炎，表现为弱视、视力下降、视野缩小、出现中央及周围盲点、红绿色盲。建议服药期间 2～4 周做一次眼科检查，注意患者视力的变化及红绿色的分辨力，出现异常应立即停药，数周至数月症状可自行消失。也可出现胃肠道反应，偶见过敏反应、肝功能损害、高尿酸血症等。本品对动物有致畸作用，怀孕早期妇女禁用，年幼或色觉不清者慎用。

吡 嗪 酰 胺

吡嗪酰胺(pyrazinamide)口服迅速吸收,分布于各组织与体液,在细胞内和脑脊液中浓度较高。

【药理作用】 本品对人型结核分枝杆菌有较好的抗菌作用,而对其他非典型分枝杆菌不敏感。抗结核分枝杆菌的作用易受环境因素的影响,在酸性环境(pH 值为5～5.5)中杀菌作用最强,在中性、碱性环境中几乎无抑菌作用。对处于酸性环境中缓慢生长的吞噬细胞内的结核菌是目前最佳杀菌药物。

【临床应用】 本品是一种口服有效的抗结核病药物,用于第一线抗结核药产生耐药性的患者。单用易产生耐药性,与其他抗结核药无交叉耐药性,故应与其他抗结核药联合应用。

【不良反应及用药监护】 本品长期大剂量应用时可发生中毒性肝炎,造成严重肝细胞坏死、黄疸和血浆蛋白减少。常规用量下较少发生肝损害,老年人、酗酒和营养不良者肝损害的发生率增加,肝功能异常者禁用。代谢物抑制尿酸在肾脏的排泄,可诱发痛风样关节炎,与利福平合用可减少本品所致的关节痛,应注意患者关节症状,定期检查血尿酸情况。可见胃肠症状和过敏反应,偶可引起溃疡病发作、低色素性贫血与溶血反应。

链 霉 素

链霉素(streptomycin)肌内注射吸收快而完全,主要分布于细胞外液,渗透性较好,可进入胸腔、腹腔、结核性空洞及干酪化脓腔,且可达有效药物浓度。

【药理作用】 本品为最早用于临床的抗结核病药,其抗结核作用仅次于异烟肼和利福平。不易透过细胞膜,故主要对细胞外结核分枝杆菌有效,对结核性脑膜炎疗效差,对巨噬细胞内的结核菌几乎无效。不易透过血脑屏障,故对结核性脑膜炎效果较差。不易进入纤维化、干酪化和厚壁空洞病灶,故对这些病灶中的结核分枝杆菌不易发挥抗菌作用。

【临床应用】 本品适用于各型活动结核病,如浸润性肺结核、粟粒性肺结核、肾结核等。结核分枝杆菌对链霉素易产生耐药性,目前多联合用药以治疗重症结核病,如播散性结核、结核性脑膜炎等。

【不良反应及用药监护】 本品长期应用应注意对第八对脑神经的耳毒性反应。

二、第二线抗结核病药

对氨基水杨酸

对氨基水杨酸(para-aminosalicylic acid,PAS)口服吸收快而完全,广泛分布于全身组织、体液及干酪样病灶中,但不易透入脑脊液及细胞内。

【药理作用及临床应用】 本品对结核分枝杆菌具有抑菌作用,单用疗效差。因耐药性出现缓慢,与其他抗结核病药合用,可以延缓耐药性的发生并增强疗效。

【不良反应及用药监护】 本品口服对胃刺激性大,宜饭后服用或加服抗酸药以减轻症状,胃及十二指肠溃疡患者禁用。易在尿中析出结晶而损害肾脏,加服碳酸氢钠碱化尿液可防止其发生,服用期间应嘱咐患者多饮水,以防止出现结晶尿或血尿。剂量过大可抑制凝血酶原生成,与口服抗凝血药合用时应注意出血。因影响利福平的吸收,若需合用时不能同时服用。可干扰甲状腺摄碘,使腺体肿大,停药后可恢复。

三、抗结核药的治疗原则

结核病治疗的五项原则是:早期、联合、适量、规律和全程用药。

1. 早期用药 早期用药是指结核病一旦诊断就应及时、早期给予抗结核药物的治疗。结核病早期病灶部位血液供应丰富,药物容易渗入病灶达到有效浓度,同时早期病灶内结核分枝杆菌生长旺盛,对药物敏感。此外,早期患者抵抗力强,故早期用药可获得较好疗效。

2. 联合用药 联合用药即结核病的治疗采用几种抗结核药物的联合用药。联合用药可以提高疗效、降低毒性、延缓耐药性,并可交叉消灭对其他药物耐药的菌株。联合用药一般在异烟肼的基础上加其他药物,可根据病情的严重程度合用两种、三种或四种药物,一般至少应两种药物合用,但毒性相似的药物不宜合用。

3. 适量用药 适量用药是指在制订个体的抗结核药物的化疗方案中,对每一个抗结核药物的剂量选择适当。

4. 规律用药 规律用药即结核病的治疗要坚持规律用药。结核病的治疗一旦开始,就应严格按照规定的抗结核治疗方案,包括药品种类、剂量、服药方法、服药时间等有规律的服用,不能随意更改化疗方案或间断服药甚至中断治疗。不规则用药,如时用时停或随意变换剂量,是结核病化疗失败的主要原因,且容易产生耐药性或导致复发。目前,提倡采用6～9个月的短程强化疗法,主要是利福平和异烟肼联合,大多用于单纯性结核的初治。如病灶广泛、病情严重则应采用三联甚至四联。最初两个月每日给予异烟肼、利福平与吡嗪酰胺,以后四个月每日给予异烟肼和利福平。异烟肼耐药地区在上述三联与二联的基础上分别增加链霉素与乙胺丁醇。对营养不良、恶病质而免疫功能低下者,宜用12个月疗程,对选药不当、不规则治疗或细菌产生耐药,可选用或增加二线药联合,复发而有并发症者,宜用18～24个月治疗方案。

5. 全程用药 全程用药是指在制订了一个有效的抗结核病的化疗方案后,就应按照化疗方案连续不间断地治疗直至完成所规定的疗程。

四、抗结核病药的用药监护

抗结核病药的用药监护见表34-1。

表 34-1 抗结核病药的用药监护

用药步骤	用药监护要点
用药前	1.熟悉常用抗结核病药的适应证和禁忌证,了解各种剂型和用法
	2.告知患者结核病防治知识,及早给予积极的抗结核病治疗,认识早期治疗的必要性和重要性
用药中	1.结核病治疗的原则是早期、联用、适量、规律和全程用药
	2.结核病早期病灶部位血液供应丰富,早期用药药物容易渗入病灶达到有效浓度,同时早期病灶内结核分枝杆菌生长旺盛,对药物敏感。此外早期患者抵抗力强,故早期用药可获得较好疗效

续表

用药步骤	用药监护要点
用药中	3.联合用药可以提高疗效、降低毒性、延缓耐药性,并可交叉消灭对其他药物耐药的菌株。联合用药一般在异烟肼的基础上加其他药物,可根据病情的严重程度合用两种、三种或四种药物,一般至少应两种药物合用,但毒性相似的药物不宜合用
	4.结核病的治疗一旦开始,就应严格按照规定的抗结核治疗方案,包括药品种类、剂量、服药方法、服药时间等有规律的服用,不能随意更改化疗方案或间断服药甚至中断治疗。在制订了一个有效的抗结核病的化疗方案后,就应按照化疗方案连续不间断治疗直至完成所规定的疗程
用药后	1.密切观察用药后的疗效和不良反应
	2.指导患者饮食,注意休息
	3.注意观察患者的病情变化

第二节 抗麻风病药

麻风病是由麻风杆菌引起的慢性传染病,临床表现为麻木性皮肤损害、神经粗大,严重者甚至肢端残废。目前,治疗麻风病的药物有氨苯砜、苯丙砜、醋氨苯砜、氯法齐明等,多采用联合疗法。

一、砜类

氨 苯 砜

氨苯砜(dapsone,DDS)口服吸收较慢,但吸收完全。半衰期为 10～50 h,有效抑菌浓度可持续 10 d 左右。广泛分布于全身组织和体液,肝和肾中浓度最高,其次是皮肤和肌肉,皮肤病变部位的浓度远高于正常部位。主要经肝乙酰化,并有肝肠循环,消除缓慢,70%～80%经尿排泄,故易蓄积,宜周期性间隔给药,以免发生蓄积中毒。

【药理作用】 本品对麻风杆菌有较强的抑制作用,对其他微生物几无作用,其抗菌机制与磺胺类药物相似。

【临床应用】 本品主要用于麻风病的治疗,为治疗麻风病的首选药。用药 3～6 个月后,患者的自觉症状好转,鼻、口、咽喉和皮肤病变逐渐恢复,麻风杆菌逐渐消失,需连续用药治疗 1～3 年。神经病变的恢复和瘤型麻风病患者的麻风杆菌的消失需要更长时间的治疗,甚至需服药 5 年。鉴于治疗麻风病的长期性,为防止耐药性的产生,氨苯砜常与利福平或氯法齐明合用。

【不良反应及用药监护】 本品常见的不良反应为胃肠道刺激症状及头痛、失眠、精神症状,停药后即可消失。较易引起溶血和发绀,偶尔可出现溶血性贫血。剂量过大可致肝损伤和剥脱性皮炎。治疗早期或增量过快可出现麻风病症状的加重反应即"砜综合征",表现为发热、全身不适、皮疹、剥脱性皮炎、淋巴结肿大、肝坏死和贫血等。此时应减量或改用其他抗麻风病药,"砜综合征"也可用沙利多胺或糖皮质激素类药物治疗。

二、其他药物

氯 法 齐 明

氯法齐明(clofazimine)又名氯苯吩嗪。

【药理作用】　本品对麻风杆菌有抑制作用,干扰核酸代谢,抑制菌体蛋白合成,作用较氨苯砜缓慢。与其他抗分枝杆菌药合用对结核分枝杆菌、溃疡分枝杆菌亦有效。

【临床应用】　本品常与氨苯砜或利福平合用于治疗各型麻风病,或作为抗麻风反应治疗药物。

【不良反应及用药监护】　本品主要的不良反应为皮肤及角膜色素沉着,使沉着部位呈红棕色至黑色,也可使用药者的尿、痰和汗液呈红色;还可透过胎盘及乳腺,使新生儿皮肤染色。

知识链接

世界防治结核病日

　　结核病是由结核分枝杆菌感染引起的慢性传染病。结核菌可能侵入人体全身各种器官,但主要侵犯肺脏,称为肺结核病。结核病又称为痨病和"白色瘟疫",是一种古老的传染病,自有人类以来就有结核病。

　　结核病属于慢性传染病,由结核分枝杆菌引起,其中肺结核病最为常见。历史上,结核病曾在全世界范围内广为流行。1882 年 3 月 24 日,德国科学家罗伯特·科赫宣布发现结核分枝杆菌是导致结核病的病原菌,从而给防治结核病带来突破。此后,随着抗结核药物研制成功,结核病的流行得到有效控制,并在一些地区绝迹。为了纪念科赫的伟大发现,世界卫生组织与国际预防结核病和肺部疾病联盟在 1982 年决定,将每年的 3 月 24 日确定为世界防治结核病日。

麻风病在我国的现状

　　每年 1 月的最后一个星期日,是"世界防治麻风病日",也称为国际麻风节。麻风病作为世界三大古老的慢性传染病之一,患病后会导致严重的皮肤损害和肢体畸残。目前,我国麻风病的患病人数已经从建国初期的 52 万人,减少到现在的 6 300 多人。全国每年新发麻风病 1 600 多例,60% 以上集中在云南、贵州、四川、湖南和西藏五省区。在 20 世纪 80 年代以前发现的麻风病患者,一般都要在专门的麻风村里进行隔离治疗。当人长时间与麻风病患者接触时,可能会通过呼吸道或破损的皮肤吸入而感染上麻风病,但麻风病不会遗传给下一代。如果出现麻风病症状,要及时到县及县以上的疾病预防控制中心或者皮肤病防治所就诊。只要早发现早治疗,麻风病是可以被治愈的。

小　结

本章主要介绍第一线抗结核药(异烟肼、利福平、乙胺丁醇、吡嗪酰胺、链霉素)、第二线抗结核病药(对氨基水杨酸)、抗麻风病药(氨苯砜、氯法齐明)的药理作用、临床用途、不良反应及用药监护。抗结核病药的临床应用原则是早期、联合、适量、规律和全程用药。

能力检测

一、选择题

A_1 型题

1. 有癫痫或精神病者应慎用(   )。

A. 利福平   B. 异烟肼   C. 乙胺丁醇   D. 吡嗪酰胺   E. 对氨基水杨酸

2. 主要毒性为视神经炎的药物(   )。

A. 利福平   B. 链霉素   C. 异烟肼   D. 乙胺丁醇   E. 吡嗪酰胺

3. 下列抗结核药中属于广谱抗生素的是(   )。

A. 异烟肼   B. 吡嗪酰胺   C. 链霉素   D. 利福平   E. 乙胺丁醇

4. 不属于一线抗结核药的是(   )。

A. 异烟肼   B. 链霉素   C. 对氨基水杨酸

D. 吡嗪酰胺   E. 乙胺丁醇

5. 最常用的抗麻风病药是(   )。

A. 吡嗪酰胺   B. 氨苯砜   C. 利福平   D. 异烟肼   E. 对氨基水杨酸

A_2 型题

6. 李某,肺结核 3 年,给予患者利福平口服,应交代患者下列哪项注意要点?(   )

A. 患者服用后尿、痰、眼泪等可变为橘红色,属正常现象

B. 避免用药后晒太阳

C. 饭后立即服用

D. 观察患者服药后是否出现尿频症状

E. 服药后避免进行高空作业

7. 张某,肺结核复发,给予异烟肼与利福平,合用易造成(   )。

A. 胃肠道反应   B. 中枢损害增加   C. 过敏反应

D. 肝毒性增加   E. 肾脏损害增加

A_3/A_4 型题

(8~9 题共用题干)

徐某,近几天出现午后低热,盗汗,咳嗽咳痰,消瘦等,并出现咯血。诊断为肺结核。

8. 应首选什么药物?(   )

A. 异烟肼   B. 链霉素   C. 对氨基水杨酸

D. 吡嗪酰胺   E. 乙胺丁醇

9. 该药致周围神经炎是由于(   )。

A. 维生素 A 缺乏   B. 维生素 C 缺乏   C. 维生素 E 缺乏

D. 维生素 B_6 缺乏   E. 维生素 B_{12} 缺乏

二、思考题

简述异烟肼的临床应用、不良反应及用药监护。

(郭琦丽)

第三十五章
抗寄生虫病药

掌握：氯喹、奎宁、青蒿素、伯氨喹、乙胺嘧啶的药理作用、临床应用、不良反应及用药监护。

熟悉：甲硝唑、吡喹酮、乙胺嗪的药理作用、临床应用、不良反应及用药监护。抗肠蠕虫病药的驱虫谱。

了解：抗肠蠕虫病药的药理作用、不良反应及用药监护。

第一节 抗 疟 药

疟疾是由疟原虫引起的、由雌性按蚊传播的寄生虫性传染病，以周期性、定时性发作的寒战、高热、汗出热退，以及贫血和脾大为特点。

抗疟药是用于预防和防治疟疾的药物。我国常见寄生于人类的疟原虫有 3 种：间日疟原虫、三日疟原虫和恶性疟原虫，前两种疟原虫引起的疟疾称为良性疟，后一种疟原虫引起的疟疾称为恶性疟。常用的抗疟药可分为：①主要用于控制症状的抗疟药，如氯喹、奎宁、甲氟喹、青蒿素等；②主要用于控制疟疾复发与传播的抗疟药，如伯氨喹等；③主要用于病因性预防的抗疟药，如乙胺嘧啶等。

一、主要用于控制症状的抗疟药

氯 喹

氯喹(chlorquine)为人工合成的 4-氨基喹啉类衍生物，口服吸收快而完全。在红细胞中浓度为血浆浓度的 10～20 倍，在肝、脾、肺等组织中的浓度更高，是血浆浓度的 200～700 倍。氯喹在肝代谢，其代谢物亦有部分抗疟作用，仅小部分的氯喹原形经肾排泄，酸化尿液可加速排泄。

【药理作用和临床应用】

1. 抗疟作用 临床上作为首选药可用于控制各种疟疾的临床症状，具有强效、速效、长效的红细胞内期裂殖体杀灭作用。对间日疟原虫和三日疟原虫，以及敏感的恶性疟原虫的红细胞内期裂殖体有杀灭作用。临床上主要用于控制疟疾的急性发作和根治恶性疟。

2. **抗肠道外阿米巴病作用** 对阿米巴痢疾无效,但对阿米巴肝脓肿有效。

3. **免疫抑制作用** 大剂量能抑制免疫反应,可治疗类风湿关节炎、系统性红斑狼疮。

【不良反应及用药监护】 本品治疗剂量可引起恶心、呕吐、腹泻及头晕、头痛、皮肤瘙痒、皮疹等反应,停药后可消失。长期大剂量用药可引起角膜浸润,表现为视力模糊,少数影响视网膜,导致视力障碍,用药中应嘱咐患者戴墨镜,密切观察患者的视力情况,定期进行眼科检查。静脉滴注速度快会引起严重低血压和心律失常,故应慢速滴注,并密切观察患者的心脏和血压的变化。有致畸作用,孕妇禁用。

奎 宁

奎宁(quinine)是从金鸡纳树皮中提得的一种生物碱。

【药理作用和临床应用】 本品对各种疟原虫的红内期裂殖体都有杀灭作用,对红外期疟原虫无明显作用。对间日疟原虫和三日疟原虫的配子体有效,但对恶性疟原虫的配子体无效。奎宁作用较弱而毒性较大,对一般疟疾控制症状已不作首选药,主要用于耐氯喹或对多种药物耐药的恶性疟,尤其是脑疟;因其生效快,对脑型或其他重型疟疾不能口服给药时,可选二盐酸奎宁稀释后缓慢静脉滴注治疗,有利于昏迷患者的抢救。

【不良反应及用药监护】

1. **金鸡纳反应** 奎宁是从金鸡纳树皮中提取的生物碱,在使用治疗剂量时可引起一系列反应,称金鸡纳反应。表现为恶心、呕吐、耳鸣、头痛、听力和视力减弱,甚至发生暂时性耳聋。多见于重复给药时,停药后一般能恢复。

2. **心血管反应** 用药过量或静脉给药速度过快时可致严重低血压和致死性心律失常。用于危急病例时,静脉滴注速度应缓慢,并密切观察患者心脏和血压变化。

3. **特异质反应** 少数恶性疟患者尤其是缺乏葡萄糖-6-磷酸脱氢酶者,即使应用很小剂量也能引起急性溶血,发生寒战、高热、背痛、血红蛋白尿(黑尿)和急性肾功能衰竭,甚至死亡。

4. **子宫兴奋作用** 奎宁对妊娠子宫有兴奋作用,故孕妇忌用。

5. **中枢神经抑制** 可引起头晕、精神不振等症状。

6. **其他** 能刺激胰岛 β 细胞,可引起高胰岛素血症和低血糖。

甲 氟 喹

甲氟喹(mefloquine)为人工合成的 4-喹啉-甲醇衍生物,能有效杀灭疟原虫红细胞内期裂殖体,特别是对成熟滋养体和裂殖体有强效杀灭作用,具有长效抗疟作用。

【药理作用和临床应用】 本品能有效杀灭红细胞内期滋养体,能控制疟疾临床症状,但疗效弱于氯喹,且不良反应多、毒性大,但不易产生抗药性,可静脉给药。主要用于耐氯喹或耐多种药物的恶性疟,尤其是脑型疟疾,静脉滴注,作用快,疗效显著。与磺胺多辛和乙胺嘧啶合用,可增强疗效、延缓耐药性的发生。

【不良反应及用药监护】 本品常见不良的反应有恶心、呕吐、腹痛、腹泻,与给药剂量有关。半数患者可出现神经精神症状,如头痛、眩晕、共济失调、视力或听力障碍、忧虑、失眠、幻觉等,与血药浓度无关。

青 蒿 素

青蒿素(artemisinin)是从黄花蒿(Artemisia annua L)中提取的一种倍半萜内酯过氧化物,为高效、迅速、低毒的抗疟药。

【药理作用和临床应用】 本品对红细胞内期滋养体有杀灭作用,对氯喹耐药的虫株感染也有效。主要用于治疗间日疟和恶性疟,特别对耐氯喹恶性疟疗效明显,易透过血脑屏障,对脑型恶性疟有效。缺点是复发率高,与伯氨喹合用可降低复发率。

【不良反应及用药监护】 本品不良反应少见,偶见四肢麻木、心动过速、胃肠反应,孕妇禁用。

二、主要用于控制疟疾复发与传播的抗疟药

伯 氨 喹

伯氨喹(primaquine)又名伯氨喹啉,是人工合成的 8-氨基喹啉类衍生物,常用其磷酸盐。

【药理作用和临床应用】 本药对良性疟的红细胞外期及各种疟原虫的配子体有杀灭作用,可作为控制复发和阻止疟疾传播的首选药。对红细胞内期裂殖体无作用,要根治良性疟疾,与氯喹合用,可提高疗效,减少耐药株的产生。

【不良反应及用药监护】 本药毒性较大,治疗量即可引起头晕、恶心、呕吐、腹痛等,停药后可消失。偶见轻度贫血、发绀等,大剂量时上述症状加重,多数患者可导致高铁血红蛋白血症。少数特异体质者在小剂量时也可发生急性溶血性贫血和高铁血红蛋白血症。患者用药时如出现深色尿应立即报告医生,如有贫血或溶血需立即停药。有粒细胞缺乏倾向、蚕豆病史及家族病史者禁用本药。

三、主要用于病因性预防的抗疟药

乙 胺 嘧 啶

乙胺嘧啶(pyrimethamine)又名息疟定,是目前用于病因性预防的首选药。

【药理作用和临床应用】 本药可抑制疟原虫的二氢叶酸还原酶,因而干扰疟原虫的叶酸正常代谢,对恶性疟及间日疟原虫红细胞前期有效,常用作病因性预防药。此外,也能抑制疟原虫在蚊体内的发育,故可阻断传播。临床上用于预防疟疾和休止期抗复发治疗。毒性较小,治疗量安全,是目前用于疟疾病因性预防的首选药。

【不良反应及用药监护】 本药毒性低,治疗剂量不良反应少,但长期较大量口服可引起恶心、呕吐、腹痛及腹泻,较严重者出现巨幼细胞性贫血或白细胞减少。超剂量可引起惊厥、抽搐,甚至死亡。长期用药应定期检查血常规,并嘱咐患者多食富含叶酸的食物,以防止叶酸的缺乏,发现问题及早停药,并用亚叶酸钙治疗。本品可透过血胎屏障并可进入乳汁,引起胎儿畸形和干扰叶酸代谢,孕妇和哺乳期妇女禁用。

四、抗疟药的用药监护

抗疟药的用药监护见表 35-1。

表 35-1 抗疟药的用药监护

用药步骤	用药监护要点
用药前	1.熟悉抗疟药的适应证及用药指征,了解各种剂型和用法
	2.告知患者疟疾的防治知识

用药基础(第2版)

续表

用药步骤	用药监护要点
用药中	1.氯喹肌内注射或静脉滴注大剂量可导致严重低血压和呼吸停止,故应严密注意患者血压,一旦患者能口服立即停止注射。奎宁味苦,吞服切忌咬碎。伯氨喹不能注射给药,因它可致严重低血压
	2.服用伯氨喹和奎宁的患者应密切观察其尿量及颜色,及时发现溶血现象
用药后	1.在疟区流行季节预防疟疾或进入疟区的易感人群服抗疟药需随时监护疟疾的急性发作,甚至离开疟区后2周还需进行监护
	2.长期服用氯喹要定期监测患者的肌力和深部肌腱反射,视野是否正常

第二节　抗阿米巴病药与抗滴虫病药

阿米巴病是溶组织阿米巴原虫感染引起的疾病,原发病变在结肠黏膜,结肠壁中的阿米巴原虫可顺血进入肝、肺、脑等脏器引起继发性脓肿。抗阿米巴病药可分三类:对肠外阿米巴有效的药物,如甲硝唑和氯喹;对肠内阿米巴有效的药物,如二氯尼特和卤化喹啉类;对肠内、外阿米巴都有效的药物,如依米丁。

一、抗阿米巴病药

甲　硝　唑

甲硝唑(metronidazole)又名灭滴灵,为咪唑衍生物。

【药理作用和临床应用】

1. 抗阿米巴作用　对阿米巴大、小滋养体均有杀灭作用,对急性阿米巴痢疾及肠外阿米巴感染效果显著,是阿米巴肝脓肿首选药;但对肠腔内阿米巴小滋养体和包囊无效,故不能单用甲硝唑治疗阿米巴痢疾,须与肠腔内浓度比较高的抗阿米巴病药合用。

2. 抗阴道滴虫作用　对阴道滴虫有强大的杀灭作用,治愈率达90%以上,是治疗阴道滴虫病的首选药。口服后可出现于阴道分泌物、精液和尿中,对女性和男性泌尿生殖道滴虫感染都有良好疗效,但须夫妻同服。

3. 抗厌氧菌作用　对厌氧性革兰阳性和阴性杆菌及球菌都有较强的抗菌作用,对厌氧菌引起的盆腔、腹腔、口腔等感染都有良好防治作用。长期应用不诱发二重感染,至今未发现耐药菌株。

4. 抗蓝氏贾第鞭毛虫作用　本药是目前治疗贾第虫病最有效的药,治愈率达90%以上。

【不良反应及用药监护】　本药最常见不良反应为恶心和口腔金属味,偶见呕吐、腹泻、腹痛、头痛、眩晕、肢体麻木。少数患者出现白细胞减少,极少数人可出现脑病、共济失调和惊厥。如发生四肢麻木和感觉异常应报告医生,立即停药。甲硝唑服药期间应禁酒,因甲硝唑干扰乙醛代谢,饮酒会出现乙醛中毒。长期应用致畸,孕妇禁用。

依　米　丁

依米丁(emetine)又名吐根碱,是吐根中提得的异喹啉生物碱。

【药理作用和临床应用】 本药对溶组织内阿米巴有直接杀灭作用,对滋养体作用强,对包囊作用差。注射给药,在肠道内药物浓度较低,对肠腔内小滋养体和包囊无效。主要用于急性阿米巴痢疾和阿米巴肝脓肿。能杀灭黏膜下层滋养体,消除肠内阿米巴感染症状,但不能根治,停药后复发率高或转为慢性,故单用依米丁治疗阿米巴痢疾效果差。对肠外阿米巴病尤其是阿米巴肝脓肿疗效较好。选择性低,能抑制真核细胞蛋白质的合成,因此毒性较大,已渐被氯喹、甲硝唑等药取代。

【不良反应及用药监护】 本药通常深部肌内注射,不可静脉注射;对心肌毒性较大,注射前后 2 h 必须卧床休息,如心率超过 110 次/分、心电图明显变化等应立即停药。

二、抗滴虫病药

乙 酰 胂 胺

乙酰胂胺(acetarsol)为五价胂剂,可直接杀灭滴虫,其复方制剂称滴维净。

【药理作用和临床应用】 本品对阴道滴虫及阿米巴原虫均有抑制作用,对甲硝唑耐药虫株,可考虑选用乙酰胂胺。

【不良反应及用药监护】 本品有局部轻度刺激,使阴道分泌物增加。月经期间禁用。

三、抗阿米巴病药与抗滴虫病药的用药监护

抗阿米巴病药与抗滴虫病药的用药监护见表 35-2。

表 35-2 抗阿米巴病药与抗滴虫病药的用药监护

用药步骤	用药监护要点
用药前	1.熟悉抗阿米巴病药与抗滴虫病药的适应证及用药指征,了解各种剂型和用法
	2.告知患者阿米巴病与滴虫病的防治知识
用药中	甲硝唑治疗滴虫病失败原因多为配偶未同时治疗,故夫妻必须同查同治。甲硝唑用药期间应禁酒,防止中毒的发生
用药后	1.急性期患者应卧床休息,每天记录饮水量、大便次数及体重
	2.治疗期间定期检测粪便、阴道分泌物及其他标本,须小心处理,以免感染

第三节 抗血吸虫病药与抗丝虫病药

一、抗血吸虫病药

血吸虫病俗称"大肚子病",是由于人或牛、羊、猪等哺乳动物感染了血吸虫所引起的一种传染性寄生虫病。在我国流行的是日本血吸虫病,治疗血吸虫病应用最早的药物是酒石酸锑钾,疗效虽高但毒性大,且必须静脉给药,逐渐被 20 世纪 70 年代发现的吡喹酮所取代。

吡 喹 酮

吡喹酮(praziquantel)又名环吡异喹酮,为吡嗪异喹啉衍生物,是新型广谱抗吸虫药和驱绦虫药,对血吸虫有杀灭作用。

【药理作用】 本品对血吸虫的成虫有极强且迅速的杀灭作用,但对幼虫作用弱,对沉积在肝内的虫卵无影响,但能使虫卵周围炎性病变明显减轻。达到有效血浓度时,就可使虫体挛缩不动,呈痉挛性麻痹状态,使其不能吸附于组织而脱落,迅速随血流进入肝内而被消灭。另外,吡喹酮对虫体糖代谢有明显抑制作用,能影响虫体摄入葡萄糖,促进糖原分解,致能量耗竭,使虫体死亡。

【临床应用】 本品为目前防治血吸虫病的首选药,对华支睾吸虫病、姜片虫病、肺吸虫病等有不同程度疗效。另外,对绦虫感染也有一定疗效。

【不良反应及用药监护】 本品副作用小,主要有腹部不适、腹痛、恶心、头晕、乏力、肌震颤等。少数患者出现心悸、胸闷、心电图改变等,停药症状可自行消失。冠心病和心肌炎患者慎用,孕妇禁用。

二、抗丝虫病药

我国流行的丝虫病为班氏丝虫病和马来丝虫病,分别由班氏丝虫和马来丝虫寄生于人体淋巴系统所引起。乙胺嗪是目前最主要的抗丝虫病药,其疗效高、毒性低。

乙 胺 嗪

乙胺嗪(diethylcarbamazine)的枸橼酸盐称为海群生(hetrazan)。

【药理作用】 本品在体外对丝虫成虫或微丝蚴都无直接杀灭作用,但在体内能迅速使血中微丝蚴聚集到肝微血管中,大部分被吞噬细胞所消灭,同时也能杀死寄生在淋巴系统的部分成虫。大剂量或长期治疗也能杀灭丝虫成虫,起到预防和减轻症状的作用。本药对成虫作用弱,必须连续数年反复治疗,才能彻底杀灭成虫。

【临床应用】 本品治疗马来丝虫病的疗效优于班氏丝虫病。

【不良反应及用药监护】 本品毒性较低,可引起厌食、恶心、呕吐、头痛、无力等。

三、抗血吸虫病药与抗丝虫病药的用药监护

抗血吸虫病药与抗丝虫病药的用药监护见表35-3。

表35-3 抗血吸虫病药与抗丝虫病药的用药监护

用药步骤	用药监护要点
用药前	1.熟悉抗血吸虫病药与抗丝虫病药的适应证及用药指征,了解各种剂型和用法
	2.告知患者血吸虫病与丝虫病的防治知识
用药中	乙胺嗪治疗丝虫病时,微丝蚴死亡后导致的变态反应和治疗1~2周后成虫死亡时刺激所在部位引起的淋巴结炎、淋巴管炎较为严重,应告知患者并做好对症处理
用药后	多数患者服乙胺嗪两周内,在四肢等成虫所在部位出现淋巴结节炎症反应,这是由于药物杀死部分成虫所致的局部组织反应

第四节 抗肠蠕虫病药

肠蠕虫病是常见的一类寄生虫病。在肠道寄生的蠕虫有线虫类(如蛔虫、蛲虫、钩虫、鞭虫等)、绦虫类(如猪肉绦虫、牛肉绦虫等)和吸虫类(如布氏姜片吸虫、异形吸虫等)。在

我国线虫类最为普遍,它们不仅可引起消化功能紊乱,而且可引起并发症,如胆道蛔虫症或蛔虫性肠梗阻,对人体危害很大。

一、广谱驱肠虫药

甲苯达唑

甲苯达唑(mebendazole)为高效、广谱抗肠蠕虫病药。

【药理作用】 本品直接抑制虫体对葡萄糖的摄取,导致虫体内储存的糖原耗尽,虫体ATP缺乏,影响其生长繁殖而最终死亡。

【临床应用】 本品为蛔虫病、蛲虫病、钩虫病及鞭虫病的首选药。对蛔虫、钩虫、蛲虫、鞭虫、绦虫和粪类圆线虫有效,对钩虫卵、蛔虫卵和鞭虫卵及幼虫有杀灭作用,用于上述肠道蠕虫单独或混合感染。

【不良反应及用药监护】 一般不良反应少,少数患者有短暂的恶心、腹痛、腹泻、嗜睡、皮肤瘙痒等症。具有致畸作用,孕妇禁用。

阿苯达唑

阿苯达唑(albendazole)又名丙硫咪唑,具有广谱、高效、低毒的特点。能杀灭多种肠道线虫、绦虫和吸虫的成虫及虫卵,用于多种线虫混合感染,疗效优于甲苯达唑。

【药理作用】 本品作用机制基本同甲苯达唑,对蛔虫、蛲虫、钩虫、鞭虫和绦虫均有杀灭作用,对幼虫和虫卵亦有效。

【临床应用】 本品具有广谱、高效、低毒的特点,是抗蛔虫和抗线虫的首选药。可用于治疗蛔虫病、蛲虫病、钩虫病和鞭虫病,也可治疗囊尾蚴病、棘球蚴病等;对蛲虫、钩虫、鞭虫和粪类圆线虫,绦虫类的猪肉绦虫、牛肉绦虫及肠道外寄生虫病也有较好疗效;对脑囊虫症,也有较缓和的治疗作用。

【不良反应及用药监护】 本品副作用少,常见不良反应有上腹痛、恶心、呕吐、腹泻、头痛、嗜睡等,可自行缓解。动物实验有胚胎毒性和致畸作用,孕妇禁用。

左旋咪唑

左旋咪唑(levamisole)又名驱钩蛔。

【药理作用】 本品对多种线虫有杀灭作用,对蛔虫作用强,能抑制虫体琥珀酸脱氢酶活性,阻止延胡索酸还原为琥珀酸,减少能量生成,使虫体肌肉发生痉挛性麻痹,失去附着能力而排出体外。

【临床应用】 本品主要用于治疗蛔虫病、钩虫病和蛲虫病,对丝虫病和囊虫病也有一定疗效。

【不良反应及用药监护】 本品不良反应多为暂时性,小剂量治疗蛔虫病时,可见恶心、呕吐、腹部不适、头痛、头晕、乏力等,可自行缓解;大剂量反复用药时,可出现发热、肌肉痛、关节痛、中性粒细胞和血小板减少或过敏反应。妊娠早期、肝功能异常者慎用。活动性肝炎患者禁用。

噻嘧啶

噻嘧啶(pyrantel)又名抗虫灵,为广谱驱线虫药。

【药理作用】 本品能抑制虫体乙酰胆碱,造成神经-肌肉接头处乙酰胆碱堆积,神经肌肉兴奋性增高,肌张力增强,使虫体肌肉麻痹,从而排出体外。

【临床应用】 本品对钩虫、绦虫、蛲虫、蛔虫、毛圆线虫感染均有较好疗效,但对鞭虫无效。本药用于治疗蛔虫病、钩虫病、蛲虫病及它们的混合感染,虫卵阴转率达80%～90%。

【不良反应及用药监护】 本品口服吸收少,全身毒性很小。偶有腹部不适、恶心、呕吐、腹痛、腹泻等胃肠道反应。也可见头晕、头痛、胸闷、皮疹和氨基转移酶升高等。孕妇与婴幼儿不宜服用。急性肝炎、肾炎、严重心脏病、动脉硬化及严重溃疡病史者慎用。

二、其他抗肠虫药

哌 嗪

哌嗪(piperazine)为常用驱蛔虫药,临床上常用枸橼酸哌嗪(驱蛔灵)。

【药理作用】 本品通过阻断神经肌肉接头处的胆碱受体,阻碍了乙酰胆碱对虫体肌肉的兴奋作用,从而引起虫体肌肉松弛麻痹,可随肠蠕动而排出体外。

【临床应用】 本品对蛔虫和蛲虫有较强的驱除作用,尤其适合儿童使用。对合并有溃疡病、早期胆道蛔虫症者或不完全性肠梗阻者均可使用。

【不良反应及用药监护】 本品副作用小,毒性很低,治疗量时偶见恶心、呕吐、荨麻疹等。若剂量大时,可引起头晕、震颤、乏力、共济失调等症状,严重者可见癫痫发作、视力障碍、脑电图异常等神经系统反应。有肝肾功能不全、神经系统疾病或癫痫史者禁用。

氯 硝 柳 胺

氯硝柳胺(niclosamide)又名灭绦灵。

【药理作用】 本品能抑制绦虫线粒体体内ADP的无氧磷酸化作用,阻碍产能过程,也能抑制葡萄糖摄取,从而杀死绦虫头节和近端节片,但不能杀死节片中的虫卵。

【临床应用】 本品对牛肉绦虫、猪肉绦虫、阔节裂头绦虫和短膜壳绦虫感染都有良好疗效,尤其对牛肉绦虫的疗效为佳。

【不良反应及用药监护】 本品偶见头晕、胸闷、恶心、腹部不适、发热、瘙痒等不良反应。

恩 波 维 铵

恩波维铵(pyrvinium embonate)又名扑蛲灵,本药口服不易吸收,肠道内可保持较高浓度。

【药理作用和临床应用】 本品具有杀蛲虫作用,其抗虫机制为干扰肠虫的呼吸酶系统,能抑制需氧呼吸,并阻碍虫体对葡萄糖的吸收,影响虫体生长和繁殖,是治疗蛲虫病的首选药。

【不良反应及用药监护】 本品偶有恶心、呕吐、腹泻、腹痛、肌肉痉挛和荨麻疹,服后粪便染成鲜红色。胃肠道有炎症时不宜服用,以免增加吸收而造成严重反应。

抗肠虫病药的驱虫谱如表35-4所示。

表35-4 抗肠虫病药的驱虫谱

药　物	蛔　虫	钩　虫	蛲　虫	鞭　虫	绦虫	粪圆线虫	其　　他
甲苯达唑	+	+	+	+	+	+	致畸、胚胎毒
阿苯达唑	+	+	+	+	+	+	致畸、胚胎毒

续表

药 物	蛔 虫	钩 虫	蛲 虫	鞭 虫	绦 虫	粪圆线虫	其 他
左旋咪唑	+	+	+	—	—	—	免疫调节
噻嘧啶	+	+	+	—	—	—	—
哌嗪	+	—	+	—	—	—	—
氯硝柳胺	—	—	—	—	+ *	—	杀灭钉螺,预防血吸虫病
恩波维铵	—	—	+ *	—	—	—	—
吡喹酮	—	—	—	—	+ *	—	抗血吸虫

注:+为有效,+ * 为首选。

三、抗肠蠕虫病药的用药监护

抗肠蠕虫病药的用药监护见表35-5。

表35-5　抗肠蠕虫病药的用药监护

用药步骤	用药监护要点
用药前	1.熟悉抗肠蠕虫病药的适应证及用药指征,了解各种剂型和用法
	2.告知患者蠕虫病的防治知识
用药中	1.驱虫药宜半空腹时服用,期间不宜饮酒及进食过多的脂肪性食物。驱虫期间便秘患者可酌情给予泻药
	2.嘱咐患者氯硝柳胺用药前宜先服镇吐药,尽量少饮水。如果服药7天后大便中无虫卵和节片,应再加服一个疗程,治疗3个月以上大便检测阴性,方可认为治愈
用药后	1.养成良好的卫生习惯,秋季为驱虫的理想季节。驱虫结束后应检查大便,观察虫卵情况,未根治者需进行第二个疗程的治疗
	2.2岁以下小儿禁用甲苯达唑等药。妊娠早期、肝肾功能不全者禁用左旋咪唑。肝功能不全者禁用噻嘧啶

小　结

疟原虫、阿米巴原虫、肠线虫、绦虫和血吸虫、丝虫等均可感染人类,引起不同的寄生虫病。抗寄生虫病药根据寄生虫感染的疾病分为抗疟药、抗阿米巴病药与抗滴虫药、抗血吸虫病药与抗丝虫病药、抗肠蠕虫病药几类。甲硝唑可对抗阿米巴原虫、阴道滴虫及厌氧菌感染,特别是抗厌氧菌作用在临床被广泛应用,但应注意其适应证及不良反应。肠蠕虫感染,应针对其对不同药物的敏感性不同,正确选药。

能力检测

一、选择题

A₁ 型题

1. 下列药物中,哪一个是防止疟疾复发和传播的首选药物?（　　　）

A. 二盐酸奎宁   B. 磷酸氯喹   C. 磷酸伯氨喹

D. 乙胺嘧啶   E. 青蒿素

2. 进入疟区时,用于病因性预防的首选药是( )。

A. 伯氨喹   B. 氯喹   C. 乙氨嘧啶   D. 周效磺胺   E. 奎宁

3. 红细胞内 G-6-PD(葡萄糖-6-磷酸脱氢酶)缺乏引起急性溶血性贫血的药物是( )。

A. 青蒿素   B. 乙胺嘧啶   C. 氯喹   D. 伯氨喹   E. 磺胺嘧啶

4. 口服对肠内外阿米巴病均有效的药物是( )。

A. 甲硝唑   B. 奎宁   C. 氯喹   D. 伯氨喹   E. 吡喹酮

5. 抗血吸虫病高效、低毒的药物是( )。

A. 吡喹酮   B. 氯喹   C. 酒石酸锑钾

D. 硝硫氰铵   E. 乙胺嗪

6. 能使虫体肌细胞去极化,增加放电频率,使虫体肌肉收缩的是( )。

A. 哌嗪   B. 左旋咪唑   C. 噻嘧啶   D. 槟榔   E. 甲苯咪唑

A₂型题

7. 李某,因腹痛入院,检查为蛔虫感染。下列对蛔虫有作用的药物是( )。

A. 吡喹酮   B. 哌嗪   C. 噻替哌   D. 哌唑嗪   E. 咪唑类

8. 张某,因腹痛入院,诊断为蛔虫和钩虫混合感染,治疗的药物为( )。

A. 吡喹酮   B. 哌嗪   C. 氯硝柳胺   D. 乙胺嗪   E. 甲苯咪唑

A₃/A₄型题

(9~10 题共用题干)

王某,女,近几天阴道分泌物增多,呈泡沫状,味恶臭,黄绿色。排尿困难,外阴瘙痒。诊断为滴虫性阴道炎。

9. 应首选哪个药物?( )

A. 伯氨喹   B. 奎宁   C. 氯喹   D. 甲硝唑   E. 吡喹酮

10. 该药的药理作用不包括( )。

A. 抗阿米巴作用   B. 抗阴道滴虫作用   C. 抗厌氧菌作用

D. 抗贾第鞭毛虫作用   E. 抗真菌作用

二、思考题

1. 简述控制疟疾症状的药物种类。

2. 简述甲硝唑的临床应用及用药监护。

(郭琦丽)

第三十六章
抗恶性肿瘤药

学习目标

掌握:抗恶性肿瘤药的分类和常用抗肿瘤代表药氟尿嘧啶、甲氨蝶呤、环磷酰胺、丝裂霉素、博来霉素、长春新碱等的药理作用、临床应用、不良反应及用药监护。

熟悉:抗恶性肿瘤药的作用机制、细胞增殖动力学。

了解:其他抗恶性肿瘤药的药理作用特点。

恶性肿瘤是严重威胁人类健康的常见病、多发病。治疗恶性肿瘤的方法仍为手术切除、放射治疗和化学治疗,由于恶性肿瘤所处的病理阶段不同,其治疗方法及某些方法使用的顺序是不同的。化学治疗仍为临床治疗的重要方法。抗恶性肿瘤药的主要作用是杀伤癌细胞,阻止其分裂繁殖。抗恶性肿瘤药对癌细胞和人体正常细胞的选择性差别不大,因而应用过程中的不良反应广泛而严重。

第一节 概　　述

一、细胞增殖周期及药物对细胞增殖周期的影响

(一) 细胞增殖周期

细胞从一次分裂结束到下次细胞分裂完成,这段时间称为细胞增殖周期。根据细胞增殖特点将细胞群分为两类。

1. 增殖细胞群　按细胞内 DNA 含量变化,分为四期:DNA 合成前期(G_1)、DNA 合成期(S)、DNA 合成后期(G_2)、有丝分裂期(M)。这部分细胞与肿瘤全部细胞群之比称为生长比率(growth fraction,GF)。增长速度快的肿瘤 GF 值较大,对药物敏感性高。

2. 非增殖细胞群　非增殖细胞群主要是静止期(G_0)的细胞,有增殖能力,暂时不增殖。增长慢的肿瘤(如多数实体瘤)GF 值较小,对药物敏感性低。当增殖周期中对药物敏感的细胞被杀灭后,G_0期细胞即可进入增殖周期,是恶性肿瘤复发的根源。另一部分是无增殖能力的细胞,对人体影响不大,生存一段时间后即死亡。

(二) 抗恶性肿瘤药对细胞增殖周期的影响

1. 周期非特异性药物(cell cycle non-specific drugs)　对增殖细胞群中各期细胞均有

杀灭作用,但对非增殖细胞群的作用较弱或几乎无作用,如烷化剂、抗肿瘤抗生素等。

2. 周期特异性药物(cell cycle specific drugs) 仅对增殖周期中的某一期细胞敏感,有较强的杀灭作用,但对 G_0 期细胞不敏感,如抑制核酸合成的药物作用于 S 期,长春碱类等作用于 M 期。

细胞增殖周期及抗肿瘤药物作用示意图如图 36-1 所示。

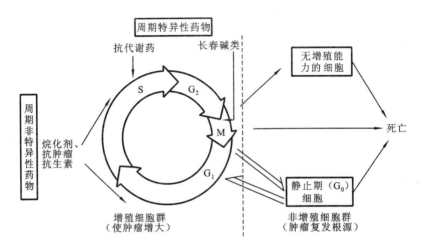

图 36-1 细胞增殖周期及抗肿瘤药物作用示意图

二、抗恶性肿瘤药的分类

(一)根据药物对细胞增殖周期的作用不同分类

(1)周期非特异性药物。

(2)周期特异性药物。

(二)根据化学结构和来源分类

(1)烷化剂 氮芥、环磷酰胺、塞替派、白消安等。

(2)抗代谢药 甲氨蝶呤、氟尿嘧啶、巯嘌呤、羟基脲、阿糖胞苷等。

(3)抗肿瘤抗生素 多柔比星、丝裂霉素、柔红霉素、博莱霉素等。

(4)抗肿瘤植物药 长春碱、长春新碱、紫杉、三尖酯碱等。

(5)激素类 肾上腺皮质激素、雌激素、雄激素等。

(6)其他 顺铂、门冬酰胺酶、干扰素等。

(三)按作用机制分类

(1)影响核酸生物合成药 甲氨蝶呤、氟尿嘧啶、巯嘌呤等。

(2)破坏 DNA 结构与功能药 环磷酰胺、丝裂霉素、顺铂等。

(3)干扰转录过程和阻止 RNA 合成药 多柔比星、柔红霉素等。

(4)干扰蛋白质合成药 长春碱、长春新碱、门冬酰胺酶等。

(5)影响激素平衡药 肾上腺皮质激素、雌激素、雄激素等。

三、抗恶性肿瘤药的作用机制

（一）影响核酸（DNA、RNA）生物合成的药物

本类药物主要干扰肿瘤细胞的生化步骤或抑制不同的靶酶，分别在不同环节阻止 DNA 的合成。

（二）直接破坏 DNA 结构与功能的药物

本类药物直接与 DNA 结合，破坏 DNA 结构或干扰 DNA 功能，影响 DNA 复制和修复，导致肿瘤细胞分裂停止而死亡，如烷化剂等。

（三）干扰转录过程和阻止 RNA 合成的药物

本类药物可嵌入碱基对之间，干扰转录过程，阻止 RNA 的形成，如放线菌素 D、柔红霉素、阿霉素等。

（四）影响蛋白质合成与功能的药物

本类药物可干扰微管蛋白聚合功能、核蛋白体功能或影响氨基酸供应，如长春碱类、L-门冬酰胺酶等。

（五）影响激素平衡发挥抗肿瘤作用的药物

起源于激素依赖性组织的肿瘤，可通过改变机体原来的激素平衡状态而得到治疗，如肾上腺皮质激素、雄激素、雌激素等。

四、抗恶性肿瘤药的不良反应

多数抗恶性肿瘤药的治疗指数较小，选择性较低，治疗剂量时即引起不良反应，在杀伤肿瘤细胞的同时，对正常的组织细胞特别是增殖快的组织（如骨髓、胃肠道黏膜上皮、毛囊、肝、肾等）产生不同程度的损害。

1. 骨髓抑制 最常见的是白细胞减少、血小板减少。除激素类、博莱霉素和 L-门冬酰胺酶外，大多数抗恶性肿瘤药均有不同程度的骨髓抑制，抗恶性肿瘤药对骨的抑制程度、持续时间、出现快慢有所不同，对于迟发型骨髓造血功能抑制的药物，使用时应特别注意。

2. 胃肠道反应 几乎所有抗恶性肿瘤药在治疗早期，均有不同程度的胃肠道反应，以恶心、呕吐最常见，抗恶性肿瘤药对胃肠黏膜的直接损伤可引起口腔炎、胃炎、胃肠溃疡，可导致腹痛、腹泻、便血等。

3. 皮肤、毛囊损害 大多数抗恶性肿瘤药，如长春新碱、紫杉醇、博莱霉素、丝裂霉素、环磷酰胺、氟尿嘧啶等均可损伤毛囊上皮细胞，脱发常出现于用药后 1～2 周，用药后 1～2 个月脱发最为明显，停药后毛发可再生。

4. 肝、肾和膀胱毒性 甲氨蝶呤、长春新碱、羟基脲、环磷酰胺、阿霉素等有肝毒性，表现为谷丙转氨酶升高；大剂量甲氨蝶呤、顺铂可直接损伤肾小管上皮细胞，表现为急性或慢性血尿素氮、血清肌酐、肌酐酸升高，环磷酰胺可引起急性出血性膀胱炎，尤其在大剂量静脉注射时易出现。

5. 神经毒性及耳毒性 长春新碱、紫杉醇及顺铂有周围神经毒性，可引起手足麻木、腱反射消失及神经末梢感觉障碍；长春新碱有自主神经毒性，可引起便秘、体位性低血压或肠梗阻；甲氨蝶呤等鞘内注射可引起头疼及延迟性脑膜炎；顺铂有耳毒性，可致耳聋。

6. 免疫抑制　抗恶性肿瘤药物对机体免疫功能均有不同程度的抑制,因参与免疫功能的细胞增殖、分化较快,易受抗肿瘤药物的攻击。

7. 致突变、致畸、致癌　多数抗肿瘤药可损伤 DNA,干扰 DNA 复制,导致基因突变,发生于胚胎生长细胞并可致畸,以抗代谢药物突出;发生于一般组织可致癌,其中以烷化剂最显著。

第二节　常用抗恶性肿瘤药物

一、影响核酸生物合成的药物

影响核酸生物合成的药物又称抗代谢药,其化学结构与正常代谢物质(如叶酸、嘌呤碱、嘧啶碱等)相似,可与正常代谢物发生特异性的拮抗作用,从而干扰核酸,尤其是 DNA 的生物合成,阻止肿瘤细胞的分裂繁殖。属细胞周期特异性药物,主要作用于 S 期。

氟尿嘧啶

氟尿嘧啶(5-fluorouracil,5-FU)为抗嘧啶药,其化学结构与尿嘧啶相似。

【药理作用】　本品在细胞内转变为 5-氟尿嘧啶脱氧核苷酸(5F-dUMP),能抑制脱氧胸苷酸合成酶,阻止脱氧尿苷酸(dUMP)甲基化为脱氧胸苷酸(dTMP),从而影响 DNA 的合成。另外,5-FU 在体内转化为 5-氟尿嘧啶核苷(5-FUR)后,能以伪代谢产物形式渗入 RNA 中干扰蛋白质合成,可杀灭 S 期细胞。

【临床应用】　抗瘤谱广,对多种肿瘤有效,特别是对消化系统恶性肿瘤(如食管癌、胃癌、肠癌、胰腺癌、肝癌)和乳腺癌疗效较好;对卵巢癌、宫颈癌、绒毛膜上皮癌、膀胱癌、头颈部肿瘤等也有效。

【不良反应及用药监护】　主要为胃肠道反应,重者可因血性腹泻危及生命;可引起骨髓抑制、脱发等。本品可局部应用、静脉注射、静脉滴注,但由于具有神经毒性,不可用作鞘内注射。若突然出现腹泻、口炎、溃疡或消化道出血,应立即停药,直至这些症状完全消失。应用本药时不宜饮酒或同用阿司匹林类药物,以减少消化道出血的可能。用药期间应严格检查血常规。

巯嘌呤

巯嘌呤(mercaptopurine,6-MP)为抗嘌呤药。

【药理作用】　本品在体内先经酶催化变成硫代肌苷酸,阻止肌苷酸转变为腺苷酸和鸟苷酸,干扰嘌呤代谢,阻碍核酸合成,对 S 期细胞疗效最为显著。

【临床应用】　主要用于儿童急性淋巴性白血病的维持治疗,大剂量可用于治疗绒毛上皮癌,亦有一定疗效。

【不良反应及用药监护】

1. 消化系统　恶心、呕吐、食欲减退、口腔炎、腹泻,可见于服药量过大的患者。

2. 骨髓抑制　可有白细胞及血小板减少,骨髓已有显著的抑制现象(白细胞减少或血小板显著降低)或出现相应的严重感染或明显的出血倾向。用药期间应注意定期检查血常规及肝肾功能,每周应检查白细胞计数及分类、血小板计数、血红蛋白1~2次,对血细胞在短期内急剧下降者,应每日观察血常规。

3. 肝脏损害 可致胆汁淤积出现黄疸。

4. 高尿酸血症 多见于白血病治疗初期,严重的可发生尿酸性肾病。对诊断的干扰:白血病时有大量白血病细胞破坏,在服本品时则破坏更多,致使血液及尿中尿酸浓度明显增高,严重者可产生尿酸盐肾结石。

甲 氨 蝶 呤

甲氨蝶呤(methotrexate,MTX,氨甲蝶呤)为抗叶酸药。

【药理作用】 本品对二氢叶酸还原酶有强大而持久的抑制作用,阻断二氢叶酸转变为四氢叶酸,脱氧胸苷酸(dTMP)合成受阻,影响 DNA 合成;MTX 也可阻止嘌呤核苷酸的合成,故能干扰 RNA 和蛋白质的合成。

【临床应用】 主要用于治疗儿童急性白血病,疗效显著。对成人白血病疗效差,对慢性白血病无效;对绒毛膜上皮癌、恶性葡萄胎、头颈部肿瘤、乳腺癌等有一定疗效。甲酰四氢叶酸能拮抗 MTX 治疗中的毒性反应,主张先用大剂量 MTX 后,再用甲酰四氢叶酸作为救援剂,以保护骨髓正常细胞。

【不良反应及用药监护】 不良反应多,甲氨蝶呤的治疗量与中毒量接近,可致口腔及胃肠道黏膜损害和骨髓抑制。较大剂量可致肝肾功能损伤。与保泰松和磺胺类药物同用后,因与蛋白质结合的竞争,可能会引起本品血清浓度的增高而导致毒性反应的出现。与弱有机酸和水杨酸盐等同用,可抑制本品的肾排泄而导致血清药浓度增高,继而毒性增加,应酌情减少用量。用药期间应严格检查血常规。

阿 糖 胞 苷

阿糖胞苷(cytarabine,AraC)能选择性抑制 DNA 多聚酶的活性而影响 DNA 合成;也可渗入 DNA 和 RNA 中干扰其复制,S 期细胞最为敏感,属周期特异性药物。用于治疗成人急性粒细胞白血病或单核细胞白血病有效。主要不良反应是骨髓抑制、胃肠道反应。用药期间应严格检查血常规。

羟 基 脲

羟基脲(hydroxyurea,HU)抑制核苷酸还原酶,从而抑制 DNA 的合成,能选择性地作用于 S 期细胞。用药后能使肿瘤细胞集中在 G_1 期,再采用对 G_1 期敏感的放疗或化疗,使其敏感性增加而提高疗效,常作为同步化疗药。临床上对慢性粒细胞白血病疗效显著,也可用于急性变者;对转移性黑色素瘤也有暂时缓解作用。主要毒性为骨髓抑制,可致畸胎,孕妇禁用。

二、直接破坏 DNA 并阻止其复制的药物

环 磷 酰 胺

环磷酰胺(cyclophosphamide,CTX)在体外无活性。

【药理作用】 本品在体内经肝细胞色素 P-450 氧化、裂环生成中间产物醛磷酰胺,再在肿瘤细胞内分解出有强效的磷酰胺氮芥,与 DNA 发生烷化反应,形成交叉联结,以破坏 DNA 的结构与功能,抑制肿瘤细胞的分裂增殖。

【临床应用】 抗瘤谱广,对癌细胞选择性高,为目前常用的烷化剂。对恶性淋巴瘤疗

效显著,对多发性骨髓瘤、急性淋巴细胞性白血病、肺癌、乳腺癌、卵巢癌、神经母细胞瘤和睾丸肿瘤等均有一定疗效。

【不良反应及用药监护】 主要不良反应有骨髓抑制、胃肠道反应,其脱发发生率较其他烷化剂高30％～60％,多发生于服药3～4周后;大剂量环磷酰胺刺激膀胱黏膜以引起膀胱炎、血尿。

定期检查血常规、肝肾功能及血清尿酸水平;口服本品一般空腹给予,如发生胃部不适,可分次或与食物一起给予,鼓励患者多饮水。因对组织有刺激性,静滴过程中要注意细致观察局部皮肤有无水肿、变色,一旦发生药液外溢,应立即更换静脉通道,局部给予冷、热敷,需长期用药的患者,要注意保护血管,经常更换注射部位。

噻 替 派

噻替派(thiotepa,TSPA)结构中含三个乙撑亚胺基团,性质活泼。

【药理作用】 本品能与细胞内DNA的碱基结合,影响瘤细胞的分裂。其特点为选择性高,抗瘤谱较广。

【临床应用】 主要用于乳腺癌、卵巢癌、肝癌和恶性黑色素瘤等。

【不良反应及用药监护】

(1)骨髓抑制:可引起白细胞及血小板下降,多在用药后1～6周时发生,有些患者在疗程结束时开始有下降,多数患者在停药后可自行恢复,但也有少数患者抑制时间较久,需给以适当措施。用药期间应检查血常规。

(2)胃肠道反应:一般较轻,可有食欲减退,少数有恶心、呕吐,个别患者有腹泻。

(3)少数尚可有发热、皮疹。

(4)超剂量用药白细胞严重下降且并发感染应立即输血及抗感染。

(5)临用前用灭菌注射:用水稀释后使用、稀释后如发现混浊,即不得使用。

白 消 安

白消安(busulfan,马利兰)属磺酸酯类,在体内解离后起烷化作用。

【药理作用】 小剂量即可明显抑制粒细胞生成,对慢性粒细胞白血病疗效显著(缓解率为80％～90％);大剂量可抑制血小板及红细胞系统。但对淋巴细胞几乎无影响。

【临床应用】 主要用于慢性粒细胞白血病;对真性红细胞增多症及原发性血小板增多症也有一定疗效。

【不良反应及用药监护】 对骨髓有抑制作用。慢性粒细胞白血病有急性变时应停用。急性白血病和再生障碍性贫血或其他出血性疾患患者禁用。用药期间应严格检查血常规。

丝 裂 霉 素

丝裂霉素(mitomycin C,MMC)能与DNA双链交叉联结,可抑制DNA复制,使部分DNA断裂,属细胞周期非特异性药物。抗瘤谱广,主要用于实体瘤,如胃癌、肺癌、乳腺癌、慢性粒细胞白血病、恶性淋巴瘤等,为治疗消化系统恶性肿瘤常用药。主要为骨髓抑制,以白细胞和血小板减少最明显。

博 莱 霉 素

博莱霉素(bleomycin,BLM)通过与DNA结合,使单链或双链断裂,阻止DNA复制,属周期非特异性药物,作用于 G_2 及 M 期,并延缓 S-G_2 边界期及 G_2 期时间。主要用于鳞状上皮癌(如头颈部肿瘤、口腔癌、食管癌、阴茎癌、外阴癌、宫颈癌、肺癌等)。与 DDP 及 VLB 合用治疗睾丸癌效果佳,也用于淋巴瘤的联合治疗。肺毒性最为严重,可引起间质性肺炎或肺纤维化,与剂量有关。

顺　　铂

顺铂(cisplatin,DDP,顺氯氨铂)进入体内后,与 DNA 链上的碱基形成交叉联结,从而破坏 DNA 的结构和功能,属周期非特异性药物。抗瘤谱广,对睾丸肿瘤与 BLM 及 VLB 联合化疗,可以根治;对卵巢癌、肺癌、鼻咽癌、淋巴瘤、膀胱癌等也有效。主要不良反应有肾毒性,恶心、呕吐的发生率较高。

三、干扰转录过程和阻止 RNA 合成的药物

多 柔 比 星

多柔比星(doxorubicin,ADM)能直接嵌入 DNA 碱基对之间,破坏 DNA 模板功能,阻止转录过程,抑制 RNA 复制和合成,属周期非特异性药物,在 S 期和 M 期作用最强。抗瘤谱广,疗效高,可用于多种联合化疗,如非霍奇金淋巴瘤、乳腺癌、卵巢癌、小细胞肺癌、胃癌、肝癌、膀胱癌及肉瘤类。不良反应主要有骨髓抑制、胃肠道反应和心脏毒性。

四、影响蛋白质合成的药物

长 春 碱 类

长春碱(vinblastine,VLB)及长春新碱(vincristine,VCR),可使细胞有丝分裂停止于中期,对有丝分裂的抑制作用 VLB 较 VCR 强,属于周期特异性药物,主要作用于 M 期细胞。VLB 主要用于急性白血病、恶性淋巴瘤及绒毛膜上皮癌。VCR 对小儿急性淋巴细胞白血病疗效较好,起效较快,常与泼尼松合用作诱导缓解药。主要不良反应包括骨髓抑制、神经毒性、消化道反应、脱发等。VCR 对外周神经毒性较大。

门 冬 酰 胺 酶

门冬酰胺是重要的氨基酸,某些肿瘤细胞不能自身合成,需从细胞外摄取。门冬酰胺酶(L-asparaginase)可将血清门冬酰胺水解而使肿瘤细胞缺乏门冬酰胺,导致细胞生长受到抑制,正常细胞能自身合成门冬酰胺,故影响较少。主要用于急性淋巴细胞白血病,缓解率约为 60%。不良反应有胃肠道反应及精神症状等。

五、激素类

乳腺癌、前列腺癌、甲状腺癌、宫颈癌、卵巢肿瘤及睾丸肿瘤等均与相应的激素平衡失调有关,因此,应用某些激素或其拮抗药调整失调状态,可抑制肿瘤生长,且无骨髓抑制等不良反应。

肾上腺皮质激素

常用的有泼尼松、泼尼松龙、地塞米松等,属细胞周期非特异性药物。能抑制淋巴组织,使淋巴细胞溶解。对急性淋巴细胞白血病及恶性淋巴瘤的疗效较好,作用快,但不持

久,且易产生耐药性。对慢性淋巴细胞白血病除减少淋巴细胞数目外,还可缓解伴发的自身免疫性贫血,对其他恶性肿瘤无效。仅在肿瘤引起发热不退、毒血症状明显时可少量短期应用以改善症状(应合用抗肿瘤药及抗菌药)。

<h2 style="text-align:center">雌 激 素</h2>

常用药物有己烯雌酚,用于治疗前列腺癌。因可抑制下丘脑及垂体,减少促间质细胞激素的分泌,导致睾丸间质细胞分泌(睾酮)减少,从而减少肾上腺皮质分泌雄激素;也可直接对抗雄激素以促进前列腺癌组织生长发育的作用。还可用于绝经 5 年后的乳腺癌患者的治疗,尤其对骨髓转移者疗效较好,缓解率达 40%。

<h2 style="text-align:center">雄 激 素</h2>

常用药物有丙酸睾酮、甲睾酮等,其可抑制腺垂体分泌促卵泡激素的分泌,使卵巢释放雌激素减少;还有对抗雌激素的作用。可用于治疗晚期乳腺癌患者,尤其是有骨髓转移者效果较佳。雄激素可促进蛋白质合成,有利于晚期患者一般状况的改善。

第三节 抗肿瘤药物的联合应用

根据抗肿瘤药物的作用机制和细胞增殖动力学,合理设计联合用药方案,可以提高疗效、减少不良反应、延缓耐药性的产生,从而改善临床症状,延长生存期,提高治愈率。一般原则如下。

1. 根据细胞增殖动力学规律 增长缓慢的实体瘤其 G_0 期细胞较多,一般先用周期非特异性药物,杀灭增长细胞增殖周期及部分 G_0 期细胞,使瘤体缩小而驱动 G_0 期细胞进入细胞增殖周期,继之再用周期特异性药物杀死灭肿瘤细胞。相反,对快速生长的肿瘤(如急性白血病等),则先用杀灭 S 期或 M 期的周期特异性药物,再用周期非特异性药物杀灭其他各期细胞。待 G_0 期细胞进入细胞增殖周期时,可重复上述疗程。

2. 根据抗肿瘤药物的作用机制 不同作用机制的抗肿瘤药物联合应用一般可增强疗效,如甲氨蝶呤和巯嘌呤的合用。

3. 根据药物的毒性 不同抗肿瘤药物的毒性不同,多数抗肿瘤药物均可抑制骨髓,而泼尼松、长春新碱、博莱霉素的骨髓抑制作用较少,可合用以降低毒性并提高疗效。

4. 根据抗瘤谱 胃肠道腺癌宜用氟尿嘧啶、噻替派、环磷酰胺、丝裂霉素等。鳞癌可用博莱霉素、消卡芥、甲氨蝶呤等。肉瘤则可用环磷酰胺、顺铂等。慢性粒细胞白血病首选白消安。

5. 给药方法 一般采用机体能耐受的最大剂量间歇疗法,比小剂量连续给药效果好。特别对病期较早、健康状况较好的肿瘤患者应用环磷酰胺、卡氮芥、甲氨蝶呤等时,大剂量间歇用药效果好。因为能杀灭更多的肿瘤细胞,可诱导 G_0 期细胞进入增殖周期,减少肿瘤复发的机会,也有利于造血系统等正常组织的修复与补充,有利于提高机体的抗肿瘤能力及减少耐药性。

第四节　抗恶性肿瘤药的用药监护

抗恶性肿瘤药的用药监护见表 36-1。

表 36-1　抗恶性肿瘤药的用药监护

用药步骤	用药监护要点
用药前	1. 熟悉抗恶性肿瘤药的适应证及用药指征,了解各种剂型和用法
	2. 告知患者恶性肿瘤的防治知识
用药中	1. 制订合理的静脉给药计划,由远端小静脉开始,左、右臂交替使用。除特殊情况外,避免使用下肢静脉给药
	2. 药液溢出或可疑溢出时,局部注射 0.9％氯化钠注射液稀释、糖皮质激素局部浸润注射、冰敷 4 h 以上。严重者用氯乙烷表面麻醉止痛
	3. 用药期间监测:白细胞计数一般不应低于 $2.5 \times 10^9/L$
	4. 保持口腔清洁,预防和控制感染
用药后	1. 止血带捆扎于发际或戴冰帽,对脱发有显著的预防效果
	2. 保持每日水摄入量在 3000 mL 以上、每日尿量在 2000～3000 mL 以上,酌情给予利尿药

小　结

恶性肿瘤是由正常细胞发生基因突变,导致生长失去正常调控而形成的一类细胞增殖性疾病,是严重威胁人类健康的常见病、多发病。抗恶性肿瘤药通过有效地阻止细胞的 DNA 的复制包括使 DNA 损伤和干扰有丝分裂,从而产生抑制肿瘤细胞的生长及杀死肿瘤细胞而产生抗肿瘤作用。因对正常细胞也能产生抑制作用,所以毒性较大;主要的不良反应有骨髓抑制、胃肠道反应、脱发、肝肾功能损害、免疫抑制等;联合用药、调整剂量、间歇疗法可减轻不良反应,提高患者的耐受性。

能力检测

一、选择题

A_1 型题

1. 主要作用于 M 期的抗癌药是(　　　)。

A. 环磷酰胺　B. 氟尿嘧啶　C. 甲氨蝶呤　D. 巯嘌呤　　E. 长春新碱

2. 下列哪个药物属于周期非特异性药物?(　　　)

A. 环磷酰胺　B. 甲氨蝶呤　C. 巯嘌呤　　D. 氟尿嘧啶　E. 阿糖胞苷

3. 抗嘌呤代谢的抗恶性肿瘤药是(　　　)。

A. 氟尿嘧啶　B. 甲氨蝶呤　C. 巯嘌呤　　D. 阿糖胞苷　E. 环磷酰胺

4. 博来霉素的毒性作用主要为(　　　)。

A. 药物性肝炎   B. 出血性膀胱炎   C. 骨髓抑制

D. 肺纤维化   E. 中毒性心肌炎

5. 大部分抗肿瘤药最主要的不良反应为( )。

A. 心脏毒性 B. 中枢毒性 C. 耐药性 D. 耳毒性 E. 骨髓抑制

6. 体外无活性的烷化剂为( )。

A. 环磷酰胺 B. 羟基脲 C. 氮芥 D. 丝裂霉素 E. 噻替哌

A_2型题

7. 张某,近几天出现头晕、脾区不适、出血及乏力、脾脏肿大、体重减轻、低热等症状,诊断为慢性粒细胞白血病。应首选的药物是( )。

A. 白消安 B. 甲氨蝶呤 C. 巯嘌呤 D. 阿糖胞苷 E. 环磷酰胺

8. 李某,近几天出现无痛性淋巴结肿大,肝脾肿大,全身各组织器官均可受累,伴发热、盗汗、消瘦、瘙痒等全身症状,诊断为恶性淋巴瘤,医生给予环磷酰胺治疗。关于该药的不良反应错误的是( )。

A. 脱发   B. 血压升高   C. 骨髓抑制

D. 血性膀胱炎   E. 白细胞减少

A_3/A_4型题

(9~10题共用题干)

李某,5岁,近几天出现易倦、虚弱、活动后气促、鼻出血、牙龈出血及皮肤紫癜、发热等症状,诊断为儿童急性白血病。医生给予甲氨蝶呤治疗。

9. 甲氨蝶呤属于哪一类抗肿瘤药?( )

A. 抗肿瘤抗生素   B. 抗肿瘤植物药   C. 抗代谢药

D. 烷化剂   E. 激素类

10. 甲氨蝶呤中毒时可使用亚叶酸钙进行解救,其目的是提供( )。

A. 二氢叶酸 B. 叶酸 C. 四氢叶酸 D. 谷氨酸 E. 蝶呤酸

二、思考题

1. 简述抗恶性肿瘤药的不良反应及用药监护。

2. 影响核酸生物合成的抗恶性肿瘤药有哪些?

(李学灵)

第三十七章
影响免疫功能的药物

📖 **学习目标**

熟悉:免疫抑制剂环孢素及免疫增强剂左旋咪唑的药理作用、临床应用、不良反应及用药监护。

了解:其他药物的作用特点。

第一节 概 述

影响免疫功能药是通过影响免疫应答反应和免疫病理反应而调节机体免疫功能,包括免疫抑制药(如环孢素、糖皮质激素、抗淋巴细胞球蛋白等)和免疫增强药(如白介素、干扰素、转移因子胸腺素、左旋咪唑等)。主要用于某些免疫性疾病的防治、器官和骨髓移植、肿瘤等疾病的辅助治疗。

免疫系统包括参与免疫反应的各种细胞、组织和器官,如胸腺、淋巴结、脾、扁桃腺以及分布在全身体液和组织中的淋巴细胞和浆细胞。这些组分及其正常功能是机体免疫功能的基本保证,任何一方面的缺陷都将导致免疫功能障碍,丧失抵抗感染能力或形成免疫性疾病。

机体免疫系统在抗原刺激下所发生的一系列变化称为免疫应答反应,可分为以下三期(图 37-1)。

1. 感应期 感应期为处理和识别抗原的阶段,由巨噬细胞吞噬和处理抗原,并在胞浆内降解、消化,暴露出活性部位(抗原"决定簇"),后者与巨噬细胞 mRNA 结合形成复合物,使 T、B 细胞得以识别。

2. 增殖分化期 增殖分化期是免疫活性细胞被抗原激活后分化增殖并产生活性物质的阶段。抗原-mRNA 复合物能刺激 B 或 T 细胞,使其转化为免疫母细胞并进行增殖。B 细胞增殖分化为浆细胞,可合成多种免疫球蛋白 IgG、IgM、IgA、IgD、IgE 等抗体。T 细胞增殖分化为致敏小淋巴细胞,分别对相应抗原起特异作用。

3. 效应期 致敏小淋巴细胞或抗体再次与抗原结合,产生细胞免疫或体液免疫效应。致敏小淋巴细胞在受抗原刺激时,可有直接杀伤作用或释放淋巴毒素、炎症因子等免疫活性物质,使抗原所在细胞破坏或发生异体器官移植的排异反应等,称为细胞免疫。抗原与抗体结合,直接或在补体协同下破坏抗原的过程称为体液免疫。不论细胞免疫或体液免

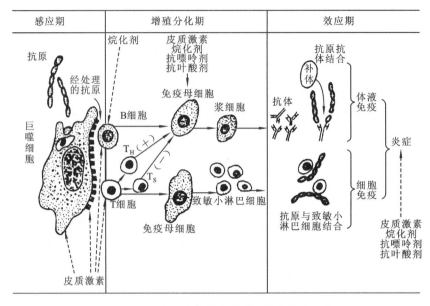

图 37-1　免疫反应的基本过程和药物作用环节

注：T 细胞主要有两个亚群。①TH：辅助性 T 细胞，能促进 B 细胞增殖分化；②Ts：抑制性 T 细胞，能抑制 B 细胞分化。

疫,其最终结果都是清除抗原,保护机体。

在调节免疫和炎症方面,淋巴因子或单核因子等细胞调节蛋白也起到重要的作用。它们可以由淋巴细胞、单核细胞及巨噬细胞产生,如干扰素、白细胞介素、肿瘤坏死因子、克隆刺激因子等,其中已有多种作为免疫调节剂应用。

现常用的影响免疫功能的药物可分为两类:免疫抑制药(能抑制免疫活性过强者的免疫反应)和免疫增强药(能使免疫功能低下者的免疫功能增强)。

第二节　免疫抑制药

临床上常用的免疫抑制药有环孢素、肾上腺皮质激素类、烷化剂和抗代谢药类等。免疫抑制药有其共同特点,大多数药物缺乏选择性或特异性,对正常和异常的免疫反应均呈抑制作用。故长期应用后,除了各药的特有毒性外,尚易出现降低机体抵抗力而诱发感染、肿瘤发病率增加及影响生殖系统功能等不良反应。药物作用与给药时间、抗原刺激时间间隔和先后顺序密切相关。

环　孢　素

环孢素(ciclosporin cyclosporin A)是由真菌的代谢产物中提取的脂溶性环状十一肽化合物,现已能人工合成。口服吸收慢而不完全,其生物利用度仅 20%～50%。口服后 2～4 h 血浆浓度达峰值。半衰期约为 16 h。

【药理作用】 选择性地抑制 T 淋巴细胞活化初期,辅助性 T 细胞被活化后可生成细胞因子,如白细胞介素 2(interleukin 2,IL-2),环孢素可抑制其生成;另一重要作用是抑制淋巴细胞生成干扰素。对网状内皮系统吞噬细胞无影响,因而环孢素不同于细胞毒类药物的作用,仅抑制 T 细胞介导的细胞免疫,而对机体的一般防御功能无明显影响。

【临床应用】 本药主要用于防治异体器官或骨髓移植时排异等不利的免疫反应,常和糖皮质激素合用,也可用于治疗其他药物无效的难治性自身免疫性疾病,如风湿性关节炎、系统性红斑狼疮、银屑病、皮肌炎等。

【不良反应及用药监护】 不良反应的程度、持续时间与剂量及血药浓度相关。最常见的为肾毒性,其次为肝毒性,多见于用药早期。故在应用过程中应监测肝、肾功能。与吲哚美辛等非甾体抗炎镇痛药合用,可使发生肾功能衰竭的危险性增加,应避免合用。不宜与两性霉素 B、氨基糖苷类抗生素等有肾毒性的药物合用。妊娠期、哺乳期妇女和儿童近日接触或发作过水痘、带状疱疹及注射过肝炎病毒疫苗者忌用。

肾上腺皮质激素类

常用的有泼尼松(Prednisone)、泼尼松龙(Prednisolone)、地塞米松(Dexamethasone)等,它们对免疫反应的多个环节都有影响,主要是抑制巨噬细胞对抗原的吞噬和处理;抑制白细胞介素-1的合成和分泌;也抑制淋巴细胞 DNA 的合成和有丝分裂,破坏淋巴细胞,使外周血淋巴细胞减少,并损伤浆细胞,抑制抗体生成,从而抑制细胞免疫和体液免疫,缓解异常免疫对人体的损害。临床上主要用于自身免疫性疾病、变态反应性疾病、器官移植及肿瘤的治疗。

烷 化 剂

常用的有环磷酰胺(Cyclophosphamide)、白消安(Busulfam)、塞替派(Thiotepa)等。它们能选择性地抑制 B 淋巴细胞,大剂量也能抑制 T 淋巴细胞,还可抑制免疫母细胞,并使抗体生成障碍,从而阻断体液免疫和细胞免疫反应。环磷酰胺作用明显,副作用少,且可口服,故常用。临床上常用于糖皮质激素不能缓解的自身免疫性疾病,如韦格纳(Wegener)肉芽肿、肾病综合征、系统性红斑狼疮、结节性多动脉炎、全身性坏死性血管炎、难治性类风湿关节炎等,以及器官移植时的排斥反应等。不良反应主要有骨髓抑制引起的白细胞及血小板减少、胃肠反应、生殖系统抑制、出血性膀胱炎及脱发等。采用小剂量、短疗程及小剂量与多种免疫抑制药并用疗法,可避免或减轻不良反应。用药过程中应定期检查血常规及肝肾功能。孕妇及肝肾功能不良者应慎用。

抗代谢药类

常用甲氨蝶呤、6-巯嘌呤与硫唑嘌呤,硫唑嘌呤的毒性较小,故较常使用。主要抑制 DNA、RNA 和蛋白质合成而发挥抑制 T、B 两类细胞及 NK 细胞的效应,同时抑制细胞免疫和体液免疫反应,但不抑制巨噬细胞的吞噬功能。临床上多用于肾移植的排斥反应和自身免疫性疾病,如类风湿关节炎、系统性红斑狼疮、皮肌炎等。不良反应有骨髓抑制、胃肠反应、口腔溃疡、肝功能损害等。别嘌醇能抑制黄嘌呤氧化酶,减慢巯嘌呤和硫唑嘌呤的代谢,增加其毒性,合用时巯嘌呤和硫唑嘌呤用量应减至常用量的 1/4 左右。

抗淋巴细胞球蛋白

抗淋巴细胞球蛋白(antilymphocyte globulin,ALG)是直接与 T 淋巴细胞结合,在血清补体的共同作用下,使淋巴细胞裂解,对 T 细胞和 B 细胞均有破坏作用。为强免疫抑制剂,其特点是对骨髓没有毒性作用,能有效抑制各种抗原引起的初次免疫应答,对再次免疫应答反应作用较弱。现已能用单克隆抗体技术生产,特异性高,安全性好。主要用于防治器官移植的排异反应,还用于治疗自身免疫性疾病。常见于过敏反应,表现为发热、寒战、皮疹、关节痛、血小板减少、粒细胞减少、低血压及过敏性休克等。过敏体质者禁用,有急性感染者慎用。治疗自身免疫性疾病应特别慎重,因长期应用使机体的免疫监管功能降低,给癌变细胞的发展以可乘之机。

他 克 莫 司

他克莫司(Tacrolimus,FK-506)口服吸收缓慢,生物利用率为 25%,分布于全身,在肝脏代谢,经尿排出,半衰期约为 9 h,属高效免疫抑制药。主要抑制淋巴细胞产生 IL-2、IL-3 和 INF-γ,抑制 IL-2 受体的表达,对 B 细胞和巨噬细胞影响较小。主要用于肝、肾移植后的排斥反应和自身免疫性疾病。不良反应主要为肾毒性,也可见头痛、失眠、震颤、肌肉痛、乏力等神经毒性,以及腹泻、恶心、高血压、高血钾、低血镁、高尿酸血症及高血糖等。注射液应用时宜用 5%GS 或 NS 稀释后缓慢静脉注射。用药过程中,应监测血压、心电图、血糖、血钾、血肌酐、尿素氮、血液学参数及肝肾功能。妊娠及哺乳期妇女禁用。

第三节 免疫增强药

免疫增强药是一类能够激活一种或多种免疫活性细胞,增强或提高机体免疫功能的药物。临床上主要用其增强免疫作用,以治疗免疫缺陷疾病、慢性感染性疾病及恶性肿瘤的辅助治疗。

常用的有左旋咪唑、卡介苗、白介素-2、干扰素、胸腺素、转移因子等。

卡 介 苗

卡介苗(bacillus calmette-guerin-vaccine,BCG)又名结核菌苗,是牛结核杆菌的减毒活菌苗。除用于预防结核病外,还是非特异性免疫增强药。

【药理作用】 本品可刺激多种免疫细胞,如巨噬细胞、T 细胞、B 细胞和 NK 细胞活性;能增强与其合用的各种抗原物质的免疫原性,加速诱导免疫应答,提高细胞和体液免疫功能,从而增强机体的非特异性免疫水平。

【临床应用】 最常用于恶性黑色素瘤、白血病及肺癌的治疗,也可用于乳腺癌、消化道肿瘤的治疗,可延长患者的生命。其疗效与肿瘤的抗原性强弱、宿主的免疫状态以及其给药途径有关。

【不良反应及用药监护】 注射局部可见红斑、硬结和溃疡,也可出现寒战、高热、全身不适等。反复瘤内注射可发生过敏性休克,剂量过大可致免疫功能降低,甚至促进肿瘤生长。

左 旋 咪 唑

左旋咪唑(levamisole,LMS)为口服有效的免疫调节药物。

【药理作用】 具有免疫增强作用,对正常人和动物几乎不影响抗体的产生,但对免疫功能低下者,能促进抗体产生。可使免疫功能低下的患者免疫功能恢复正常。

【临床应用】 主要用于免疫功能低下者,恢复免疫功能后,可增强机体的抗病能力。肺癌手术合用左旋咪唑可降低复发率及死亡率,对肺鳞癌疗效较好,可减少远处转移。多种自身免疫性疾病(如类风湿性关节炎、系统性红斑狼疮等)用药后均可得到改善,可能与提高 T 细胞功能,恢复其调节 B 细胞的功能有关。

【不良反应及用药监护】 可有胃肠道症状、头痛、出汗、全身不适等。少数患者有白细胞及血小板减少,停药后可恢复。

白细胞介素

白细胞介素-2(interleukin-2,IL-2)又名 T 细胞生长因子,对 B 细胞、自然杀伤(NK)细胞、抗体依赖性杀伤细胞和淋巴因子激活的杀伤(LAK)细胞等均可促进其分化增殖。常用于恶性肿瘤、免疫缺陷病和自身免疫性疾病的辅助治疗。

白细胞介素-3(interleukin-3,IL-3)由激活的 T 细胞产生,可刺激某些细胞分化为成熟的 T 细胞,还能刺激骨髓多能造血干细胞和各系统细胞分化、增殖,可促进自然细胞毒细胞(natural cytoxicity cell)的杀瘤活性。

干 扰 素

干扰素(interferon,IFN)具有抗病毒、抑制细胞增殖、调节免疫及抗肿瘤作用。其免疫调节作用在小剂量时对细胞免疫和体液免疫都有增强作用,大剂量则产生抑制作用。IFN 的抗肿瘤作用,在于既可直接抑制肿瘤细胞的生长,又可通过免疫调节发挥作用。在抗病毒方面,为广谱抗病毒药。临床上多用于治疗病毒感染性疾病,如疱疹性角膜炎、病毒性眼病、带状疱疹、慢性乙型肝炎等。常见的不良反应有发热和白细胞减少等,少数患者快速静脉注射时可出现血压下降。

转 移 因 子

转移因子(transfer factor,TF)是从正常人的淋巴细胞或淋巴组织、脾、扁桃体等制备的一种核酸肽,无抗原性。可将供体细胞免疫信息转移给受者的淋巴细胞,使之转化、增殖、分化为致敏淋巴细胞,从而获得供体样的免疫力。由此获得的免疫力较持久,其作用可维持六个月,但不转移体液免疫,不起抗体作用。临床上主要用于原发性或继发性细胞免疫缺陷的补充治疗。不良反应少,注射局部有酸、胀、痛感,个别病例出现风疹性皮疹、皮肤瘙痒,少数人有短暂发热。慢性活动性肝炎用药后可见肝功能损害加重,然后逐渐恢复。

胸 腺 素

胸腺素(thymosin)是从胸腺分离的一组活性多肽,又称胸腺多肽。现已采用基因工程生物合成。可诱导 T 细胞分化成熟,即诱导前 T 细胞(淋巴干细胞)转变为 T 细胞,并进一步分化成熟为具有特殊功能的各亚型群 T 细胞,从而调节胸腺依赖性免疫应答反应。临床上主要用于治疗细胞免疫缺陷的疾病(包括艾滋病)、某些自身免疫性疾病和病毒感染。除少数过敏反应外,一般无严重不良反应。

第四节 影响免疫功能药物的用药监护

影响免疫功能药物的用药监护见表 37-1。

表 37-1 影响免疫功能药物的用药监护

用药步骤	用药监护要点
用药前	1.熟悉免疫调节剂的适应证及用药指征
	2.了解患者自身免疫疾病的防治知识

续表

用药步骤	用药监护要点
用药中	用药时应定期监测肝、肾功能,肌酐较原基础水平增高30%就要减量。一个月后如不降则停药
用药后	1.用药时需每日监测血压
	2.注意做好口腔护理

小 结

影响免疫功能的药物主要有免疫抑制药和免疫增强药;免疫抑制药常用的有环孢素、肾上腺皮质激素类、烷化剂、抗代谢药类、抗淋巴细胞球蛋白等,它们能非特异地抑制机体免疫功能,主要用于治疗自身免疫性疾病、器官移植。免疫增强药常用的有左旋咪唑、卡介苗、白细胞介素、干扰素、胸腺素、转移因子等,它们能促进低下的免疫功能恢复正常,并增强机体免疫反应,主要用于免疫缺陷疾病、慢性感染性疾病及恶性肿瘤的辅助治疗。

能力检测

一、选择题

A_1型题

1. 免疫增强药是(   )。

A. 巯嘌呤   B. 左旋咪唑   C. 环磷酰胺   D. 环孢素   E. 糖皮质激素

2. 环孢素主要抑制以下哪种细胞?(   )

A. T淋巴细胞   B. B淋巴细胞   C. 巨噬细胞

D. NK细胞   E. 单核细胞

3. 既有抗病毒作用,又有抗肿瘤的免疫调节剂是(   )。

A. 巯唑嘌呤   B. 环磷酰胺   C. 干扰素   D. 阿昔洛韦   E. 二脱氧肌苷

A_2型题

4. 李某,近几日出现发热、疲劳、体重减轻、关节痛,面部的蝶形红斑,对称性分布于双侧面颊和鼻梁,边缘清楚,为略微隆起的浸润性红斑。诊断为系统性红斑狼疮。可选用的药物为(   )。

A. 干扰素   B. 左旋咪唑   C. 白细胞介素-2

D. 糖皮质激素   E. 卡介苗

A_3/A_4型题

(5~6题共用题干)

李某,尿毒症行肾移植手术。

5. 为了抑制器官的排斥反应,应选的药物是(   )。

A. 巯嘌呤   B. 左旋咪唑   C. 环磷酰胺   D. 环孢素   E. 地塞米松

6. 该药的主要不良反应是(   )。

A. 心律失常   B. 肾毒性   C. 过敏反应

D. 胃肠道反应　　　　　E. 中枢症状

二、思考题

1. 简述临床常用的免疫抑制剂种类。

2. 简述环孢素的临床应用。

（蒋宝安）

第三十八章

消毒防腐药

📖 学习目标

掌握：常用消毒防腐药的药理作用、临床应用、不良反应及用药监护。

熟悉：常用消毒防腐药的作用机制。

了解：消毒防腐药的分类。

消毒药是指能迅速杀灭病原微生物的药物，一般认为消毒药的作用较强，具有杀菌作用，且组织穿透力强，但毒性反应较大，能损伤机体组织；防腐药是指能抑制病原微生物生长繁殖的药物，其通过改变周围或本身环境抑制细菌的生长繁殖，组织穿透力较弱，毒性较小，对组织损害较轻。这两类药物之间无严格界限，低浓度的消毒药只呈抑菌作用。而高浓度的防腐药亦能杀菌，因此，统称为消毒防腐药。

消毒防腐药对不同种类的微生物及人体组织等没有明显的选择作用，不能用于全身感染。本类药物除了发挥抗菌作用外，也随药物种类和浓度不同，分别对皮肤、黏膜、创面起收敛、止痛、止痒、刺激，甚至腐蚀作用，同时也用于器械、排泄物和周围环境的消毒。常用的消毒防腐药介绍如下。

一、醇类

本类药物使菌体蛋白质变性或沉淀而抑菌或杀菌，对芽孢、病毒无效。

乙 醇

乙醇(alcohol)又名酒精，为无色透明液体，易燃、易挥发，能与水任意混合。能杀灭常见致病菌，对芽孢、肝炎病毒等常无效。对真菌作用不稳定。20%～75%内其抗菌作用强度与浓度成正比，70%浓度杀菌力最强，超过75%时可使菌体表层蛋白质迅速形成保护膜，阻碍其杀菌作用。主要用于皮肤、器械消毒；20%～30%稀释液用于皮肤的涂擦，对高热患者具有一定降温作用；40%～50%稀释液，对长期卧床患者涂擦皮肤可促进其局部血液循环，防止褥疮的发生。无水乙醇可用于神经干或神经根封闭，暂时缓解三叉神经痛或坐骨神经痛。

偶见过敏反应，误服可引起急性中毒、恶心、呕吐、头痛、中枢兴奋及抑制、运动失调、昏迷，严重可致死。慢性中毒可致胃炎、胃出血、急性胰腺炎、肝硬化等。

二、醛类

本类药物可与蛋白质中的氨基结合,使蛋白质沉淀、变性而杀菌。能杀死细菌、芽孢及病毒。

甲醛溶液

甲醛溶液(formaldehyde solution),40%的甲醛溶液称为福尔马林(formalin)。

本品消毒力强,对细菌、真菌及多种病毒、芽孢均有效。0.5%甲醛溶液可用于环境消毒;2%甲醛溶液可用于器械消毒,浸泡1~2 h;3%甲醛溶液可用于治疗脚癣及多汗症;10%甲醛溶液用于保存和固定标本。

本品对皮肤黏膜有刺激性,可发生接触性皮炎,其蒸汽对眼、呼吸道有很强刺激,引起流泪、咳嗽,甚至结膜炎、鼻炎和气管炎。误服可腐蚀消化道,量大可致死。

戊 二 醛

戊二醛(glutaraldehyde)杀菌作用强,为广谱、高效、快速、刺激性小、低毒安全、水溶液稳定的消毒药。对细菌、真菌、病毒、芽孢均有杀灭作用。碱性条件下作用强,最佳环境为pH值为7.5~8.5。

常用于医疗器械和设备的浸泡消毒;1%溶液治疗体癣,10%溶液治疗脚癣,10%~25%溶液外涂可治疗甲癣。

本品毒性与腐蚀性虽较甲醛小,但仍对眼、鼻、呼吸道具有刺激性,严重时可引起肺炎。误服可使消化道黏膜发炎、溃疡、坏死,引起呕吐、咯血、便血、尿血、抽搐和循环衰竭。

三、酚类

酚类能使蛋白质变性、凝固而发挥其抗菌作用,对细菌、真菌有效,对芽孢和病毒无效。

苯 酚

苯酚(phenol)又名石炭酸,本品易吸收,刺激性大,有异臭,供外用。浓度在0.2%时抑菌,在1%时杀菌,1%~3%时杀真菌,浓度在5%时在24 h内可杀灭结核杆菌。0.5%~1%水溶液或2%软膏用于皮肤杀菌、止痒;酚甘油滴耳可消炎止痒,治疗外耳炎及中耳炎;苯酚软膏可用于神经性皮炎、慢性湿疹等;樟脑酚可用于龋窝消毒。

5%以上苯酚水溶液具有较强腐蚀性,误服苯酚可引起广泛的局部组织腐蚀,严重者引起中枢先兴奋后抑制,肝、肾功能衰竭而致死。

甲 酚

甲酚(cresol)又名煤酚,抗菌作用较苯酚强3~10倍,毒性较低,煤酚皂溶液(来苏儿lysol)稀释后为常用的消毒剂。主要用于消毒手、器械、环境及排泄物等,不用于伤口。

不良反应同苯酚。吸收后可产生血管内溶血及高铁血红蛋白症。

四、酸类

酸类可解离出的氢离子与菌体蛋白中的氨基结合,形成蛋白质盐类化合物,使蛋白质变性而发挥抗菌作用。有些药物则通过影响细菌的新陈代谢而抑菌。

苯 甲 酸

苯甲酸(benzoic acid)又名安息香酸,具有挥发性,pH值越低,抗菌作用越强。临床上常与水杨酸配成复方制剂,用于治疗浅部真菌感染,如体癣、手足癣等。0.05%～0.1%浓度的本品可加入食品或药品中作防腐剂。

毒性小,口服可发生过敏反应,外涂可引起接触性皮炎。

硼　酸

硼酸(boric acid)为弱防腐药,刺激性小,对细菌和真菌有弱的抑制作用。其毒性也小,临床上常用1%～2%溶液作皮肤和黏膜损伤的清洁剂,如急性湿疹和急性皮炎、口腔炎、外耳道真菌病、小腿慢性溃疡及褥疮清洗等。5%～10%软膏多用于皮肤、黏膜感染。

若误服或在大面积破损处使用可致大量吸收而产生急性中毒,表现为恶心、呕吐、腹泻,能进一步引起中枢神经系统先兴奋后抑制,严重者发生循环衰竭、休克,最后导致死亡。

乳　酸

乳酸(lactic acid)为酸性防腐药,以其酸性改变微生物的生长环境,影响微生物代谢而发挥抑菌作用。临床上常用0.5%～1%溶液做阴道冲洗或以阴道栓治疗滴虫性阴道炎。也可和水杨酸、火棉胶配伍治疗寻常疣,利用其挥发性及无毒特点加热蒸发可用于空气消毒,也可作食物防腐剂。

高浓度对皮肤和黏膜有强刺激性、腐蚀性。与氧化剂有配伍禁忌。

水　杨　酸

水杨酸(salicylic acid)又名柳酸,对细菌、真菌有杀灭作用,10%～20%能溶解皮肤角质,使角化层软化脱落而杀灭皮肤深层真菌。可用于治疗疣、瘊、鸡眼等;3%醇溶液或5%软膏用于治疗手、足及体癣。

本品有刺激性及腐蚀性,皮肤破损及溃烂处不宜用。成人口服致死量为5～15 g。

五、氧化剂类

本类药物遇有机物可释放新生态氧,使菌体内活性基团氧化而杀菌。

高　锰　酸　钾

高锰酸钾(potassium permanganate,PP)又名灰锰氧,为强氧化剂,有较强的杀菌作用,还原后形成氧化锰,并能与蛋白质结合成复合物,故低浓度时有收敛作用,高浓度时有腐蚀作用。临床上常用0.0125%溶液冲洗阴道或坐浴,以治疗白带过多或痔疮;0.025%溶液用于治疗急性皮炎或湿疹伴继发感染;0.01%～0.02%溶液用于洗胃;0.1%溶液洗涤食具、水果;1%溶液治疗腋臭及足部浅部真菌感染、冲洗毒蛇咬伤的伤口。

本品高浓度有腐蚀性,稀释液多次应用亦有一定的腐蚀性。口服可引起急性中毒,致死量为10 g。

过氧化氢溶液

过氧化氢溶液(hydrogen peroxide solution)又名双氧水,本品在过氧化氢酶的作用下迅速分解,释放出新生氧而发挥抗菌与除臭作用。对革兰阳性菌和某些螺旋体敏感,厌氧菌更佳。其释放出的氧产生气泡可使脓、血块及坏死组织松动剥脱而利于排出。

主要用浓度为1.5%～3%的溶液含漱或滴耳,以治疗扁桃体炎、口腔炎、化脓性外耳道炎和中耳道炎;3%溶液可清洗创面、溃疡;5%～6%溶液用于清洁伤口及换药时松动痂皮和敷料。高浓度可对皮肤、黏膜产生刺激性灼伤,形成疼痛性"白痂"。

过 氧 乙 酸

过氧乙酸(peroxyacetic acid)为强氧化消毒药,消毒作用高效、迅速,具有广谱杀菌效果,对细菌、真菌、芽孢及病毒均有效。

常将 0.1%～0.2%溶液用于泡手消毒;0.3%～0.5%溶液用于医疗器械消毒;0.04%溶液用于熏蒸空气、橡胶制品、地面、家具及垃圾废物消毒。高浓度有腐蚀性,与还原剂、有机物等属配伍禁忌。

六、卤素类

本类药物可使菌体原浆蛋白活化基团卤化或氧化而发挥强大的杀菌作用。

含 氯 石 灰

含氯石灰(chlorinatedlime)又名漂白粉,具有快而强的杀菌作用。主要用于饮水及排泄物的消毒,0.5%溶液用于非金属用具及无色衣物浸泡消毒。误服本品会引起消化道黏膜刺激、腐蚀反应,重者则可致昏迷。

碘

碘(iodine)对病原微生物(包括细菌、芽孢、真菌、病毒和原虫)有强大杀灭作用。临床上可将碘酊用于皮肤消毒,浓碘酊治疗甲癣。碘甘油具有作用缓和、持久,刺激性小,无腐蚀等特点,可局部用于口腔黏膜及牙龈感染。复方碘溶液可做咽喉涂剂治疗咽喉炎和滤泡性扁桃体炎,以及伤口或撕裂伤处的预防感染。

七、表面活性剂类

表面活性剂又称清洁剂,能降低表面张力,使油水乳化,因而清除油污起清洁作用。同时能改变细菌胞浆膜通透性,使菌体成分外渗而杀菌。其抗菌谱广,疗效快,刺激性小。

苯 扎 溴 铵

苯扎溴铵(benzalkonium bromide)又名新洁而灭,对革兰阳性菌作用较强,对绿脓杆菌、抗酸杆菌和芽孢杆菌无效。适用于术前皮肤消毒、黏膜、伤口及手术器械等消毒。0.01%溶液供创面消毒;0.1%溶液供皮肤及黏膜消毒,以及真菌感染治疗;0.05%～0.1%溶液供术前泡手;0.1%溶液可做医疗器械消毒;0.005%以下溶液供膀胱及尿道灌洗。

本品浓溶液具腐蚀性,与皮肤接触可致损伤甚至坏死。冲洗体腔应注意防止吸收中毒。

八、染料

本类药物有酸、碱两性染料,利用其阳离子或阴离子与细菌蛋白质羧基或氨基结合而抑制细菌的生长繁殖。

甲 紫

甲紫(methylrosaniline)又名龙胆紫,对革兰阳性菌、真菌有较好的杀灭作用,也能和坏死组织结合形成保护膜起收敛作用。

常用于皮肤和黏膜化脓性感染,白色念珠菌引起的口腔炎、阴道炎、烫伤、烧伤及手足癣等。1%～2%溶液用于皮肤、黏膜、创伤感染和小面积烧伤、烫伤、手足癣、甲癣的治疗;

甲紫片可用于外阴、阴道念珠菌病的治疗。

依沙吖啶

依沙吖啶(ethacridine)又名利凡诺、雷佛奴尔,本品具有较强的抗菌作用,毒性小,对组织刺激性小,对革兰阳性和某些革兰阴性菌有抑制作用,对表皮深部亦有明显消毒防腐的功效。常用于黏膜创伤的消毒、防腐。0.1%～0.3%溶液用于局部化脓性创伤消毒;0.05%～0.1%溶液用于冲洗和湿敷创面或含漱。也可用于引产。

九、重金属盐类

重金属类(如汞、银、锌等)的化合物都能与细菌蛋白质结合成金属蛋白质沉淀而杀菌,同时重金属离子能与某些酶的巯基结合影响细菌的代谢而杀菌。

硝　酸　银

硝酸银(silver nitrate)本品在水溶液中可解离出银离子,能与菌体蛋白质结合,有杀菌作用。0.25%～0.5%溶液用于黏膜收敛;10%～20%溶液用于灼烧、慢性溃疡、小赘疣、过度增生的肉芽组织;10%溶液还原成金属银可做牙本质脱敏。误服本品可引起重金属中毒。

十、消毒防腐药的用药监护

消毒防腐药的用药监护见表38-1。

表38-1　消毒防腐药的用药监护

用药步骤	用药监护要点
用药前	1.过氧乙酸性质不稳定,易挥发,应现用现配
	2.碘伏的颜色消失时,其杀菌作用也消失
用药中	1.过氧乙酸有漂白作用,应用中应注意
	2.高浓度的碘酊刺激皮肤黏膜造成损伤,涂抹 1 min 后应用 75% 的乙醇脱碘
	3.苯酚应避免呼吸道或皮肤吸收,造成酚中毒,如血压下降、冷汗、少尿、蛋白尿、呼吸衰竭等,一旦出现,积极抢救
	4.含氯石灰有腐蚀性和漂白作用,不用于金属制品及有色织物的消毒
用药后	1.硼酸不用于哺乳期妇女的乳头擦洗,以免引起婴儿通过皮肤吸收中毒
	2.氯己定长期作为含漱剂使用,可使牙齿和舌染成黄色,偶致口腔黏膜剥脱,应注意

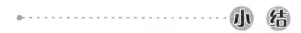

小　结

消毒防腐药是一类能抑制和杀灭病原微生物的药物,其抑菌或杀菌效果主要取决于药物的浓度和作用时间。常用的消毒防腐药有醇类、醛类、酚类、酸类、氧化剂类、卤素类、表面活性剂类等。消毒防腐药大多是利用本身的理化特性,使蛋白质变性或凝固而使酶的活性降低或消失,或使胞浆膜通透性改变而发挥作用。对组织、细胞无明显选择性,对人体毒性大,不能作全身用药,主要用于皮肤黏膜、器械、排泄物和环境的消毒,在预防感染性疾病方面也有着重要作用。

一、选择题

A_1 题型

1. 酚类、醛类消毒防腐药的作用机制为（　　）。

A. 改变菌体细胞膜的通透性　B. 使菌体蛋白质发生变性　　C. 干扰细菌的酶系统

D. 干扰细菌的代谢　　　　　E. 影响细菌蛋白质的合成

2. 表面活性剂的杀菌作用是（　　）。

A. 增加细菌细胞膜的通透性　　　　　B. 降低细菌细胞膜的通透性

C. 影响细菌细胞膜的合成　　　　　　D. 沉淀菌体蛋白质

E. 干扰细菌叶酸代谢

3. 下列消毒药中对病毒芽孢无作用的是（　　）。

A. 苯酚　　　B. 碘　　　C. 过氧乙酸　D. 甲醛溶液　E. 戊二醛

4. 杀菌力最强的乙醇浓度为（　　）。

A. 10%　　　B. 35%　　　C. 75%　　　D. 95%　　　E. 100%

5. 自来水中加入的可杀菌的消毒防腐药为（　　）。

A. 乙醇　　　B. 碘　　　C. 过氧乙酸　D. 甲醛溶液　E. 含氯石灰

A_2 型题

6. 李某，不慎摔倒后皮肤擦伤，可选用哪个药物？（　　）

A. 乙醇　　　B. 硼酸　　　C. 过氧乙酸　D. 甲醛溶液　E. 含氯石灰

二、思考题

1. 简述乙醇的临床应用及使用浓度。

2. 简述消毒防腐药的种类及临床应用。

3. 指出下列情况应分别选用何种药物：①环境消毒；②排泄物消毒；③手术器械消毒；④皮肤消毒；⑤黏膜及创面消毒。

（蒋宝安）

第三十九章
药源性疾病和不良反应监测

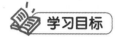 学习目标

熟悉：药源性疾病相关知识。

了解：不良反应监测的意义及方法。

第一节　药源性疾病

一、药源性疾病的概念

药源性疾病属于医源性疾病的一种，是指药物作为致病因素，引起人体功能或组织结构损害，从而出现相应的临床症状或体征的一类疾病。

药源性疾病实际上是药物不良反应在一定条件下所产生的不良后果。目前，药源性疾病呈逐渐增多趋势，医护人员对此必须引起高度重视。

二、药源性疾病产生的原因

（一）药物因素

1. 与药物作用相关的因素　药物作用具有两重性，既有有益的治疗作用，也有不利的不良反应。药物在常用剂量时，在发挥治疗作用的同时，常可出现与治疗作用无关的副作用，如阿托品治疗胃肠痉挛时可出现口干、视力模糊等。

2. 与药物剂量相关的因素　药物使用剂量过大，可引起机体组织器官发生器质性改变，常见于两种情况，一是急性中毒，是指短期内使用大量药物，引起呼吸系统、循环系统和中枢神经系统等损害，如一次性大量服用苯二氮䓬类药即可引起昏迷及呼吸、循环抑制。二是慢性中毒，指长期使用药物在体内蓄积产生中毒，能影响一个系统或多个系统如消化、泌尿、血液、皮肤、神经等，如果长期使用氨基糖苷类抗生素可引起第八对脑神经受损，使听力下降，严重者引起永久性耳聋。

3. 与药物不良反应相关因素

（1）药物的三致作用　药物的三致作用是致癌、致畸、致突变。致癌作用潜伏期长，几年甚至几十年。如抗排异的免疫抑制剂可能致癌；致畸是指药品引起胚胎发育异常，包括

畸形、发育迟缓、功能异常等,如妊娠呕吐的孕妇服用止吐药地西泮、巴比妥类、氯丙嗪等均有可能引起致畸作用;致突变作用是指药物引起的遗传物质异常,从而遗传结构发生永久性改变(突变)。如抗肿瘤药环磷酰胺、白消安等可引起正常细胞的染色体发生变异。

(2)药物的继发反应 药物的继发反应是指药物发挥治疗作用所引起的不良后果。如长期使用广谱抗生素,导致肠道菌群失调,从而引发二重感染。

(3)药物的后遗效应 药物的后遗效应是指停药后仍残存的生物效应。后遗效应可以是短暂的,也可以是持久的。前者如镇静催眠药巴比妥类,在次晨引发的宿醉现象;后者如长期使用肾上腺皮质激素后突然停药出现的肾上腺皮质功能减退综合征。

(4)药物的依赖性 药物的依赖性是指长期使用某种药物后,一旦停药,患者在主观上或客观上出现一系列的不适症状,患者强烈要求继续服药,这种现象称为药物的依赖性。如镇痛药吗啡、镇静催眠药地西泮、中枢兴奋药等可引起依赖性。

4. 药物相互作用所引发的因素 药物相互作用时可使药效加强或毒副作用减轻,但不良的相互作用和有争议性的相互作用也较普遍存在,是医护人员应该重点注意的问题。药物相互作用,根据发生原理,可分为药物效应动力学相互作用和药物代谢动力学相互作用两大类,这两类相互作用均可引起药物作用性质或强度的变化,引发药源性疾病,表现在诸多方面。

(1)药动学的相互作用 药品间的相互作用,通过影响吸收、分布、代谢、排泄都可以引起患者不适,从而引起药源性疾病。如氟西汀与洋地黄毒苷同服,氟西汀血浆蛋白结合力强,可使洋地黄毒苷血药浓度升高,引起强心苷中毒;再如近年来发生的阿司咪唑、特非那定、西沙必利和红霉素、咪唑类抗真菌药、蛋白酶抑制剂等合用时,可引起室性心律失常或横纹肌溶解症等严重的药源性疾病。

(2)药效学相互作用 某些药物可改变组织或受体对另一种药物的敏感性。如排钾利尿药可降低血钾浓度,低血钾时增加了心脏对强心苷的敏感性,两种药物合用易引发心律失常。

(二)医患因素

1. 医务人员因素 少数医务人员由于业务水平不足或工作责任心欠缺以及经济利益驱动等多种因素为患者开错药、乱开药等,致使患者轻病重治、小病大治,造成药物资源浪费,严重者引发药源性疾病。

2. 患者因素

(1)年龄因素 婴幼儿肝、肾功能发育不完善,药物代谢、排泄能力不足。老年人由于器官功能衰退,同样,代谢、排泄能力减退。所以药物使用不慎,均易发生药源性疾病。如老年人使用普萘洛尔,可诱发头痛、眩晕、低血压等不良反应。

(2)性别因素 女性因生理因素与男性不同,月经期、妊娠期、哺乳期若药物使用不良,可引发不同的药源性疾病。妊娠期和哺乳期甚至可波及婴幼儿。如月经期、妊娠期使用泻药可引起月经过多、流产或早产的危险。

(3)特殊体质人群 有些过敏体质的患者使用常用剂量的药品,即可出现剧烈的免疫反应,导致一个系统或多个系统损害,如抗生素、磺胺药、解热镇痛药等都可引起过敏反应。还有少数特异体质患者对药物的反应特别敏感,此与遗传因素有关,如遗传性谷胱甘肽转移酶缺乏的患者,用氟烷可引起肝损害。

三、常见药源性疾病

(一) 药源性肝损害

肝脏是药物代谢的主要器官。药物在肝脏代谢时受肝功能影响,药物经肝脏代谢的同时,对肝脏亦有可能造成损害,严重者可发展为药源性肝脏疾病。

引发肝损害的药物可达数百种之多,现列举如下。

(1) 抗结核药:异烟肼可引起血清氨基转移酶升高、黄疸,严重时出现肝小叶坏死;利福平长期使用可引发黄疸、肝肿大、肝功能减退甚至肝坏死;吡嗪酰胺长期大剂量使用可发生肝炎、肝坏死等严重的肝损害,甚至导致死亡。

(2) 他汀类调血脂药:如洛伐他汀、普伐他汀、氟伐他汀等都可导致血清氨基转移酶及肌酸磷酸激酶升高,或引发肝炎。

(3) 磺胺类药、非甾体抗炎药(如对乙酰氨基酚)、抗抑郁药、酮康唑等可引起急性病毒性肝炎;阿司匹林、氟烷、甲氨蝶呤、维生素A、甲基多巴等可引起慢性肝炎或肝硬化。

(4) 三环类抗抑郁药、磺胺类药、苯妥英钠、大环内酯类、奎尼丁等可引起急性混合型肝炎;性激素及避孕药等可引发肝肿瘤。

(二) 药源性肾损害

肾脏是人体的主要排泄器官。药物经肾排泄受肾功能状态的影响,由于肾脏结构和生理特点,它也容易受到药物的影响而发生药源性肾脏疾病。

(1) 氨基糖苷类抗生素以原型从尿中排出,在肾皮质中浓度高,残留时间长,主要损害肾小管上皮细胞,可产生蛋白尿、管型尿、血尿等,严重者可出现无尿、氮质血症和肾功能衰竭。

(2) 血管性收缩药去甲肾上腺素,可因强烈收缩肾血管导致肾血流量减少出现少尿或无尿,引发急性肾功能衰竭。

(3) 非甾体抗炎药阿司匹林、布洛芬、羟基保泰松、吲哚美辛等抑制肾脏的环氧化酶,使前列腺素合成障碍,可引起多种肾脏损害。如肾小球滤过率下降、急性肾功能衰竭、尿潴留等。

(4) 磺胺类药在尿中溶解度低,尤其是在酸性环境中易析出磺胺结晶,损害肾小管,出现结晶尿、蛋白尿、血尿甚至尿闭,严重者导致急性肾功能衰竭。

(5) 头孢菌素类、生物制品、造影剂、氯丙嗪、环磷酰胺、抗凝血药等都有可能引发肾损害,出现肾炎综合征或肾病综合征。

(三) 药源性消化系统疾病

(1) 非甾体抗炎药阿司匹林、布洛芬、萘普生、吡罗昔康等可引起上腹部不适、疼痛、恶心、呕吐,大剂量可诱发胃溃疡,严重者导致胃出血、胃穿孔。

(2) 糖皮质激素因可刺激胃酸、胃蛋白酶的分泌并抑制胃黏液的分泌而降低胃黏膜抵抗力,故可诱发或加剧胃、十二指肠溃疡,严重者导致胃出血或穿孔,少数患者可诱发脂肪肝或胰腺炎。

(3) 有些药物刺激胃黏膜可引起胃部不适、恶心、呕吐等,如大环内酯类抗生素、硫酸亚铁、丙戊酸钠、氨茶碱。抗肿瘤药甲氨蝶呤、氟尿嘧啶、氮芥等也可引起恶心、呕吐。

（四）药源性血液系统疾病

药物对血液系统的影响，表现为血液成分中血细胞、血小板数量的减少，或者是影响骨髓造血功能，严重者导致不可逆性的损害。主要表现如下几个方面。

1. 血小板减少症 吲哚美辛、非那西丁及抗肿瘤药（如阿糖胞苷、环磷酰胺、白消安等）可引起血小板减少。

2. 粒细胞减少症 导致粒细胞缺乏的常见药物有氯丙嗪、氯氮平、磺胺类、安乃近、复方阿司匹林、异烟肼、吲哚美辛、锑制剂等。

3. 溶血性贫血 常见药物有伯氨喹、磺胺类、保泰松、吲哚美辛、甲芬那酸、异烟肼、利福平、氯磺丙脲、甲苯磺丁脲、奎尼丁、萘啶酸等。

4. 再生障碍性贫血 再生障碍性贫血为骨髓造血功能受到抑制，多为不可逆性损害，死亡率高。常见药物为氯霉素、非甾体抗炎药保泰松、安乃近、氨基比林等；抗癌药有氮芥、环磷酰胺、白消安等；磺胺类亦可引起。

（五）药源性神经系统疾病

1. 锥体外系疾病 氯丙嗪等抗精神病药引发锥体外系反应的发病率高。如氯丙嗪、氟哌啶醇引起帕金森氏病；丁酰苯类易引起肌张力障碍。此外，利血平、左旋多巴、甲氧氯普胺等也可致锥体外系反应。

2. 听神经障碍（主要为耳鸣、耳聋） 致病药物常见为氨基糖苷类抗生素、水杨酸类、奎宁、氯喹等。

3. 癫痫 导致癫痫发作的药物很多。例如，中枢兴奋药咖啡因、哌甲酯、茶碱等；抗精神病药吩噻嗪类、氯氮平、锂盐等；抗抑郁药丙咪嗪、安非他酮等；抗菌药异烟肼、两性霉素B等。此外，糖皮质激素、氯霉素等都可提高中枢兴奋性，诱发癫痫发作。

4. 中毒性脑病及昏迷 中枢神经系统抑制药中毒时均可引起昏迷或中毒性脑病，此外，甲氨蝶呤、乙醇、水杨酸盐、胰岛素等亦可引起。

四、药源性疾病的诊断

药源性疾病诊断的确立主要是要正确确定它们和可疑药物之间的因果关系。这种关系的确立通过下述方法可帮助临床识别。

1. 询问用药史 仔细了解患者的用药史，这是诊断药源性疾病的前提。

2. 确定临床症状与用药时间的关系（时序性） 药源性疾病发生于用药之后，因此用药时间与发病时间的关系对于诊断有重要意义。但临床医生应根据致病药物的药动学和药理作用特点将发病的潜伏期考虑其中。

3. 排除药物以外的可疑因素 诊断中要考虑药物以外的其他因素可能造成的假象。如原有疾病及其并发症，或者患者的精神、营养状况以及环境因素等影响。

4. 以前对这种反应是否有过定论 即是否在动物实验或临床研究和应用过程中对此药物所致的疾病有过肯定的结论。

5. 询问用药过敏史、家族史及既往史 对于特异体质的患者，可能对多种药物发生不良反应，家族成员中也曾发生同样反应，或者患者在以前是否在用同一药物或相似药物后有相同的反应，了解这些对诊断药源性疾病有帮助。

6. 必要的辅助检查 包括实验室检查，如致敏药的免疫学检查，是否从血液或其他体液中检测到了引起致病的药物;还有影像学检查,如心电图、超声波、X线等。通过辅助检查可帮助药源性疾病诊断的确立。

还可根据排除法,即有意识地停用可疑药物或引起相互作用的药物,根据停药后症状的变化情况,帮助诊断药源性疾病。

五、药源性疾病的处理原则

1. 首先停用致病药物　药源性疾病多有自限性的特征,一般无需特殊处理,停药后多能自愈或缓解。

2. 加速药物排出　根据药物特性及用药途径,可以采取不同的方式,以加速药物的排除或排出。如口服给药者,可采取洗胃、催吐、灌肠等手段;对注射用药者,多采用静脉滴注,加速药物排出。

3. 采取相应措施　有些药源性疾病引起的组织器官器质性损伤,停药不能立即恢复,甚至是不可逆的,对此,应按相应疾病的常规方法处理。

4. 使用拮抗致病药物　对有明确疗效的拮抗药,应及时使用。如鱼精蛋白可解救肝素引发的出血;苯二氮䓬类中毒,可用氟马西尼解救。

5. 及时上报　对已确诊的药源性疾病,医护人员应根据"国家实行药品不良反应报告制度"的有关规定,按程序将有关材料上报有关部门,并及时通知患者。

第二节　不良反应监测

药物不良反应(简称 ADR)是指药物在正常的用法和用量时出现的对机体有害的反应,这种反应由药物所致,是临床上不期望出现的反应。

不良反应监测是对上市后的药物在临床应用中是否有新的不良反应出现,特别是严重的药物不良反应和药源性疾病进行观测,以保障人民合理用药,是衡量一个国家医药管理水平的重要指标,也是药品监督管理体系的重要组成部分。

一、药物不良反应监测的背景与发展

早在 1937 年美国田纳西州发现磺胺配制事件,就导致 100 多人死亡。而药品不良反应的严重性是在 20 世纪五十年代后期"反应停"事件出现后,才受到各国医药工作者的高度重视。"反应停"是作为镇静催眠药上市,动物试验很安全,孕妇服用可控制妊娠呕吐。但导致存活婴儿为海豹样肢体的婴儿,当时全球 17 个国家先后发现 1 万多名海豹畸形儿,使世界上各国医务工作者震惊,也使 WHO 及其成员国对药物不良反应的监测工作产生了高度的重视,世界各国药品监督管理部门也意识到了加强药品安全监督的必要性。

1962 年继"反应停"事件后,WHO 开始实行国际药品监测合作计划,并在美国成立了 ADR 合作监测的国际组织,随后日本、英国等国家也相继建立了 ADR 报告制度,并建立了全国性药品监测系统,对多种药品的安全性进行监测并随时进行更新。

我国的药品不良反应监测工作开始于二十世纪八十年代。1989 年,卫生部药品不良反应监测中心成立。1998 年 3 月,我国正式加入 WHO 国际药品监测合作组织。同年 8 月,国家药品监督管理局成立,1999 年,卫生部 ADR 监测中心更名为国家 ADR 监测中心。同年 11 月,国家药品监督管理局与卫生部联合颁布了《药品不良反应监测管理(试行)》,试行五年后,2004 年 3 月,又颁布实施了《药品不良反应报告和监测管理方法》,此方法对药品生产、经营和医疗卫生机构开展药物不良反应监测和报告提出了明确的要求,这标志着我国药物不良反应监测工作已步入法制化管理的轨道。

二、药物不良反应监测的意义

新药在上市前的临床试验只是在几百例患者中观察药物的疗效和不良反应,时间也有所限制。所以,只是最常见的不良反应可以发现,对于一些少见或罕见的不良反应只能在上市后长期的临床应用中才能被发现。由于药品上市前研究的局限性,药物不良反应监测制度的实施具有十分重大的意义。

1. 保证患者用药安全 药物治疗不仅仅是要求治愈疾病,还必须防止可能或潜在的不良反应出现以及药源性疾病的发生。开展药物不良反应监测,可以为临床提供及时、准确、广泛的药物信息,从而使药品监督管理部门及时作出判断,必要时及时更新或停止使用,以保证患者的用药安全,这是用药的基本前提。

2. 提高医疗质量 药物不良反应监测制度的实施,使医生和护理人员有责任对药物的不良反应进行分析,并进行研究,特别是联合用药中引起的 ADR,从而指导合理用药,提高医疗质量。

除此之外,药物不良反应监测制度的实施,可最大可能地降低患者不良反应发生率,减轻患者痛苦及经济负担,这是一个国家医疗水平高低的标志,也是人类社会进步的标志,对保障人民身体健康和维护社会稳定起重要作用。

三、药物不良反应监测方法

1. 自愿呈报系统 自愿呈报系统是指医务人员在药物的临床应用中发现可疑不良反应时,及时填写报告上交有关监测机构。此方法是药品上市后进行 ADR 监测最常用的形式,是 ADR 的主要信息源,也是药品上市后最主要的监测方法之一。

2. 集中监测系统 集中监测系统是指在一定时间(数月或数年)、一定范围内对某医院或某地区所发现的 ADR 情况进行记录,以探讨其发生规律,从而计算相应的 ADR 发病率,并研究其危险概率。

3. 流行病学方法 一些潜在的发病率较低的 ADR 难以从小样人群中观测到,必须借助于大型的数据库。所以,对药物与 ADR 的关系可借用流行病学的方法进行评价。包括队列研究、病例对照研究、病例报告法等。

4. 计算机的应用 用计算机来收集、储存、处理与 ADR 有关的患者的临床信息、用药情况等,或对 ADR 的因果关系进行监测,但最终需要有经验的医师或药师根据已建立的ADR 因果关系来进行判断。

知识链接

重大药害事件

1.“反应停”事件 1957—1963 年,在世界各地,如德国、美国、荷兰、日本等国,妊娠妇女服用催眠药反应停,导致世界上出现 1 万多例形状如海豹一样的畸形婴儿。

2. 己烯雌酚与少女阴道癌 己烯雌酚是一种治疗流产的药物,1966—1969 年间,美国发现8例十多岁女性患有阴道癌,调查表明与患者母亲服用已烯雌酚保胎有关。到1972年,相关报道愈来愈多,此案例说明,已烯雌酚的这种不良反应会在几年、几十年甚至二十年后在下一代身上显露出来。

3. "欣弗"事件　我国华源生物药业有限公司生产的克林霉素注射液(商品名欣弗)注射后导致部分人死亡,数百人出现胸闷、心悸、寒战、腹痛、腹泻、肝肾功能损害等。随后,很多省市报道类似案例,国家药监局通报后,卫生部发布了紧急停用"欣弗"的通知。

小　结

药源性疾病是药物不良反应在一定条件下所产生的不良后果,产生的原因有药物本身及相互作用所致,也有医务人员和患者本身药品使用不当所致,可累及肝、肾、血液等多个系统,引发多种药源性疾病。诊断药源性疾病必须参考用药史、相关症状及辅助检查等,治疗原则为停药及做相应疾病的对抗治疗。不良反应的监测应了解其重大意义及自愿呈报系统等主要的监测方法。

能力检测

一、选择题

A_1型题

1. 关于药物不良反应发生的原因,不属于机体方面的原因是(　　)。

A. 性别　　　　　　　　　B. 个体差异　　　　　　　　C. 药物相互作用

D. 营养状态　　　　　　　E. 病理状态

2. 药源性疾病的治疗下列哪项是不正确的?(　　)

A. 立即送重症病房抢救　　　　　　　B. 停用可疑药物甚至全部药物

C. 及时应用对致病药有拮抗作用的药物　　D. 加强排泄,延缓吸收

E. 及时上报

3. 新生儿药物不良反应较成人显著增加的原因是(　　)。

A. 吸收困难　　　　　　　B. 肝血流量少　　　　　　　C. 药物代谢酶尚未成熟

D. 血药浓度高　　　　　　E. 药量大

4. 检验不良反应是药物引起的又不能确定某种药物时最可靠的方法是(　　)。

A. 加强排泄　　　　　　　　　　　　B. 催吐

C. 及时停用可疑药物甚至全部药物　　D. 导泻

E. 洗胃

二、思考题

1. 简述药源性疾病的概念。

2. 简述引起药源性疾病的原因。

3. 简述不良反应监测的方法。

(蒋宝安)

参考文献

[1]   国家药典委员会. 中华人民共和国药典（二部）[M]. 北京：中国医药科技出版社,2015.

[2]   杨宝峰. 药理学[M]. 8 版. 北京：人民卫生出版社,2013.

[3]   朱依谆. 药理学[M]. 7 版. 北京：人民卫生出版社,2012.

[4]   陈新谦,金有豫,汤光. 新编药物学[M]. 17 版. 北京：人民卫生出版社,2011.

[5]   王志亮,隋玲娟. 护理药理[M]. 武汉：华中科技大学出版社,2012.

[6]   王志亮,李新才. 药理学[M]. 武汉：华中科技大学出版社,2013.

[7]   樊一桥,陈俊荣,方士英. 药理学[M]. 3 版. 北京：科学出版社,2015.

[8]   肖顺贞. 护理药理学[M]. 4 版. 北京：北京大学医学出版社,2014.

[9]   徐红,张悦,包辉英. 用药护理[M]. 北京：高等教育出版社,2013.

[10]   陈树君. 药理学[M]. 3 版. 北京：人民军医出版社,2014.

[11]   李兵晖. 临床用药护理[M]. 北京：人民卫生出版社,2009.

[12]   董志. 药理学[M]. 3 版. 北京：人民卫生出版社,2012.

[13]   刘斌,姜晨辉,叶宝华. 药理学[M]. 2 版. 北京：科学出版社,2015.

[14]   李大魁. 药学综合知识与技能[M]. 北京：中国医药科技出版社,2013.

[15]   罗跃娥. 护理药理学[M]. 2 版. 北京：高等教育出版社,2011.